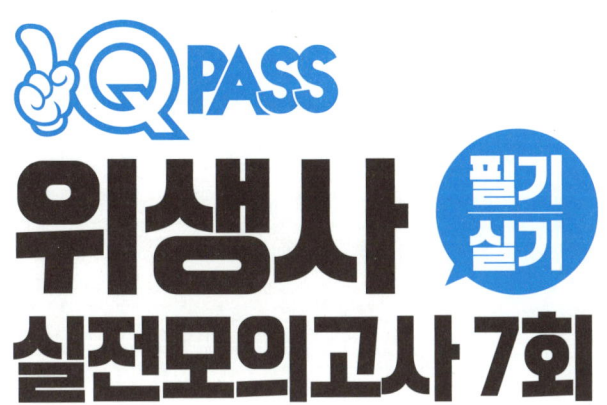

차범준·한은경 저

다락원

머리말

위생사는 위생 업무를 수행하는 데 필요한 전문 지식과 실무 능력을 갖춘 전문가로서, 보건복지부장관의 면허를 받은 자입니다. 국민 건강 보호와 질병 예방, 쾌적한 생활환경 조성에 있어 위생사의 역할은 매우 중요합니다. 위생사가 되기 위해서는 위생사 국가시험에 합격한 후 면허를 취득해야 합니다.

이번에 출간하는 〈원큐패스 위생사 필기 실기 실전모의고사 7회〉는 위생사 시험 최종 점검을 위해 구성된 실전형 문제집입니다. 필기와 실기 시험을 한 권으로 모두 학습할 수 있도록 구성하였으며, 총 7회분의 실전모의고사를 수록하여 반복 학습을 통해 실전 감각을 키울 수 있도록 하였습니다.

〈위생사 필기·실기시험 구성〉

■ 필기시험

위생관계법령	공중위생관리법, 식품위생법, 수도법 등 위생사 업무 수행 시 반드시 알아야 할 주요 법령과 시행령, 시행규칙 등을 학습하며, 실무에서의 법적 판단 능력을 기릅니다.
환경위생학	대기, 수질, 토양, 폐기물, 소음 및 진동 등 환경 요소가 인체 건강에 미치는 영향을 이해하고, 이에 대한 관리 및 예방 방법을 학습합니다.
위생곤충학	말라리아 모기, 바퀴벌레, 파리 등 위생 해충의 생태와 이로 인한 질병 및 방제 방법을 다루며, 감염병 예방에 필요한 기초 지식을 제공합니다.
공중보건학	인구와 건강, 질병 예방, 역학, 보건통계, 보건행정 등 공중보건의 핵심 개념을 이해하고, 지역사회 건강 증진에 기여할 수 있는 능력을 배양합니다.
식품위생학	식품의 안전성과 위생관리, 식중독, 식품첨가물, 식품위생검사 등 식품을 통한 건강 위해 요인을 예방하는 방법을 중심으로 학습합니다.

■ 실기시험

실기	실기시험은 이론을 바탕으로 한 심화 문제들로 구성되며, 특히 먹는물 관리, 환경위생학, 식품위생학 영역이 중점적으로 출제됩니다.

이번에 출간하는 〈원큐패스 위생사 필기 실기 실전모의고사 7회〉가 수험생 여러분의 든든한 합격 파트너가 되기를 기원합니다.

시험안내

1 위생사

지역사회단위의 모든 사람의 일상생활과 관련하여 사람에게 영향을 미치거나 미칠 가능성이 있는 일체의 위해요인을 관리하여 중독 또는 감염으로부터 사전예방을 위한 6개호의 위생업무를 법률로 정하고, 동 업무수행에 필요한 전문지식과 기능을 가진 사람으로서 보건복지부장관의 면허를 받은 사람을 말합니다.

2 시험과목

시험종별		시험과목	문제수	배점	총점	문제형식
필기	1교시	01 위생관계법령(25문제) 02 환경위생학(50문제) 03 위생곤충학(30문제)	180문제	1점/1문제	180점	객관식 5지선다형
	2교시	04 공중보건학(35문제) 05 식품위생학(40문제)				
실기	3교시	이론을 바탕을 전반적인 심화문제가 다루어지나 특히, 먹는물 관리, 환경위생학, 식품위생학 위주로 다루어지고 있다.	40문제	1점/1문제	40점	

※ 위생관계법령 : 공중위생관리법, 식품위생법, 감염병의 예방 및 관리에 관한 법률, 먹는물관리법, 폐기물관리법 및 하수도법과 그 하위 법령
※ 자세한 시험안내 사항은 한국보건의료인국가시험원(국시원, https://www.kuksiwon.or.kr/index.do) 홈페이지에서 확인

3 기타

연도	회차	응시	합격	합격률(%)
2024년	46회	7,610	3,514	46.2
2023년	45회	7,685	4,013	52.2
2022년	44회	8,221	5,019	61.1
2021년	43회	9,302	4,617	49.6
2020년	42회	9,087	3,760	41.4

목차

위생사 필기 실기 실전모의고사

[필기]
- 01회 위생사 필기 실전모의고사 — 08
- 02회 위생사 필기 실전모의고사 — 29
- 03회 위생사 필기 실전모의고사 — 50
- 04회 위생사 필기 실전모의고사 — 71
- 05회 위생사 필기 실전모의고사 — 92
- 06회 위생사 필기 실전모의고사 — 113
- 07회 위생사 필기 실전모의고사 — 134

[실기]
- 01회 위생사 실기 실전모의고사 — 158
- 02회 위생사 실기 실전모의고사 — 170
- 03회 위생사 실기 실전모의고사 — 182
- 04회 위생사 실기 실전모의고사 — 196
- 05회 위생사 실기 실전모의고사 — 209
- 06회 위생사 실기 실전모의고사 — 221
- 07회 위생사 실기 실전모의고사 — 234

위생사 필기실기 실전모의고사 정답 및 해설

- 01회~07회 위생사 필기 실전모의고사 정답 및 해설 — 248
- 01회~07회 위생사 실기 실전모의고사 정답 및 해설 — 378

합격필수! 동영상으로 복습하는 위생관계법령 핵심문제 — 406

위생사 필기
실전모의고사 7회

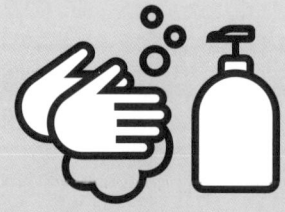

01 | 위생사 필기 실전모의고사
02 | 위생사 필기 실전모의고사
03 | 위생사 필기 실전모의고사
04 | 위생사 필기 실전모의고사
05 | 위생사 필기 실전모의고사
06 | 위생사 필기 실전모의고사
07 | 위생사 필기 실전모의고사

01 위생사 필기 • 실전모의고사

제1교시 　 위생관계법령

01 「공중위생관리법」상 ( )에 들어갈 용어로 바르게 묶인 것은?

> "공중위생영업"이라 함은 다수인을 대상으로 위생관리서비스를 제공하는 영업으로서 숙박업·( )·이용업·( )·세탁업·( )을 말한다.

① 목욕장업 – 미용업 – 건물위생관리업
② 식품운반업 – 목욕장업 – 미용업
③ 먹는물관련영업 – 건물위생관리업 – 목욕장업
④ 폐기물처리업 – 목욕장업 – 미용업
⑤ 소독업 – 건물위생관리업 – 목욕장업

02 「같은 명칭의 사용금지」 규정을 위반하여 위생사 면허없이 위생사 명칭을 사용한 자에게 부과하는 과태료는 얼마인가?

① 100만 원 이하의 과태료
② 200만 원 이하의 과태료
③ 300만 원 이하의 과태료
④ 500만 원 이하의 과태료
⑤ 1,000만 원 이하의 과태료

03 공중위생감시원의 업무범위에 해당하지 않는 것은?

① 시설 및 설비의 확인
② 공중이용시설의 위생상태의 확인·검사
③ 위생지도 및 개선명령 이행 여부의 확인
④ 공중위생영업소 폐쇄명령 이행 여부의 확인
⑤ 위생교육 이행여부의 확인

04 목욕장 목욕물의 수질기준 중 원수 몇 mL에서 총대장균이 검출되지 아니하여야 하는가?

① 100mL
② 200mL
③ 300mL
④ 400mL
⑤ 500mL

05 식품위해요소 중점관리 기준은 누가 고시하는가?

① 보건복지부장관
② 식품의약품안전처장
③ 국립보건원장
④ 환경부장관
⑤ 행정안전부장관

06 질병에 걸렸거나 걸렸을 염려가 있는 동물이나 그 질병에 걸려 죽은 동물에 있어서 판매할 수 있는 부분은 어디인가?

① 고기
② 장기
③ 뼈
④ 혈액
⑤ 가죽

07 식품위생감시원을 두지 않아도 되는 곳은?

① 특별자치도
② 특별시
③ 보건복지부
④ 시·군·구
⑤ 식품의약품안전처

08 식품의약품안전처장은 식품이력추적관리기준에 따라 등록한 영유아 식품을 제조·가공 또는 판매하는 자에 대하여 식품이력추적관리기준의 준수 여부 등을 몇 년마다 조사·평가하여야 하는가?

① 1년　　② 2년
③ 3년　　④ 5년
⑤ 7년

09 식품위생에 관한 위해가 발생하였다고 인정되는 때에 해당 영업자에 대하여 그 사실의 공표를 명할 수 있는 자는?

> 가. 식품의약품안전처장
> 나. 시·도지사
> 다. 시장·군수·구청장
> 라. 보건복지부장관

① 가, 나, 다　　② 가, 다
③ 나, 라　　　　④ 라
⑤ 가, 나, 다, 라

10 집단급식소를 설치·운영하는 자가 집단급식소 시설의 유지·관리 등 급식을 위생적으로 관리하기 위하여 지켜야 할 사항으로 옳지 않은 것은?

① 식중독 환자가 발생하지 아니하도록 위생관리를 철저히 할 것
② 조리·제공한 식품의 매회 1인분 분량을 130시간 이상 보관할 것
③ 영양사를 두고 있는 경우 그 업무를 방해하지 아니할 것
④ 식품등의 위생적 관리를 위하여 필요하다고 총리령으로 정하는 사항을 지킬 것
⑤ 소비기한이 경과한 완제품을 조리할 목적으로 보관하지 말 것

11 「식품위생법」상 (　)에 들어갈 내용을 바르게 나열한 것은?

> 기준·규격이 정하여지지 아니한 화학적 합성품인 첨가물을 함유한 식품을 판매한 자에 대해서는 (　) 이하의 징역 또는 (　) 이하의 벌금에 처하거나 이를 병과할 수 있다.

① 1년 – 1천만 원
② 2년 – 3천만 원
③ 3년 – 5천만 원
④ 5년 – 5천만 원
⑤ 10년 – 1억 원

12 판매가 금지되는 병든 동물의 질병으로 옳은 것은?

> 가. 리스테리아병　나. 살모넬라병
> 다. 선모충증　　　라. 파스튜렐라병

① 가, 나, 다　　② 가, 다
③ 나, 라　　　　④ 라
⑤ 가, 나, 다, 라

13 「감염병의 예방 및 관리에 관한 법률」에 따른 제2급감염병이 아닌 것은?

① 결핵　　　② 콜레라
③ A형간염　④ 홍역
⑤ 말라리아

14 다음 중 표본감시의 대상이 되는 감염병은?

① 제1급감염병　② 제2급감염병
③ 제3급감염병　④ 제4급감염병
⑤ 기생충감염병

15 "감염병이 발생하여 유행할 우려가 있거나, 감염병 여부가 불분명하나 발병원인을 조사할 필요가 있다고 인정하면 지체 없이 역학조사를 하여야 한다."라는 규정에 의하여 역학조사를 실시할 수 있는 자는?

| 가. 질병관리청장 | 나. 시장·군수·구청장 |
| 다. 시·도지사 | 라. 보건소장 |

① 가, 나, 다
② 가, 다
③ 나, 라
④ 라
⑤ 가, 나, 다, 라

16 고위험병원체의 분리, 분양·이동 시 누구에게 어떻게 신고하여야 하는가?
① 시·도지사 – 허가
② 질병관리청장 – 신고
③ 시·도지사 – 신고
④ 보건소장 – 신고
⑤ 질병관리청장 – 허가

17 「감염병의 예방 및 관리에 관한 법률」상 괄호 안에 들어갈 감염병으로 바르게 묶인 것은?

그 밖의 신고대상 감염병 중 "보건복지부령으로 정하는 감염병"이란 다음 각 호의 감염병을 말한다.
- ( ), 홍역, 콜레라, ( ), 파라티푸스, ( ), 혈성대장균감염증, A형간염

① 황열, 공수병, 뎅기열
② 결핵, 장티푸스, 세균성이질
③ 폴리오, 성홍열, 한센병
④ 회충증, 편충증, 요충증
⑤ 두창, 페스트, 장티푸스

18 예방접종의 실시기준과 방법 등에 관하여 필요한 사항은 어디서 정하는가?
① 식품의약품안전처장
② 보건복지부령
③ 총리령
④ 환경부령
⑤ 대통령령

19 암반대수층 안의 지하수 또는 용천수 등 수질의 안전성을 계속 유지할 수 있는 자연 상태의 깨끗한 물을 먹는 용도로 사용할 원수(原水)를 말하는 용어는?
① 상수
② 샘물
③ 먹는해양심층수
④ 염지하수
⑤ 수돗물

20 먹는물 수질 감시원은 자격을 갖춘 공무원 중에서 임용한다. 이에 해당하는 자격이 아닌 것은?
① 수질환경기사
② 위생사
③ 위생시험사
④ 대기환경기사
⑤ 1년 이상 환경행정 또는 식품위생행정 분야의 사무에 종사한 자

21 시·도지사의 허가를 받아야 하는 업종은?
① 수처리제 제조업
② 먹는샘물 등의 제조업
③ 먹는샘물 등의 수입판매업
④ 먹는샘물 등의 유통전문판매업
⑤ 정수기의 제조업

22 먹는샘물 등, 수처리제, 정수기 또는 그 용기의 제조업자는 환경부령으로 정하는 바에 따라 그가 제조하는 제품이 기준과 규격에 적합한지를 자가 검사하고 그 기록을 얼마간 보존하여야 하는가?
① 1년
② 2년
③ 3년
④ 4년
⑤ 5년

23 환경부장관, 시·도지사 또는 시장·군수·구청장은 먹는물 관련 영업장에 대한 사업장에 관계 공무원으로 하여금 출입, 검사, 수거 또는 열람 등을 하게 할 수 있다. 출입, 검사, 수거 또는 열람 등을 할 수 있는 장소가 아닌 곳은?

① 사무소   ② 영업장소
③ 제조소   ④ 판매소
⑤ 운반소

24 위해의료폐기물 중 조직물류폐기물에 해당하는 것은?

① 혈액투석 시 사용된 폐기물
② 수술용 칼날
③ 동물의 사체
④ 폐항암제
⑤ 폐화학치료제

25 엄격한 방류수수질기준 적용지역 중 "대통령령으로 정하는 지역"이 아닌 것은?

① 상수원보호구역
② 특별대책지역
③ 지하수보전구역
④ 수산자원보호구역
⑤ 산림보전지역

제1교시 환경위생학

26 질식사를 일으킬 수 있는 공기 중의 CO_2와 O_2의 농도는?

① CO_2 3% 이상, O_2 10% 이하
② CO_2 10% 이상, O_2 7% 이하
③ CO_2 7% 이상, O_2 10% 이하
④ CO_2 5% 이상, O_2 10% 이하
⑤ CO_2 15% 이상, O_2 10% 이하

27 CO_2를 실내 공기의 오탁 측정지표로 사용하는 이유는?

① 미량으로도 인체에 해를 끼치므로
② O_2의 농도에 영향을 미치므로
③ CO_2가 CO가스로 변하였으므로
④ O_2보다 무겁기 때문에
⑤ 공기오탁의 전반적인 사태를 추측할 수 있으므로

28 연탄에서 발생하는 일산화탄소는 혈색소와의 친화력이 산소보다 높다. 약 몇 배 높은가?

① 10배   ② 50배
③ 100배   ④ 180배
⑤ 250배

29 다음 중 상대습도를 설명한 것은?

① 일정 온도의 공기 중에 포함될 수 있는 수증기 상태
② 일정 공기가 포화상태로 함유할 수 있는 수증기량
③ 현재 공기 $1m^3$ 포화상태에서 함유할 수 있는 수증기량
④ (절대습도 ÷ 포화습도) × 100
⑤ 포화습도 − 절대습도

30 온열인자 중 발열체가 주위에 있을 때 체온변화에 영향을 주는 것은?

① 기온   ② 기습
③ 기류   ④ 복사열
⑤ 감각온도

31 다음 중 체열을 가장 많이 방출하는 것은?

① 대소변   ② 폐
③ 신장   ④ 피부
⑤ 뇌

32 자외선의 가장 대표적인 광선인 도노선(Dorno-ray)의 파장은?

① 290 ~ 315Å ② 790 ~ 2400Å
③ 2,900 ~ 3,150Å ④ 2,900 ~ 32,50Å
⑤ 3,300 ~ 6,000Å

33 공기의 대류운동과 기상 현상이 일어나며 대기오염이 문제되는 대기권은?

① 성층권 ② 대류권
③ 중간권 ④ 열권
⑤ 권계면

34 런던스모그 사건과 LA스모그 사건을 비교한 보기의 내용 중 틀린 것은?

> 가. 런던스모그는 이른 아침에 발생, LA스모그는 낮에 발생
> 나. 런던스모그는 방사성 역전, LA스모그는 침강성 역전
> 다. LA스모그의 원인물질은 광화학반응, 런던스모그의 원인물질은 아황산가스
> 라. 런던스모그는 습도가 70%일 때 발생

① 가, 나, 다 ② 가, 다
③ 나, 라 ④ 라
⑤ 가, 나, 다, 라

35 대기오염물질을 형태에 따라 분류하였을 때 가스상 물질이 아닌 것은?

① 매연 및 미스트 ② 오존
③ 포름알데히드 ④ 황화수소
⑤ 질소산화물과 황산화물

36 「환경정책기본법」상 대기오염의 지표로서 SO_2의 연간 대기환경기준에 해당하는 것은?

① 0.06ppm ② 0.1ppm
③ 0.05ppm ④ 0.5ppm
⑤ 0.02ppm

37 다음은 대기오염물질을 순서대로 나타낸 것이다. 고등식물에 독성이 강한 순서로 나열된 것은?

① $HF > SO_2 > NO_2 > CO > CO_2$
② $HF > Cl_2 > CO > NO_2 > SO_2 > CO_2$
③ $SO_2 > Cl_2 > HF > CO > NO_2 > CO_2$
④ $Cl_2 > SO_2 > NO_2 > HF > CO > CO_2$
⑤ $CO > Cl_2 > SO_2 > NO_2 > HF > CO_2$

38 링겔만 매연농도표(Ringelmann Smoke Chart)에서 2도는 흑선부분의 비율이 몇 %인가?

① 20% ② 40%
③ 50% ④ 60%
⑤ 80%

39 서울을 기준으로 하루 중 오존(O_3)에 대한 시간별 오염물질 농도를 고려할 때 가장 높은 농도를 나타내는 시각은?

① 오전 6 ~ 8시 ② 오전 8 ~ 10시
③ 오전 10 ~ 12시 ④ 오후 4 ~ 6시
⑤ 오후 2시경

40 담배연기에 가장 많이 함유한 발암성 유독물질은?

① 니코틴 ② tar
③ 일산화탄소 ④ 이산화탄소
⑤ 시안화수소

41 상수원의 분류 중 간단한 정수처리 후 생활용수로 사용할 수 있는 수질 등급은?

① I(a) ② I(b)
③ II ④ III
⑤ IV

42 하수처리 여과시설에 주로 사용되는 여과재는?
① 자갈(gravel)   ② 모래(sand)
③ 활성탄   ④ 무연탄
⑤ 규조토

43 염소소독 대용으로 이용할 수 있는 물질이 아닌 것은?
① 요오드   ② 오존
③ 자외선   ④ 브롬
⑤ 고분자 응집제

44 먹는물의 염소 소독 시 사용되는 클로라민이 유리염소보다 좋은 점이 아닌 것은?
① 살균력이 강하다.
② 살균력이 오래 지속된다.
③ 맛이 없다.
④ 냄새가 적다.
⑤ 잘 휘발되지 않는다.

45 물의 냄새나 철(Fe)을 제거하기 위한 방법은?
① 응집   ② 폭기
③ 살균   ④ 스크린
⑤ 여과

46 조류의 번식을 방지하기 위해 주입하는 약품은?
① 명반   ② 염화 제2철
③ 염화마그네슘   ④ 황산동
⑤ 황산 제2철

47 급수방식에 관한 설명 중 옳지 않은 것은?
① 수도직결방식은 정전이 되면 단수가 되는 결점이 있다.
② 고가수조방식은 단수에서도 수조에 잔류되어 있는 물을 이용할 수 있다.
③ 압력수조방식은 수조 내의 공기가 물에 용해되어 감소하므로 공기를 공급시켜야 한다.
④ 펌프직송방식은 설비비가 적게 소요되는 방식이다.
⑤ 수도직결방식, 고가수조방식, 압력수조방식, 펌프직송방식 등은 모두 급수방식이다.

48 BOD곡선에서 제1단계 BOD를 유발시키는 물질은?
① 황 화합물   ② 염 화합물
③ 탄소 화합물   ④ 인 화합물
⑤ 질소 화합물

49 먹는물에서 질산성 질소(NO_3-N)의 기준치를 10mg/L 이하로 규제하는 이유는?
① 나쁜 냄새를 낸다.
② 세균의 번식을 초래한다.
③ 분뇨의 오염지표가 된다.
④ 청색아로 알려진 질병을 유발시킨다.
⑤ 위장장애를 가져온다.

50 Whipple이 구분한 하천의 4개 지대 중 DO가 45% 정도이며, 곰팡이가 살고 있는 지대는?
① 분해지대   ② 활발한 분해지대
③ 회복지대   ④ 정수지대
⑤ 오염지대

51 적조현상에 대한 설명으로 옳지 않은 것은?
① 원거리 바다에서 주로 발생
② 조류의 독소가 방출
③ 와편모조류의 과도성장
④ 탄소 질소, 인 등의 영양소가 유입
⑤ 해류가 정체되어 있음

52 수질오염지표에 관한 설명이 옳지 않은 것은?
① COD : 이 값이 적을수록 오염물질이 적게 들어 있어 수질이 좋으며, 이것을 보통 화학적 산소요구량이라 한다.
② pH : 산성 또는 알칼리성의 정도를 나타내며 생물에 안전한 범위는 대체로 5.8 ~ 8.5이다.
③ SS : 수중에 부유하고 있는 불용성 현탁물을 말한다.
④ DO : 물속에 녹아있는 산소량을 말하며 물고기에는 최저 5ppm이 필요하다.
⑤ BOD : 수중의 유기물 분해 시 혐기성 세균이 소모하는 산소량을 말한다.

53 1952년 일본에서 발생한 미나마타병의 원인은?
① 카드뮴의 축적독성
② 납의 축적독성
③ 유기수은의 축적독성
④ PCB의 축적독성
⑤ DDT의 축적독성

54 독성이 강하고 목재의 방부제로 이용되며 흑족병의 원인이 되는 이 물질은 무엇인가?
① 수은   ② 비소
③ 크롬   ④ 벤젠
⑤ 망간

55 침사지로 제거할 수 있는 물질은?
① 부유성 유기물   ② 모래, 자갈, 금속
③ 용해성 무기질   ④ 콜로이드 물질
⑤ 용해성 유기물

56 다음은 활성슬러지의 계통도를 나열한 것이다. 바르게 된 것은?
① 침사지 → 스크린 → 1차 침전지 → 폭기조 → 2차 침전지 → 소독 → 방류
② 스크린 → 침사지 → 1차 침전지 → 폭기조 → 2차 침전지 → 소독 → 방류
③ 스크린 → 침사지 → 폭기조 → 1차 침전지 → 2차 침전지 → 소독 → 방류
④ 스크린 → 1차 침전지 → 침사지 → 폭기조 → 2차 침전지 → 소독 → 방류
⑤ 스크린 → 침사지 → 1차 침전지 → 폭기조 → 소독 → 2차 침전지 → 방류

57 활성슬러지법의 폭기조에서 폭기량을 결정하는 가장 중요한 인자는?
① 활성 슬러지량
② 유기물질량
③ 무기물질량
④ 용존산소량
⑤ 폭기조 내 폐수용량

58 활성오니법에서 F/M비가 뜻하는 것은?
① 단위 폭기 시간에 대한 유입 BOD 부하량
② 폭기조 부피 $1m^3$당 가해지는 BOD 부하량
③ MLSS의 무게당 가해지는 BOD 부하량
④ 미생물 농도와 MLVSS 농도와의 비
⑤ 슬러지 농도와 MLSS 농도와의 비

59 공장폐수 중 활성슬러지가 가장 벌킹(bulking) 하기 쉬운 폐수는?
① 시멘트공장 폐수
② 섬유제조업 폐수
③ 자동차 정비폐수
④ 양조장 폐수
⑤ 생활폐수

60 하수처리과정 중에서 혐기성 처리에 해당되는 방법은?
① 살수여상법　② 활성오니법
③ 회전원판법　④ 산화지법
⑤ 임호프탱크 방식

61 슬러지처리 공정 중 슬러지의 안정화(유기물 처리)가 목적인 공정은?
① 건조　② 농축
③ 소화　④ 개량
⑤ 탈수

62 슬러지의 혐기성 분해 시 메탄균은 pH에 민감하다. 메탄균의 최적 pH는?
① 11.0 ~ 11.5　② 10 ~ 13
③ 9.5 ~ 10.5　④ 8.5 ~ 9.2
⑤ 7.0 ~ 8.2

63 다음 중 분뇨 정화조의 구성이 아닌 것은?
① 활성오니조　② 여과조
③ 부패조　④ 산화조
⑤ 소독조

64 분뇨처리 시 유의해야 할 사항이 아닌 것은?
① 방서 관리가 되어야 한다.
② 불쾌한 냄새가 발생되지 않아야 한다.
③ 처리방법이 과학적이고 복잡·다양해야 한다.
④ 경제적이고 간편해야 한다.
⑤ 수원이 되는 원수나 지하수, 지표수를 오염시키지 않아야 한다.

65 분뇨의 위생적 처리 목적이 아닌 것은?
① 수인성 감염병 관리
② 세균성 감염병 관리
③ 절지동물 관리
④ 기생충 질환 관리
⑤ 하수의 오염 방지

66 폐기물처리시설의 종류 중 최종시설에 해당하는 것은?
① 고형화 시설　② 관리형 매립시설
③ 소각시설　④ 압축시설
⑤ 열분해시설

67 식품제조공장에서 발생된 유기물량이 많은 폐기물의 이상적인 처리법은?
① 재사용　② 퇴비화법
③ 소각법　④ 해양 투기법
⑤ 매몰법

68 의료(감염성)폐기물의 처리방법으로 가장 적절한 방법은?
① 매몰 처분　② 분쇄처분
③ 퇴비화　④ 해양 투기
⑤ 소각 후 매립

69 폐기물 소각처리 시 가장 우려되는 문제점은 무엇인가?
① 해충방제
② 대기오염 방지
③ 화재발생 주의
④ 수질오염 방지
⑤ 자연환경 파괴

70 폐기물관리법에 따라 폐기물처리시설의 유지·관리에 관한 기술업무를 담당하는 자는?
① 시장
② 폐기물처리업자
③ 기술관리인
④ 시·도지사
⑤ 환경부 소속 공무원

71 도수율에 대한 설명으로 옳은 것은?
① 연 근로시간 합계 100시간당 발생하는 재해자수
② 연 근로시간 합계 1,000,000시간당 발생하는 재해건수
③ 연 근로시간 1,000시간당 재해로 잃어버린 근로손실일수
④ 재직근로자 100,000명당 1년간 발생하는 재해자수
⑤ 재직근로자 10,000명당 1년간 발생하는 사고건수

72 다음 중 산업재해지표로서 강도율 산정식으로 옳은 것은?
① 연근로 시간수 / 근로손실일수 × 1,000
② 근로손실일수 / 연근로 시간수 × 1,000
③ 재해건수 / 평균 실근로자수 × 1,000
④ 재해건수 / 연 실근로자수 × 1,000
⑤ 연 실근로자수 / 평균 실근로자수 × 1,000

73 고온·고습한 환경에서 작업할 때 발생되는 열경련의 주요 원인은?
① 호흡기계 이상
② 뇌 온도 상승
③ 순환기계 이상
④ 중추신경 마비
⑤ 탈수로 인한 수분부족과 염분배출량이 많을 때

74 잠함병을 일으키는 원인 환경은?
① 갑자기 고기압으로 복귀
② 갑자기 정상기압으로 복귀
③ 산소부족
④ 혈액부족
⑤ 수분부족

75 생식기관, 조혈기관 등에 대한 방사선 취급자의 직업성 피폭 최대허용량은?
① 0.5 REM/6주
② 1 REM/6주
③ 3 REM/13주
④ 6 REM/13주
⑤ 9 REM/13주

제1교시 위생곤충학

76 기피제에 대한 설명 중 틀린 것은?
① 곤충이 싫어하고 기피하는 화학물질로 제작한 것이다.
② 기피제들 중에서 살충 작용을 하는 것은 없다.
③ 기피제는 노출된 피부에 직접 적용하기도 한다.
④ 기어오르는 해충을 방질할 때는 의복의 소매나 하의의 밑부분에 처리한다.
⑤ 기피제는 노출된 얼굴 및 피부에 직접 바르게 한다.

77 살충제 원제에 증량제와 친수제 및 계면활성제를 섞어 사용하는 것으로 잔류분무에 적합한 제제로 옳은 것은?
① 유제　　② 용제
③ 분제　　④ 수화제
⑤ 수용제

78 빛을 싫어하는 야행성 곤충은?
① 진드기　　② 벼룩
③ 파리　　④ 바퀴
⑤ 모기

79 바퀴의 전흉배판 가장자리에 현저한 황색 무늬가 윤상으로 있고 가운데는 거의 흑색인 것은 무슨 종인가?
① 집바퀴와 먹바퀴　　② 독일바퀴
③ 집바퀴　　④ 이질바퀴
⑤ 먹바퀴

80 살충제 감소성과 저항성 시험에서 LC_{50}이 뜻하는 의미는?
① 사람과 가축을 비교하기 위한 독성 비율
② 실험동물의 50%를 치사시킬 수 있는 살충제의 농도
③ 실험동물의 50%를 치사시킬 수 있는 살충제의 양
④ 일정 공간에 살포한 살충제 사용량 50g
⑤ 일정 공간에 살포한 살충제 희석농도 50%

81 발진티푸스가 가장 많이 발생하는 계절은?
① 봄　　② 여름
③ 가을　　④ 겨울
⑤ 계절과 무관

82 국내에서 서식하는 들쥐로, 1976년 한타바이러스(Hantavirus)를 분리하여 확인된 쥐는?
① 시궁쥐　　② 지붕쥐
③ 곰쥐　　④ 갈밭쥐
⑤ 등줄쥐

83 곤충에 의한 생물학적 전파 중 경란형에 속하는 것은?
① 재귀열　　② 쯔쯔가무시병
③ 뇌염　　④ 흑사병
⑤ 발진열

84 뇌염모기는 어느 속으로 분류되는가?
① 숲모기속　　② 집모기속
③ 늪모기속　　④ 공주모기속
⑤ 얼룩날개모기속

85 라임병을 매개하는 위생곤충은?
① 벼룩　　② 이
③ 빈대　　④ 참진드기
⑤ 등에

86 독침으로 사람에게 피해를 주는 위생곤충은?
① 깔따구　　② 큰집파리
③ 침개미　　④ 청색하늘소붙이
⑤ 벼룩

87 독나방 유충이 발생하는 장소를 확인하기 위해 조사해야 하는 곳은?
① 하수구   ② 정화조
③ 정원숲   ④ 지하실
⑤ 하천

88 벼룩에 대한 설명 중 옳은 것은?
① 개벼룩 : 협즐치와 전흉즐치가 발달되어 있다.
② 사람벼룩 : 협즐치와 전흉즐치가 모두 있다.
③ 유럽쥐벼룩 : 전흉즐치는 없으나 협즐치는 있다.
④ 생쥐벼룩 : 전흉즐치와 협즐치 모두 있으나 협즐치는 후방으로 향하여 있다.
⑤ 열대쥐벼룩 : 즐치는 없으며 중흉복판에 중흉측선이 있다.

89 논, 늪, 호수, 기타 등에서 주로 서식하는 모기는?
① 작은빨간집모기 유충
② 중국얼룩날개모기 유충
③ 토고숲모기 유충
④ 늪모기 유충
⑤ 금빛숲모기 유충

90 곤충을 분류할 때 빈대는 무슨 목(Order)에 속하는가?
① 노린재목   ② 인시목
③ 파리목   ④ 쌍시목
⑤ 메뚜기목

91 먹이의 소화작용은 주로 어디에서 이루어지는가?
① 중장   ② 후장
③ 전위   ④ 전장
⑤ 말피기씨관

92 다음은 '이'에 대한 설명이다. 잘못된 것은?
① 고온과 고습에 부적당하다.
② 빛을 싫어한다.
③ 숙주선택성이 엄격하다.
④ 자충만 흡혈한다.
⑤ 자충은 3회 탈피한다.

93 유충은 성충의 자궁 속에서 발육하며, 1세대에 1개체를 생산하는 파리는?
① 딸집파리   ② 체체파리
③ 쉬파리   ④ 검정파리
⑤ 집파리

94 촉각극모는 단모이고 흉부순판에는 흑색 종선이 3개가 있으며, 유충의 각 체절에 육질돌기가 있는 파리는?
① 검정파리   ② 딸집파리
③ 집파리   ④ 체체파리
⑤ 침파리

95 1898년 벼룩이 흑사병을 전파시킨다는 것을 입증한 사람은?
① Ross   ② Simond
③ Dutton   ④ Nicoil
⑤ Cleland

96 곤충강의 특징을 바르게 설명한 것은?
  ① 몸은 머리, 가슴, 배의 3부분으로 되어 있고 다리가 3쌍이다.
  ② 몸은 머리, 가슴, 배의 3부분으로 되어 있고 다리가 4쌍이다.
  ③ 몸은 머리, 가슴의 2부분으로 되어 있고 다리가 3쌍이다.
  ④ 몸은 머리, 가슴의 2부분으로 되어 있고 다리가 3쌍이다.
  ⑤ 모두 날개를 2쌍 갖고 있다.

97 곤충의 체벽(표피)은 여러 가지 층(layer)으로 구성되어 있다. 가장 외부층은?
  ① 피부선   ② 기저막
  ③ 표피세포 ④ 상피세포
  ⑤ 왁스층

98 곤충의 다리 부절에서 볼 수 있는 욕반은 어떤 행동을 할 때 도움을 주는가?
  ① 굳은 표면을 갈 때
  ② 가장자리를 움켜잡을 때
  ③ 자극을 받아서 점프할 때
  ④ 매끄러운 표면을 걸을 때
  ⑤ 수면 위를 걸을 때

99 다음 중 지네강(Class)에 속하는 목(Order)은?
  ① 노린재목   ② 벼룩목
  ③ 나비목   ④ 왕지네목
  ⑤ 진드기목

100 집파리의 구기가 먹이의 형태에 따라 변형되는 부위는 어디인가?
  ① 소악수   ② 순판
  ③ 윗입술   ④ 하인두
  ⑤ 전구치

101 훈증제는 곤충의 어느 부위를 통하여 체내로 들어가는가?
  ① 촉각   ② 구기
  ③ 기문(기공) ④ 복안
  ⑤ 발바닥

102 다음 중 불완전변태에 속하는 곤충은?

| 가. 빈대 나. 이 다. 바퀴 라. 모기 |

  ① 가, 나, 다   ② 가, 다
  ③ 나, 라   ④ 라
  ⑤ 가, 나, 다, 라

103 모기가 매개하는 질병은?
  ① 뎅기열   ② 발진티푸스
  ③ 발진열   ④ 라임병
  ⑤ 사가스병

104 매개곤충의 방제 방법에서 물리적인 방법이 아닌 것은?
  ① 관계수로의 개선
  ② 물의 유속 변경
  ③ 살문등 이용
  ④ 곤충을 쫓는 기피제 사용
  ⑤ 트랩 이용

105 동물을 흡혈하는 흡혈성 파리는?
  ① 큰집파리   ② 침파리
  ③ 딸집파리   ④ 금파리
  ⑤ 집파리

제2교시 공중보건학

01 세계보건기구 헌장에서의 건강의 정의는?
① 질병이 없는 상태
② 정신적으로 완전한 상태
③ 신체적으로 안녕한 상태
④ 신체적, 정신적으로 허약하지 않은 상태
⑤ 신체적, 정신적, 사회적으로 안녕한 상태

02 생태학적 모형에서의 질병발생의 3요소로 옳은 것은?
① 중금속, 병인, 환경
② 숙주, 병인, 직업
③ 면역, 영양, 유전
④ 병인, 숙주, 환경
⑤ 매연, 유전, 자외선

03 「국민건강증진법」에 따라 국민건강증진종합계획은 누가 (A) 얼마 (B)마다 수립해야 하는가?

	(A)	(B)
①	질병관리청장	5년
②	보건복지부장관	5년
③	보건복지부장관	10년
④	시장·군수·구청장	10년
⑤	특별자치시·도지사	10년

04 역학에 대한 설명으로 옳은 것은?
① 질병 치료에 중점을 둔다.
② 질병의 자연사는 제외한다.
③ 건강 문제의 원인을 규명한다.
④ 환자 개인을 대상으로 국한한다.
⑤ 비감염성 질환을 대상으로 한다.

05 연구시작 시점에서 폐암에 이환되지 않은 사람을 대상으로 흡연자와 비흡연자를 20년간 추적 조사하여 폐암 발생 여부를 규명하는 역학조사 방법은?
① 단면 연구
② 기술 연구
③ 환자 – 대조군 연구
④ 전향적 코호트 연구
⑤ 후향적 코호트 연구

06 신약의 효과를 평가하기 위해 치료군과 대조군으로 무작위 배정하여 약물 투여 후의 결과를 비교분석하여 평가하는 역학은?
① 기술역학 ② 실험역학
③ 분석역학 ④ 이론역학
⑤ 작전역학

07 감염병의 발생양상에 따른 대표적인 질병으로 옳은 것은?
① 토착성(endemic) – 일본뇌염
② 유행성(epidemic) – 간디스토마
③ 범유행성(pandemic)-코로나바이러스감염증-19
④ 산발성(sporadic) – 홍역
⑤ 주기성(periodic) – 렙토스피라증

08 감염병의 발생설에 대한 변천 과정으로 옳은 것은?
① 장기설 → 접촉감염설 → 미생물병인설
② 장기설 → 점성설 → 미생물병인설
③ 접촉감염설 → 장기설 → 미생물병인설
④ 미생물병인설 → 접촉감염설 → 장기설
⑤ 점성설 → 종교설 → 미생물병인설

09 감수성 지수(접촉감염 지수)가 가장 높은 감염병은?
① 홍역
② 백일해
③ 성홍열
④ 폴리오
⑤ 디프테리아

10 인위적으로 항체를 주사하여 얻는 면역은?
① 선천면역
② 자연능동면역
③ 자연수동면역
④ 인공능동면역
⑤ 인공수동면역

11 인수공통감염병은?
① 결핵
② 풍진
③ 수두
④ 폴리오
⑤ 백일해

12 임신 초기에 감염되었을 때 태아에게 선천성 기형을 유발할 수 있는 호흡기계 감염병은?
① 풍진
② 콜레라
③ 장티푸스
④ A형간염
⑤ 세균성이질

13 순화독소(Toxoid)를 이용한 백신으로 예방이 가능한 제1급 감염병은?
① 파상풍
② 수두
③ 디프테리아
④ 성홍열
⑤ 중증급성호흡증후군(SARS)

14 다음 중 만성질환의 특징은?
① 한 가지 원인에 의한다.
② 장기간의 치료와 간호가 필요하다.
③ 회복이 가능한 병리적 병변 상태이다.
④ 호전과 악화 반복 후 점진적으로 호전된다.
⑤ 연령이 증가할수록 질병의 유병률이 감소한다.

15 신장질환이나 동맥경화, 내분비계 질환 등으로 인해 2차적으로 발생하는 고혈압은?
① 일차성 고혈압
② 본태성 고혈압
③ 속발성 고혈압
④ 원발성 고혈압
⑤ 수축기 고혈압

16 다음은 대사증후군 진단기준(ATP III) 항목을 나열한 것이다. 이 중에서 빠져 있는 항목은?

> 고혈당, 고혈압, 고밀도 지단백 콜레스테롤, 중성지방

① 체중
② 신장
③ GOT
④ 허리둘레
⑤ 크레아티닌

17 다음 설명의 보건행정 특성은?

> 국민의 건강과 복지, 행복을 위해 직접 개입하고 적극적으로 서비스를 제공하는 행정이라 할 수 있다.

① 공공성
② 교육성
③ 과학성
④ 기술성
⑤ 봉사성

18 앤더슨(Anderson)의 공중보건사업 수행의 3대 수단에 해당하는 것은?
① 보건예산
② 보건교육
③ 예방의료
④ 보건규제
⑤ 질병치료

19 조선시대에 감염병 환자의 치료를 담당했던 기관은?
① 내의원
② 전의감
③ 활인서
④ 혜민서
⑤ 광혜원

20 지방보건의료조직에 대한 기술지도 및 협조의 업무를 담당하는 우리나라 중앙보건행정조직은?
① 보건소
② 교육부
③ 보건복지부
④ 질병관리청
⑤ 국민건강보험공단

21 세계보건기구(WHO)에 대한 설명으로 옳은 것은?
① 1948년에 발족하였다.
② 필리핀 마닐라에 본부가 있다.
③ 5개의 지역사무소를 두고 있다.
④ 우리나라는 1973년 138번째로 가입하였다.
⑤ 우리나라는 동남아시아 지역사무소 소속이다.

22 우리나라에서 사회보장법이 최초로 제정된 시기는?
① 1963년
② 1964년
③ 1977년
④ 1988년
⑤ 1995년

23 인두제에 대한 설명으로 가장 옳은 것은?
① 과잉 진료가 증가한다.
② 진료의 지속성이 증대된다.
③ 신의료기술 및 신약 개발 등에 집중한다.
④ 의료진의 재량권이 확대되어 의료의 질적 수준이 높다.
⑤ 의료 기술 지상주의로 예방보다 치료에 집중한다.

24 우리나라 성비에 관한 설명으로 옳은 것은?
① 1차 성비는 출생 시의 성비이다.
② 2차 성비는 현재인구의 성비이다.
③ 연령별 인구구성을 나타낸 것이다.
④ 출생 시는 여자보다 남자의 수가 많다.
⑤ 3차 성비는 남성의 수가 점점 증가한다.

25 총부양비를 구하는 식은?
① $\dfrac{65세\ 이상\ 인구}{0 \sim 14세\ 인구} \times 100$
② $\dfrac{15세\ 미만\ 인구}{15 \sim 64세\ 인구} \times 100$
③ $\dfrac{65세\ 이상\ 인구}{15 \sim 64세\ 인구} \times 100$
④ $\dfrac{15세\ 미만\ 인구 + 65세\ 이상\ 인구}{0 \sim 64세\ 인구} \times 100$
⑤ $\dfrac{15세\ 미만\ 인구 + 65세\ 이상\ 인구}{15 \sim 64세\ 인구} \times 100$

26 결핍 시 각기병을 유발하는 비타민은?
① 비타민 B_1
② 비타민 B_6
③ 비타민 C
④ 비타민 D
⑤ 비타민 E

27 「모자보건법」상 모자보건사업의 대상자와 그 정의로 옳게 연결된 것은?
① 임산부 : 임신 중이거나 분만 후 3개월 미만인 여성
② 모성 : 임산부와 가임기 여성
③ 영유아 : 출생 후 3년 미만인 사람
④ 신생아 : 출생 후 12개월 이내의 영유아
⑤ 미숙아 : 정신·지적 수준이 미숙한 채로 출생한 영유아

28 UN의 규정에 따른 분류에 의해 65세 이상 노인이 전체 인구의 20% 이상일 때를 칭하는 용어는?
① 고령사회　　② 노령사회
② 고령화사회　③ 초노령사회
⑤ 초고령사회

29 많은 수의 참가자가 있는 경우 전체를 몇 개의 소집단으로 나누어 토의하고 다시 전체회의에서 종합하는 방법의 교육기법은 무엇인가?
① 워크숍　　② 심포지엄
③ 역할극연기　④ 패널토의
⑤ 분단토의

30 보건교육의 평가를 시기에 따라 구분할 때 보건교육이 진행되는 동안 평가하는 것은?
① 구조평가　　② 진단평가
③ 형성평가　　④ 결과평가
⑤ 효율평가

31 「학교보건법」상 보건교사의 직무로 옳은 것은?
① 학생과 교직원의 건강진단
② 학생진료기록부의 관리
③ 학부모에 대한 건강관찰
④ 학교에서 사용하는 의약품 연구
⑤ 신체가 허약한 학생에 대한 보건지도

32 정신장애의 외부적 요인은?
① 유전　　② 체질
③ 나이　　④ 성별
⑤ 스트레스

33 a-index 산출 시 분자에 해당하는 것은?
① 연간사망수
② 영아사망수
③ 연간출생수
④ 총인구수
⑤ 신생아사망수

34 2차 발병률을 산출할 때 분모에 해당하는 것은?
① 전체 인구 수
② 발단 환자와 접촉한 사람 수
③ 특정 질병에 의한 사망 수
④ 환자를 접촉한 감수성자 수
⑤ 해당 연도에 새로 발생한 환자 수

35 생물테러무기의 특징으로 옳은 것은?
① 값이 비싸다.
② 운반이 어렵다.
③ 은닉이 어렵다.
④ 생산이 용이하다.
⑤ 전파경로의 차단이 쉽다.

제2교시 식품위생학

36 「식품위생법」상 식품위생의 정의는?
① 식품영양, 식품교육, 집단급식에 관한 위생
② 식품, 건강기능식품, 조리 기구에 대한 위생
③ 식품의 위해를 방지하고 식품의 건전성을 위한 것
④ 음식점, 수산업, 식품가공업을 대상으로 하는 음식에 대한 위생
⑤ 식품, 식품첨가물, 기구 또는 용기·포장을 대상으로 하는 음식에 관한 위생

37 식품을 보존하기 위한 화학적 처리 방법은?
① 가열 살균
② 탈수 건조
③ 자외선 조사
④ 방사선 조사
⑤ 디부틸히드록시톨루엔(BHT) 첨가

38 식중독의 유인성 위해요인은?
① 버섯독
② 복어독
③ 시안배당체
④ 산화된 유지
⑤ 식물알칼로이드

39 내분비계 교란물질(환경호르몬)과 오염 경로의 연결이 옳지 않은 것은?
① DDT - 합성살충제
② 다이옥신 - 폐건전지
③ 비스페놀A - 합성수지 원료
④ 프탈레이트 - 플라스틱 가소제
⑤ 스티렌다이머 - 발포성 컵라면 용기

40 미생물의 생육을 저지할 수 있는 수분함량과 수분활성도(Aw)로 옳은 것은?

	[수분함량]	[수분활성도]
①	14% 이하	0.6 이하
②	14% 이하	0.8 이하
③	14% 이하	0.9 이하
④	20% 이하	0.6 이하
⑤	20% 이하	0.9 이하

41 다음에서 설명하는 미생물 속은?

- 그람양성, 구균이다.
- 냉동식품과 건조식품의 오염지표군으로 이용된다.

① *Vibrio* 속
② *Bacillus* 속
③ *Salmonella* 속
④ *Escherichia* 속
⑤ *Enterococcus* 속

42 식품의 신선도 판정 시 초기 부패에 해당하는 생균수(CFU/g)는?
① $10^1 \sim 10^2$ ② $10^3 \sim 10^4$
③ $10^5 \sim 10^6$ ④ $10^7 \sim 10^8$
⑤ 10^9 이상

43 다음에서 설명하는 것은?

- 단백질이 미생물의 작용으로 분해되는 것이다.
- 분해 과정에서 암모니아 등이 생성되어 악취를 내고 인체에 유해한 물질을 생성한다.

① 부패 ② 발효
③ 변패 ④ 산패
⑤ 갈변

44 세균의 포자를 포함한 모든 종류의 미생물을 완전히 사멸시키는 것은?
① 소독
② 살균
③ 멸균
④ 세척
⑤ 건조

45 식품을 가공하는 종업원의 손 소독에 가장 적당한 소독제는?
① 승홍수
② 크레졸
③ 역성비누
④ 생리식염수
⑤ 과산화수소

46 감염독소형(생체 내 독소형) 식중독을 일으키는 원인균은?
① *Clostridium botulinum*
② *Yersinia enterocolitica*
③ *Staphylococcus aureus*
④ *Clostridium perfringens*
⑤ *Vibrio parahaemolyticus*

47 *Vibrio parahaemolyticus*에 대한 설명으로 옳은 것은?
① 그람양성이다.
② 포자를 형성한다.
③ 주모성 편모를 갖는다.
④ 3 ~ 5% 식염에서 잘 발육한다.
⑤ 220℃에서 30분 이상 가열로 사멸된다.

48 *Campylobacter jejuni*에 대한 설명으로 옳은 것은?
① 호기성이다.
② 그람양성균이다.
③ 포자를 형성한다.
④ 편모가 없어 운동성이 없다.
⑤ Guillain-Barre syndrome을 일으킬 수 있다.

49 저온이나 냉동 상태에서도 성장하며 염분이 높은 조건에서도 증식 가능한 식중독균은?
① *Bacillus cereus*
② *Campylobacter jejuni*
③ *Listeria monocytogenes*
④ *Clostridium perfringens*
⑤ *Vibrio parahaemolyticus*

50 치사율이 가장 높은 세균성 식중독은?
① 살모넬라
② 여시니아
③ 캠필로박터
④ 리스테리아
⑤ 보툴리누스

51 혐기성균으로 가열 후에도 아포가 살아남아 식품에 증식하기 쉬운 식중독은?
① *Bacillus cereus*
② *Yersinia enterocolitica*
③ *Staphylococcus aureus*
④ *Clostridium perfringens*
⑤ *Vibrio parahaemolyticus*

52 히스타민을 생성하여 알레르기를 유발하는 식중독균은?

① *Bacillus cereus*
② *Campylobacter jejuni*
③ *Morganella morganii*
④ *Clostridium perfringens*
⑤ *Vibrio parahaemolyticus*

53 염기성 황색색소로 식품에 사용할 수 없는 유해 착색료는?

① 둘신(dulcin)
② 롱갈리트(rongalite)
③ 페릴라르틴(perillartine)
④ 로다민 B(rhodamine-B)
⑤ 시클라메이트(cyclamate)

54 콜린에스터라아제(Cholinesterase)의 저해제로 독성이 강한 농약은?

① 비소제
② 유기인제
③ 유기수은제
④ 유기불소제
⑤ 유기염소제

55 숯불에 고기를 구울 때 발생할 수 있는 발암성 물질은?

① 메탄올
② 벤조피렌
③ 트리할로메탄
④ 니트로사민
⑤ 아크릴아마이드

56 이타이이타이병의 원인 중금속은?

① 납
② 주석
③ 크롬
④ 구리
⑤ 카드뮴

57 다음의 설명에서 ( ) 안에 들어갈 내용은?

> 복어중독의 독소는 ( )으로 ( )이며 ( )에 가장 많이 함유되어 있다.

① 리시닌 – 내인성 – 난소
② 리코린 – 내인성 – 난소
③ 삭시토신 – 외인성 – 간
④ 에르고톡신 – 내인성 – 간
⑤ 테트로도톡신 – 내인성 – 난소

58 덜 익은 매실에 들어 있는 시안배당체 물질은?

① 팔린(phaline)
② 콜린(choline)
③ 리코린(lycorine)
④ 고시폴(gossypol)
⑤ 아미그달린(amygdalin)

59 아플라톡신 중에서 독성이 가장 강한 것은?

① B_1
② M_1
③ G_1
④ B_2
⑤ G_2

60 맥각균의 독소는?

① 솔라닌(solanine)
② 베네루핀(venerupine)
③ 무스카린(muscarine)
④ 아미그달린(amygdalin)
⑤ 에르고톡신(ergotoxin)

61 세균성 경구감염병은?

① 폴리오
② 유행성간염
③ 파라티푸스
④ 발진티푸스
⑤ 아메바성이질

62 콜레라의 설명으로 옳은 것은?
① 제2급감염병이다.
② 원인균은 *Shigella*속이다.
③ 원인균은 그람양성균이다.
④ 사지마비 증상을 일으킨다.
⑤ 감염 후 영구면역이 형성된다.

63 다음에서 설명하는 경구감염병은?

- 제2급감염병이다.
- 병원균은 A, B, C형이 있으며 그람음성, 간균으로 편모가 있다.
- 전신의 감염증 또는 위장염의 형태로 나타나는 감염성 질환이다.

① 두창　　　② 디프테리아
③ 파라티푸스　④ 세균성이질
⑤ 렙토스피라증

64 디프테리아의 원인균은?
① *Coxiella burnetii*
② *Hepatitis A virus*
③ *Bacillus anthracis*
④ *Mycobacterium tuberculosis*
⑤ *Corynebacterium diphtheriae*

65 다음에 해당하는 질병은?

- 제1급감염병이다.
- 원인균은 *Bacillus anthracis*이다.

① 탄저　　② 두창
③ 야토병　④ 파상열
⑤ 돈단독

66 병원체가 *Mycobacterium tuberculosis*인 인수공통감염병은?
① 탄저　　② 결핵
③ Q열　　④ 파상열
⑤ 야토병

67 채소류에서 감염되는 기생충은?
① 회충　　② 선모충
③ 간흡충　④ 무구조충
⑤ 광절열두조충

68 소고기를 생식했을 때 감염될 수 있는 기생충은?
① 선모충　　② 무구조충
③ 간디스토마　④ 요코가와흡충
⑤ 아니사키스

69 식품이 건조되는 것을 방지하는 식품첨가물은?
① 분사제　② 소포제
③ 안정제　④ 습윤제
⑤ 이형제

70 콜라를 제조할 때 사용하는 산미료는?
① 인산　　　② 알긴산
③ D-소르비톨　④ 캐러멜색소
⑤ 탄산수소나트륨

71 식품첨가물 중 표백제의 사용 목적은?
① 거품 억제
② 기호성 향상
③ 균질하게 희석
④ 발색성 물질을 탈색
⑤ 식품 자체의 색을 고정

72 「식품첨가물공전」상 두 가지 또는 그 이상의 성분을 일정한 분산 형태로 유지시키는 식품첨가물은?
① 피막제
② 안정제
③ 이형제
④ 습윤제
⑤ 품질개량제

73 방사선 물질 중 반감기가 비교적 길고 뼈에 침착하여 문제가 되는 핵종은?
① ^{133}Xe
② ^{131}I
③ ^{60}Co
④ ^{90}Sr
⑤ ^{134}Cs

74 다음에서 설명하는 식품안전관리인증기준(HACCP)의 용어는?

> 식품·축산물 안전에 영향을 줄 수 있는 위해요소와 이를 유발할 수 있는 조건이 존재하는지 여부를 판별하기 위하여 필요한 정보를 수집하고 평가하는 일련의 과정을 말한다.

① 검증
② 한계기준
③ 개선조치
④ 중요관리점
⑤ 위해요소분석

75 HACCP의 실행단계 7원칙 중 1원칙에 해당하는 것은?
① 용도 확인
② 위해요소분석
③ 중요관리점 결정
④ 개선조치방법 수립
⑤ 검증절차 및 방법 수립

02 위생사 필기 • 실전모의고사

제1교시 위생관계법령

01 위생사 국가시험 자격 제한에 해당하지 않는 사람은?
① 정신질환자
② 마약중독자
③ 향정신성 의약품 중독자
④ 「보건범죄 단속에 관한 특별조치법」을 위반하여 금고 이상의 실형을 선고받고 그 집행이 끝나지 아니한 자
⑤ 지체장애인, 시각장애인

02 다음은 공중위생영업소의 폐쇄에 대한 내용이다. ( ) 안에 들어갈 내용으로 옳은 것은?

> 공중위생관리법 제11조 (공중위생영업소의 폐쇄 등)
> ① 시장·군수·구청장은 공중위생영업자가 다음 각 호의 어느 하나에 해당하면 ( )월 이내의 기간을 정하여 영업의 정지 또는 일부 시설의 사용중지를 명하거나 영업소폐쇄 등을 명할 수 있다. 다만, 관광숙박업의 경우에는 해당 관광숙박업의 관할행정기관의 장과 미리 협의하여야 한다.
> 1. 영업신고를 하지 아니하거나 시설과 설비기준을 위반한 경우
> 2. 변경신고를 하지 아니한 경우
> 3. 지위승계신고를 하지 아니한 경우
> 4, 5, 6, 7 8호 이하 생략

① 2 ② 4
③ 6 ④ 8
⑤ 10

03 「공중위생관리법」상 위생서비스수준의 평가에 따른 위생관리등급 구분으로 옳은 것은?
① 최우수업소는 황색등급이다.
② 우수업소는 녹색등급이다.
③ 우수업소는 백색등급이다.
④ 일반관리대상 업소는 백색등급이다.
⑤ 일반관리대상 업소는 녹색등급이다.

04 공중위생감시원을 두지 않아도 되는 곳은?
① 특별시
② 광역시
③ 질병관리청
④ 도
⑤ 시·군·구(자치구에 한함)

05 위생사가 아니면서 위생사의 명칭을 사용한 자에게 얼마의 과태료를 부과하는가?
① 10만 원 ② 20만 원
③ 30만 원 ④ 40만 원
⑤ 50만 원

06 다음 중 「식품위생법」의 목적에 해당되는 것은?

> 가. 식품으로 인한 위생상의 위해를 방지한다.
> 나. 식품영양의 질적 향상을 도모한다.
> 다. 국민건강증진에 이바지한다.
> 라. 식품영양의 양적 향상을 도모한다.

① 가, 나, 다 ② 가, 다
③ 나, 라 ④ 라
⑤ 가, 나, 다, 라

07 기구 및 용기·포장에 관한 기준 및 규격은 누가 정하여 고시하는가?
① 시·도 보건환경연구원장
② 보건복지부장관
③ 국립보건연구원장
④ 식품의약품안전처장
⑤ 보건소장

08 소비자식품위생감시원의 직무로 옳은 것은?
① 행정처분의 이행 여부 확인
② 출입·검사 및 검사에 필요한 식품 등의 수거
③ 식품접객업을 하는 자에 대한 위생관리 상태 점검
④ 식품 등의 위생적인 취급에 관한 기준의 이행 지도
⑤ 시설기준의 적합 여부의 확인·검사

09 예방접종을 받은 자에게 예방접종 증명서를 교부하는 자는?
① 보건소장
② 시·도지사
③ 질병관리청장, 특별자치도지사 또는 시장·군수·구청장
④ 보건복지부장관
⑤ 환경부장관

10 업무정지기간 중에 조리사의 업무를 하는 경우 조리사의 행정처분으로 옳은 것은?
① 면허취소
② 시정명령
③ 업무정지 2개월 연장
④ 업무정지 2개월 연장
⑤ 업무정지 6개월 연장

11 「식품위생법」상 식중독 환자를 진단한 의사가 1차적으로 보고하여야 할 기관은?
① 관할 읍·면·동장
② 관할 보건소장
③ 관할 경찰서장
④ 관할 시·군·구청장
⑤ 관할 특별자치시장·시장·군수·구청장

12 집단급식소를 설치, 운영하고자 하는 자는 누구에게 신고하여야 하는가?
① 특별자치도지사·시장·군수·구청장
② 행정안전부장관
③ 보건복지부장관
④ 교육부장관
⑤ 식품의약품안전처장

13 전파가능성을 고려하여 발생 또는 유행 시 24시간 이내에 신고하여야 하고, 격리가 필요한 감염병은?
① 제1급감염병 ② 제2급감염병
③ 제3급감염병 ④ 제4급감염병
⑤ 인수공통감염병

14 「감염병의 예방 및 관리에 관한 법률」에 따른 생물테러감염병이 아닌 것은?
① 페스트균   ② 탄저균
③ 보툴리눔균 ④ 야토균
⑤ 장티푸스균

15 다음 중 필수예방접종을 실시하여야 하는 감염병이 아닌 것은?
① 파상풍   ② 수두
③ 결핵   ④ 발진티푸스
⑤ 디프테리아

16 임시 예방접종 공고사항이 아닌 것은?

① 예방 접종 일시
② 예방 접종 장소
③ 예방 접종 종류
④ 예방 접종량
⑤ 예방 접종을 받을 사람의 범위

17 보건소장은 예방접종 후 이상반응자의 명부를 작성하고 이를 몇 년간 보관하여야 하는가?

① 1년
② 3년
③ 5년
④ 7년
⑤ 10년

18 감염병환자 등이 있다고 인정되는 주거시설에 들어가 필요한 조사나 진찰을 하게 할 수 있는 감염병이 아닌 것은?

① 제1급감염병
② 제2급감염병 중 결핵, 홍역
③ 제3급감염병 중 질병관리청장이 정하는 감염병
④ 세계보건기구 감시대상 감염병
⑤ 생물테러감염병

19 환경영향조사 대행자는 등록 및 변경을 누구에게 해야 하는가?

① 시장
② 환경부장관
③ 보건복지부장관
④ 행정안전부장관
⑤ 시·도지사

20 먹는물공동시설의 관리대상에 해당하는 내용은?

① 상시 이용인구가 50명 이상으로서 먹는물공동시설 소재지의 특별자치도지사·시장·군수 또는 구청장이 지정하는 시설
② 상시 이용인구가 40명 이상으로서 먹는물공동시설 소재지의 특별자치도지사·시장·군수 또는 구청장이 지정하는 시설
③ 상시 이용인구가 30명 미만으로서 시장·군수·구청장이 수질관리가 특히 필요하다고 인정하여 지정하는 시설
④ 상시 이용인구가 50명 이상인 것으로서 특별시장이 지정하는 시설
⑤ 상시 이용인구가 50명 이상인 것으로 먹는물공동시설 소재지의 시·도지사가 지정하는 시설

21 먹는샘물 등 제조업자의 자가품질검사기준에 관한 내용이다. 먹는샘물에 대한 기준 중 매일 1회 이상 측정하여야 하는 항목은?

① 냄새, 맛, 탁도, 수소이온
② 대장균군, 일반세균
③ 냄새, 맛, 탁도, 일반세균
④ 수소이온, 대장균군
⑤ 수소이온농도, 일반세균, 대장균군

22 샘물 개발허가와 관련한 대통령령으로 정하는 규모 이상의 샘물이란 1일 취수 능력이 얼마 이상인 것을 말하는가?

① 1일 취수능력 200톤 이상의 샘물
② 1일 취수능력 300톤 이상의 샘물
③ 1일 취수능력 400톤 이상의 샘물
④ 1일 취수능력 500톤 이상의 샘물
⑤ 1일 취수능력 600톤 이상의 샘물

23 「먹는물관리법」상 청문을 하지 않아도 되는 처분은?
① 샘물 등의 개발허가의 취소
② 환경영향조사 대행자의 등록취소
③ 검사기관의 지정취소
④ 먹는물관련 영업자의 영업허가나 등록의 취소
⑤ 품질관리인의 자격취소

24 폐기물처리시설의 종류 중 중간처리시설에 해당하지 않는 것은?
① 소각시설
② 탈수·건조시설
③ 반응시설
④ 호기성·혐기성 분해시설
⑤ 매립시설

25 공공하수도 관리청은 건축물 등을 신축·증축 또는 용도 변경하여 오수를 하루에 얼마 이상 새로이 배출하거나 증가시키려는 자에게 원인자부담금을 부담시킬 수 있는가?
① 하루에 5m³ 이상
② 하루에 10m³ 이상
③ 하루에 15m³ 이상
④ 하루에 20m³ 이상
⑤ 하루에 25m³ 이상

제1교시 환경위생학

26 건조한 공기 중의 산소와 이산화탄소의 양(용량 백분율)은?
① 산소 10.14%, 이산화탄소 0.64%
② 산소 20.2%, 이산화탄소 1.2%
③ 산소 30%, 이산화탄소 10%
④ 산소 20.94%, 이산화탄소 0.03%
⑤ 산소 20%, 이산화탄소 10%

27 일반적인 실내·외 이산화탄소(CO_2)의 허용량은 얼마인가?
① 0.01%   ② 0.1%
③ 0.5%   ④ 0.8%
⑤ 0.01%

28 일산화탄소(CO) 중독 시의 후유증과 관계가 적은 것은?
① 시야협착   ② 지능저하
③ 신경장애   ④ 운동장애
⑤ 호흡장애

29 복사열을 측정하기 위해 사용하는 기구는?
① 습구온도계
② 흑구온도계
③ 아스만 통풍건습계
④ 카타온도계
⑤ 건구온도계

30 거실, 사무실의 적당한 실내온도는?
① 14 ~ 17℃   ② 16 ~ 18℃
③ 18 ~ 20℃   ④ 20 ~ 22℃
⑤ 25℃ 이상

31 피부를 통해 방출되는 체열의 양은 전체 방열량의 몇 %를 차지하는가?
① 20 ~ 30%   ② 30 ~ 40%
③ 50 ~ 60%   ④ 60 ~ 70%
⑤ 80 ~ 90%

32 적외선에 장시간 노출 시 유발될 수 있는 증상이 아닌 것은?

① 두통　　　　　② 출혈
③ 혈관확장　　　④ 백내장
⑤ 비타민 D 형성, 색소침착

33 일반적으로 기후변화는 어느 대기권에서 이루어지는가?

① 성층권　　　　② 대류권
③ 중간권　　　　④ 열권
⑤ 오존권

34 다음 지역 중 대기오염 사건이 일어난 도시가 아닌 곳은?

① 뮤즈계곡(Meuse valley)
② 도노라(Donora)
③ 런던(London)
④ 파리(Paris)
⑤ 포자리카(Poza Rica)

35 다음 ( ) 안에 알맞은 것은?

> 광화학 스모그는 자동차 등으로부터 대기 중에 배출되는 질소산화물(NOx)과 ( ) 등이 태양광선을 받아 반응한 결과로 생긴다.

① 일산화탄소(CO)　② 탄화수소(HC)
③ 황산화물(SOx)　　④ 메탄가스(NH_4)
⑤ 산화제(Oxidant)

36 폐기물의 소각 시 발생하는 대기오염물질 중 가장 인체에 유해한 물질은?

① PAN　　　　　② O_3
③ Benzopyrene　④ Dioxin
⑤ PAN

37 하층이 불안정하여 아래쪽으로만 공기가 이동하는 대기안정도는?

① 환상형　　　　② 원추형
③ 부채형　　　　④ 상승형(지붕형)
⑤ 훈증형

38 대기가 매우 안정된 상태로 역전층 내에서 잘 발생하는 것은 어느 것인가?

① 환상형　　　　② 원추형
③ 부채형　　　　④ 상승형(지붕형)
⑤ 훈증형

39 오존(O_3)에 대한 설명이 틀린 것은?

① 강력한 살균력이 있다.
② 잔류효과가 있다.
③ 발암물질인 THM이 생성되지 않는다.
④ 오존(O_3)은 잔류효과가 없다.
⑤ 가격이 비싸다.

40 지하수의 특징을 설명한 것은?

① 오염되기 쉽다.
② 유기물이 많다.
③ 경도가 높다.
④ 수온 변화가 심하다.
⑤ 용존산소를 많이 함유하고 있다.

41 수돗물(상수)의 원수로 이용되는 물은?

① 지하수　　　　② 지표수
③ 강물　　　　　④ 한강물
⑤ 호소수

42 수원지에서부터 가정까지의 급수계통을 바르게 나타낸 것은?
① 취수 → 도수 → 정수 → 송수 → 배수 → 급수
② 취수 → 도수 → 송수 → 정수 → 배수 → 급수
③ 취수 → 도수 → 소독 → 정수 → 배수 → 급수
④ 취수 → 송수 → 정수 → 도수 → 배수 → 급수
⑤ 취수 → 도수 → 정수 → 배수 → 송수 → 급수

43 하수처리의 미생물에 의한 처리법에 해당하지 않는 것은?
① 살수여과법
② 메탄발효법
③ 활성오니법
④ 산화지법
⑤ 중화법

44 다음 중 상수의 염소소독에서 모든 조건이 같다면 살균력이 가장 큰 것은?
① HCO_3
② $NHCl$
③ NH_2Cl
④ $HOCl$
⑤ $NHCl_2$

45 1일 2,000m³의 물에 유효염소 50%를 함유하는 표백분을 사용하여 염소를 주입하고자 한다. 이 경우 염소농도가 2mg/L라면 하루에 요구되는 $Ca(OCl)_2$의 양은?
① 10.0kg
② 8.0kg
③ 5.0kg
④ 4.0kg
⑤ 2.0kg

46 수질의 오염도를 판단하는 생물등급(약간 나쁨 ~ 매우 나쁨)의 생물지표종은?
① 미꾸라지
② 다슬기
③ 은어
④ 물달팽이
⑤ 산천어

47 수중 용존산소(DO)에 관한 설명이 옳지 않은 것은?
① 수온이 낮을수록 용존산소량은 증가한다.
② 용존잔류산소가 많을수록 용존산소의 양은 적게 녹는다.
③ 해수가 담수보다 용존산소량이 높다.
④ 기압이 높을수록 용존산소량은 증가한다.
⑤ 난류가 심할수록 용존산소량은 증가한다.

48 음료수의 대장균군(*E. coli*) 검출 의의는?
① 대장균 자체가 병원균이므로
② 분변의 오염여부를 판정할 수 있으므로
③ 바이러스의 존재 여부를 판정할 수 있으므로
④ 대장균의 생존여부로 다른 병원균의 존재여부를 확인할 수 있기 때문에
⑤ 대장균의 존재는 유독 물질이 없다는 것을 증명하므로

49 겨울이나 여름에 주로 발생하는 성층현상과 가장 관계 깊은 인자는?
① 적조현상
② 유기물농도
③ 인농도
④ 온도
⑤ 염류농도

50 진해, 마산만에 일어나는 부영양화에 의해서 물의 COD 증가, DO 감소, 냄새 발생, 투명도 저하가 발생한다. 이에 대한 대책으로 옳지 않은 것은?

① 하수 내의 인, 질소의 제거를 위해 고도처리를 한다.
② 인을 함유하는 합성세제는 사용을 금지하거나 억제한다.
③ N, P의 유입이나 농도를 감소시킨다.
④ 조류가 번식할 때 $CuSO_4$를 주입한다.
⑤ 수온을 상승시키고 염분농도를 감소시킨다.

51 먹이연쇄를 통하여 하위 영양단계에서 상위의 영양단계로 이동되면서 오염물질이 농축되어 가는 것을 생물농축이라고 한다. 생물농축에 해당되지 않는 물질은?

① Pb
② Na
③ Cd
④ PCB
⑤ Hg

52 오염물질이 인체에 축적되어 나타나는 장애를 잘못 표시한 것은?

① 합성세제 ABS – 거품, 냄새
② 카드뮴 – 칼슘 대사작용(골연화증)
③ 비소 – 폐기종, 신장장애, 단백뇨
④ DO, pH가 낮을 때 활동하는 미생물 – 곰팡이(Fungi)
⑤ 납(Pb) – 적혈구 감소

53 하수처리 과정에 있어 물리적 처리과정이 아닌 것은?

① 침사지
② 침전지
③ 스크린
④ 호기성 분해처리
⑤ 제진망

54 다음 보기에서 부유물질 처리공정에 해당하는 것을 바르게 나열한 것은?

| 가. 자연침전 | 나. 약품응집 |
| 다. 부상분리 | 라. 여과 |

① 가, 나, 다
② 가, 다
③ 나, 라
④ 라
⑤ 가, 나, 다, 라

55 하수를 호기적으로 처리했을 때 가장 많이 발생하는 가스는?

① CO
② CO_2
③ NO_3
④ CH_4
⑤ NH_3

56 활성오니법에 이용되는 미생물의 성장조건 중 알맞은 BOD : N : P의 비는?

① 100 : 5 : 1
② 1 : 5 : 1
③ 10 : 5 : 1
④ 5 : 100 : 1
⑤ 1 : 5 : 100

57 활성오니법에 이용되는 미생물에 관한 조건으로 옳지 않은 것은?

① 온도가 높을수록 좋으나 45 ~ 55℃가 적당하다.
② pH 6 ~ 8이 적당하다.
③ DO는 2ppm 정도가 적당하다.
④ BOD : N : P = 100 : 5 : 1
⑤ DO가 0.2ppm 이하가 되면 호기성 미생물은 살 수 없다.

58 폐·하수의 살수여상법에서 여상 표면에 생기는 세균은?
① 호기성 세균 ② 혐기성 세균
③ 편성혐기성 세균 ④ 메탄균
⑤ 유기산균

59 다음은 폐·하수의 혐기성처리의 온도와 처리일수를 나타낸 것이다. 중온소화법의 온도와 처리일수가 바르게 된 것은?
① 10 ~ 15℃에서 30일 정도
② 30 ~ 35℃에서 15일 정도
③ 30 ~ 35℃에서 30일 정도
④ 35 ~ 40℃에서 15일 정도
⑤ 35 ~ 40℃에서 30일 정도

60 산업폐수 방류수 수질기준 측정항목에 해당되지 않는 것은?
① COD ② BOD
③ SS ④ 총질소
⑤ THM

61 분뇨 소독 및 위생처리로 예방할 수 있는 질병은?
① 일본뇌염 ② 재귀열
③ 장티푸스 ④ 말라리아
⑤ 페스트

62 하수처리 방식 중 합류식의 장점이 아닌 것은?
① 항상 일정한 유량을 유지할 수 있다.
② 청소하기가 용이하다.
③ 빗물에 의해 하수관이 자연히 청소한다.
④ 보수·점검이 간단하다.
⑤ 건설비가 적게 든다.

63 폐기물 관리체제에서 가장 많은 비용이 소요되는 것은?
① 수거 ② 운반
③ 압축 ④ 매립
⑤ 퇴비법

64 우리나라 도시의 주택지역에서 일반적으로 행해지고 있는 폐기물 수거와 가장 비슷한 계통도는?
① 발생원 - 저장용기 - 적환장 - 수거차 - 처리장
② 발생원 - 저장용기 - 수거차 - 적환장 - 처리장
③ 발생원 - 저장용기 - 처리장 - 수거차 - 적환장
④ 발생원 - 적환장 - 수거차 - 저장용기 - 처리장
⑤ 발생원 - 수거차 - 적환장 - 처리장 - 저장용기

65 폐기물 처리 중 위생적 매립방법인 것은?
① 소각법 ② 도랑식 매립
③ 생물학적 매립 ④ 활성오니법
⑤ 소화법

66 위생적 매립방법의 가장 큰 단점은?
① 파리나 쥐가 서식한다.
② 많은 토지를 필요로 한다.
③ 인건비가 많이 든다.
④ 폐기물의 분류가 선행되어야 한다.
⑤ 종이, 먼지의 비산이 많다.

67 국제적 환경회의 결과 유해폐기물의 국가 간 이동을 제한하는 내용을 포함하고 있는 국제협약은?
① 바젤협약
② 제네바 조약
③ 도쿄협약
④ 몬트리올 의정서
⑤ 런던 협약

68 연소근로자의 장애에 해당하지 않는 것은?
① 성년에 비해 공업중독이나 산업질환에 대한 감수성이 크다.
② 지적활동과 발달이 늦어진다.
③ 신체기능이 지연되고 기형이 된다.
④ 인격발달에 장애를 준다.
⑤ 기본체력이 강하므로 화학물질에 대한 이환율이 적다.

69 위생 보호구를 선택할 때의 주의사항으로 바르지 못한 것은?
① 사용 목적에 적합한 것
② 품질이 양호한 것
③ 규격과 성능이 검정된 제품
④ 손질이 쉽고 사용자가 사용하기 편할 것
⑤ 포집효율이 높고 흡·배기저항이 높은 것

70 다음 중 비전리 방사선에 해당하는 것은?
① α선
② 적외선
③ x선
④ β선
⑤ γ선

71 다음 중 규폐증을 일으키는 원인물질과 가장 관계가 깊은 것은?
① 매연
② 유리규산(SiO_2)
③ 석영
④ 석탄분진
⑤ 금속 fume

72 다음 납중독의 주요 증상을 바르게 묶은 것은?

| 가. 조혈기능장애 | 나. 신장장애 |
| 다. 신경계장애 | 라. 폐기능장애 |

① 가, 나, 다
② 가, 다
③ 나, 라
④ 라
⑤ 가, 나, 다, 라

73 다음 중 소음장애에 대한 연결이 잘못된 것은?
① 통각 - 140dB
② 청력손실 - 4,000Hz
③ 작업성 난청 최저음 - 90dB
④ 귀덮개·귀마개 착용 - 120dB
⑤ 장애요인 - 소음의 방향과 크기

74 건강한 사람이 들을 수 있는 음역의 범위는?
① 20 ~ 20,000Hz
② 20~2,000Hz
③ 80 ~ 2,000Hz
④ 50 ~ 2,000Hz
⑤ 20,000Hz 이상

75 주택부지 위생적 조건에 해당되지 않는 것은?
① 남향이나 동남향이 좋다.
② 택지는 작은 언덕의 중간이 좋다.
③ 공해발생이 인근에 없는 곳이 좋다.
④ 직장과 가까워야 한다.
⑤ 지하수위는 3m 이상이 좋다.

제1교시 위생곤충학

76 살충제 중 효력증강제와 혼용해서 사용하는 것은?
① 유기인계 살충제
② 유기염소계 살충제
③ 카바메이트계 살충제
④ 피레스로이드계 살충제
⑤ 무기 살충제

77 다음은 흰쥐에 대한 경구독성 중앙치사량(LD_{50})이다. 방역용 살충제로서 가장 이상적인 것은?
① 맹독성 5mg/kg 이하
② 고독성 5 ~ 50mg/kg
③ 중독성 50 ~ 500mg/kg
④ 저독성 500 ~ 5,000mg/kg
⑤ 무해무독성 5,000 ~ 15,000mg/kg

78 다음 중 카바메이트계 살충제는?
① dichlorvos(DDVP)
② diazinon
③ malathion
④ aldrin
⑤ aldicarb

79 전국적으로 분포하며 전흉배판에 2줄의 흑색 종대가 있는 바퀴는?
① 집바퀴   ② 독일바퀴
③ 동양바퀴   ④ 이질바퀴
⑤ 먹바퀴

80 태아 소두증을 일으킬 수 있는 것으로 알려진 지카바이러스를 주로 매개하는 모기는?
① 이집트모기   ② 집모기
③ 늪모기   ④ 학질모기
⑤ 빨간집모기

81 다음 중 거미강에 속하는 곤충은?
① 거미   ② 벼룩
③ 지네   ④ 나방
⑤ 가재

82 중흉배판에 4개의 검은 종선의 특징을 보이는 파리는?
① 검정파리   ② 딸집파리
③ 집파리   ④ 쉬파리
⑤ 금파리

83 몸체의 표면에서 금속성 녹색 또는 청록색 광택이 나는 중형의 파리는?
① 체체파리   ② 딸집파리
③ 집파리   ④ 띠금파리
⑤ 침파리

84 날개의 흔적기관으로 곤충이 비행할 때 균형을 유지시켜 주는 기관은?
① 하인두   ② 흉관
③ 평균곤   ④ 전흉관
⑤ 복관

85 곤충이 섭취한 먹이의 역행을 방지하는 기능을 하는 기관은?
① 중장   ② 후장
③ 전위   ④ 인두
⑤ 맹낭

86 곤충에 의한 질병전파로서 기계적 전파에 속하는 것은?
① 재귀열
② 사상충
③ 장티푸스
④ 발진열
⑤ 뎅구열

87 아프리카와 중남미에서 회선사상충을 옮기는 위생곤충은?
① 깔따구
② 벼룩
③ 바퀴
④ 먹파리
⑤ 나방파리

88 집파리에 의하여 전파되는 질병이 아닌 것은?
① 콜레라
② 아메바성이질
③ 장티푸스
④ 유행성출혈열
⑤ 살모넬라

89 곤충의 완전변태를 결정하는 발육단계는?
① 알
② 자충
③ 유충
④ 번데기
⑤ 성충

90 곤충이 가해하는 여러 가지 방법 중 직접적인 가해를 하지 않는 위생곤충은?
① 등에
② 벼룩
③ 진드기
④ 모기
⑤ 집파리

91 곤충의 파악기(clasper)를 알맞게 설명한 것은?
① 암컷이 정자를 보관하는 생식기관
② 암컷의 생식기 부속기관
③ 수컷이 교미 시 암컷을 붙잡는 부속기구
④ 일벌암컷의 산란관이 독침으로 변형된 것
⑤ 정자를 보관하는 장소

92 진피와 체강 사이에 경계를 이루고 있는 층은?
① 기저막
② 진피층
③ 시멘트층
④ 외원표피
⑤ 밀납층(wax layer)

93 쥐가 매개하는 질병 중에서 병원체가 리케치아(rickettsia)성 질환인 것은?
① 흑사병
② 황열
③ 렙토스피라증
④ 발진열
⑤ 말라리아

94 흡혈성 곤충에 있어서 타액의 기능은 무엇인가?
① 세포조직에 산소공급
② 소화효소 분비
③ 체내의 수분유지
④ 혈액응고방지
⑤ 노폐물 배설

95 다음 중 곤충에 의한 생물학적 매개 중 발육증식형인 것은?
① 사상충증, 로키산홍반열
② 페스트, 수면병
③ 뇌염, 발진열
④ 말라리아, 수면병
⑤ 발진 티푸스, 황열

96 분류학상 절지동물문의 곤충강에 해당하는 것은?
① 진드기목　② 땅지네목
③ 바퀴목　④ 십각목
⑤ 거미목

97 깔따구가 사람에게 미치는 보건상 피해현상은?
① 황열　② 뉴슨스
③ 발진열　④ 유행성출혈열
⑤ 리슈마니아

98 속효성이 있고 잔효성이 낮아 실내 공간 살포용으로 적합한 살충제는?
① 유기인계 살충제
② 유기염소계 살충제
③ 카바메이트계 살충제
④ 피레스로이드계 살충제
⑤ 무기 살충제

99 모기, 진드기, 파리 등에 사용하는 기피제는?
① DDT　② DEET
③ 다이아지논　④ 설폭사이드
⑤ 카바릴

100 인축에 독성이 가장 높아 방역용으로 쓸 수 없는 살충제는?
① 파라치온　② 알드린
③ 말라티온　④ DDT
⑤ 린덴

101 위생곤충의 저항성 중 살충제에 대한 습성적 반응이 변화함으로써 치사량 접촉을 피할 수 있는 능력을 무엇이라 하는가?
① 생리적 저항성　② 생태적 저항성
③ 생물 농축성　④ 돌연변이
⑤ 교차 저항성

102 다음 살충제 중 훈증작용을 가장 강하게 하는 약제는?
① DDT　② carbaryl
③ malathion　④ fentitrothion
⑤ dichlorvos(DDVP)

103 가주성 쥐의 방제방법 중 효과적이고 영구적인 방법은?
① 천적을 이용한다.
② 쥐덫을 놓는다.
③ 환경을 개선한다.
④ 쥐구멍을 막는다.
⑤ 끈끈이판을 이용한다.

104 환경오염문제가 야기될 때까지 DDT가 대중적인 살충제로 사용될 수 있었던 이유가 아닌 것은?
① 많은 해충에 사용되어 왔다.
② 잔류효과가 길다.
③ 포유류에 상대적으로 독성이 강하다.
④ 살균력이 강하다.
⑤ 비교적 값이 싸다.

105 다음 약제 중 살충제와 함께 사용하는 효력증강제는?
① hydrogen cyanide
② methyl bromide
③ paradichlorobenzene
④ piperonyl butoxide
⑤ benzyl benzoate

제2교시　공중보건학

01 세계보건기구의 건강의 정의에서 말하는 "사회적 안녕"이란?
① 적절한 건강수준을 유지하는 것
② 신체적, 정신적 효율을 증진시키는 것
③ 사회의 도움을 받아 개인의 능력을 발휘하는 것
④ 사회질서의 확립으로 범죄가 없는 사회를 만드는 것
⑤ 개인의 기능과 역할의 수행으로 사회에 도움이 되는 것

02 Leavell과 Clark이 주장한 1차 예방활동은?
① 재활
② 정기검진
③ 선별검사
④ 예방접종
⑤ 조기발견

03 장기설에 대한 설명으로 옳은 것은?
① 감염병의 유행이 종교행위로 발생
② 나쁜 공기로 인하여 감염병이 발생
③ 눈에 보이지 않는 종에 의해 질병 발생
④ 근로자와 관련된 산업재해 및 직업병 발생
⑤ 사람들이 서로 접촉함으로써 질병이 발생

04 질병발생의 수레바퀴모형에서 숙주요인의 중심 (㉠)에 해당하는 용어는?

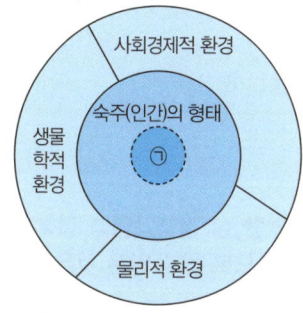

① 화학적 요인　② 유전적 요인
③ 환경적 요인　④ 체질적 요인
⑤ 행태적 요인

05 2단계 역학으로 가설을 증명하기 위하여 관찰을 통해 특정요인과 특정질병 간의 인과관계를 알아낼 수 있도록 설계한 것은?
① 기술역학　② 가설역학
③ 분석역학　④ 실험역학
⑤ 분자역학

06 이론역학에 대한 설명으로 옳은 것은?
① 보건서비스 운영 평가
② 신약과 위약의 효과 평가
③ 질병 발생 양상으로 수식화
④ 질병의 발생에서 종결까지 기술
⑤ 특정질병과 특정요인 간의 인과관계 규명

07 비교적 짧은 시간에 잠복기간이 긴 질병이나 희귀질병의 원인을 밝히는 데 적합한 역학 연구방법은?
① 기술 연구
② 단면 연구
③ 실험 연구
④ 전향성 연구
⑤ 환자 – 대조군 연구

08 질병 발생의 병인, 숙주, 환경 요인 중 숙주 요인에 해당하는 것은?
① 곰팡이　　② 중금속
③ 가족력　　④ 바이러스
⑤ 박테리아

09 「검역법령」상 검역감염병 접촉자에 대한 최대 격리기간으로 옳지 않은 것은?
① 황열 : 6일
② 콜레라 : 5일
③ 에볼라바이러스병 : 14일
④ 신종인플루엔자 : 최대 잠복기간
⑤ 동물인플루엔자 인체감염증 : 10일

10 자연수동면역이 획득되는 경우는?
① 백신접종을 통해 획득한 면역
② 홍역을 앓고 난 후 획득한 면역
③ 신생아가 예방접종을 통해 얻은 면역
④ 신생아가 태반을 통해 어머니로부터 받은 면역
⑤ 파상풍 감마글로불린을 투여받은 후 획득한 면역

11 급성 전신성 열성질환으로 병원체는 *Salmonella*속인 제2급 소화기계 감염병은?
① 홍역　　② 백일해
③ 폴리오　④ 장티푸스
⑤ 디프테리아

12 공기를 통해 전파되는 감염병은?
① 결핵　　② 매독
③ 임질　　④ 콜레라
⑤ 장티푸스

13 발생 또는 유행 즉시 신고하여야 하며, 음압격리와 같은 높은 수준의 격리가 필요한 감염병은?
① 결핵
② 폴리오
③ 콜레라
④ A형간염
⑤ 중증급성호흡기증후군(SARS)

14 만성질환의 일반적 특성은?
① 질병의 경과가 짧다.
② 질병의 원인이 명확하다.
③ 질병의 발생 시점이 분명하다.
④ 위험인자가 복합적으로 작용한다.
⑤ 질병의 진행과정에서 개인차가 없다.

15 교정 불가능한 뇌졸중의 위험인자는?
① 흡연　　　② 스트레스
③ 유전적 소인　④ 신체활동 부족
⑤ 나쁜 식이습관

16 다음에서 설명하는 만성질환은?

- 초기에는 증상이 뚜렷하게 나타나지 않아 "침묵의 살인자"라고도 한다.
- 주요 원인은 유전적 요인, 흡연, 과도한 음주, 부적절한 식습관, 운동 부족, 과도한 스트레스 등이다.
- 심근경색증, 뇌졸중, 콩팥병, 시력 손실과 같은 심각한 합병증이 초래될 수 있다.

① 암　　　② 당뇨
③ 협심증　④ 고혈압
⑤ 부정맥

17 지역사회 주민이 자발적인 참여를 할 수 있도록 분위기를 조성하고 여건을 마련하는 보건행정의 특성은?
① 조장성 ② 기술성
③ 공공성 ④ 과학성
⑤ 봉사성

18 앤더슨의 공중보건사업수행 중 가장 효과적인 접근 방법은?
① 보건영양 ② 보건교육
③ 보건봉사 ④ 보건법규
⑤ 보건치료

19 조선시대 "활인서"에 대한 설명은?
① 서민에 대한 치료 담당
② 빈민치료와 의녀교육
③ 감염병 환자의 치료 담당
④ 왕실 의약품의 보관 담당
⑤ 의료행정과 의학교육을 관장

20 「지역보건법」상 다음에서 설명하는 지역보건의료기관은?

> - 지역주민의 건강을 증진하고 질병을 예방·관리하기 위하여 시·군·구에 1개소의 보건소(보건의료원을 포함한다.)를 설치한다.
> - 시·군·구의 인구가 30만 명을 초과하는 등 지역주민의 보건의료를 위하여 특별히 필요하다고 인정되는 경우에는 대통령령으로 정하는 기준에 따라 해당 지방자치단체의 조례로 보건소를 추가로 설치할 수 있다.

① 보건소 ② 보건지소
③ 보건진료소 ④ 보건의료원
⑤ 건강생활지원센터

21 세계보건기구 지역사무소 중 우리나라가 속해 있는 곳은?
① 동지중해 지역 사무소
② 동남아시아 지역 사무소
③ 서태평양 지역 사무소
④ 미주 지역 사무소
⑤ 유럽 지역 사무소

22 500인 이상 사업자의 근로자를 대상으로 1977년에 시행한 사회보험제도는?
① 고용보험 ② 산재보험
③ 건강보험 ④ 실업급여
⑤ 국민연금

23 의료인이 제공한 진료행위마다 항목별로 가격을 책정하여 진료비를 산정하는 진료비 지불 방법은?
① 인두제 ② 봉급제
③ 포괄수가제 ④ 총액계약제
⑤ 행위별수가제

24 "생명표"상 0세대가 앞으로 몇 년을 더 생존할 것으로 기대되는 평균 연수는?
① 사망률 ② 조사망률
③ 평균여명 ④ 건강수명
⑤ 비례사망지수

25 어머니의 사망을 고려하여 한 명의 여자가 평생 낳을 수 있는 여아의 총수는?
① 조출생율 ② 일반출산율
③ 순재생산율 ④ 총재생산율
⑤ 합계출산율

26 인체조직의 구성물질로 결핍 시 콰시오커 또는 마라스무스를 유발하는 영양소는?
① 지방
② 단백질
③ 탄수화물
④ 무기질
⑤ 비타민

27 「모자보건법」상 임신 37주 이후 임산부의 정기 건강검진 실시기준은?
① 1주마다 1회
② 2주마다 1회
③ 4주마다 1회
④ 8주마다 1회
⑤ 12주마다 1회

28 「노인복지법」상 노인주거복지시설로 옳은 것은?
① 양로시설
② 노인복지관
③ 노인요양시설
④ 단기보호서비스
⑤ 주야간보호서비스

29 어떤 주제에 대하여 상반된 견해를 가진 4 ~ 7명의 전문가들이 사회자의 안내에 따라 2 ~ 3분씩 간결하고 명확하게 의견을 발표한 후 청중과의 질의응답을 통해 전체토의를 진행하는 방식은?
① 세미나
② 패널토의
③ 버즈세션
④ 심포지엄
⑤ 브레인스토밍

30 보건교육 실시 후 학습 대상자가 성취수준을 달성했는지 측정하기 위한 평가의 유형은?
① 구조평가
② 진단평가
③ 형성평가
④ 총괄평가
⑤ 효율평가

31 「교육환경 보호에 관한 법률」에 근거하여 교육환경 보호구역을 설정·고시하여야 하는 자는?
① 대통령
② 학교장
③ 교육감
④ 교육부장관
⑤ 보건복지부장관

32 「정신건강증진 및 정신질환자 복지서비스 지원에 관한 법률」상 '정신건강증진시설'에 해당하는 것으로 묶인 것은?

ㄱ. 정신건강복지센터
ㄴ. 정신요양시설
ㄷ. 정신재활시설
ㄹ. 정신의료기관

① ㄱ, ㄴ
② ㄱ, ㄷ, ㄹ
③ ㄴ, ㄷ, ㄹ
④ ㄱ, ㄴ, ㄷ
⑤ ㄱ, ㄴ, ㄷ, ㄹ

33 관찰된 자료가 어느 위치에 집중되어 있는가를 나타내는 척도인 대푯값에 해당하는 것은?
① 범위
② 분산
③ 산술평균
④ 평균편차
⑤ 변이계수

34 어느 시점 또는 일정 기간 동안 해당 인구 중에 질병에 이환된 모든 환자의 발생빈도는?
① 유병률
② 발생률
③ 치명률
④ 발병률
⑤ 2차 발병률

35 질병관리청장이 고시하는 감염병으로 고의 또는 테러 등을 목적으로 이용된 병원체에 의하여 발생되는 감염병은?

① 홍역 ② 발진열
③ 야토병 ④ 디프테리아
⑤ 중증급성호흡증후군

제2교시 식품위생학

36 세계보건기구(WHO)의 식품위생에 대한 정의이다. ( ) 안에 들어갈 내용으로 옳은 것은?

> 식품의 생육, 생산, 제조에서부터 최종적으로 사람에게 섭취되기까지의 모든 단계에 있어서 식품의 ( ), ( ) 및 완전무결성을 확보하기 위한 모든 수단

① 안전성, 건전성
② 안전성, 보건성
③ 안전성, 보존성
④ 건전성, 보존성
⑤ 보건성, 보존성

37 식품위생검사의 종류와 검사항목이 옳지 않은 것은?

① 화학적 검사 – 트리메탈아민 측정
② 일반생균검사 – 10^3 이상이면 완전 부패
③ 물리적 검사 – 식품의 경도, 점성, 탄성 등을 측정
④ 관능검사 – 시각, 촉각, 미각, 후각 등을 이용하여 검사
⑤ 미생물학적 검사 – 초기 부패 판정 $10^7 \sim 10^8$ 세균수 검사

38 식품의 물리적 부패 판정 기준에 해당하는 것은?

① 생균수
② 히스타민
③ 전기저항
④ 트리메틸아민
⑤ 휘발성 염기질소

39 식품첨가물의 최대무작용량을 구하는 안정성 평가시험은?

① 최기형성시험
② 변이원성시험
③ 급성독성실험
④ 만성독성시험
⑤ 아급성독성시험

40 미생물의 발육에 필요한 최저 수분활성도(Aw)가 낮은 순으로 나열된 것은?

① 곰팡이 < 세균 < 효모
② 곰팡이 < 효모 < 세균
③ 세균 < 효모 < 곰팡이
④ 세균 < 곰팡이 < 효모
⑤ 효모 < 세균 < 곰팡이

41 다음에서 설명하는 미생물 속은?

> • 그람양성 간균으로 아포를 형성한다.
> • 탄수화물과 단백질의 분해력이 강하다.
> • 가열 식품의 주요 부패균이다.

① *Vibrio*속
② *Bacillus*속
③ *Salmonella*속
④ *Escherichia*속
⑤ *Pseudomonas*속

42 식품의 분변오염 지표군으로 이용되는 것은?
① 대장균군 ② 일반세균
③ 콜레라균 ④ 포도상구균
⑤ 살모넬라균

43 부패의 정의로 옳은 것은?
① 지방이 미생물에 의해 변질되는 것
② 지방이 공기 중의 산소에 의해 변질되는 것
③ 탄수화물이 산소가 없는 상태에서 분해되는 것
④ 탄수화물, 지방 등이 미생물에 의해 변질되는 것
⑤ 단백질이 혐기적인 조건에서 미생물에 의해 변질되는 것

44 식품을 직접 가열하여 식품의 풍미가 향상되지만 식품성분의 변화가 일어나는 건조법은?
① 배건법 ② 분무법
③ 동결법 ④ 감압법
⑤ 고온건조법

45 자외선 살균법에 대한 설명으로 옳은 것은?
① 가열살균처리법이다.
② 살균의 잔류효과가 없다.
③ 밀봉된 식품 그대로 살균이 가능하다.
④ 유기물이 존재할 때 살균력이 증가한다.
⑤ 침투력이 강해 식품내부까지 살균이 가능하다.

46 세균성 식중독에 대한 설명으로 옳은 것은?
① 잠복기가 길다.
② 면역성이 있다.
③ 2차감염이 없다
④ 병원균의 독력이 강하다.
⑤ 미량의 세균에 의해 발생한다.

47 병원성 대장균의 설명으로 옳은 것은?
① 구균이다.
② 그람양성이다.
③ 포자를 생성한다.
④ 유당을 분해한다.
⑤ 편성혐기성균이다.

48 길랭바레증후군(Guillain-Barre syndrome)을 유발할 수 있는 식중독균은?
① *Bacillus cereus*
② *Campylobacter jejuni*
③ *Vibrio parahaemolyticus*
④ *Clostridium perfringens*
⑤ *Listeria monocytogenes*

49 다음에서 설명하는 식중독균은?

- 그람양성의 간균이다.
- 저온 및 염분이 높은 조건에서도 느리게 생육이 가능하다.
- 임산부 감염 시 유산이나 조산을 유발하기도 한다.

① *Bacillus cereus*
② *Campylobacter jejuni*
③ *Listeria monocytogenes*
④ *Clostridium perfringens*
⑤ *Vibrio parahaemolyticus*

50 다음에 해당하는 식중독에 대한 설명으로 옳은 것은?

> • 소시지, 오래된 통조림을 먹고 24시간 후에 연하곤란, 복시, 언어장애 등의 신경계 증상이 나타났다.

① 여시니아 식중독
② 보툴리누스 식중독
③ 캠필로박터 식중독
④ 병원성 대장균 식중독
⑤ 황색포도상구균 식중독

51 병원성 대장균 중 용혈요독증후군을 유발하는 원인균은?

① 장관침투성 대장균
② 장관병원성 대장균
③ 장관응집성 대장균
④ 장관출혈성 대장균
⑤ 장관독소원성 대장균

52 냉동식품의 분변 오염지표로 사용되는 식중독 균은?

① *Bacillus cereus*
② *Morganella morganii*
③ *Enterococcus faecalis*
④ *Clostridium perfringens*
⑤ *Vibrio parahaemolyticus*

53 식품의 유해 표백제는?

① 둘신(dulcin)
② 롱갈리트(rongalite)
③ 페릴라르틴(perillartine)
④ 로다민 B(rhodamine-B)
⑤ 시클라메이트(cyclamate)

54 체내의 아코니타제(aconitase)를 저해하여 구연산을 축적시키는 농약은?

① 유기인제
② 유기염소제
③ 유기수은제
④ 유기불소제
⑤ 카바메이트제

55 아질산염과 식품 중의 2급 아민이 반응하여 생성 가능한 N-niteroso 화합물은?

① 메탄올
② 벤조피렌
③ 트리할로메탄
④ 니트로사민
⑤ 아크릴아마이드

56 카드뮴에 중독되어 발생한 역사적 사례는?

① 미강유사건
② 미나마타병
③ 힝클리 사건
④ 산분해간장사건
⑤ 이타이이타이병

57 대합조개나 섭조개, 홍합 등에 존재하는 자연독 성분은?

① 듀린(dhurrin)
② 셉신(sepsin)
③ 고시풀(gossypol)
④ 삭시톡신(saxitoxin)
⑤ 프타퀼로시드(ptaquiloside)

58 식중독을 일으키는 식품과 원인독소가 옳게 연결된 것은?

① 굴 - 베네루핀(venerupin)
② 버섯 - 솔라닌(solanine)
③ 조개 - 무스카린(muscarine)
④ 맥각 - 아미그달린(amygdalin)
⑤ 청매 - 테트로도톡신(tetrodotoxin)

59 아스퍼질러스 플라버스(aspergillus flavus) 곰팡이에 의해 생성되는 간장독은?
① 리시닌(ricinine)
② 아코니틴(aconitine)
③ 아트로핀(atropine)
④ 시큐톡신(cicutoxin)
⑤ 아플라톡신(aflatoxin)

60 사과주스에 잔류기준치가 설정되어 있는 푸른 곰팡이가 생산하는 독소는?
① 파툴린(patulin)
② 제랄레논(zearalenone)
③ 루브라톡신(rubratoxin)
④ 오크라톡신(ochratoxin)
⑤ 스테리그마토시스틴(Sterigmatocystin)

61 바이러스에 의한 경구감염병은?
① 콜레라 ② 백일해
③ 성홍열 ④ A형간염
⑤ 세균성이질

62 세균성이질의 원인균은?
① *Salmonella typhi*
② *Shigella dysenteriae*
③ *Vibrio parahaemolyticus*
④ *Mycobacterium tuberculosis*
⑤ *Corynebacterium diphtheriae*

63 파라티푸스균의 속명은?
① *Bacillus*
② *Salmonella*
③ *Poliomyelitis*
④ *Mycobacterium*
⑤ *Corynebacterium*

64 디프테리아의 설명으로 옳은 것은?
① 예방백신은 없다.
② 제2급감염병이다.
③ 원인균은 구균이다.
④ 원인균은 그람양성균이다.
⑤ 원인균은 포자를 형성한다.

65 다음에서 설명하는 인수공통감염병은?

- 병원체는 *Bacillus anthracis*이다.
- 목축업자, 도살업자, 피혁업자 등에서 상처를 통해 감염된다.
- 발열과 패혈증 등의 증상을 보인다.

① 결핵 ② 두창
③ 탄저 ④ Q열
⑤ 파상풍

66 다음에 해당하는 질병은?

- 제1급감염병이다.
- 병원체는 *Francisella tularensis*이다.
- 감염된 산토끼에 기생하는 진드기, 벼룩, 이 등을 매개로 감염된다.

① 라싸열 ② 공수병
③ 파상열 ④ 야토병
⑤ 돈단독

67 육류에서 감염되는 기생충은?
① 회충 ② 요충
③ 간흡충 ④ 선모충
⑤ 요코가와흡충

68 간디스토마의 제1중간숙주는?
① 다슬기 ② 가재
③ 담수어 ④ 왜우렁이
⑤ 크릴새우

69 식품의 기호성을 향상시키기 위한 식품첨가물은?
① 증점제 ② 이형제
③ 유화제 ④ 안정제
⑤ 감미료

70 「식품첨가물공전」상 허용된 감미료는?
① 인산 ② 알긴산
③ D-소르비톨 ④ 캐러멜색소
⑤ 탄산수소나트륨

71 식품첨가물 중 초산비닐수지의 작용은?
① 팽창작용 ② 피막작용
③ 발색작용 ④ 안정작용
⑤ 유화작용

72 「식품첨가물공전」상 주용도가 보존료인 것은?
① β-카로틴
② 프로피온산
③ 이산화염소
④ 폴리아크릴산나트륨
⑤ 글리실리진산이나트륨

73 「식품공전」상 식품의 방사선 조사 시 '허용대상 식품별 흡수선량' 단위는?
① 큐리(Ci)
② 라드(rad)
③ 플루엔스(fluence)
④ 커마(Kerma)
⑤ 킬로그레이(kGy)

74 다음 식품안전관리인증기준(HACCP)에서 설명하는 정의에 해당하는 것은?

> 식품안전관리인증기준(HACCP)을 적용하여 식품·축산물의 위해요소를 예방·제어하거나 허용 수준 이하로 감소시켜 당해 식품·축산물의 안전성을 확보할 수 있는 중요한 단계·과정 또는 공정을 말한다.

① 검증 ② 모니터링
③ 개선조치 ④ 중요관리점
⑤ 위해요소분석

75 HACCP의 12절차 중 준비(예비)단계에 해당하는 것은?
① 위해요소분석
② 한계기준 설정
③ 제품설명서 작성
④ 중요관리점 결정
⑤ 모니터링체계 확립

03 위생사 필기 • 실전모의고사

제1교시 위생관계법령

01 다음 ( )에 들어갈 내용으로 알맞은 것은?

> 해수를 목욕물로 하는 경우 대장균군수는 100mL당 ( )이어야 한다.

① 10 이하 ② 50 이하
③ 100 이하 ④ 500 이하
⑤ 1,000 이하

02 다음 보기의 ( )에 들어갈 내용으로 옳은 것은?

> 위생교육 실시단체의 장은 위생교육을 수료한 자에게 수료증을 교부하고, 수료증 교부대장 등 교육에 관한 기록을 ( ) 이상 보관·관리하여야 한다.

① 6개월 ② 1년
③ 2년 ④ 3년
⑤ 4년

03 행정처분이 확정된 공중위생업자에 대한 처분과 관련된 영업정보의 공표사항이 아닌 것은?
① 「공중위생관리법」 위반사실의 공표라는 내용의 표제
② 공중위생영업의 종류
③ 영업소의 명칭 및 소재지와 대표자 성명
④ 행정처분 전과
⑤ 행정처분의 내용, 처분일 및 처분기간

04 위생사 면허증을 대여했을 때 보건복지부장관이 행하는 행정처분은?
① 영업 정지 ② 과징금 처분
③ 벌금 부과 ④ 면허를 취소한다.
⑤ 취업 금지

05 「공중위생관리법」에서 위생사의 업무범위에 포함되지 않는 것은?
① 식품의 위해요소중점관리
② 쓰레기·분뇨·하수 기타 폐기물의 처리
③ 식품·식품첨가물과 이에 관련된 기구·용기 및 포장의 제조와 가공에 관한 위생관리
④ 유해곤충·설치류 및 매개체 관리
⑤ 그 밖에 보건위생에 영향을 미치는 것으로서 대통령령이 정하는 업무

06 다음 중 판매금지 대상이 되는 식품이 아닌 것은?
① 표시 기준 및 규격이 정하여지지 않은 식품
② 유독, 유해물질이 들어있거나 묻어 있는 식품
③ 병원미생물에 오염된 식품
④ 영업허가를 받지 않은 자가 제조 가공한 식품
⑤ 제품 외관이 좋지 않은 식품

07 식품 등의 기준 및 규격 관리 기본계획에 포함되는 노출량 평가·관리의 대상이 되는 유해물질의 종류가 아닌 것은?
① 곰팡이 독소
② 유기성오염물질
③ 제조·가공 과정에서 생성되는 오염물질
④ 중금속
⑤ 보건복지부장관이 노출량 평가·관리가 필요하다고 인정한 유해물질

08 다음 보기에서 자가품질검사를 하여야 하는 영업자를 바르게 나열한 것은?

> 가. 식품제조가공업자
> 나. 식품보존업자
> 다. 즉석판매제조·가공업자
> 라. 식품판매업자

① 가, 나, 다 ② 가, 다
③ 나, 라 ④ 라
⑤ 가, 나, 다, 라

09 다음 보기에서 영업허가를 받아야 하는 업종을 바르게 나열한 것은?

> 가. 식품소분·판매업
> 나. 식품첨가물 제조업
> 다. 식품 운반업
> 라. 식품조사 처리업

① 가, 나, 다 ② 가, 다
③ 나, 라 ④ 라
⑤ 가, 나, 다, 라

10 다음 중 「식품위생법」에 의하여 조리사를 따로 두지 않아도 되는 경우는?

① 학교, 병원 등의 집단 급식소
② 중소기업자 등이 운영하는 집단 급식소
③ 식품접객업 중 복어를 조리, 판매하는 영업
④ 지방공단이 운영하는 급식소
⑤ 집단급식소의 영양사가 조리사 면허를 취득한 경우

11 집단급식소에 종사하는 조리사와 영양사는 몇 년마다 교육을 받아야 하는가?

① 1년 ② 2년
③ 3년 ④ 4년
⑤ 5년

12 영업정지, 품목 제조정지 또는 품목류 제조정지 처분을 갈음하여 10억 원 이하의 과징금을 부과할 수 있는 사람은?

> 가. 식품의약품안전처장
> 나. 시·도지사
> 다. 시장·군수·구청장
> 다. 보건복지부장관

① 가, 나, 다 ② 가, 다
③ 나, 라 ④ 라
⑤ 가, 나, 다, 라

13 「감염병의 예방 및 관리에 관한 법률」에 따른 제3급감염병이 아닌 것은?

① 파상풍
② 말라리아
③ 장티푸스
④ 쯔쯔가무시증
⑤ 후천성면역결핍증(AIDS)

14 「공중위생관리법」상 공중위생영업에 해당하지 않은 것은?

① 숙박업
② 소독업
③ 미용업
④ 목욕장업
⑤ 건물위생관리업

15 의사, 치과의사 또는 한의사는 감염병환자 등을 진단하거나 그 사체를 검안하였을 때 누구에게 보고해야 하는가?
① 보건복지부장관
② 시장·군수·구청장
③ 시·도지사
④ 소속 의료기관의 장
⑤ 보건소장 또는 보건지소장

16 예방접종의 효과 및 예방접종 후 이상반응에 관하여 조사하고, 예방접종 후 이상반응 사례가 발생한 경우에는 역학조사를 실시하여야 한다. 역학조사를 실시하여야 하는 사람은?
① 보건소장
② 시·도지사
③ 시장·군수·구청장
④ 보건복지부장관
⑤ 질병관리청장

17 감염병에 감염되었을 것으로 의심되는 충분한 이유가 있는 사람에게 건강진단을 받거나 감염병 예방에 필요한 예방접종을 받게 할 수 있는 사람은?
① 보건소장
② 국립보건연구원장
③ 국립검역소장
④ 보건복지부장관
⑤ 질병관리청장, 시·도지사 또는 시장·군수·구청장

18 일시적으로 식품접객업 업무 종사의 제한을 받는 감염병은?
① 장티푸스   ② 편충증
③ 폐흡충증   ④ 요충증
⑤ 연성하감

19 먹는물의 수질검사를 실시하여야 하는 사람은?
① 시장·군수·구청장
② 환경부장관 또는 시장·도지사
③ 국립환경과학원장
④ 보건복지부장관
⑤ 보건환경연구원장

20 먹는물 수질 감시원의 직무 범위에 해당하는 것은?
① 먹는물의 수질관리에 관한 조사·지도 및 감시
② 폐수의 수질관리에 관한 조사·지도 및 감시
③ 생활하수의 수질관리에 관한 조사·지도 및 감시
④ 분뇨의 수질관리에 관한 조사·지도 및 감시
⑤ 하천수의 수질관리에 관한 조사·지도 및 감시

21 대통령령으로 정하는 규모 이상의 샘물 또는 염지하수를 개발하려는 자는 누구의 허가를 받아야 하는가?
① 시·도지사
② 시장·군수·구청장
③ 환경부장관
④ 식품의약품안전처장
⑤ 국무총리

22 먹는샘물 등 제조업자의 자가 품질검사기준에서 매주 2회 이상 측정하여야 하는 항목은?
① 탁도
② 대장균군
③ 분원성연쇄상구균
④ 수소이온
⑤ 살모넬라

23 다음 중 먹는물 수질 검사기관 및 수처리제 기관이 아닌 것은?
① 국립환경과학원
② 유역환경청 또는 지방환경청
③ 시·도 보건환경연구원
④ 농림축산식품부
⑤ 특별시·광역시의 상수도연구소·수질검사소

24 보관기간이 30일인 의료폐기물은?
① 조직물류폐기물 ② 병리계폐기물
③ 생물·화학폐기물 ④ 혈액오염폐기물
⑤ 손상성폐기물

25 개인하수처리시설을 설치하거나 변경하고자 하는 자는 누구에게 신고하여야 하는가?
① 공공하수도관리청
② 환경부장관
③ 지방환경청장
④ 보건복지부장관
⑤ 특별자치도지사·시장·군수·구청장

제1교시 환경위생학

26 대기(공기)의 표준상태에서 질소(N_2)의 체적 백분율은?
① 57% ② 68%
③ 75% ④ 78%
⑤ 88%

27 무색, 무취이며, 공기 중의 농도가 0.03%인 기체는?
① O_2 ② CO_2
③ CO ④ N_2
⑤ SO_2

28 군집독을 일으키는 요인이 아닌 것은?
① 탄산가스 증가 ② 습도
③ 자외선 ④ 온도
⑤ 기류

29 기류의 분류 중 불감기류를 나타낸 것은?
① 0.1m/sec ② 0.5m/sec
③ 0.8m/sec ④ 1m/sec
⑤ 2m/sec

30 다음 중 가시광선의 직접적인 피해증상이 아닌 것은?
① 안구 진탕증 ② 망막변성
③ 안정피로 ④ 녹내장
⑤ 시력저하

31 대기오염의 일반적인 지표로 가장 많이 쓰이는 물질은?
① N_2 ② CO_2
③ SO_2 ④ CO
⑤ O_2

32 다음 중 폐에 침착하여 진폐증을 가장 잘 일으킬 수 있는 입자의 크기는?
① 0.1μm 이하 ② 0.5 ~ 50μm
③ 0.5 ~ 5.0μm ④ 5 ~ 20μm
⑤ 20 ~ 50μm

33 다음 보기 중 산성비의 원인물질은?

| 가. 황산 | 나. 질산 |
| 다. 염산 | 라. 암모니아 가스 |

① 가, 나, 다 ② 가, 다
③ 나, 라 ④ 라
⑤ 가, 나, 다, 라

34 다음 중 지하수의 설명으로 옳은 것은?

> 가. 빗물, 지표수가 땅속으로 유입된 것이다.
> 나. 상수도의 가장 주된 수원이 된다.
> 다. 토양의 자정작용에 의해 여과된다.
> 라. 고갈되지 않고 무한정 제공된다.

① 가, 나, 다 ② 가, 다
③ 나, 라 ④ 라
⑤ 가, 나, 다, 라

35 다음 중 완속여과의 효과에 속하지 않는 것은?

> 가. 색도 제거 나. 세균 제거
> 다. 철·망간의 제거 라. 경도 제거

① 가, 나, 다 ② 가, 다
③ 가, 라 ④ 라
⑤ 가, 나, 다, 라

36 다음 중 우물물의 소독제로 많이 사용하는 것은?

① 명반 ② 염소
③ 클로로칼키 ④ 맥반석
⑤ 황산반토

37 다음 중 염소 소독 시 살균력을 증가시키는 방법이 아닌 것은?

① 염소농도 증가 ② 낮은 pH
③ 반응시간 ④ HOCl 증가
⑤ 높은 염소요구량

38 정수 처리공정에서 염소소독 시 발생되는 소독 부산물에 대한 설명이다. 옳지 않은 것은?

① THM(트리할로메탄)은 휴믹산 등의 전구물질과 염소와의 반응에 의해 생성된다.
② 클로로포름, 디브로모클로로메탄, 브로모디클로로메탄 등이 있다.
③ THM의 먹는물 기준치는 1mg/L 이하이다.
④ THM은 수온이 상승하는 여름철에 발생량이 많다
⑤ THM의 생성을 방지하기 위해 원인 유기물질을 제거한다.

39 일반적으로 물속의 용존산소(DO)의 농도가 증가하게 되는 경우는?

① 수온이 낮고 기압이 높을 때
② 수온이 낮고 기압이 낮을 때
③ 수온이 높고 기압이 높을 때
④ 수온이 높고 기압이 낮을 때
⑤ 수온이 높고 수압이 낮을 때

40 BOD 측정 시 전처리를 요하지 않는 시료는 다음 중 어떤 것인가?

① pH가 7인 시료
② 잔류염소를 함유하고 있는 시료
③ DO가 과포화인 시료
④ 산성 또는 알칼리성 시료
⑤ 온도가 30℃인 시료

41 다음은 BOD 측정용 희석수에 관한 설명이다. 잘못된 것은?

① 미리 가열하여 DO를 제거한다.
② pH를 7.2로 조절한다.
③ 생물번식에 필요한 무기질(N, P, Ca 등)을 첨가한다.
④ 미생물을 첨가한 희석수를 식종희석수라 한다.
⑤ 생물의 증식을 방해하는 물질(동, 잔류염소)이 함유되어서는 안 된다.

42 음료수의 수질검사에서 대장균의 MPN이 100 이다. 이를 의미하는 것은?
① 물 1mL 중에 대장균이 100일 가능성이 가장 크다.
② 물 10mL 중에 총 균수가 100일 가능성이 가장 크다.
③ 물 10mL 중에 대장균이 100일 가능성이 가장 크다.
④ 물 100mL 중에 대장균이 100일 가능성이 가장 크다.
⑤ 물 100mL 중에 총 균수가 100일 가능성이 가장 크다.

43 물의 자정작용이 아닌 것은?
① 희석 ② 여과
③ 침전 ④ 부유
⑤ 유기물 분해작용

44 조류(algae)가 광합성 작용을 하는 데 가장 중요한 것은?
① NH_3 ② O_2
③ 수심 ④ 빛의 강도
⑤ N_2

45 유기염소계 농약은 토양에 잔류성이 크고 분해속도가 느리다. 유기염소계 농약은 어느 것인가?
① DDVP ② DDT
③ Parathion ④ EPN
⑤ Malathion

46 다음은 수질오염의 발생 원인과 결과를 설명한 것이다. 잘못된 것은?
① 정체수역에 무기성 영양소 다량유입 – 부영양화
② 화력발전소, 원자력발전소의 온수유출 – DO 증가
③ 기름의 유출 – 어패류의 이취 발생
④ 탄소, 질소 등의 영양염류의 증가 – 적조의 발생
⑤ 수온차에 의한 밀도차 – 성층현상의 야기

47 폐수처리에 이용되는 산화제가 아닌 것은?
① Cl_2 ② NaClO
③ 오존(O_3) ④ $CaOCl_2$
⑤ $FeSO_4$

48 다음 중 활성탄을 사용하여 오염물질을 제거하고자 할 때 적당하지 않은 것은?
① 맛 ② 냄새
③ 색도 ④ N, P
⑤ 유기인계 농약

49 다음 중 살수여상에서 일어나는 사항으로 옳지 않은 것은?
① 악취가 발생한다.
② 파리가 발생한다.
③ 폭기하지 않기 때문에 비용이 적게 든다.
④ 여상의 폐쇄가 일어나지 않는다.
⑤ 생물막이 탈락된다.

50 산화지법으로 오수를 정화할 때 가장 중요한 사항은 무엇인가?
① 물의 탁도
② 원생동물
③ 물의 농도
④ 햇빛, 녹조류, 세균
⑤ 물의 온도 및 산소공급

51 다음 중 혐기성 소화처리에 적당한 폐수는?
① 식품가공 폐수
② 석유정제 폐수
③ 도자기공장 폐수
④ 탄광 폐수
⑤ 청량음료 제조공장 폐수

52 슬러지처리의 한 과정인 슬러지 세척의 주된 목적은 무엇인가?
① 슬러지에 포함된 이취를 제거하기 위해
② 슬러지 중의 유지분을 제거하기 위해
③ 슬러지 온도를 낮추기 위해
④ 슬러지의 알칼리도를 낮추기 위해
⑤ 슬러지의 산성도를 낮추기 위해

53 분뇨처리 시 악취를 유발하는 기체는?
① NH_3와 CH_4
② CH_4와 CO
③ CH_4와 H_2S
④ NH_3와 H_2S
⑤ NH_3와 CO

54 폐기물 처리방법이 아닌 것은?
① 퇴비화법
② 활성슬러지법
③ 소각법
④ 위생적 매립법
⑤ 화학적 처리법

55 폐기물 적환장에서 폐기물을 분쇄하는 이유가 아닌 것은?
① 용적의 감소
② 미생물의 분해 촉진
③ 매립 용이
④ 표면적 증가
⑤ 혼합의 용이성

56 폐기물을 위생적으로 매립할 때 사용되는 가장 적당한 복토재료는?
① 황토
② 마사토
③ 실트(silt)
④ 모래
⑤ 자갈

57 다음 중 산업재해지표와 관련이 없는 사항은?
① 건수율
② 강도율
③ 무재해률
④ 도수율
⑤ 중독률

58 산업장 안전관리대책으로 옳지 않은 것은?
① 안전관리조직을 활성화
② 작업환경의 정비 및 정기적 점검을 엄격히 수행
③ 안전교육과 훈련 실시
④ 안전사고의 표지판 표시·포스터 부착
⑤ 평상복 및 보호구의 착용

59 고압환경에서 작업할 때 발생되는 잠함병의 원인물질은?
① 산소 기포
② 수소 기포
③ 탄소 기포
④ 질소 기포
⑤ 일산화탄소 기포

60 방사선 장애를 일으키는 방사선의 투과력 순서로 옳은 것은?
① α선 〉 β선 〉 γ선
② α선 〉 γ선 〉 β선
③ β선 〉 γ선 〉 α선
④ γ선 〉 β선 〉 α선
⑤ β선 〉 α선 〉 γ선

61 다음 중 연결이 틀린 것은?
① 규폐증 - 암석분말, 만성 섬유증식
② 석면폐증 - 석면, 섬유증식
③ 탄폐증 - 탄가루
④ 면폐증 - 섬유증식
⑤ 진폐증 - 유리규산, 석면, 폐암유발

62 고엽제의 주성분으로 인체의 지방세포에 주로 축적되는 유독물질은?
① PCB   ② BHC
③ DDVP   ④ 다이옥신
⑤ 벤조피렌

63 산업피로의 예방대책으로 적절하지 않은 것은?
① 적절한 작업속도 유지
② 충분한 수면
③ 작업환경의 정리정돈
④ 책임량의 과중
⑤ 적당한 영양섭취

64 진동에 의해 질병을 유발할 수 있는 직업에 해당하는 것은?

| 가. 착암공 | 나. 병타공 |
| 다. 재단공 | 라. 제관공 |

① 가, 나, 다   ② 가, 다
③ 나, 라   ④ 라
⑤ 가, 나, 다, 라

65 공중 목욕장 욕조수의 수질기준 검사항목은?

| 가. 과망간산칼륨 소비량 | 나. 탁도 |
| 다. 대장균군 | 라. 색도 |

① 가, 나, 다   ② 가, 다
③ 나, 라   ④ 라
⑤ 가, 나, 다, 라

66 다음 중 온천목욕장 목욕물에 대한 수질기준 항목은?
① 색도
② 염소이온농도
③ 대장균군
④ 과망간산칼륨 소비량
⑤ 수소이온농도

67 실내 자연환기의 작용은 무풍 시에는 주로 무엇에 의해 일어나는가?
① 실내, 외의 습도차
② 실내, 외의 온도차
③ 기체의 확산
④ 외기의 동풍력
⑤ 실내, 외의 불감기류차

68 다음 중 채광효율을 높이기 위한 방법으로 적절하지 않은 것은?
① 창의 방향은 남향이 좋다.
② 창의 높이는 채광과 환기를 위해 창문의 위치는 세로로 된 높은 창이 좋다.
③ 창의 면적은 바닥면적의 1/5 ~ 1/7 이상 되는 것이 좋다.
④ 개각은 4 ~ 5°, 입사각은 27 ~ 28° 정도가 좋다.
⑤ 거실 안쪽 길이는 바닥에서 창틀 윗부분의 2.5배 이하가 좋다.

69 난방이 필요한 실내온도는 몇 ℃ 이하인가?
① 2℃   ② 6℃
③ 8℃   ④ 10℃
⑤ 20℃

70 실내에서 환기량을 측정할 때의 식을 나타낸 것이다. K_1의 값은?

$$Q = \frac{H}{K_2 - K_1}(m^3/hr)$$

① 소요 환기량
② 실내 CO_2량
③ 실내 CO_2 허용농도
④ CO_2의 실외 정상농도
⑤ 실내 공기 용적

71 다음 중 의복의 방한력에 대한 연결이 틀린 것은?
① 보통작업복 – 1.0CLO
② 방한장갑 – 2.0CLO
③ 방한구두 – 2.5CLO
④ 방한양말 – 1.5CLO
⑤ 방한복 – 4.0CLO

72 신축건물 증후군을 나타내는 대표적인 오염물질은?
① SO_2
② CO_2
③ NO_2
④ O_3
⑤ HCHO(포름알데히드)

73 다음 중 소독작용에 영향을 주는 인자가 아닌 것은?
① 수분
② 시간
③ 조명
④ 농도
⑤ 온도

74 자외선에 대한 설명이다. 잘못된 것은 어느 것인가?
① 물체 내부에까지 깊숙한 투과력을 갖지 못한다.
② 피부점막에 장애를 가져올 수 있다.
③ 가장 살균력이 있는 파장은 2,850 ~ 3,100 Å이다.
④ 균에 내성을 주지 않는다.
⑤ 가시광선보다 파장이 짧다.

75 다음 중 소독약의 지표로 사용되는 것은?
① 염소
② 역성비누
③ 석탄산
④ 크레졸
⑤ 화염멸균법

제1교시 위생곤충학

76 모기 성충의 구기 형태로 옳은 것은?
① 저작흡수형 구기
② 천공흡수 구기
③ 흡관형 구기
④ 저작형 구기
⑤ 스폰지형 구기

77 몸이는 하루 몇 회 정도 흡혈하는가?
① 1회
② 4회
③ 2회
④ 3회
⑤ 수시로

78 다음은 벼룩의 특성과 습성에 대한 설명으로 잘못된 것은?
① 완전변태를 한다.
② 숙주동물의 둥지에 산란한다.
③ 체장에 약 100배 정도 점프를 한다.
④ 암수 모두 흡혈한다.
⑤ 숙주 선택성이 엄격하다.

79 완전변태를 하지 않는 곤충의 종류는?
① 모기　② 벼룩
③ 바퀴　④ 파리
⑤ 나방

80 곤충의 분류체계상 모기가 속하는 목(order)은?
① 파리목　② 벌목
③ 나비목　④ 이목
⑤ 벼룩목

81 거미, 진드기 등은 어느 강(class)에 속하는 위생곤충인가?
① 거미강　② 곤충강
③ 지네강　④ 노래기강
⑤ 갑각강

82 빈대의 베레제기관의 역할은 무엇인가?
① 소화기관　② 호흡기관
③ 생식기관　④ 신경기관
⑤ 배설기관

83 양충병(쯔쯔가무시병)의 매개체가 되는 곤충은?
① 벼룩　② 털진드기
③ 빈대　④ 노린재
⑤ 모기

84 잔류분무에 적당한 살충제의 살포입자의 크기는?
① 1 ~ 50μm　② 20 ~ 50μm
③ 60 ~ 100μm　④ 100 ~ 400μm
⑤ 500 ~ 700μm

85 다음의 효력증강제에 대한 설명 중 틀린 것은?
① 자체로는 살충력이 전혀 없다.
② piperonyl butoxide는 효력증강제이다.
③ 살충제와 혼용 시 살충효력이 커진다.
④ dimethyl carbate는 효력증강제이다.
⑤ 곤충 체내에서 분비하여 무독화 작용을 하는 효소를 공격한다.

86 극미량연무(ULV)의 장점이 아닌 것은?
① 살충제의 원액을 그대로 연무한다.
② 작업시간과 운행경비가 절감된다.
③ 고열에 의한 살충제 손실이 없고 살충효과가 높다.
④ 연막에 의한 교통사고 우려가 많다.
⑤ 석유나 경유와 같은 희석용매가 필요 없어 경비가 절약된다.

87 어떤 약제에 저항성일 때 화학적 구조가 유사한 다른 약제에도 자동적으로 저항성이 생길 경우 무엇이라고 하는가?
① 환경적 저항성　② 생리적 저항성
③ 생태적 저항성　④ 교차 저항성
⑤ 내성 요인

88 다음 중 모기가 옮기는 질병이 아닌 것은?
① 뎅기열　② 발진티푸스
③ 황열　④ 말라리아
⑤ 사상충증

89 LD₅₀에 대한 설명으로 옳은 것은?
① 공시동물의 50%를 치사시킬 수 있는 살충제의 양
② 공시동물의 50%를 치사시킬 수 있는 살충제의 농도
③ 살충제의 희석농도가 50%
④ 살충제의 원체 사용량이 50%
⑤ 살충제의 인축 독성을 비교하기 위하여 사용된 공시동물이 50%

90 위생곤충에 대한 기피제로 사용되는 것은?
① 세사민 ② 벤질벤조에이트
③ 설폭사이드 ④ 메소프렌
⑤ 카바릴

91 곤충의 순환계에 대한 설명으로 옳은 것은?
① 폐쇄순환계이다.
② 1개의 심장이 있다.
③ 체강의 중간에 위치하고 있는 1개의 긴 배관이다.
④ 후반부에는 대동맥을 형성하고 있다.
⑤ 항문 쪽의 끝은 막혀 있다.

92 다음 중 곤충의 혈림프액의 역할에 해당하지 않는 것은?
① 영양분을 각 조직에 공급한다.
② 노폐물을 배설기관으로 운반하고 수분을 유지한다.
③ 비상능력을 원활하게 돕는다.
④ 혈압을 이용하여 호흡작용을 돕는다.
⑤ 탈피과정을 원활하게 한다.

93 위생해충과 매개하는 질병의 연결이 바르게 된 것은?
① 모기 - 발진티푸스
② 작은빨간집모기 - 페스트
③ 이 - 말라리아
④ 참진드기 - 라임병
⑤ 벼룩 - 일본뇌염

94 다음의 생물학적 전파 중 잘못된 것은?
① 작은빨간집모기 - 일본뇌염 - 증식형
② 중국얼룩날개모기 - 말라리아 - 발육증식형
③ 토고숲모기 - 사상충증 - 발육형
④ 이집트숲모기 - 황열병 - 증식형
⑤ 이집트숲모기 - 양충병 - 경란형

95 체체파리와 관련하여 질병과 곤충을 결부시킨 과학자는?
① Ross ② Mercurialis
③ Walter Reed ④ David Livingstone
⑤ Manson

96 살충제의 적용방법 중 액체 전자모기향의 살충작용은?
① 잔류분무 ② 훈증
③ 가열연막 ④ 공간분무
⑤ 에어로졸

97 다음 중 파리목(쌍시목)에 속하는 곤충은?
① 진드기   ② 벼룩
③ 등에   ④ 독나방
⑤ 바퀴

98 다음 위생곤충의 분류체계 중 목(Oder)의 분류로 연결이 잘못된 것은?
① 바퀴 – 바퀴목
② 벼룩 – 은시목
③ 등에 – 반시목
④ 파리 – 쌍시목
⑤ 빈대 – 노린재목

99 파리목 중 단각아목과 장각아목의 특징은 어느 부위에서 찾을 수 있는가?
① 다리   ② 날개
③ 구기   ④ 복부
⑤ 촉각

100 살서제를 사용할 때 청색이나 흑색으로 염색하는 이유는?
① 인축의 독성 때문에 쉽게 발견되도록 하기 위하여
② 상품가치를 나타내기 위하여
③ 쥐에게 쉽게 발견되도록 하기 위하여
④ 색을 좋아하기 때문에
⑤ 색은 쥐에게 유인성을 발취하기 때문에

101 모기의 성충을 구제하기 위하여 벽의 표면에 물약을 뿌렸다. 이와 같은 작업을 무엇이라 하는가?
① 공간분무   ② 미스트연무
③ 훈증   ④ 잔류분무
⑤ 가열연막

102 곤충의 암컷이 정자를 보관하는 생식기는?
① 난소소관   ② 수정관
③ 저장낭   ④ 수란관
⑤ 수정낭

103 다음 중 뉴슨스(nuisance)로 취급되고 있는 해충은?
① 등에모기   ② 깔따구
③ 파리   ④ 진드기
⑤ 모기

104 생물학적 전파로 증식형에 속하지 않는 것은?
① 재귀열   ② 수면병
③ 뇌염   ④ 흑사병
⑤ 발진열

105 모기의 촉각과 주둥이 사이에 있는 기관은?
① 기문   ② 부절
③ 퇴절   ④ 촉수(촉빈)
⑤ 경절

제2교시 공중보건학

01 "세계 온 인류의 건강을 가능한 한 최고의 수준에 도달하게 한다."는 목표를 지닌 국제조직은?
① 세계보건기구
② 국제적십자사
③ 국제노동기구
④ 식품산업협회
⑤ 국제경제협력기구

02 질병의 자연사 단계 중 사람이 질병에 걸리지 않은 시기로 건강증진과 환경위생 개선이 필요한 시기는?
① 회복기
② 비병원성기
③ 초기병원성기
④ 불현성감염기
⑤ 발현성질환기

03 산업보건학의 시조로 작업환경과 질병의 관련성에 관한 기록인 「일하는 사람들의 질병」을 출간한 사람은?
① 프랭크(J.P.Frank)
② 존 스노우(J. Snow)
③ 채드윅(E. Chadwick)
④ 라마치니(B. Ramazzini)
⑤ 레벤후크(Leeuwenhoek)

04 질병의 발생 원인을 규명하여 질병을 효율적으로 관리하고 예방하려는 학문은?
① 역학
② 의학
③ 임상의학
④ 예방의학
⑤ 사회의학

05 인구집단에서 질병발생과 그 발생요인의 인과관계를 규명하는 2단계 역학은?
① 평가역학
② 응용역학
③ 분석역학
④ 임상역학
⑤ 상관역학

06 전향성 조사의 장점은?
① 비용이 저렴하다.
② 단시간에 결과가 도출된다.
③ 희귀질병 조사에 적합하다.
④ 조사 대상자 수가 적고 표본 선정이 쉽다.
⑤ 질병발생률에 의한 위험도 산출이 가능하다.

07 질병이나 건강에 관련된 사건의 발생과 분포를 찾고자 역학적인 변수에 따라 있는 그대로의 상황을 관찰, 기록하는 연구방법은?
① 기술역학
② 서술역학
③ 이론역학
④ 작전역학
⑤ 실험역학

08 질병 발생이 수년(2 ~ 4년)을 주기로 반복되는 역학적 변수는?
① 콜레라
② 백일해
③ 장티푸스
④ 노로바이러스
⑤ 쯔쯔가무시

09 병원체와 숙주의 상호작용 지표에 관한 설명이다. 다음에 해당하는 지표는 무엇인가?

> - 감염자 중 발병자의 비율로 계산한다.
> - 질병을 일으키는 미생물의 잠재력은 체세포에 침입하고 파괴하는 능력, 독소를 생산하는 능력, 면역반응을 일으키는 능력에 따라 달라진다.

① 감염력　　② 병원력
③ 독력　　　④ 면역력
⑤ 치명률

10 병원체가 병원소에서 기계적 탈출이 발생하는 경우는?

① 객담　　　② 기침
③ 분변　　　④ 토사물
⑤ 주사기

11 소화기계 감염병이면서 병원체가 바이러스인 것은?

① 결핵　　　② 수두
③ 콜레라　　④ 유행성간염
⑤ 장티푸스

12 발작적이고 경련성 기침을 주 증상으로 하며 병원체가 세균인 감염병은?

① 홍역　　　② 수두
③ 백일해　　④ 성홍열
⑤ 디프테리아

13 비말로 전파되는 제1급 감염병은?

① 풍진　　　② 매독
③ 디프테리아　④ 결핵
⑤ 수두

14 만성질환의 위험인자 중 조절 가능한 것은?

① 노화　　　② 연령
③ 성별　　　④ 생활습관
⑤ 유전

15 1기 고혈압의 기준은?

　　　　　　[수축기혈압]　　　[이완기혈압(확장기혈압)]
① 120 mmHg 이상　　80 mmHg 이상
② 130 mmHg 이상　　80 mmHg 이상
③ 140 mmHg 이상　　80 mmHg 이상
④ 140 mmHg 이상　　90 mmHg 이상
⑤ 160 mmHg 이상　　100 mmHg 이상

16 암 발생 위험요인 중 숙주요인인 것은?

① 자외선　　② 가족력
③ 중금속　　④ 바이러스
⑤ 전리방사선

17 지역사회 주민들이 건강향상 행위를 할 수 있도록 교육적 방법을 활용하는 보건행정은?

① 조장성　　② 교육성
③ 기술성　　④ 과학성
⑤ 사회성

18 공식적 구조에 대한 특성으로 옳은 것은?

① 조직의 수명이 짧다.
② 제도적으로 명문화된 조직이다.
③ 자연발생적으로 생긴 조직이다.
④ 소문의 유포로 사기 저하를 가져올 수 있다.
⑤ 상호욕구나 필요에 의해 대인관계가 이루어진다.

19 일제강점기 조선총독부 경찰국 내 설치된 보건행정조직은?
① 위생과 ② 후생과
③ 노농과 ④ 보건과
⑤ 부녀과

20 「지역보건법」상 보건소 중 의료법에 따른 병원의 요건을 갖춘 곳의 명칭은?
① 보건지소
② 보건병원
③ 보건의료원
④ 보건진료소
⑤ 건강생활지원센터

21 산업보건의 정책 수립과 집행, 산업재해예방의 지원·지도·감독하는 중앙 행정 기관은?
① 고용노동부
② 보건복지부
③ 행정안전부
④ 질병관리청
⑤ 근로복지공단

22 1989년에 도시지역 가입자를 마지막으로 전 국민을 대상으로 시행한 사회보험제도는?
① 고용보험
② 국민연금
③ 실업급여
④ 국민건강보험
⑤ 산업재해보상보험

23 의료비용의 일부를 환자에게 부담하게 함으로써 도덕적 해이를 방지하고 건강보험의 추가 재원을 확보하기 위한 제도는?
① 상환금 ② 미수금
③ 대지급금 ④ 선수지급금
⑤ 본인일부부담금

24 인구동태통계에 해당되는 것은?
① 성비
② 연령별 인구비
③ 인구피라미드형
④ 부양비
⑤ 출생률

25 인구증가가 정지하여 출생률과 사망률이 모두 낮은 인구구조는?
① 종형 ② 별형
③ 호로형 ④ 기타형
⑤ 피라미드형

26 다음 중 비타민 결핍 시 발생할 수 있는 질병의 연결이 옳은 것은?
① 비타민 A – 괴혈병
② 비타민 C – 야맹증
③ 비타민 E – 구루병
④ 비타민 B_1 – 구순염
⑤ 비타민 B_3 – 펠라그라

27 「모자보건법」상 영유아란?
① 출생 후 28일 이내
② 출생 후 6개월 미만까지
③ 출생 후 3년 미만까지
④ 출생 후 5년 미만까지
⑤ 출생 후 6년 미만까지

28 65세 이상 인구비율이 17%일 때는 무슨 사회인가?
① 고령화사회　② 초고령사회
③ 초성숙사회　④ 고령사회
⑤ 성숙사회

29 대상자들이 직접 실제상황 중의 한 인물로 참여하여 연극을 하면서 그 상황을 이해하고 분석하여 학습목표에 도달하게 하는 보건교육방법은?
① 세미나　② 강연회
③ 역할극　④ 심포지엄
⑤ 개인상담

30 교육자가 바람직한 행동양식을 보여주고, 학습자는 관찰과 모방을 통해 이를 습득하는 교육방법은?
① 시범　② 강의
③ 상담　④ 버즈세션
⑤ 시뮬레이션

31 초등학생의 신체 발달상황을 확인할 수 있는 항목은?
① 병력　② 식이력
③ 키와 체중　④ 허리둘레
⑤ 척추상태

32 「정신건강증진 및 정신질환자 복지서비스 지원에 관한 법률」상 기초정신건강복지센터를 설치·운영할 수 있는 자는?
① 보건소장
② 시·도지사
③ 질병관리청장
④ 보건복지부장관
⑤ 시장·군수·구청장

33 연간 총 사망자수를 분자로 이용해 산출하는 보건지표는?
① 보통사망률
② 보정사망률
③ 비례사망률
④ 영아사망률
⑤ 비례사망지수

34 독력을 평가하는 지표로 특정 질병에 이환된 사람들 중 그 질병으로 인해 사망한 사람이 얼마나 되는지를 백분율로 나타낸 것은?
① 병원력　② 면역력
③ 감염력　④ 치명률
⑤ 비례사망률

35 다음에서 설명하는 생물테러감염병은?

> • 병원체는 세균이다.
> • 생물테러에서 가장 많이 이용된다.
> • 사람 간 전파는 거의 발생하지 않는다.
> • 다양한 경로(피부, 위장, 구인두, 흡입 등)를 통해 발생하고 예후도 다르다.

① 두창　② 탄저
③ 야토병　④ 페스트
⑤ 보툴리눔독소증

제2교시 식품위생학

36 식품에 소금, 설탕, 식초를 넣어 삼투압 또는 수소이온농도(pH)를 조절함으로써 부패 미생물의 발육을 억제하는 보존방법은?
① 밀봉법
② 가열법
③ 절임법
④ 훈연법
⑤ 훈증법

37 내인성 위해요소가 포함되어 있는 식품은?
① 싹이 난 감자
② 발색제를 사용한 채소
③ 잔류농약이 있는 과일
④ 숯불에 훈제한 소고기
⑤ 공장폐수에 오염된 어패류

38 수소이온농도를 측정하여 부패여부를 판정하는 방법은?
① 관능검사
② 물리적 검사
③ 화학적 검사
④ 생물학적 검사
⑤ 일반생균수 검사

39 만성독성시험에서 사람이 일생 동안 매일 섭취하더라도 아무런 독성이 나타나지 않을 것으로 예상되는 용량을 나타내는 것은?
① 반수치사량
② 최소치사량
③ 최대무작용량
④ 최대내성용량
⑤ 일일섭취허용량

40 세균의 증식곡선 중 생균수가 최고치를 유지하는 시기는?
① 유도기
② 대수기
③ 정지기
④ 사멸기
⑤ 지체기

41 식품미생물 중 곰팡이에 속하는 것은?
① *Salmonella*
② *Penicillium*
③ *Micrococcus*
④ *Pseudomonas*
⑤ *Staphylococcus*

42 대장균군에 대한 설명으로 옳은 것은?
① 구균이다.
② 미호기성이다.
③ 그람양성균이다.
④ 젖당을 분해한다.
⑤ 포자를 형성한다.

43 지방이 산소에 의해 케톤이나 알데하이드 등이 생성되는 현상은?
① 부패
② 변패
③ 산패
④ 발효
⑤ 자기소화

44 다음 중 비가열살균법은?
① 화염멸균법
② 건열멸균법
③ 저온살균법
④ 자외선살균법
⑤ 고압증기멸균법

45 다음의 설명에 해당하는 물리적 소독법은?

- 저온살균법이다.
- 밀봉된 식품 그대로 조사가 가능하다.
- 온도변화가 거의 없어 냉살균이라고도 한다.

① 여과멸균법 ② 간헐멸균법
③ 방사선살균법 ④ 자외선조사
⑤ 고압증기멸균법

46 장독소를 형성하는 세균성 식중독균은?

① *Morganella morganii*
② *Yersinia enterocolitica*
③ *Staphylococcus aureus*
④ *Clostridium perfringens*
⑤ *Vibrio parahaemolyticus*

47 다음에서 설명하는 식중독의 원인균은?

- 어패류 섭취에 의해 많이 발생한다.
- 내열성이 약해 60℃에서 5분간 조리하면 식중독을 예방할 수 있다.

① *Bacillus cereus*
② *Campylobacter jejuni*
③ *Vibrio parahaemolyticus*
④ *Clostridium perfringens*
⑤ *Listeria monocytogenes*

48 여시니아 식중독균의 설명으로 옳은 것은?

① 구균이다.
② 편모가 없다.
③ 그람양성이다.
④ 장내세균과이다.
⑤ 포자를 생성한다.

49 다음의 설명에 해당하는 식중독균은?

- 화농균이다.
- 내열성 장독소를 생성한다.
- 세균성 식중독 중 잠복기가 가장 짧다.

① *Bacillus cereus*
② *Enterococcus faecalis*
③ *Staphylococcus aureus*
④ *Clostridium perfringens*
⑤ *Vibrio parahaemolyticus*

50 *Clostridium botulinum*이 생성하는 독소는?

① 신경독(neurotoxin)
② 장독소(enterotoxin)
③ 아플라톡신(aflatoxin)
④ 에르고톡신(ergotoxin)
⑤ 테트로도톡신(tetrodotoxin)

51 *Clostridium perfringens*의 설명으로 옳은 것은?

① 구균 ② 무포자
③ 미호기성 ④ 그람양성
⑤ 주모성 편모

52 다음에 해당하는 식중독은?

- 병원체가 열저항성이 크다.
- 미량으로 발생하여 2차 감염이 가능하다.
- 사람에서 사람에게로 감염되며 주로 겨울철에 발생한다.

① 여시니아
② 리스테리아
③ 노로바이러스
④ 병원성대장균
⑤ 바실러스 세레우스

53 식품에 사용할 수 없는 유해 감미료는?
① 아우라민(auramine)
② 롱갈리트(rongalite)
③ 포름알데히드(HCHO)
④ 로다민 B(rhodamine-B)
⑤ 시클라메이트(cyclamate)

54 잔류성이 크고, 신경독성물질로 중추신경계에 독작용을 일으키는 농약은?
① 유기인제
② 유기염소제
③ 유기수은제
④ 유기불소제
⑤ 카바메이트제

55 탄수화물을 120℃ 이상에서 굽거나 튀길 때 생성되는 유해물질은?
① 메탄올
② 벤조피렌
③ 트리할로메탄
④ 니트로사민
⑤ 아크릴아마이드

56 이타이이타이병의 설명으로 옳은 것은?
① 연연이 나타난다.
② 빈혈이 나타난다.
③ 연산통이 나타난다.
④ 골연화증을 일으킨다.
⑤ 사지마비를 일으킨다.

57 조개식중독 중 마비성 패독소의 원인물질은?
① 테트라민(tetramine)
② 무스카린(muscarine)
③ 팔리톡신(palytoxin)
④ 삭시톡신(saxitoxin)
⑤ 시구아톡신(ciguatoxin)

58 식물성 자연독과 원인식품의 연결로 옳은 것은?
① 리신(ricin) - 피마자
② 도우린(dhurrin) - 대두
③ 테뮬린(temuline) - 팥
④ 아코니틴(aconitine) - 벌꿀
⑤ 에르고톡신(ergotoxin) - 오디

59 아플라톡신(aflatoxin)을 생성하는 원인균주는?
① *Aspergillus flavus*
② *Penicillium rubrum*
③ *Penicillium patulum*
④ *Aspergillus versicolor*
⑤ *Aspergillus ochraceus*

60 붉은곰팡이 속에서 생산되는 독소는?
① 시트리닌(citrinin)
② 푸모니신(fumonisin)
③ 이슬란디톡신(islanditoxin)
④ 루테오스카이린(luteoskyrin)
⑤ 시트레오비리딘(citreoviridin)

61 장티푸스의 속명은?

① *Vibrio*
② *Shigella*
③ *Salmonella*
④ *Entamoeba*
⑤ *Corynebacterium*

62 세균성이질에 대한 설명으로 옳은 것은?

① 예방접종으로 예방이 가능하다.
② 원인균은 그람양성의 구균이다.
③ 원인균은 포자와 협막을 형성한다.
④ 원인균은 편모가 있어 운동성이 높다.
⑤ 고열이 나고 혈액과 고름이 섞인 변을 보게 한다.

63 주로 오염된 음식을 섭취한 사람의 손, 식기, 컵을 함께 사용할 때 전파될 수 있는 바이러스성 감염병은?

① 결핵　② 성홍열
③ 발진열　④ A형간염
⑤ 디프테리아

64 경구감염병의 특성으로 옳은 것은?

① 수인성 전파는 없다.
② 2차감염은 거의 없다.
③ 잠복기가 비교적 짧다.
④ 병원균의 독력이 약하다.
⑤ 미량의 균에 의해 발생한다.

65 소나 돼지 등의 동물에게 감염성 유산을 일으키는 인수공통감염병은?

① 탄저　② 결핵
③ 돈단독　④ 파상열
⑤ 쯔쯔가무시증

66 다음에 해당하는 인수공통감염병은?

- 원인균은 *Listeria monocytogenes*이다.
- 4~5℃ 이하에서도 생존, 번식한다.
- 임산부 감염 시 자궁 내 패혈증을 일으키기도 한다.

① 결핵　② 야토병
③ 폴리오　④ 리스테리아증
⑤ 렙토스피라증

67 밭이나 논에 맨발로 작업 시 감염될 수 있는 기생충은?

① 요충　② 선모충
③ 무구조충　④ 간디스토마
⑤ 십이지장충

68 제1중간숙주가 다슬기, 제2중간숙주가 담수어인 기생충은?

① 간흡충　② 폐흡충
③ 유극악구충　④ 아니사키스
⑤ 요코가와흡충

69 빵, 과자 등을 만들 때 가스를 발생시켜 제품이 부풀도록 사용하는 식품첨가물은?

① 이형제 ② 유화제
③ 발색제 ④ 팽창제
⑤ 밀가루개량제

70 밀가루의 표백과 숙성시간을 단축하기 위해 사용하는 밀가루개량제는?

① 핵산 ② 사카린나트륨
③ 과산화수소 ④ 프로피온산
⑤ 과산화벤조일

71 식품첨가물 중 메타중아황산나트륨의 작용은?

① 표백작용 ② 증점작용
③ 발색작용 ④ 소포작용
⑤ 추출작용

72 유지의 산패 및 식품의 변색이나 퇴색을 방지하기 위해 사용하는 식품첨가물은?

① 피막제 ② 증점제
③ 품질개량제 ④ 산화방지제
⑤ 계면활성제

73 식품조사처리에 사용되며 붕괴 시 감마선이 방출되는 방사성 동위원소는?

① ^3H ② ^{131}I
③ ^{60}Co ④ ^{90}Sr
⑤ ^{137}Cs

74 식품안전관리인증기준(HACCP)에서 다음의 설명하는 용어는?

> 식품안전관리인증기준(HACCP) 관리계획의 유효성(Validation)과 실행(Implementation) 여부를 정기적으로 평가하는 일련의 활동(적용 방법과 절차, 확인 및 기타 평가 등을 수행하는 행위를 포함한다)을 말한다.

① 검증 ② 모니터링
③ 개선조치 ④ 중요관리점
⑤ 위해요소분석

75 HACCP의 준비단계 순서이다. 다음 ( )에 들어갈 알맞은 말은?

> HACCP팀 구성 → 제품설명서 작성 → (㉠) → (㉡) → 공정흐름도 현장 확인

	㉠	㉡
①	제품의 용도 확인	공정흐름도 작성
②	제품의 용도 확인	중요관리점 결정
③	중요관리점 결정	한계기준 설정
④	중요관리점 결정	공정흐름도 작성
⑤	공정흐름도 작성	제품의 용도 확인

04 위생사 필기 • 실전모의고사

제1교시 위생관계법령

01 다음 중 위생사 국가시험에 응시할 수 없는 사람은?
① 전문대학에서 보건 또는 위생에 관한 교육과정을 이수한 사람
② 학점인정으로 보건 또는 위생에 관한 학위를 취득한 사람
③ 대학교에서 보건 또는 위생에 관한 교육과정을 이수한 사람
④ 고등학교를 졸업하고 위생업무에 1년 이상 종사한 사람
⑤ 보건복지부장관이 정하여 고시하는 인정기준에 해당하는 외국의 위생사 면허를 가진 사람

02 공익상 또는 선량한 풍속을 유지하기 위하여 필요하다고 인정하는 때에는 공중위생영업자 및 종사원에 대하여 영업시간 및 영업행위에 관한 필요한 제한을 할 수 있는 사람은?
① 시장·군수·구청장   ② 시·도지사
③ 환경부장관   ④ 대통령
⑤ 행정안전부장관

03 영업소 폐쇄 명령을 받고도 계속하여 영업을 한 경우에 영업소를 폐쇄하도록 조치를 시행할 수 있는 사람은?
① 시장·군수·구청장
② 보건복지부장관
③ 환경부장관
④ 시·도지사
⑤ 농림축산식품부장관

04 보건복지부장관이 위생사 면허취소 처분을 하려면 거쳐야 하는 절차는?
① 재심   ② 심문
③ 청문   ④ 소청
⑤ 항소

05 다음 ( ) 안에 들어갈 내용으로 옳은 것은?

> [공중위생관리법 제17조(위생교육)]
> ① 공중위생영업자는 (   ) 위생교육을 받아야 한다.
> ② 공중위생영업을 하고자 하는 자는 미리 위생교육을 받아야 한다. 다만, 보건복지부령으로 정하는 부득이한 사유로 미리 교육을 받을 수 없는 경우에는 영업개시 후 (   ) 이내에 위생교육을 받을 수 있다.

① 매년 – 6개월
② 매년 – 1년
③ 2년에 1회 – 6개월
④ 2년에 1회 – 1년
⑤ 2년에 1회 – 3개월

06 식품 등의 위해평가에서 평가하여야 할 위해요소가 아닌 것은?
① 잔류농약
② 중금속
③ 식중독 유발 세균
④ 잔류 동물용 의약품
⑤ 트랜스지방

07 식품 등을 수거할 때 그 수거한 식품에 대한 봉인은 누가 하는가?
① 소속 공무원
② 수거자
③ 시·도지사
④ 식품위생관리인
⑤ 관계 공무원과 피수거자

08 다음 중 단란주점 및 유흥주점에서 칸막이 높이는?
① 0.5m 미만
② 1.0m 미만
③ 1.5m 미만
④ 2.0m 미만
⑤ 2.5m 미만

09 특별자치도지사 또는 시장·군수·구청장에게 신고를 하여야 하는 업종이 아닌 것은?
① 식품제조·가공업
② 식품첨가물제조업
③ 식품보존업
④ 용기·포장류제조업
⑤ 식품조사처리업

10 식품접객업소의 위생등급의 유효기간은 위생등급을 지정한 날로부터 몇 년인가?
① 1년
② 2년
③ 3년
④ 5년
⑤ 6년

11 식품안전관리인증기준 적용업소로 받은 인증의 유효기간은 인증을 받은 날부터 몇 년인가?
① 1년
② 2년
③ 3년
④ 4년
⑤ 5년

12 조리사의 면허취소가 되는 경우는?

가. 타인에게 면허를 대여해 주었을 경우
나. 보수교육을 받지 않았을 경우
다. 업무정지 기간 중 업무를 수행했을 경우
라. 식품위생법을 위반했을 경우

① 가, 나, 다
② 가, 다
③ 나, 라
④ 라
⑤ 가, 나, 다, 라

13 음압격리와 같은 높은 수준의 격리가 필요한 감염병은?
① 제1급감염병
② 제2급감염병
③ 제3급감염병
④ 제4급감염병
⑤ 생물테러감염병

14 갑작스러운 국내 유입 또는 유행이 예견되어 긴급한 예방·관리가 필요하여 보건복지부장관이 지정하는 감염병을 포함하는 감염병은?
① 제1급감염병
② 제2급감염병
③ 제3급감염병
④ 제4급감염병
⑤ 의료관련감염병

15 질병관리청장, 시·도지사 또는 시장·군수·구청장이 건강진단을 받거나 감염병 예방에 필요한 예방접종을 받을 것을 명할 수 있는 경우가 아닌 것은?
① 감염병환자 등의 가족 또는 그 동거인
② 감염병 발생지역에 거주하는 사람
③ 감염병 발생지역에 출입하는 사람으로서 감염되었을 것으로 의심되는 사람
④ 감염병환자 등과 접촉하여 감염되었을 것으로 의심되는 사람
⑤ 감염병환자를 소독한 사람

16 질병관리청장, 시·도지사 및 시장·군수·구청장이 실시하는 실태조사 중 감염병 실태조사에 포함되어야 할 사항이 아닌 것은?

① 의료기관의 감염관리체계
② 감염병환자 등의 임상적 증상 및 경과
③ 감염병환자 등의 진단·검사·처방 등 진료정보
④ 감염병에 대한 각종 문헌 및 자료 등의 조사
⑤ 감염병의 진료 및 연구와 관련된 인력·시설 및 장비

17 감염병이 유행하는 경우 방역조치상 감염병 환자 등이 있는 장소 일시적 폐쇄, 감염병의심자를 일정한 기간 격리시키는 것, 오염된 장소에 대한 소독 등의 필요한 조치를 명하는 자는?

① 보건소장
② 국립보건연구원장
③ 시장·군수·구청장
④ 보건복지부장관
⑤ 환경부장관

18 예방접종증명서를 거짓으로 발급한 자의 벌칙은?

① 200만 원 이하의 벌금
② 300만 원 이하의 벌금
③ 500만 원 이하의 벌금
④ 1년 이하의 징역 또는 3천만 원 이하의 벌금
⑤ 2년 이하의 징역 또는 3천만 원 이하의 벌금

19 모든 국민이 질 좋은 먹는물을 공급받을 수 있도록 합리적인 시책을 마련하고, 먹는물 관련 영업자에 대하여 알맞은 지도와 관리를 하여야 하는 곳은?

① 보건복지부
② 국가와 지방자치단체
③ 국토교통부
④ 환경부
⑤ 식품의약품안전처

20 먹는샘물 등의 제조업자의 경우 생산 및 작업일지를 작성하고 그 기록서류를 최종 기재한 날부터 몇 년간 보존하여야 하는가?

① 1년
② 2년
③ 3년
④ 4년
⑤ 5년

21 수처리제 제조업을 하고자 하는 자는 누구에게 어떻게 해야 하는가?

① 보건복지부장관 – 등록
② 시·도지사 – 등록
③ 국토교통부장관 – 신고
④ 대통령 – 허가
⑤ 환경부장관 – 신고

22 먹는샘물 등, 수처리제, 정수기 또는 그 용기의 종류, 성능, 제조방법, 보존방법, 유통기한, 사후관리 등에 관한 기준과 성분에 관한 규격을 정하여 고시할 수 있는 사람은?

① 대통령
② 환경부장관
③ 보건복지부장관
④ 국토교통부장관
⑤ 식품의약품안전처장

23 다음 보기의 ( ) 안에 들어갈 내용을 바르게 나열한 것은?

> 누구든지 먹는 데 제공할 목적으로 먹는샘물 등 외의 물을 판매한 자는 ( ) 이하의 징역이나 ( ) 이하의 벌금에 처한다. 이 경우 징역과 벌금을 병과할 수 있다.

① 1년 – 3천만 원
② 1년 – 5천만 원
③ 3년 – 3천만 원
④ 3년 – 5천만 원
⑤ 5년 – 5천만 원

24 보기에서 의료폐기물의 수집·운반차량의 차체 색상과 글자의 색깔로 옳은 것은?

> 가. 차체는 흰색
> 나. 차체는 녹색
> 다. 글자의 색깔은 녹색
> 라. 글자의 색깔은 흰색

① 가, 나, 다 ② 가, 다
③ 나, 라   ④ 라
⑤ 가, 나, 다, 라

25 분뇨처리시설의 방류수수질기준으로 옳지 않은 것은?

① 생물화학적 산소요구량(BOD) : 30mg/L 이하
② 총유기탄소량(TOC) : 30mg/L 이하
③ 부유물질(SS) : 30mg/L 이하
④ 총대장균군수 : 1,000개수/mL 이하
⑤ 총질소(T-N) : 60mg/L 이하

제1교시 환경위생학

26 다음 중 성인의 하루 필요한 공기량과 산소량으로 적당한 것은?

① 10kL, 850L   ② 13kL, 650L
③ 1.3kL, 950L   ④ 15kL, 550L
⑤ 10kL, 650L

27 군집독을 일으키는 가스의 변화를 바르게 설명한 것은?

> 가. CO_2 증가   나. O_2 감소
> 다. 악취 증가   라. 기타 가스의 증가

① 가, 나, 다 ② 가, 다
③ 나, 라   ④ 라
⑤ 가, 나, 다, 라

28 기류를 측정할 때 사용하는 카타(Kata)온도계의 상부온도의 눈금은?

① 60°F   ② 70°F
③ 85°F   ④ 95°F
⑤ 100°F

29 온열환경에 있어 가장 중요한 온열요소를 정확하게 설명한 것은?

① 기온, 기류, 습도
② 기온, 기습, 기류, 복사열
③ 복사열, 기습, 일교차
④ 실내온도, 기류, 감각온도
⑤ 기온, 기류, 일교차, 복사열

30 다음 중 난방과 냉방이 필요한 실내 온도는?

① 5℃ 이하, 20℃ 이상
② 5℃ 이하, 26℃ 이상
③ 10℃ 이하, 20℃ 이상
④ 10℃ 이하, 26℃ 이상
⑤ 15℃ 이하, 26℃ 이상

31 자외선의 생물학적 작용이 아닌 것은?

① 온열작용
② 결막염
③ 색소 침착작용
④ 홍반 형성작용
⑤ 비타민 D 생성작용

32 다음 중 대기권의 기온변화를 바르게 설명한 것은?

① 대류권은 고도에 따라 기온이 상승한다.
② 성층권은 고도에 따라 기온이 낮아진다.
③ 대류권은 고도에 따라 기온이 낮아진다.
④ 대류권의 기온은 고도에 관계없이 일정하다.
⑤ 성층권의 기온은 고도에 관계없이 일정하다.

33 다음 중 대기오염에 따른 질병과 가장 관련이 높은 것은?

① 피부기계 질병　② 순환기계 질병
③ 소화기계 질병　④ 호흡기계 질병
⑤ 장기 이상

34 다음 내용은 산성 강우에 대한 설명이다. (　) 안에 들어갈 내용으로 알맞은 것은?

> 산성 강우는 pH (　) 이하의 강우를 말하며, 대기 중의 (　)가 강우에 포함되어 위의 산도를 지니게 된 것이다.

① 5.0, CO_2　② 6.5, NO_2
③ 5.6, CO_2　④ 5.0, NO_2
⑤ 5.6, SO_2

35 가스상 대기 오염물질 처리방법으로만 나열된 것은?

| 가. 연소법 | 나. 흡수법 |
| 다. 흡착법 | 라. 중력법 |

① 가, 나, 다　② 가, 다
③ 나, 라　④ 라
⑤ 가, 나, 다, 라

36 다음 중 지표수의 특징이 아닌 것은?

① 유기물이 적다.
② 미생물과 세균번식이 활발하다.
③ 경도가 낮다.
④ 수온 및 탁도의 변화가 심하다.
⑤ 용존산소의 농도가 높다.

37 다음 중 하수처리 시 침사지에서 제거되는 사석(grit)의 최종 처리방법은?

① 건조　② 호기성 분해
③ 혐기성 분해　④ 매립
⑤ 소각

38 다음은 물의 염소 소독 시 일어나는 반응 중 pH 5 ~ 6일 때 잘 일어나는 반응은?

① $HOCl \rightarrow OH^- + Cl^-$
② $H^+ + O^2 \rightarrow H_2O$
③ $Cl_2 + H_2O \rightarrow HOCl + H^+ + Cl^-$
④ $HOCl + HCl \rightarrow Cl_2 + H_2O$
⑤ $HOCl \rightarrow H^+ + OCl^-$

39 오존(O_3)의 장·단점을 설명한 것으로 잘못된 것은?

① 강력한 살균력이 있다.
② 잔류효과가 있다.
③ 발암물질인 THM이 생성되지 않는다.
④ 오존(O_3)은 잔류효과가 없다.
⑤ 맛, 냄새가 거의 없다.

40 물의 염소요구량이 10mg/L이고 잔류염소가 0.5mg/L이라면 1일 60,000m^3의 물을 소독하는 데 필요한 염소의 양은 얼마인가?

① 67,000kg　② 670kg
③ 630kg　④ 67kg
⑤ 6.3kg

41 상수처리 시 약품침전에 사용되는 응집제로 가장 적당한 것은?

① 황산동　② 황산알루미늄
③ 활성탄　④ 황산마그네슘
⑤ 황토

42 다음 중 먹는물의 수질기준 중 건강상 유해영향 무기물질의 기준이 아닌 것은?

① 납　② 비소
③ 동　④ 카드뮴
⑤ 6가 크롬

43 물의 특성을 설명한 것이다. 틀린 것은?
① 물이 얼게 되면 액체상태보다 밀도가 작아진다.
② 물의 밀도는 4℃에서 1g/cm³으로 가장 크다.
③ 물의 표면장력은 온도가 높아짐에 따라 증가한다.
④ 물의 여러 가지 특성은 물분자의 수소 결합 때문에 나타나는 것이다.
⑤ 물은 물분자 사이의 수소 결합으로 매우 큰 표면장력을 갖게 된다.

44 20℃에서 물의 포화용존산소량에 해당하는 것은?
① 6.2ppm ② 7.2ppm
③ 8.2ppm ④ 9.2ppm
⑤ 10.2ppm

45 검사를 실시한 상수에서 NH_3-N이 검출되었다면 무엇을 의미하는가?
① 분변오염 ② 일반세균
③ BOD ④ COD
⑤ DO

46 하천에서 어느 생물이 관측되면 다른 화학성분을 조사하지 않더라도 이 하천의 상태가 비교적 깨끗하며 용존산소가 어느 정도 풍부하다고 할 수 있는가?
① bacteria ② rotifer
③ algae ④ fungi
⑤ virus

47 다음 설명의 단위로 적당한 것은?

> 일정한 노출시간 동안 실험동물의 50%가 살아남는 농도를 말한다.

① THM ② LD
③ TLM ④ LC
⑤ DO

48 PCB에 대한 설명 중 잘못된 것은?
① 물리적, 화학적으로 안전하고 난연성이다.
② DDT와 BHC와 같은 염소를 함유하는 물질이다.
③ 전기절연성이 높고 콘덴서 등의 전기기기 제조에 사용된다.
④ 일반적으로 수용성이므로 생체 내에서 축적되지 않는다.
⑤ 생물농축에 의해 축적된다.

49 $V_s = g(Ps - Pw)d^2$의 뜻으로 옳은 것은?
① Vs : 중력가속도
② Ps : 물의 밀도
③ Pw : 입자의 밀도
④ d : 입자의 침강속도
⑤ μ : 점성계수

50 독성이 가장 강한 크롬의 형태는?
① 6가크롬 ② 2가크롬
③ 5가크롬 ④ 3가크롬
⑤ 산화크롬

51 다음 중 일반적으로 폐수의 응집처리에 사용되지 않는 약품은?
① 황산알루미늄
② 황산제2철
③ 질산칼륨
④ 염화제2철
⑤ 폴리염화알루미늄(P.A.C)

52 활성슬러지 공법에서 침전효율이 가장 우수한 미생물의 성장단계는?
① 감소성장단계
② 내생성장단계(내호흡단계)
③ 대수성장단계
④ 정지기
⑤ 유도기

53 다음 중 혐기성 처리 시 발생되지 않는 가스인 것은?
① CH_4
② SO_2
③ NH_3
④ H_2S
⑤ merkcaptan

54 어느 공장폐수의 BOD가 200ppm이다. 이를 폐수처리시설에서 정화하여 BOD가 80% 제거되었다면 방류수의 BOD 값은 얼마인가?
① 10ppm
② 20ppm
③ 30ppm
④ 40ppm
⑤ 50ppm

55 분뇨 및 축산폐수를 퇴비화(composting)할 때 문제가 되는 것은?
① 기생충
② 악취
③ 파리, 모기
④ 수인성 감염병
⑤ 유기물농도

56 「폐기물관리법」상 위해의료폐기물 중 시험·검사 등에 사용된 배양액, 배양용기, 보관균주, 폐시험관 등은 어떤 폐기물에 해당하는가?
① 혈액오염폐기물
② 생물·화학폐기물
③ 손상성 폐기물
④ 조직물류폐기물
⑤ 병리계폐기물

57 다음 중 폐기물을 퇴비화시킬 때 적정온도는?
① 10 ~ 30℃
② 30 ~ 60℃
③ 65 ~ 75℃
④ 75 ~ 95℃
⑤ 95 ~ 110℃

58 실질적인 재해 정도를 가장 잘 나타내는 재해지표는?
① 건수율
② 강도율
③ 발병률
④ 도수율
⑤ 중독률

59 Hypoxia라는 질병이 발생되는 원인물질은 어느 것인가?
① N_2
② O_2
③ CO
④ CH_2
⑤ H_2

60 방사능 물질에 가장 예민한 신체부위는?
① 간
② 신장
③ 골수
④ 골격
⑤ 근육

61 전리방사선의 단위 중 인체의 피해를 고려한 단위는?
① Ci(curie)
② RAD
③ REM
④ R(Roentgen)
⑤ GY(Gray)

62 납 노출 여부를 평가하기 위한 생체대사물질은?
① 혈 중의 메틸아미노산
② 소변 중의 트리클로로 메탄
③ 소변 중의 코프로필린
④ 크레아틴
⑤ 요소

63 일상적으로 산업체에서 근무하면서 폭로될 때 난청을 일으키기 시작할 수 있는 음압의 최저치는?
① 65 ~ 70dB
② 70 ~ 75dB
③ 90 ~ 95dB
④ 100 ~ 105dB
⑤ 110dB 이상

64 국소적인 진동장애로 생기는 질환으로 옳은 것은?
① 열중증
② 잠함병
③ 안구진탕증
④ 중이염
⑤ 레이노드 현상

65 다음 중 수영장의 잔류염소량으로 적당한 것은?
① 0.2 ~ 0.4ppm
② 4.0 ~ 6.0ppm
③ 1.4 ~ 1.6ppm
④ 0.4 ~ 1.0ppm
⑤ 2.4 ~ 2.6ppm

66 다음 중 수영장이나 목욕탕에서 전염될 수 없는 질병은?
① 피부병
② 성병
③ 트라코마
④ 눈병
⑤ 트리코모나스

67 다음 중 실내 자연환기가 잘 되는 것은 중성대가 어느 위치에 있을 때인가?
① 방바닥 가까이
② 중간 지점에
③ 천정 가까이
④ 창문 가까이
⑤ 위치와 무관

68 다음 중 화력발전소의 폐열수를 이용한 난방법은 어느 것인가?
① 지역난방
② 중앙난방
③ 증기난방
④ 온수난방
⑤ 국부난방

69 의복의 방한력을 나타내는 단위는?
① REM
② CLO
③ COD
④ BHA
⑤ ABS

70 다음 중 학교위생의 대상이 아닌 것은?
① 먹는물 관리
② 조도 관리
③ 환경위생 관리
④ 온도 관리
⑤ 기압 관리

71 다음 내용 중 소독을 가장 잘 설명한 것은?
① 소독은 부패미생물의 증식을 억제시키는 방부와 같은 의미이다.
② 소독은 멸균소독을 의미한다.
③ 소독은 병원미생물을 사멸시키는 것이다.
④ 소독은 아포를 포함한 모든 미생물을 완전히 사멸시킨다.
⑤ 소독은 모든 미생물의 증식을 억제하거나 사멸시킨다.

72 물리적 소독법으로만 짝지어진 것은?
① 건열멸균법, 습열멸균법, 자외선살균법
② 생석회소독법, 세균여과법, 승홍소독법
③ 초음파멸균법, 크레졸소독법, 화염멸균법
④ 생석회소독법, 세균여과법, 석탄소독법
⑤ 염소수, 크레졸, 승홍수, 생석회

73 다음 중 석탄산의 90배 희석액과 소독약의 270배 희석액의 살균력이 같을 때 석탄산 계수는?
① 0.3　② 1
③ 2　④ 3
⑤ 30

74 석탄산수의 장점으로 옳은 것은?
① 유기물에 약화되지 않는다.
② 취기와 독성이 강하다.
③ 금속제품에 대하여 부식성이 있다.
④ 피부점막을 자극한다.
⑤ 피부점막에 마비성이 있다.

75 객담, 토물, 배설물 소독에 널리 쓰이는 소독약은?
① 5% 페놀　② 포르말린
③ 70% 알코올　④ 과산화수소
⑤ 역성비누

제1교시　위생곤충학

76 개의 장내 기생충인 개조충의 중간숙주는?
① 진드기　② 깔따구
③ 새털이　④ 개벼룩
⑤ 집파리

77 진드기를 아목(Suboder)으로 분류할 때의 기준은?
① 기절의 존재 여부
② 구하체의 모양
③ 기문의 위치
④ 협각의 위치
⑤ 의두의 존재 여부

78 스폰지형 구기를 가진 위생곤충은?
① 바퀴　② 모기
③ 등에　④ 집파리
⑤ 빈대

79 불완전변태를 하는 곤충의 종류가 아닌 것은?
① 이　② 빈대
③ 바퀴　④ 파리
⑤ 진드기

80 거미강의 특징을 설명한 것 중 틀린 것은?
① 몸은 두흉부와 복부의 2부분으로 되어 있다.
② 다리가 4쌍이다.
③ 두흉부에는 6쌍의 부속지가 있다.
④ 촉각이 없다.
⑤ 구기는 저작형이다.

81 일본뇌염모기가 가장 활발하게 흡혈활동을 하는 시간은?
① 저녁 8시 ~ 10시
② 저녁 6시 ~ 자정
③ 해진 후부터 자정까지
④ 해진 후부터 1시간 정도
⑤ 해진 후부터 익일 새벽 5시까지

82 외식사업장에서 위생곤충을 물리적으로 방제하는 방법은?
① 천연약제를 살포하는 자동분무기를 설치한다.
② 출입구에 에어커튼을 설치한다.
③ 현관에 액체소독제발판을 설치한다.
④ 곤충을 쫓는 기피제 사용한다.
⑤ 파리가 자주 드나드는 곳의 벽면에 유제를 $40cc/m^2$으로 분무한다.

83 저독성 살충제 용기의 라벨에 명시하여야 하는 신호어(Signal word)로 맞는 것은?
① 독극물(Poison)
② 공지(Notice)
③ 경고(Warning)
④ 위험(Danger)
⑤ 주의(Caution)

84 구충, 구서의 가장 근본적인 대책은?
① 유전학적 방법
② 광범위한 방법
③ 살문등 이용
④ 성장억제제의 이용
⑤ 발생원 및 서식처 제거

85 살충제 중 인체독성 위험도가 가장 높은 것은?
① 알드린(aldrin)
② 카바릴(carbaryl)
③ 템포스(temephose)
④ 파라티온(parathion)
⑤ 바스린(barthrin)

86 살충제의 생리적 저항성 개념에 대한 설명으로 옳은 것은?

> 가. 저항성이 생기는 정도나 속도는 개체군의 크기, 접촉빈도, 곤충의 습성이나 유전인자의 성격 등 여러 요인에 의하여 결정된다.
> 나. 대다수의 해충을 치사시킬 수 있는 농도에서 대다수가 생존할 수 있는 능력이 발달되었을 때이다.
> 다. 저항성 발전요인이 살충제 사용 이전에 이미 개체군의 일부 개체에 존재하고 있다.
> 라. 단일 유전자에 의한 특수방어기능이 아닌 다른 힘에 의하여 살충제에 대항하는 힘이 증강되었을 경우이다.

① 가, 나, 다
② 가, 다
③ 나, 라
④ 라
⑤ 가, 나, 다, 라

87 극미량연무(ULV) 시 살충제 입자의 크기는?
① $0.1 \sim 40\mu$
② $5 \sim 50\mu$
③ $50 \sim 100\mu$
④ $100 \sim 120\mu$
⑤ $100 \sim 400\mu$

88 유기인계 살충제에 대한 설명으로 옳지 않은 것은?
① 과다 출혈을 일으켜 사망까지 할 수 있다.
② 아세틸콜린에스터라제(acetylcholinesterase) 활성을 억제하는 살충제이다.
③ 액상으로 냄새가 나지 않는다.
④ 인축에 대한 독성이 약하다.
⑤ 휘발성이 크고 잔효기간이 길다.

89 쥐 구제 시 미끼먹이를 사용하는 데 필요한 설명으로 틀린 것은?
① 사전미끼는 4 ~ 8일간 설치한다.
② 섭취율이 좋지 않을 때는 새로운 형의 미끼 먹이를 시도한다.
③ 급성살서제는 1 ~ 2일 후에 수거한다.
④ 모든 살서제는 사전미끼를 설치해야 한다.
⑤ 물이 귀한 곳에서 물미끼를 사용하는 것이 효과적이다.

90 위생곤충 중 집합페로몬을 분비함으로써 은신처에서 군서생활을 하는 것은?
① 파리 ② 벼룩
③ 진드기 ④ 바퀴
⑤ 빈대

91 온·습도만 유지되면 흡혈하지 않아도 산란이 가능한 모기는?
① 숲모기 ② 빨간집모기
③ 늪모기 ④ 지하집모기
⑤ 중국얼룩날개모기

92 모기를 생물학적으로 방제하는 방법으로 옳은 것은?
① 축사 근처에 유문등을 설치한다.
② 아파트 정화조를 주기적으로 청소한다.
③ 하천에 물고기를 방사한다.
④ 살충제를 살포한다.
⑤ 하천 주변의 잡초를 제거한다.

93 바닷가 바위의 고인 물에 주로 서식하는 모기는?
① 작은빨간집모기 ② 중국얼룩날개모기
③ 토고숲모기 ④ 늪모기
⑤ 금빛숲모기

94 먹파리(곱추파리)가 옮기는 질병은?
① 오자르디사상충 ② 회선사상충
③ 로아사상충 ④ 칼라아잘
⑤ 말레이사상충

95 분류학상 파리목 중 단각아목에 해당하는 것은?
① 나방파리과 ② 모기과
③ 등에과 ④ 체체파리과
⑤ 깔따구과

96 파리목의 환봉아목 중에서 집파리과에 속하지 않는 파리는?
① 큰집파리 ② 딸집파리
③ 집파리 ④ 금파리
⑤ 침파리

97 다음 유기인계 살충제 중 포유류에 대한 독성이 가장 낮은 것은?
① parathion ② diainon
③ malathion ④ endrin
⑤ fenthion

98 몸이의 집단방제에 적합한 제제는?
① 수화제 ② 입제
③ 용제 ④ 분제
⑤ 마이크로 캡슐

99 빈대에 대한 설명 중 옳은 것은?
① 주로 주간에 흡혈활동을 한다.
② 완전변태를 한다.
③ 자충은 5회 탈피를 하는데 각 영기마다 흡혈이 필요하다.
④ 성충의 수명은 온도에 영향을 받지 않는다.
⑤ 약충과 성충의 형태와 습성이 다르다.

100 벼룩을 공중보건상 중요하게 생각하는 이유는?

> 가. 기생충의 중간숙주 역할을 한다.
> 나. 흡혈을 하므로 자극적이고 불쾌하다.
> 다. 쥐에서 사람에게 페스트나 발진열을 옮긴다.
> 라. 야생동물 사이에 흑사병을 옮기고 사람에게도 옮긴다.

① 가, 나, 다　② 가, 다
③ 나, 라　　　④ 라
⑤ 가, 나, 다, 라

101 다음 보기의 방제법으로 방제되는 위생곤충은?

> • 실내등은 끄고 밖에 유인등을 설치하는 것이 도움이 된다.
> • 풀숲에 대량으로 발생 시 살충제를 분무하거나 공간살포한다.
> • 실내로 들어 왔을 때는 젖은 휴지나 천으로 싸서 잡는 것이 유리하다.

① 벼룩　　　　② 독나방
③ 빈대　　　　④ 딸집파리
⑤ 털진드기

102 개미의 특징으로 옳은 것은?
① 독립적인 생활을 한다.
② 환경변화에 대한 적응력이 약하다.
③ 편식을 한다.
④ 여왕개미는 수개미보다 크기가 더 크다.
⑤ 불완전변태를 한다.

103 참진드기(hard tick)에 의하여 전파되는 질병은?
① 참호열
② 양충병
③ 뎅기열
④ 리케치아폭스
⑤ 로키산홍반열

104 곤충이 옮기는 질환과 연결이 잘못된 것은?
① 모기 – 일본뇌염
② 모기 – 사상충증
③ 파리 – 말라리아
④ 이 – 발진티푸스
⑤ 벼룩 – 페스트

105 다음 중 해충의 생물학적 구제에 해당하는 것은?
① 천적 이용
② 웅덩이 제거
③ 트랩이용
④ 방충망 설치
⑤ 살충제 살포

제2교시 공중보건학

01 윈슬로우가 제시한 공중보건의 정의는?
① 질병치료, 재활, 사회복귀
② 조기발견, 조기치료
③ 보건위생과 감염자 격리
④ 질병예방, 수명연장, 신체적 및 정신적 효율증진
⑤ 질병치료, 기능향상, 신체적 및 영적 건강증진

02 1차 보건의료의 필수적인 사업은?
① 만성질환 관리
② 치료기술의 개발
③ 전문의약품 개발
④ 감염병에 대한 예방접종
⑤ 장애방지를 위한 재활관리

03 여명기의 특징으로 옳은 것은?
① 검역 제도 마련
② 상·하수도 시설 설치
③ 최초의 방문간호사업 실시
④ 세계 최초의 국세조사 실시
⑤ 사회보장제도로 근로자질병 보호법 제정

04 특정 지역에서 단기간 내에 빠른 속도로 전파되는 감염병의 역학적 유형은?
① 세계성(pandemic)
② 산발성(sporadic)
③ 토착성(endemic)
④ 유행성(epidemic)
⑤ 계절적(seasonal)

05 질병발생의 원인에 대한 가설을 얻기 위하여 시행되는 1단계 역학은?
① 이론역학   ② 추정역학
③ 실험역학   ④ 기술역학
⑤ 분자역학

06 질병발생의 원인에 대한 가설을 검증하는 역학은?
① 작전역학   ② 분석역학
③ 임상역학   ④ 응용역학
⑤ 작전역학

07 실험자와 피실험자의 주관적인 편견을 배제하여 신뢰성 있는 결과를 얻을 수 있는 실험전략은?
① 이중맹검법
② 단일맹검법
③ 삼중맹검법
④ 무작위배정법
⑤ 시계열분석법

08 현성감염으로 인한 사망이나 치명적인 후유증, 불구를 일으키는 능력은?
① 병원력   ② 독력
③ 감염력   ④ 면역력
⑤ 발병력

09 감염병의 직접전파 매개체인 것은?
① 개달물   ② 식품
③ 비말   ④ 공기
⑤ 수건

10 태아가 모체로부터 태반이나 모유를 통해 얻는 면역은?
① 자연능동면역
② 인공능동면역
③ 자연수동면역
④ 인공수동면역
⑤ 선천면역

11 다음 설명과 관련된 감염병은?

> • 병원체는 *Polio Virus*로 소화기계 감염병이다.
> • 세계보건기구(WHO)는 두창에 이어 두 번째로 박멸을 목표로 하고 있다.

① 홍역　　　② 천연두
③ 백일해　　④ 콜레라
⑤ 소아마비

12 전신의 홍반성 발진과 발열을 동반하며, MMR 백신을 통해 예방 가능한 감염병은?
① 결핵　　　② 홍역
③ 백일해　　④ 폴리오
⑤ 말라리아

13 주로 늦봄이나 늦가을에 야외작업 시 보호장구를 착용하지 않거나, 들이나 풀밭에 옷을 두거나 누워있음으로 인해 쥐를 통한 바이러스가 사람의 호흡기를 통해 전파되는 감염병은?
① 쯔쯔가무시병
② 신증후군출혈열
③ 렙토스피라증
④ 볼거리
⑤ 수두

14 세계보건기구(WHO)에서 관상동맥질환, 뇌혈관질환의 주요 위험요인으로 규정하는 만성질환은?
① 풍진　　　② 고혈압
③ 치매　　　④ 천식
⑤ 만성폐쇄폐질환

15 2023년 기준 우리나라에서 가장 높은 사망률을 보이는 암은?
① 위암　　　② 간암
③ 폐암　　　④ 유방암
⑤ 갑상선암

16 췌장에서의 인슐린 분비 부족 또는 인슐린 작용의 부족에 의한 당대사 질환은?
① 당뇨　　　② 고혈압
③ 뇌전증　　④ 협심증
⑤ 심근경색

17 업무의 특성이나 동일성에 따라 구분하여 한 사람에게 특정 업무를 분담시켜 작업 능률을 향상시키는 조직의 원리는?
① 조정의 원리
② 목적의 원리
③ 전문화의 원리
④ 명령통일의 원리
⑤ 통솔범위의 원리

18 보건행정 수단으로 옳게 짝지어진 것은?
① 보건보상, 보건규제, 보건교육
② 보건봉사, 보건규제, 보건교육
③ 보건봉사, 보건규제, 보건예산
④ 보건봉사, 보건법규, 보건교육
⑤ 보건법규, 보건교육, 보건예산

19 조선시대 왕실의료를 담당했던 기관은?
① 전향사   ② 내의원
③ 혜민서   ④ 전의감
⑤ 활인서

20 다음에서 설명하는 보건행정조직은?

> • 보건복지부 소속 중앙행정기관이다.
> • 국가 감염병 연구 및 관리, 감염병 예방 관리체계 강화, 효율적 만성질환관리, 보건의료 연구개발 역량 확보 등의 업무를 수행한다.

① 보건소
② 보건진료소
③ 질병관리청
④ 국민건강보험공단
⑤ 정신건강복지센터

21 보건진료 전담공무으로 하여금 의료취약지역에서 의료행위를 할 수 있도록 시장·군수가 설치·운영하는 보건의료시설은?
① 의원   ② 보건소
③ 보건지소   ④ 보건의료원
⑤ 보건진료소

22 우리나라 사회보장제도 중 공공부조에 해당하는 것은?
① 실업급여   ② 고용보험
③ 국민연금   ④ 건강보험
⑤ 의료급여

23 질병군별로 미리 정해진 진료비를 지불하는 제도는?
① 인두제   ② 봉급제
③ 포괄수가제   ④ 총액계약제
⑤ 행위별수가제

24 우리나라 인구주택총조사의 실시 주기는?
① 1년   ② 3년
③ 5년   ④ 10년
⑤ 20년

25 다산다사를 보이는 인구구조는?
① 종형   ② 별형
③ 호로형   ④ 항아리형
⑤ 피라미드형

26 비타민 B_6 결핍 시 생길 수 있는 질환은?
① 각기병
② 신경장애
③ 펠라그라
④ 악성빈혈
⑤ 거대적아구성 빈혈

27 「모자보건법」상 임신 28주까지의 임산부의 정기 건강진단 실시기준은?
① 1주마다 1회
② 2주마다 1회
③ 4주마다 1회
④ 8주마다 1회
⑤ 12주마다 1회

28 다음 중 도구적 일상수행능력(IADL)의 평가 대상 항목에 해당하는 것은?
① 옷입기
③ 목욕하기
② 식사하기
④ 전화기 사용하기
⑤ 화장실 사용하기

29 앤더슨(G.Anderson)이 공중보건의 목적을 달성하는 데 가장 중요한 요소라고 강조한 것은?
① 보건봉사
② 보건행정
③ 보건법규
④ 보건교육
⑤ 보건통제

30 다음에서 설명하는 보건교육 평가 도구의 항목은?

> 동일한 대상을 동일한 방법으로 반복 측정할 때 같은 결과가 나오는 정도를 의미함

① 타당도
② 신뢰도
③ 객관도
④ 실용도
⑤ 정확도

31 「학교보건법」상 대기오염에 효과적으로 대응하기 위하여 대기오염대응매뉴얼에 따라 학생 및 교직원의 세부 행동요령을 수립하고 그에 관한 교육을 실시하여야 하는 자는?
① 교육부장관
② 환경부장관
③ 교육감
④ 보건교사
⑤ 학교의 장

32 「정신건강증진 및 정신질환자 복지서비스 지원에 관한 법률」상 다음에서 설명하는 기관은?

> 국가 또는 지방자치단체가 설치·운영하는 기관으로 정신건강증진시설, 사회복지시설, 학교 및 사업장과 연계체계를 구축하여 지역사회에서의 정신건강증진사업 및 정신질환자 복지서비스 지원사업을 한다.

① 정신병원
② 정신재활시설
③ 정신의료시설
④ 정신요양시설
⑤ 정신건강복지센터

33 위험요인에 폭로된 집단이 폭로되지 않은 집단보다 질병에 얼마나 더 잘 걸리게 되는지를 나타내는 척도는?
① 발생률
② 발병률
③ 교차비
④ 상대위험도
⑤ 귀속위험도

34 도수분포에서 가장 많은 빈도를 보이는 값은?
① 평균
② 최빈값
③ 중위수
④ 산술평균
⑤ 기하평균

35 인수공통질환으로 병원체가 세균이며, 매개체나 동물병소 접촉이 주요 원인이 되는 생물테러감염병은?
① 야토병
② 마버그열
③ 라싸열
④ 에볼라열
⑤ 보툴리눔독소증

제2교시 식품위생학

36 식품 보존 방법에 관한 설명으로 옳은 것은?
① 당장법은 20% 설탕에 저장하는 방법이다.
② 냉장법은 0 ~ 10℃ 사이에 보관하는 방법이다.
③ 건조법은 수분 50% 이하로 보관하는 방법이다.
④ 식품은 냉장고의 전체 용량의 50% 정도만 저장한다.
⑤ 저온살균법은 130 ~ 150℃로 30분간 가열하는 방법이다.

37 냉장고의 하단에 보관(7 ~ 10℃)할 수 있는 식재료는?
① 육류   ② 어류
③ 과일   ④ 건조한 김
⑤ 유지가공품

38 통조림 캔이나 생수용기 등에 포함된 내분비 교란물질은?
① 다이옥신(dioxine)
② 프탈레이트(phthalate)
③ 비스페놀 A(bisphenol A)
④ 스티렌다이머(stryrene dimer)
⑤ PCB(polychlorinated biphenyl)

39 시험물질을 1회만 투여하여 단기간에 독성의 영향 및 급성 중독증상 등을 평가하는 독성시험법은?
① 번식시험   ② 발암성시험
③ 급성독성시험   ④ 생식독성시험
⑤ 면역독성시험

40 「식품공전」상 총균수를 측정하는 방법은?
① 표준평판법
② 유당배지법
③ 건조필름법
④ 직접현미경법
⑤ 혼합희석배양법

41 미생물의 생육에 관여하는 물리적 인자는?
① 온도   ② 산소
③ 영양소   ④ 이산화탄소
⑤ 수소이온농도

42 대장균군의 유무를 확인하는 유당배지법의 순서로 옳은 것은?
① 확정 → 추정 → 완전
② 확정 → 완전 → 추정
③ 추정 → 확정 → 완전
④ 추정 → 완전 → 확정
⑤ 완전 → 추정 → 확정

43 단백질이 미생물에 의해 악취와 독성물질을 생성하는 현상은?
① 부패   ② 변패
③ 산패   ④ 발효
⑤ 자기소화

44 100℃ 끓은 물에서 15 ~ 20분간 가열하여 식기나 도마 등을 소독하는 방법은?
① 일광소독   ② 자비소독
③ 저온살균   ④ 간헐멸균법
⑤ 건열멸균법

45 다음에서 설명하는 물리적 소독법은?

> • 모든 균종에 효과적이며 잔류효과가 없다.
> • 살균 등의 파장은 253.7 nm이다.
> • 투과력이 약해 표면 살균만 가능하다.

① 여과멸균법 ② 간헐멸균법
③ 방사선살균법 ④ 자외선살균법
⑤ 고압증기멸균법

46 달걀이나 유제품이 원인이 되어 발생하는 세균성 식중독은?

① 살모넬라 ② 캠필로박터
③ 보툴리누스 ④ 리스테리아
⑤ 병원성대장균

47 다음에서 설명하는 병원성 대장균은?

> • *Escherichia coli* O157 : H7이 해당한다.
> • 오염된 쇠고기를 덜 익혀 먹었을 때 발생한다.
> • 베로톡신(Verotoxin)을 생성한다.

① 장관침투성 대장균
② 장관병원성 대장균
③ 장관응집성 대장균
④ 장관출혈성 대장균
⑤ 장관독소원성 대장균

48 수백 정도의 소량 균수(10^3 이하)로도 식중독을 유발하며 냉장온도에서 증식이 억제되는 세균성 감염성 식중독균은?

① *Salmonella typhi*
② *Campylobacter jejuni*
③ *Pseudomonas fluorescens*
④ *Clostridium perfringens*
⑤ *Yersinia enterocolitica*

49 *Staphylococcus aureus* 설명으로 옳은 것은?

① 편모가 있다.
② 그람음성 간균이다.
③ 비운동성 통성혐기성이다.
④ 저항성이 강한 포자를 형성한다.
⑤ 신경독소(neurotoxin)를 생산하다.

50 다음의 식중독균은?

> • 그람양성으로 내열성 포자를 형성한다.
> • 전분과 단백질 분해력이 강하다.
> • 설사형과 구토형의 식중독을 유발한다.

① *Bacillus cereus*
② *Yersinia enterocolitica*
③ *Clostridium botulinum*
④ *Clostridium perfringens*
⑤ *Vibrio parahaemolyticus*

51 편성혐기성 간균으로 생체 내 독소를 생성하는 식중독은?

① 웰치균 ② 살모넬라
③ 장구균 ④ 리스테리아
⑤ 병원성대장균

52 등푸른 생선 등에 번식해 알레르기를 유발하는 식중독균은?

① *Escherichia coli*
② *Pseudomonas fluorescens*
③ *Morganella morganii*
④ *Micrococcus antarcticus*
⑤ *vibrio cholerae*

53 식품의 유해 보존료는?
① 붕산(boric acid)
② 아우라민(auramine)
③ 롱갈리트(rongalite)
④ 로다민 B(rhodamine-B)
⑤ 시클라메이트(cyclamate)

54 다음에 해당하는 농약은?

- 유기염소제 대용으로 만들어졌다.
- 콜린에스테라아제 저해작용으로 중독을 일으킨다.
- carbaryl, aldicarb 등이 있다.

① 유기인제
② 유기염소제
③ 유기수은제
④ 유기불소제
⑤ 카바메이트제

55 과실주 및 정제가 불충분한 증류주에 함유되어 실명을 일으키는 유해물질은?
① 메탄올
② 벤조피렌
③ 니트로사민
④ 트리할로메탄
⑤ 아크릴아마이드

56 식기류의 부식으로 연록이 형성되어 중독을 일으키는 중금속은?
① 납
② 주석
③ 크롬
④ 구리
⑤ 카드뮴

57 유독화 된 모시조개, 바지락, 굴 등에 존재하는 독소는?
① 솔라닌(solanine)
② 시큐톡신(cicutoxin)
③ 베네루핀(venerupin)
④ 아미그달린(amygdalin)
⑤ 네오수루가톡신(neosurugatoxin)

58 피마자에 들어 있는 유독알칼로이드는?
① 듀린(dhurrin)
② 리시닌(ricinine)
③ 테물린(temuline)
④ 아트로핀(atropine)
⑤ 아코니틴(aconitine)

59 황변미 독소 중 신경독은?
① 시트리닌(citrinin)
② 에르고톡신(ergotoxin)
③ 루브라톡신(rubratoxin)
④ 이슬란디톡신(islanditoxin)
⑤ 시트레오비리딘(citreoviridin)

60 다음에서 설명하는 곰팡이 독소는?

- 붉은 곰팡이(Fusarium)가 생산하는 독소이다.
- 가축에서 발정증후군을 유발한다.
- 오염된 옥수수 및 보리 등에서 검출된다.

① 시트리닌(citrinin)
② 제랄레논(zearalenone)
③ 이슬란디톡신(islanditoxin)
④ 루테오스카이린(luteoskyrin)
⑤ 시트레오비리딘(citreoviridin)

61 장티푸스균의 특징은?
① 간균이다.
② 호기성이다.
③ 편모가 없다.
④ 그람양성이다.
⑤ 포자를 생성한다.

62 급성회백수염의 원인균은?
① *Coxiella burnetii*
② *Hepatitis A virus*
③ *Bacillus anthracis*
④ *Poliomyelitis virus*
⑤ *Corynebacterium diphtheriae*

63 다음에서 설명하는 경구감염병은?

> • 제2급감염병이다.
> • 병원체는 바이러스이다.
> • 주로 분변 – 구강 경로를 통해 전파되나, 혈액을 통해서도 감염된다.

① 콜레라　　　② 장티푸스
③ 파라티푸스　④ 유행성간염
⑤ 세균성 이질

64 코와 인후분비물, 기침 등을 통해 전파되는 제1급감염병은?
① 결핵　　　② 홍역
③ 성홍열　　④ 디프테리아
⑤ 유행성간염

65 다음에서 설명하는 인수공통감염병은?

> • 파상열이라고도 한다.
> • 원인균은 그람음성 무포자 간균으로 호기성이다.
> • 감염 시 동물은 유산을 발생하고 사람은 불규칙한 발열의 증상을 보인다.

① 야토병　　　② 돈단독
③ 브루셀라증　④ 렙토스피라증
⑤ 리스테리아증

66 인수공통감염병은?
① 콜레라　　② 폴리오
③ 성홍열　　④ 공수병
⑤ 백일해

67 다음에서 설명하는 기생충은?

> • 가족 내 집단감염을 일으킬 수 있다.
> • 주로 맹장에서 기생하며 항문주위에 산란한다.
> • 진단검사는 Scotch tape 검출법을 이용한다.

① 요충　　　② 선모충
③ 무구조충　④ 유극악구충
⑤ 아니사키스

68 제1중간숙주가 물벼룩, 제2중간숙주가 담수어인 기생충은?
① 간흡충
② 폐흡충
③ 아니사키스
④ 요코가와흡충
⑤ 광절열두조충

69 식품의 제조과정에서 거품을 억제하거나 소멸시키기 위해 사용하는 식품첨가물은?
① 호료
② 효소제
③ 습윤제
④ 피막제
⑤ 소포제

70 「식품첨가물공전」상 허용된 유화제는?
① 이스트
② 유동파라핀
③ 과산화수소
④ 치아염소산나트륨
⑤ 글리세린지방산에스테르

71 「식품첨가물공전」상 주용도가 산화방지제인 것은?
① 알기산
② 레시틴
③ 카제인
④ 부틸히드록시아니솔
⑤ 소르비탄지방산에스테르

72 최종식품의 완성 전에 제거해야 하는 살균제는?
① 에리소르브산
② 몰식자산프로필
③ 치아염소산나트륨
④ 부틸히드록시아니솔
⑤ 디부틸히드록시톨루엔

73 식품의 살균처리에 사용하는 방사선원은?
① ^3H
② ^{60}Co
③ ^{131}I
④ ^{90}Sr
⑤ ^{137}Cs

74 식품안전관리인증기준(HACCP)에서 설명하는 용어는?

> 모니터링 결과 중요관리점의 한계기준을 이탈할 경우에 취하는 일련의 조치를 말한다.

① 검증
② 모니터링
③ 개선조치
④ 중요관리점
⑤ 위해요소분석

75 식품안전관리인증기준(HACCP)의 7원칙 중 2원칙에 해당하는 것은?
① 용도 확인
② 위해요소분석
③ 중요관리점 결정
④ 개선조치방법 수립
⑤ 검증절차 및 방법 수립

05 위생사 필기 • 실전모의고사

제1교시 　**위생관계법령**

01 위생사 국가시험에 응시한자가 부정행위를 한 경우 처벌은?
① 그 시험 후 3회 동안 응시할 수 없다.
② 그 수험을 정지시키거나 합격을 무효로 한다.
③ 해당 시험만 무효로 한다.
④ 영원히 위생사 시험에 응시할 수 없다.
⑤ 그 시험 후 5회 동안 모든 국가시험을 응시할 수 없다.

02 위생사 면허 취소사유에 해당하지 않는 사항은?
① 정신질환자(다만, 전문의사가 위생사로서 적합하다고 인정하는 사람은 그러하지 아니한다)
② 마약중독자, 대마 또는 향정신성 의약품 중독자
③ 위생사에 관한 법을 위반하여 금고이상의 실형의 선고를 받고 그 집행이 종료되지 아니하거나 면제되지 아니한 자
④ 면허증을 대여한자
⑤ 심장질환자

03 공중위생감시원의 자격으로 옳지 않은 것은?
① 식품안전기사 자격증이 있는 사람
② 환경기사 2급 이상의 자격증이 있는 사람
③ 외국에서 위생사 또는 환경기사의 면허를 받은 사람
④ 1년 이상 공중위생 행정에 종사한 경력이 있는 사람
⑤ 고등교육법에 따른 대학에서 화학·화공학·환경공학 또는 위생학 분야를 전공하고 졸업한 사람

04 위생사 면허를 취소하고자 하는 경우 청문을 실시하여야 하는 자는?
① 보건소장　　② 시·도지사
③ 보건복지부장관　④ 환경부장관
⑤ 행정안전부장관

05 공중위생영업자에 대한 위생교육의 설명으로 옳은 것은?
① 공중위생영업자는 영업신고 시 위생교육을 받아야 한다.
② 둘 이상의 장소에서 영업을 하는 소유자는 영업장별로 위생교육을 받게 하여야 한다.
③ 영업에 직접 종사하지 아니한 경우라도 소유자는 위생교육을 받아야 한다.
④ 부득이한 경우에는 영업개시 후 1년 이내에 위생교육을 받을 수 있다.
⑤ 보건복지부장관이 허가한 단체 또는 공중위생영업자 단체가 실시할 수 있다.

06 「식품위생법」에 따른 집단급식소가 아닌 것은?
① 병원급식소　　② 호텔 레스토랑
③ 소년원급식소　④ 학교기숙사
⑤ 공장급식소

07 식품·식품첨가물 등의 공전은 누가 작성하여 보급하여야 하는가?
① 도지사
② 보건복지부장관
③ 국립보건연구원장
④ 식품의약품안전처장
⑤ 보건소장

08 식품위생감시원의 직무에 해당되지 않는 것은?
① 식품 등의 압류·폐기 등
② 시설기준의 적합 여부의 확인·검사
③ 원료검사 및 제품출입검사
④ 과대광고 금지의 위반 여부에 관한 단속
⑤ 식품 등의 위생적인 취급에 관한 기준의 이행 지도

09 영업 질서와 선량한 풍속을 유지하기 위하여 식품접객영업자와 그 종업원에 대하여 영업시간 및 영업행위를 제한할 수 있는 자가 아닌 것은?
① 특별자치시장 ② 특별자치도지사
③ 시장·군수   ④ 구청장
⑤ 보건복지부장관

10 식품 "식품안전관리인증기준"의 관리과정에 해당하는 것은?

> 가. 식품의 원료관리
> 나. 식품의 제조·가공과정
> 다. 식품의 조리과정
> 라. 식품 유통의 모든 과정

① 가, 나, 다   ② 가, 다
③ 나, 라   ④ 라
⑤ 가, 나, 다, 라

11 한국소비자원 및 소비자단체와 통신판매중개 업자로서 식품접객업소에서 조리한 식품의 통신판매를 전문적으로 알선하는 자는 소비자로부터 이물 발견의 신고를 접수하는 경우 지체 없이 이를 누구에게 통보하여야 하는가?
① 보건복지부장관
② 보건소장
③ 식품의약품안전처장
④ 질병관리청장
⑤ 시·도지사

12 조리사 면허를 받을 수 없는 결격사유에 해당하지 않는 사람은?
① 감염병병원체 확인기관의 실험실 검사를 통하여 확인된 제3급감염병인 일본뇌염 환자
② 마약이나 그 밖의 약물 중독자
③ 정신질환자
④ 조리사 면허의 취소처분을 받고 그 취소된 날부터 1년이 지나지 아니한 자
⑤ 의사, 치과의사 또는 한의사의 진단을 통해 확인된 제3급감염병인 B형간염환자

13 다음 중 제3급감염병으로 조합된 것은?

> 가. 파상풍   나. 일본뇌염
> 다. 발진열   라. 디프테리아

① 가, 나, 다   ② 가, 다
③ 나, 라   ④ 라
⑤ 가, 나, 다, 라

14 보건복지부장관은 내성균 관리대책을 몇 년마다 수립·추진하여야 하는가?
① 1년 ② 2년
③ 3년 ④ 4년
⑤ 5년

15 의료기관에 소속되지 아니한 의사, 치과의사 또는 한의사는 감염병환자 등을 진단하거나 그 사체를 검안한 경우 그 사실을 관할 누구에게 신고하여야 하는가?
① 보건복지부장관
② 시장·군수·구청장
③ 시·도지사
④ 식품의약품안전처장
⑤ 관할 보건소장

16 예방접종약품의 국내 공급이 부족하다고 판단되는 경우 감염병의 예방접종에 필요한 수량의 예방접종약품을 미리 계산하여 의약품 제조업자에게 생산하게 할 수 있는 사람은 누구인가?
① 시·도지사
② 보건복지부장관
③ 질병관리청장
④ 시장·군수·구청장
⑤ 보건소장

17 감염병 예방조치상 교통을 차단, 다수인의 집합을 제한 또는 금지, 건강진단 또는 시체검안을 실시 등의 예방조치를 시행하여야 하는 자는?
① 보건소장
② 국립보건연구원장
③ 시장·군수·구청장
④ 보건복지부장관
⑤ 검역소장

18 소독을 하여야 하는 시설이 아닌 것은?
① 객실 수 20실 이상인 숙박업소
② 연면적 300제곱미터 이상의 식품접객업소
③ 병원급 의료기관
④ 300세대 이상인 공동주택
⑤ 200석 이상인 공연장

19 먹는물의 수질기준에 대한 설명이 잘못된 것은?
① 크롬은 0.05mg/L를 넘지 아니할 것
② 납은 0.01mg/L를 넘지 아니할 것
③ 비소는 0.05mg/L를 넘지 아니할 것
④ 수은은 0.001mg/L를 넘지 아니할 것
⑤ 질산성 질소는 10mg/L를 넘지 아니할 것

20 샘물 또는 염지하수의 개발허가 대상자는?
① 1일 취수능력 100톤 이상의 샘물 등을 개발하려는 자
② 1일 취수능력 300톤 이상의 샘물 등을 개발하려는 자
③ 1일 취수능력 500톤 이상의 샘물 등을 개발하려는 자
④ 1일 취수능력 600톤 이상의 샘물 등을 개발하려는 자
⑤ 1일 취수능력 1000톤 이상의 샘물 등을 개발하려는 자

21 샘물 등의 개발허가의 유효기간과 연장기간은?
① 유효기간 5년, 연장기간 5년
② 유효기간 1년, 연장기간 2년
③ 유효기간 2년, 연장기간 3년
④ 유효기간 3년, 연장기간 5년
⑤ 유효기간 4년, 연장기간 5년

22 먹는샘물 등, 수처리제, 정수기 또는 그 용기의 제조업자는 환경부령으로 정하는 바에 따라 그가 제조하는 제품이 기준과 규격에 적합한지를 자가 검사하고 그 기록을 얼마간 보존하여야 하는가?
① 1년
② 2년
③ 3년
④ 4년
⑤ 5년

23 시·도지사는 먹는물 관련영업자에게 업무정지 또는 영업정지를 갈음하여 얼마 이하의 과징금을 부과할 수 있는가?
① 5천만 원
② 7천만 원
③ 1억 원
④ 2억 원
⑤ 3억 원

24 의료폐기물 중 재활용하는 태반의 용기에 표시하는 도형의 색상은?
① 노란색 ② 붉은색
③ 녹색 ④ 검은색
⑤ 흰색

25 공공하수도 관리청은 몇 년마다 소관 공공하수도에 대한 기술진단을 실시하여 공공하수도의 관리상태를 점검하여야 하는가?
① 1년 ② 2년
③ 3년 ④ 4년
⑤ 5년

제1교시 환경위생학

26 정상공기의 중량백분률로 산소(O_2)의 양은?
① 19% ② 21%
③ 23% ④ 25%
⑤ 27%

27 중독 시 혈중의 헤모글로빈과 결합하여 혈중 산소농도를 저하시켜서 무산소증 유발하는 기체는?
① 질소(N_2) ② 산소(O_2)
③ 아르곤(Ar) ④ 탄산가스(CO_2)
⑤ 일산화탄소(CO)

28 온도, 습도, 기류의 3가지 인자에 의해 이루어지는 체감을 무엇이라 하는가?
① 감각온도 ② 적정온도
③ 온열온도 ④ 쾌적온도
⑤ 지적온도

29 다음 중 등가온도지수의 인자는?
① 기류, 기습(100%), 복사열
② 기온, 기습, 복사열
③ 기온, 복사열
④ 기온, 기류(무풍), 복사열
⑤ 기온, 기류(무풍), 기습(100%), 복사열

30 체온발산의 비율이 가장 큰 것은?
① 피부에서의 전도·증발
② 폐포의 증발
③ 호기가온
④ 소변 및 대변
⑤ 골격근과 심장

31 냉각력의 단위는?
① cal/sec ② cal/cm^2
③ cm^2/cal/sec ④ cal/cm^2/sec
⑤ cm^2/sec/cal

32 로스앤젤레스 스모그사건과 가장 관계가 깊은 물질은?
① SO_x ② HNO_3
③ O_3 ④ HF
⑤ 유기물

33 다음 중 대기환경 기준항목이 아닌 것은?
① SO_2 ② Pb
③ NO_2 ④ H_2S
⑤ O_3

34 아황산가스(SO_2)의 특징이 아닌 것은?
① 황산제조공장, 석탄 연소 시 많이 배출된다.
② 금속 부식력이 강하다.
③ 대기오염지표이다.
④ 고온 연소 시 발생한다.
⑤ 산성비의 원인이 된다.

35 다음 중 고온 연소 시 주로 발생되는 질소화합물은?
① N_2
② NO_2
③ NO
④ N_2O
⑤ NO_3-N

36 조혈기능에 장애를 일으키는 물질은 어느 것인가?
① 비소
② 납, 벤젠
③ 톨루엔
④ 구리
⑤ 크롬

37 다음 중 대기의 온실효과(Green house effect)는 지구의 온도를 높인다고 한다. 그 이유는?
① 대기 중 먼지의 증가로 이 먼지가 복사열을 흡수하기 때문에
② 일산화질소 증가로 자외선부근의 복사열을 흡수하기 때문에
③ 아황산탄소 증가로 적외선부근의 복사열을 흡수하기 때문에
④ 탄산가스 증가로 적외선부근의 복사열을 흡수하기 때문에
⑤ 지표면 복사열이 대기 중에 흡수하기 때문에

38 실내 공기 정화시설의 대상은?

> 가. 지하역사
> 나. 대합실
> 다. 도서관, 박물관
> 라. 의료기관, 국공립보육시설, 국공립노인전문요양시설

① 가, 나, 다
② 가, 다
③ 나, 라
④ 라
⑤ 가, 나, 다, 라

39 수인성 감염병의 특성으로 틀린 것은?
① 환자가 폭발적으로 발생한다.
② 발병률과 치명률이 높다.
③ 2차 감염이 적다.
④ 환자발생은 급수지역에 한정되며 경계가 명확하다.
⑤ 음료수에 동일 병원체가 검출된다.

40 상수를 처리함으로써 수인성 감염병이 감소되고 일반사망률이 현저히 저하되는 현상을 무엇이라 하는가?
① 물 재생현상
② 수명연장
③ 대류현상
④ 밀스-라인케(Mills-reincke)현상
⑤ 성층현상

41 다음 중 완속여과법과 관계가 없는 내용은 어느 것인가?
① 수면이 잘 동결되는 지역이 좋다.
② 세균 제거율은 98 ~ 99%이다.
③ 건설비가 많이 든다.
④ 여과속도는 3m/day이다.
⑤ 사면대치를 한다.

42 정수장에서 THM(Trihalomethane) 생성을 방지하기 위한 대책이 아닌 것은?

① 오존처리법으로 대체한다.
② 클로라민 살균법을 이용한다.
③ 원인 유기물질을 제거한다.
④ 저농도의 염소를 주입한다.
⑤ 양호한 수질의 원수를 이용한다.

43 물 2kL를 40% 유효염소를 함유한 표백분을 사용하여 0.2ppm 농도로 염소소독을 할 경우 필요한 소독약품의 양은?

① 1,000mg
② 500mg
③ 50mg
④ 40mg
⑤ 30mg

44 음용수의 수질검사에서 과망간산칼륨(KMnO₄)의 소비량이 많다는 것은 무엇을 의미하는가?

① 물이 깨끗하다.
② 대장균이 많다.
③ 유기물이 많다.
④ 물이 경도가 높다.
⑤ 조류가 많다.

45 우리나라는 NTU 단위를 사용한다. 탁도측정에 사용되는 표준액 조제약품은?

① 과망간산칼륨
② 염화백금
③ 수산화나트륨
④ 살리실산나트륨
⑤ 황산히드라진과 헥사메틸테트라아민

46 다음 중 상호관계가 없는 것으로 연결된 것은?

① 황산동($CuSO_4$) : 조류 제거
② 질산성 질소(NO_3-N) : 청색아(blue baby)
③ 탄산경도 : $CaSO_4$, $MgCl_2$
④ 활성탄 : 냄새, 색도제거
⑤ 불소(F) : 우치, 반상치

47 생물학적 폐수처리에서 미생물에 의해 유기성질소의 산화분해되는 과정을 맞게 나열한 것은?

① 유기성질소(N_2) → NH_3-N → NO_2-N → NO_3-N
② 유기성질소(N_2) → NO_3-N → NO_2-N → NH_3-N
③ 유기성질소(N_2) → NO_2-N → NO_3-N → NH_3-N
④ 유기성질소(N_2) → NO_3-N → NH_3-N → NO_2-N
⑤ 유기성질소(N_2) → NH_3-N → NO_3-N → NO_2-N

48 오염된 하천이 자정작용에 의해 깨끗하게 된다고 할 때 하천의 하류에서부터 상류로 발견되어지는 미생물의 순서를 바르게 나타낸 것은?

① rotifer → stalked ciliate → suctoria → bacteria
② bacteria → protozoa → rotifer
③ protozoa → bacteria → rotifer
④ bacteria → suctoria → stalked ciliate → suctoria
⑤ stalked ciliate → rotifer → bacteria → suctoria

49 호수의 부영양화(eutrophication)란?
① 호수의 대장균수가 증가한다.
② 호수의 수질이 향상된다.
③ 호수의 영양소 함유량이 증가한다.
④ 호수의 영양소 함유량이 감소한다.
⑤ 호수의 영양소 함유량이 증가하여 호수가 늪모양으로 변한다.

50 다음은 적조현상에 대한 설명이다. 틀린 것은?
① 해수 내의 조류들은 주로 대기 중에서 용해된 질소화합물과 하천수에서 공급되는 인 화합물을 영양원으로 한다.
② PO_4가 많은 해수는 상승(up welling)하는 곳의 해수를 말한다.
③ 질소나 인의 화합물이 과잉하게 존재하는 경우 조류가 풍성하여 물이 붉게 된다.
④ 적조현상은 어패류 대량 폐사의 원인이 된다.
⑤ 탄소원은 하천에서 공급된다.

51 다음 중 독성의 단위로 LD_{50}의 의미와 가장 가까운 것은?
① 치명률   ② 이환율
③ 치사량   ④ 감염율
⑤ 사망비

52 비중격천공증을 일으키는 중금속으로 옳은 것은?
① 수은   ② 크롬
③ 카드뮴   ④ 구리
⑤ 납

53 수질오염물질이 인체에 축적되어 나타날 우려가 있는 건강장애를 서로 연결한 것이다. 잘못된 것은?
① 카드뮴 – 펠라그라
② 납 – 적혈구의 감소
③ 유기수은 – 시야 협착
④ 시안 – 질식
⑤ 불소 – 반상치

54 하수처리 설비 중 전처리(예비처리) 설비에 속하는 것은?
① 침사지, 폭기조, 부패조
② 스크린, 침사지, 1차 침전지
③ 스크린, 침사지, 살수여상조
④ 침사지, 1차 침전지, 소화조
⑤ 침전지, 폭기조, 소화조

55 산업폐수의 처리법과 관련이 없는 것은?
① 중화법   ② 활성탄처리법
③ 역삼투법   ④ 고형화처리법
⑤ 산화환원법

56 다음 하수처리법 중 생물학적 처리법이 아닌 것은?
① 산화지법   ② 살수 여상법
③ 회전원판법   ④ 응집 침전법
⑤ 활성오니법

57 다음은 SVI에 대한 설명이다. 틀린 것은?
① SVI는 50 ~ 150 범위가 좋으며 BOD나 수온에 큰 영향이 없다.
② SVI가 높게 되면 MLSS는 저하된다.
③ SVI가 적을수록 슬러지가 농축되기 쉽다.
④ 침강 농축성을 나타내는 지표이다.
⑤ $SVI = \dfrac{SV(\%) \times 10^4}{MLSS(mg/L)} = \dfrac{SV(mL/L) \times 10^3}{MLSS(mg/L)}$

58 수처리 과정에서 침전이 잘 되지 않는 즉, 팽화 현상을 야기하는 생물은?

① 세균(bacteria)
② 원생동물(protozoa)
③ 윤충류(rotifer)
④ 조류(algae)
⑤ 곰팡이(fungi)

59 호기성 산화지의 수심은 얼마가 되어야 좋은가?

① 0.5m 이하   ② 1.5m 이하
③ 2.5m 이하   ④ 3.5m 이하
⑤ 4.5m 이하

60 혐기성 소화처리 시 소화가스 내 CO_2 함량이 30% 이상일 때 소화조의 상태를 나열한 것 중 옳은 것은?

① 소화가스 발생량 증가
② 슬러지의 알칼리도 증가
③ 휘발성산의 농도 증가
④ 소화가스 열량 증가
⑤ 메탄가스 농도 증가

61 슬러지처리의 기본적인 목표가 아닌 것은?

① 안정화(소화)
② 부피의 감소(감량화)
③ 처분의 확실성
④ 안전화(살균)
⑤ 비료로의 이용

62 다음 중 분뇨 처리 시 부식성 가스는?

① CO_2 ② H_2S
③ NH_3 ④ CH_4
⑤ CO

63 수거식 분뇨처리장의 위치 선정 시 고려하지 않아도 되는 사항은?

① 전기의 사용이 용이할 것
② 운반의 효율성
③ 처리장 설비비의 가격 저렴
④ 장래의 도시계획
⑤ 여유부지 확보가 용이한 곳

64 분뇨를 습식산화법에 의해 처리할 때 온도와 압력은?

① 220℃, 70기압
② 250℃, 90기압
③ 260℃, 70기압
④ 220℃, 90기압
⑤ 220℃, 100기압

65 우리나라의 주택에서 발생되는 폐기물의 주종은 무엇인가?

① 플라스틱   ② 주방폐기물
③ 비닐   ④ 병
⑤ 휴지

66 의료기관에서 배출되는 의료폐기물이란?

① 일회용기저귀
② 생리대
③ 휴지
④ 의료기관의 주방폐기물
⑤ 혈액이 함유된 탈지면

67 다음 중 분뇨를 퇴비화시킬 때 최적 C/N비는?

① 20 : 1   ② 30 : 1
③ 40 : 1   ④ 50 : 1
⑤ 60 : 1

68 다음 중 폐기물소각법의 장점이 아닌 것은?
① 남은 열의 회수가 가능하다.
② 매립에 비해 넓은 토지를 필요로 하지 않는다.
③ 도시의 중심부에 설치가 가능하다.
④ 운전관리비가 비싸다.
⑤ 감염성 폐기물의 처리에 좋다

69 다음 중 사후관리 대상인 폐기물을 매립하는 시설이 사용 종료되거나 폐쇄된 날로부터 몇 년간 토지이용을 제한하는가?
① 5년　　　　② 10년
③ 15년　　　 ④ 20년
⑤ 30년

70 산업재해예방과 산업안전 보건행정을 관장하는 행정부서는 어느 곳인가?
① 환경부　　　② 보건복지부
③ 고용노동부　④ 국토교통부
⑤ 산업통상자원부

71 산업피로의 유발요인 중 내적요인이 아닌 것은?
① 작업적성
② 인간관계
③ 작업의욕
④ 작업시간
⑤ 작업에 대한 불안감

72 고열 작업장에서 만성적인 증상은?
① 열쇠약　　　② 열사병
③ 열경련　　　④ 열허탈
⑤ 열탈진

73 잠함병을 유발하는 질소 가스의 용해가 잘 되는 순서는?
① 혈액 〉 물 〉 지방　② 혈액 〉 지방 〉 물
③ 물 〉 지방 〉 혈액　④ 지방 〉 혈액 〉 물
⑤ 지방 〉 물 〉 혈액

74 다음 중 방사능 장애 피해 정도가 바르게 표현된 것은?
① 방사선장애자 중 백혈구 2,000개/mm^3 이하인 경우 – 요양조치
② 골수, 임파계, 생식기 〉 피부 〉 근육 〉 뼈 〉 신경
③ Radium 취급자 직업병 – 괴혈병
④ 전리방사선의 종류 – α, β 밖에 없다.
⑤ 사람의 LD_{50} 200 ± 100rem/주 허용

75 다음 중 소음에 의한 증상이 아닌 것은?
① 난청　　　　② 이명(耳鳴)
③ 불면　　　　④ 레이노드병
⑤ 현기증

제1교시　위생곤충학

76 분류학상 파리목 중 환봉아목에 속하는 위생곤충은?
① 나방파리　　② 모기
③ 등에　　　　④ 집파리
⑤ 빈대

77 곤충 방제 독먹이법을 사용할 수 없는 곤충은 어느 것인가?
① 바퀴　　　　② 개미
③ 파리　　　　④ 벌
⑤ 진드기

78 입자크기가 50 ~ 100μm로 잔류분무와 공간 살포 효과를 낼 수 있는 방법은?
① 미스트　　② 분제살포
③ 훈증법　　④ 극미량연무
⑤ 가열연막

79 Hydroprene 또는 Methoprene의 방제 방법은?
① 기피제　　② 성장억제제
③ 효력증강제　　④ 살충제
⑤ 수화제

80 살충제 중 마이크로캡슐의 장점이 아닌 것은?
① 약제의 기피성을 감소시킨다.
② 잔류기간을 연장시킬 수 있다.
③ 살포 후 냄새가 없다.
④ 인체에 안정성이 높다.
⑤ 모든 해충방제에 사용하고 있다.

81 위생곤충 중 약충과 성충의 서식지가 같은 곤충은?
① 모기　　② 바퀴
③ 빈대　　④ 벼룩
⑤ 집파리

82 위생곤충 중 구기가 퇴화되었으며 알레르기원이 되는 곤충은?
① 벼룩　　② 깔따구
③ 옴진드기　　④ 등에
⑤ 빈대

83 등에가 매개하는 질병으로 옳은 것은?
① 황열　　② 말라리아
③ 리슈마니아　　④ 사상충증
⑤ 튜라레미아

84 살충제의 사용방법 중 독먹이법으로 가장 효과적인 방충을 할 수 있는 해충은 어느 것인가?
① 바퀴　　② 모기
③ 빈대　　④ 노린재
⑤ 진드기

85 가열연막 살포에 대한 설명이다. 틀린 것은?
① 주로 제재 중에서 용액(solution)을 사용한다.
② 노즐(nozzle)은 풍향을 가로지르되 30~40도로 하향한다.
③ 가능하면 넓은 면적을 단시간에 하기 위해 살포의 폭을 크게 한다.
④ 실시 시기는 밤 10시 이후부터 새벽 해뜨기 직전까지가 좋다.
⑤ 풍속이 10km/h 이상일 때는 살포할 수 없다.

86 시멘트벽과 같은 흡수력이 좋은 벽면에 잔류 효과가 오래가도록 하는 제제는?
① 유제　　② 용제
③ 입제　　④ 수화제
⑤ 수용제

87 시궁쥐 방제에 사용되며 매스껍고 쓴맛이 있는 만성살서제는?
① antu(안투)
② red squil(레드스킬)
③ pyrinuron(피리누론)
④ warfarin(와파린)
⑤ strychnine(스트리크닌)

88 바퀴 살충을 위하여 흡수력이 약한 금속표면, 벽지, 타일벽에 잔류분무하는 제제는?
① 유제　② 용제
③ 입제　④ 수화제
⑤ 수용제

89 연못에 서식하는 모기 유충을 방제하는 방법으로 옳은 것은?
① 유문등 설치　② Bti입제 살포
③ 기피제 살포　④ 잔류분무 실시
⑤ 가열연막 분무

90 다음 중 파리 방제에 큰 도움이 되지 않는 방법은?
① 살균제의 분무
② 화장실의 파리 접근 방지
③ 거실에 방충망 설치
④ 수세식 변소
⑤ 살충제를 이용한 방제

91 잔류분무의 특징으로 바르게 묶인 것은?

> 가. 살충제 희석액을 50 ~ 100μm의 큰 입자로 분사하는 것을 분무(spray)라 한다.
> 나. 희석농도에 관계없이 희석액이 벽면에 40cc/m^2이 되도록 살포되어야 하며, 축사벽면에 잔류분무를 하며, 집파리 방제에 적합한 노즐은 부채형이다.
> 다. 장소와 관계없이 동일한 노즐을 선택한다.
> 라. 잔류기간은 유리·타일 〉페인트칠한 벽 〉시멘트벽 〉흙벽 순이다.

① 가, 나, 다　② 가, 다
③ 나, 라　④ 라
⑤ 가, 나, 다, 라

92 항응혈성 살서제에 관한 설명으로 옳지 않은 것은?
① 한 번 먹으면 죽는다.
② 혈액의 응고를 방해하는 쥐약이다.
③ 4 ~ 5일간 계속 먹어야 죽는다.
④ 해독제는 비타민 K이다.
⑤ 2차 독성이 거의 없다.

93 아프리카돼지열병(ASF)과 진드기매개재귀열을 매개하는 진드기는?
① 옴진드기　② 물렁진드기
③ 집먼지진드기　④ 참진드기
⑤ 털진드기

94 털진드기가 사람을 흡혈하는 성장단계는?
① 알　② 유충기
③ 번데기　④ 성충기
⑤ 산란기

95 중증열성혈소판감소증후군(SFTS)을 일으키는 진드기로 일명 살인 진드기로 불리는 진드기는?
① 생쥐진드기　② 집먼지진드기
③ 쥐진드기　④ 작은소피참진드기
⑤ 옴진드기

96 모기가 파리목의 다른 곤충과 다른 점은?
① 몸이 가늘고 다리가 길다.
② 전방으로 길게 돌출한 주둥이가 있다.
③ 촉각에 털이 많다.
④ 날개가 1쌍이다.
⑤ 다리에 마디가 있다.

97 학질모기속 유충에 대한 설명 중 잘못된 것은?
① 기문부를 수면에 접한다.
② 호흡관이 퇴화되어 있다.
③ 장상모(palmate hair)가 있다.
④ 수면에 평행으로 뜬다.
⑤ 하수구 등에 서식한다.

98 독침을 갖고 있어 사람에게 피해를 주는 곤충은?
① 벼룩   ② 하질모기
③ 땅벌   ④ 파리
⑤ 진드기

99 파리유충이 동물의 조직에 기생하는 것을 무엇이라 하는가?
① 수면병   ② 람블편모충증
③ 승저증   ④ 사상충증
⑤ 회선사상충증

100 번데기에서 성충으로 되는 발육과정을 무엇이라고 하는가?
① 탈피   ② 부하
③ 우화   ④ 영기
⑤ 변태

101 사면발이의 형태적 특성으로 옳은 것은?
① 저작형 구기
② 원형의 체형과 게 모양
③ 좁고 긴 복부
④ 두흉부와 복부가 구성
⑤ 흉부보다 넓은 두부

102 흡혈노린재가 주로 매개하는 질병은?
① 로키산 홍반열   ② 모래파리열
③ 유행성출혈열   ④ 샤가스병
⑤ 아프리카수면병

103 흑사병(페스트)을 옮기는 무즐치벼룩으로 옳은 것은?
① 유럽쥐벼룩   ② 모래벼룩
③ 닭벼룩   ④ 열대쥐벼룩
⑤ 생쥐벼룩

104 독나방의 생활사중 독모가 생성되는 시기는?
① 알   ② 번데기
③ 산란기   ④ 성충기
⑤ 유충기

105 말라리아를 매개하는 학질모기속에 대한 설명으로 옳은 것은?
① 알은 포탄형으로 부낭이 없다.
② 유충이 수면에 평행으로 떠있게 해준다.
③ 촉수의 길이는 주둥이보다 짧다.
④ 난괴형태로 산란한다.
⑤ 성충은 날개에 대부분 반점이 없다.

제2교시 공중보건학

01 공중보건의 대상은?
① 개인
② 환자와 가족
③ 감염병에 노출된 지역사회
④ 지역사회의 전체주민
⑤ 보건위생이 필요한 지역사회

02 다음 설명과 관련된 것은?

> • 제1차 국제건강증진 회의에서 건강증진의 개념을 명확히 하였다.
> • 건강증진의 3대 원칙과 5대 활동영역을 제시하였다.

① 방콕헌장
② 헬싱키선언
③ 오타와헌장
④ 자카르타선언
⑤ 나이로비선언

03 세계 최초로 공중보건법이 제정된 국가와 그 역사적 시기가 옳은 것은?
① 독일, 확립기
③ 독일, 발전기
② 영국, 확립기
④ 영국, 여명기
⑤ 영국, 발전기

04 병원체가 일부 지역에 일정수준의 감염을 유지하며 특수하게 발생하는 감염병의 양상은?
① 산발성(sporadic)
② 유행성(epidemic)
③ 토착성(endemic)
④ 주기성(periodic)
⑤ 범유행성(pandemic)

05 지역사회서비스의 운영에 관한 계통적 연구를 통해 보건서비스의 향상을 목적으로 하는 역학은?
① 이론역학
② 분석역학
③ 임상역학
④ 기술역학
⑤ 작전역학

06 다음에서 설명하는 역학적 연구방법은?

> • 특정한 시점에서 유병률이나 질병과 요인 간의 연관성을 보는 연구설계이다.
> • 인과관계를 규명하기는 어렵다.
> • 예시 : A연구자는 허리둘레와 당뇨병 간의 연관성을 분석하기 위해 개인별로 허리둘레를 측정하고, 현재 당뇨병이 있는지를 당뇨병 의사진단 여부와 혈액검사를 통해 판정 하였다.

① 사례연구
② 단면연구
③ 코호트연구
④ 환자대조군연구
⑤ 전향적 코호트 연구

07 연구하고자 하는 요인에 대한 조작이 가능하여 윤리적 문제가 발생 할 수 있는 역학연구방법은?
① 응용역학
② 평가역학
③ 상관역학
④ 통계역학
⑤ 실험역학

08 간접전파에서 매개물에 해당하는 것은?
① 토양, 우유
② 침구, 책
③ 토양, 물
④ 공기, 물
⑤ 비말핵

09 65세 이상 노인에게 폐렴구균 예방접종을 실시하여 면역체를 얻는 방법은?

① 자연능동면역
② 인공능동면역
③ 자연수동면역
④ 인공수동면역
⑤ 선천면역

10 생물테러감염병 또는 치명률이 높아 유행 즉시 신고하여야 하고, 음압격리와 같은 높은 수준의 격리가 필요한 감염병은?

① 파상풍
② 레지오넬라증
③ 보툴리눔독소증
④ 후천성면역결핍증
⑤ 장출혈성대장균감염증

11 신생아에게 4주 이내 예방접종을 실시하여 관리 가능한 감염병은?

① 결핵　　　② 홍역
③ 풍진　　　④ A형간염
⑤ 유행성이하선염

12 덜 익힌 오염된 소고기의 섭취로 인해 발생하며, 사람 간 전파가 쉬워 소아 집단시설에서의 관리가 중요한 식품매개감염병은?

① 콜레라
② 장출혈성대장균감염증
③ 수두
④ 디프테리아
⑤ 말라리아

13 공기로 전파되는 감염병은?

① 수두　　　② 매독
③ 황열　　　④ 페스트
⑤ 일본뇌염

14 만성질환에 해당하는 질병은?

① 당뇨
② A형간염
③ 말라리아
④ 유행성출혈열
⑤ 장출혈성대장균감염증

15 국가암검진사업 중 50세 이상의 모든 성인을 대상으로 매년 시행하는 암 검진은?

① 위암　　　② 대장암
③ 간암　　　④ 폐암
⑤ 유방암

16 발병 원인이 불분명하고 다른 병과 관계없이 발생하는 고혈압은?

① 이차성 고혈압
② 본태성 고혈압
③ 속발성 고혈압
④ 신장성 고혈압
⑤ 수축기 고혈압

17 다음에서 설명하는 조직의 원리는?

> 조직원이나 하부 조직에 업무내용을 분담하여 작업능률을 향상한다.

① 분업의 원리
② 목적의 원리
③ 계층제의 원리
④ 명령통일의 원리
⑤ 통솔범위의 원리

18 비공식구조에 대한 설명으로 옳은 것은?
① 인위적인 조직이다.
② 조직의 수명이 길다.
③ 자연발생적으로 생긴 조직이다.
④ 제도적으로 명문화된 조직이다.
⑤ 법률상의 권한과 책임이 분명하다.

19 「지역보건법」상 보건소의 설치기준은?
① 시·도에 1개소
② 읍·면에 1개소
③ 리·동에 1개소
④ 시·군·구에 1개소
⑤ 특별시·광역시에 1개소

20 보건소의 업무 중에서 읍·면·동마다 1개씩 설치하여 지역주민의 만성질환 예방 및 건강한 생활습관 형성을 지원하는 지역보건의료기관은?
① 보건지소
② 보건진료소
③ 보건의료원
④ 건강생활지원센터
⑤ 정신건강복지센터

21 전 인류의 건강달성을 목적으로 1948년 발족한 국제보건전문기관은?
① WHO ② ILO
③ UNEP ④ UNAIDS
⑤ UNICEF

22 다음 중 국민건강보험제도의 연혁을 순서대로 바르게 나열한 것은?

ㄱ. 「의료보험법」 제정
ㄴ. 공무원 및 사립학교교직원 의료보험 시행
ㄷ. 전국민 의료보험 시행
ㄹ. 「국민건강보험법」 제정

① ㄱ → ㄴ → ㄷ → ㄹ
② ㄴ → ㄱ → ㄹ → ㄷ
③ ㄴ → ㄱ → ㄷ → ㄹ
④ ㄷ → ㄱ → ㄹ → ㄴ
⑤ ㄹ → ㄴ → ㄱ → ㄷ

23 우리나라 국민건강보험제도의 유형으로 옳은 것은?
① 변이형
② 현금배상형
③ 관리의료형
④ 제3자 지불제형
⑤ 차등보험급여형

24 14세 이하 인구 100명에 대한 65세 이상 인구의 백분율로 산출하는 보건지표는?
① 총부양비
② 노년부양비
③ 유년부양비
④ 노령화지수
⑤ 인구동태지수

25 인구구조의 특성이 옳게 짝지어진 것은?
① 종형 – 인구정지형
② 별형 – 농촌유출형
③ 호로형 – 도시유입형
④ 항아리형 – 인구증가형
⑤ 피라미드형 – 인구감퇴형

26 칼슘의 기능은?
① 혈색소의 구성성분
② 뼈와 치아의 구성성분
③ 수분평형을 조절
④ 체내 나트륨 배출
⑤ 갑상선호르몬의 주성분

27 「모자보건법」상 신생아의 건강진단 실시기준은?
① 수시
② 매달 1회
③ 매달 2회
④ 매 4개월에 1회
⑤ 매 6개월에 1회

28 노화에 따른 일반적 변화에 대한 설명으로 옳은 것은?
① 인지능력이 향상된다.
② 신장의 배설능력이 증진된다.
③ 골밀도의 감소로 병리적 골절이 증가한다.
④ 혈관의 탄력성이 감소되어 혈압이 저하된다.
⑤ 근육량 감소로 인한 기초대사량이 증가된다.

29 급성감염병이 유행 시 국민들에게 신속하게 전달하고 이에 대한 보건교육을 실시하기에 적합한 방법은?
① 강연회
② 세미나
③ 가정방문
④ 심포지엄
⑤ 텔레비전 방송

30 보건교육의 평가를 성과에 따라 구분할 때 투입 자원이 계획대로 실행되어지고 있는지 확인하는 평가는?
① 진단평가   ② 과정평가
③ 영향평가   ④ 성과평가
⑤ 형성평가

31 「교육환경 보호에 관한 법률」상 교육환경보호구역 중 절대보호구역의 기준으로 가장 옳은 것은?
① 학교 출입문으로부터 직선거리로 50미터까지인 지역
② 학교 출입문으로부터 직선거리로 100미터까지인 지역
③ 학교 출입문으로부터 직선거리로 150미터까지인 지역
④ 학교 출입문으로부터 직선거리로 200미터까지인 지역
⑤ 학교 출입문으로부터 직선거리로 500미터까지인 지역

32 정신보건 예방수준 중 2차 예방은?
① 개인습관의 교정
② 스트레스관리 교육
③ 일상생활 복귀훈련
④ 자조모임을 통한 재활
⑤ 조기발견 및 신속한 치료

33 발생률(incidence rate)을 산출할 때 분자가 되는 것은?
① 전체 인구 수
② 특정시점 인구 수
③ 조사 시점(기간)의 환자 수
④ 최장잠복기 내 새롭게 발생한 환자 수
⑤ 일정기간 해당 지역에서 발생한 환자 수

34 다음의 중위수(중앙치)는?

> 4, 8, 2, 3, 7, 1, 10

① 2   ② 4
③ 5   ④ 7
⑤ 10

35 병원체가 바이러스이며 발진, 수포, 농포성의 피부변화를 나타내는 생물테러감염병으로 세계보건기구에서 근절을 선언한 감염병은?

① 두창   ② 탄저
③ 야토병   ④ 페스트
⑤ 보툴리눔독소증

제2교시 식품위생학

36 식품의 보관방법 대한 설명으로 옳은 것은?

① 냉장법은 자기소화작용을 촉진시킨다.
② 염장법은 40%의 소금에 절이는 방법이다.
③ 산저장법은 수소이온농도(pH)를 조절하는 것이다.
④ 고온살균법은 150℃로 100분간 가열하는 방법이다.
⑤ 보존료에는 부틸히드록시아니솔(BHA), 디부틸히드록시톨루엔(BHT) 등이 있다.

37 식인성 질환의 외인성 인자는?

① 청매
② 복어독
③ 시안배당체
④ 방사성 물질
⑤ 아크릴마이드

38 어패류의 신선도가 저하될 때 비린내를 발생시키는 주성분은?

① K 값
② 히스타민
③ 일반세균수
④ 트리메틸아민
⑤ 수소이온농도

39 식품 안정성 평가시험에서 LD_{50}이란?

① 반수치사량
② 최소치사량
③ 최대무작용량
④ 최대내성용량
⑤ 일일섭취허용량

40 최저 수분활성도(Aw)에서 생육이 가능한 미생물은?

① *Bacillus*속
② *Aspergillus*속
③ *Escherichia*속
④ *Enterococcus*속
⑤ *Pseudomonas*속

41 발암성의 아플라톡신을 생성하는 미생물 속은?

① *Aspergillus flavus*
② *Aspergillus oryzae*
③ *Aspergillus niger*
④ *Penicillium citrinium*
⑤ *Penicillium expansum*

42 식품의 변질(spoilage)에 대한 설명으로 옳은 것은?

① 산패 - 탄수화물이 미생물의 작용으로 사람에게 유용한 물질로 변화된다.
② 부패 - 단백질이 미생물의 작용으로 분해되어 유해한 물질이 생성된다.
③ 변패 - 유지 중의 불포화지방산이 산화에 의하여 불쾌한 냄새나 맛을 생성한다.
④ 발효 - 지방질이 미생물의 작용으로 분해되어 사람에게 유용한 물질로 변한다.
⑤ 유지의 자동산화 - 냉동에서 산소가 존재하여 자연스럽게 나타나는 현상이다.

43 당질이 산소가 없는 상태에서 분해되는 현상은?

① 부패
② 변패
③ 산패
④ 발효
⑤ 자기소화

44 「식품공전」에서 우유의 초고온순간처리법의 온도와 시간으로 옳은 것은?

① 63 ~ 65℃, 30분
② 72 ~ 75℃, 15분
③ 100 ~ 110℃, 5분
④ 130 ~ 150℃, 0.5 ~ 5초
⑤ 160 ~ 170℃, 1 ~ 2시간

45 살균력에 가장 강한 에탄올의 농도는?

① 3%
② 5%
③ 10%
④ 70%
⑤ 100%

46 살모넬라 식중독에 대한 설명으로 옳은 것은?

① 살모넬라균은 독소형이다.
② 겨울철에 많이 발생한다.
③ 3 ~ 5% 식염에서 잘 발육한다.
④ 신경독소(neurotoxin)를 생성한다.
⑤ 심한 고열, 구역, 구토, 설사 등의 증상이 나타난다.

47 다음에서 설명하는 식중독균은?

- 장내세균과에 속하며 인수공통병원균이다.
- 저온균으로 4℃ 이하에서도 잘 증식한다.
- 돈육 취급 시 주의를 요한다.

① *Bacillus cereus*
② *Yersinia enterocolitica*
③ *Staphylococcus aureus*
④ *Clostridium perfringens*
⑤ *Vibrio parahaemolyticus*

48 감염형 세균성 식중독에 해당하는 것은?

① 캠필러박터 식중독
② 알레르기성 식중독
③ 아플라톡신 식중독
④ 포도상구균 식중독
⑤ 보툴리누스 식중독

49 황색포도상구균 식중독을 일으키는 독소는?

① 신경독(neurotoxin)
② 장독소(enterotoxin)
③ 아플라톡신(aflatoxin)
④ 에르고톡신(ergotoxin)
⑤ 테트로도톡신(tetrodotoxin)

50 통조림 등 밀봉된 식품의 부패로 발생하는 식중독은?
① 살모넬라
② 여시니아
③ 캠필로박터
④ 리스테리아
⑤ 보툴리누스

51 다음에 해당하는 식중독은?

> • 원인균은 그람양성 간균이다.
> • 원인균은 내열성 포자를 생성한다.
> • 가열조리 후에도 식품에서 증식한다.

① 웰치균
② 여시니아
③ 리스테리아
④ 병원성대장균
⑤ 바실러스 세레우스

52 식품의 유해 착색료는?
① 둘신
② 아우라민
③ 페릴라르틴
④ 시클라메이트
⑤ 포름알데히드

53 유기인제 농약은?
① 퓨졸(fussol)
② 디디티(DDT)
③ 프라톨(fratol)
④ 카바릴(carbaryl)
⑤ 파라티온(parathion)

54 구연산회로 중에서 아코니타아제(aconitase)를 저해하는 농약은?
① BHC
② DDVP
③ Nissol
④ Aldicarb
⑤ Malathion

55 일본의 미강유 중독사건의 원인이 되었던 내분비교란물질은?
① 납
② PCB
③ 수은
④ 카드뮴
⑤ 다이옥신

56 산성과일 통조림을 개봉하고 오랜 시간이 지나 섭취할 때 중독될 수 있는 중금속은?
① 납
② 주석
③ 크롬
④ 구리
⑤ 카드뮴

57 냉온감각이상(dryice sensation) 증상을 나타내는 독소는?
① 테트라민(tetramine)
② 무스카린(muscarine)
③ 베네루핀(venerupin)
④ 시구아톡신(ciguatoxin)
⑤ 테트로도톡신(tetrodotoxin)

58 정제가 불충분한 면실류에 들어 있는 독성분은?
① 리신(ricin)
② 콜린(choline)
③ 듀린(dhurrin)
④ 고시폴(gossypol)
⑤ 아미그달린(amygdalin)

59 푸른곰팡이가 생산하는 황변미 독소 중 신장독은?
① 시트리닌(citrinin)
② 에르고톡신(ergotoxin)
③ 루브라톡신(rubratoxin)
④ 이슬란디톡신(islanditoxin)
⑤ 시트레오비리딘(citreoviridin)

60 다음에서 설명하는 곰팡이 독소는?

- 붉은 곰팡이(fusarium)가 생산하는 독소이다.
- 돼지에게 폐수종을, 사람에게 식도암을 유발한다.

① 파툴린(patulin)
② 푸모니신(fumonisin)
③ 이슬란디톡신(islanditoxin)
④ 루테오스카이린(luteoskyrin)
⑤ 시트레오비리딘(citreoviridin)

61 다음의 설명에 해당하는 경구감염병은?

- 원인균이 *Salmonella typhi*이다.
- 지속적인 고열과 장미진의 증상을 보인다.

① 콜레라　　② 폴리오
③ 장티푸스　④ 세균성이질
⑤ 디프테리아

62 이질균의 특징은?
① 구균　　　② 주모균
③ 그람음성　④ 포자 형성
⑤ 편성혐기성균

63 용혈성연쇄상구균에 의한 감염병은?
① 성홍열　　② 폴리오
③ 디프테리아　④ 유행성간염
⑤ 렙토스피라증

64 제3급 감염병은?
① 큐열　　② 탄저
③ 결핵　　④ A형간염
⑤ 세균성이질

65 사람에게는 불규칙한 발열을, 동물에게는 유산을 일으킬 수 있는 인수공통감염병은?
① 야토병
② 돈단독
③ 브루셀라증
④ 렙토스피라증
⑤ 리스테리아증

66 다음에서 설명하는 인수공통감염병은?

- 병원체는 *Erysipelothrix rhusiopathiae*이다.
- 감염된 돼지 취급 시 주로 피부 상처를 통해 감염된다.
- 자홍색의 홍반(유단독), 피부 발열 등의 증상이 나타난다.

① Q열　　② 돈단독
③ 야토병　④ 일본뇌염
⑤ 렙토스피라증

67 다음에 해당하는 기생충은?

> - 종말숙주는 고양이이다.
> - 불현성감염이 많으나 폐렴이나 뇌염증상이 나타나기도 한다.
> - 임산부가 감염되면 유산이나 조산의 원인이 될 수 있다.

① 선모충　　② 폐흡충
③ 무구조충　　④ 유극악구충
⑤ 톡소플라즈마

68 유극악구충의 제1중간숙주는?
① 가재　　② 다슬기
③ 물벼룩　　④ 해산어류
⑤ 왜우렁이

69 섞이지 않는 두 가지 또는 그 이상의 성분을 균질하게 섞어주거나 유지시키는 식품첨가물은?
① 소포제　　② 유화제
③ 추출용제　　④ 영양강화제
⑤ 품질개량제

70 육류에 사용가능한 발색제는?
① 카제인
② 알긴산
③ 과황산암모늄
④ 아질산나트륨
⑤ 폴리이소부틸렌

71 「식품첨가물공전」상 빵류, 치즈류, 잼류에 한하여 사용가능한 보존료는?
① 질산칼륨
② 사카린나트륨
③ 몰포린지방산염
④ 치아염소산나트륨
⑤ 프로피온산나트륨

72 식품의 영양을 강화하는 데 사용되는 식품첨가물은?
① 착향료　　② 안정제
③ 증점제　　④ 품질개량제
⑤ 영양강화제

73 유전자변형식품을 만드는 방법은?
① 이온교환법
② 발광분광법
③ 세포질융합법
④ 유전자총이용법
⑤ 염기다형성 마커이용법

74 식품안전관리인증기준(HACCP)에서 다음이 설명하는 용어는?

> 중요관리점에서의 위해요소 관리가 허용범위 이내로 충분히 이루어지고 있는지 여부를 판단할 수 있는 기준이나 기준치를 말한다.

① 모니터링　　② 한계기준
③ 개선조치　　④ 중요관리점
⑤ 위해요소분석

75 식품안전관리인증기준(HACCP)에서 화학적 위해요소는?
① 진균류　　② 바이러스
③ 유리조각　　④ 잔류농약
⑤ 금속성 이물

06 위생사 필기 • 실전모의고사

제1교시 위생관계법령

01 위생사의 업무 중 "대통령령으로 정하는 업무"란 무엇인가?
① 위생용품의 위생관리
② 음료수의 위생관리
③ 보건관리업무
④ 유해곤충 설치류 및 매개체 관리
⑤ 공중이용시설의 위생관리

02 위생관리등급을 공중위생업자에게 통보하고 이를 공표하는 사람은?
① 시장·군수·구청장
② 보건복지부장관
③ 식품의약품안전처장
④ 시·도지사
⑤ 농림축산식품부장관

03 다음 중 위생사 국가시험을 실시하는 자는?
① 환경부장관
② 보건복지부장관
③ 과학기술부장관
④ 식품의약품안전처장
⑤ 국립보건연구원장

04 공중위생의 관리를 위한 지도·계몽 등을 행하게 하기 위하여 명예공중위생감시원을 둘 수 있다. 이들의 임명권자는 누구인가?
① 국무총리
② 보건복지부장관
③ 시장·군수·구청장
④ 시·도지사
⑤ 식품의약품안전처장

05 위생사는 면허증을 잃어버리거나 못 쓰게 된 경우에 위생사 면허증 재교부 신청서를 누구에게 제출하여 재교부를 받아야 하는가?
① 국무총리
② 보건복지부장관
③ 환경부장관
④ 노동부장관
⑤ 농림축산식품부장관

06 다음 중 식품위생감시원의 자격에 해당되지 않는 것은?
① 수산제조기사   ② 위생사
③ 식품기사   ④ 수의사
⑤ 환경관리기사

07 식품 등을 채취·제조·가공·사용·조리·저장·소분·운반 또는 진열하는 영업자에 대하여 식품전문 시험·검사기관 또는 국외시험·검사기관에서 검사를 받을 것을 명할 수 있는 사람은?
① 시·도지사
② 보건복지부장관
③ 국립보건연구원장
④ 식품의약품안전처장
⑤ 시장·군수·구청장

08 특별자치시장·특별자치도지사 또는 시장·군수·구청장에게 등록하여야 하는 업종을 바르게 나열한 것은?

> 가. 식품첨가물 제조업
> 나. 식품소분·판매업
> 다. 공유주방 운영업
> 라. 식품조사 처리업

① 가, 나, 다　② 가, 다
③ 나, 라　　　④ 라
⑤ 가, 나, 다, 라

09 식품접객영업자는 「청소년보호법」에 따른 청소년에게 다음의 행위를 하여서는 아니 된다. 이때 옳지 않은 내용은?
① 청소년을 유흥접객원으로 고용하여 유흥행위를 하게 하는 행위
② 청소년 출입·고용 금지업소에 청소년을 고용하는 행위
③ 청소년고용 금지업소에 청소년을 출입시키는 행위
④ 청소년에게 주류(酒類)를 제공하는 행위
⑤ 청소년고용금지업소에 청소년을 고용하는 행위

10 조리사를 두어야 하는 식품접객업은?
① 휴게음식점영업
② 단란주점영업
③ 유흥주점영업
④ 공유주방영업
⑤ 복어독 제거가 필요한 복어를 조리·판매하는 영업

11 조리사는 누구의 면허를 받아야 하는가?
① 보건복지부장관
② 식품의약품안전청장
③ 환경부장관
④ 국립보건연구원장
⑤ 특별자치도지사·시장·군수·구청장

12 식품의약품안전처장이 청문 후 처분을 해야 하는 사항이 아닌 것은?
① 식품안전관리인증기준 적용업소의 인증취소
② 교육훈련기관의 지정취소
③ 영업허가 또는 등록의 취소
④ 영양사 면허의 취소
⑤ 조리사 면허의 취소

13 「감염병예방법」에서 규정한 제1급감염병이 아닌 것은?
① 디프테리아　② 신종인플루엔자
③ 페스트　　　④ 홍역
⑤ 탄저

14 의사, 치과의사 또는 한의사가 제1급감염병 환자를 진단하였을 때의 신고기간은?
① 즉시　　　　② 5일 이내
③ 7일 이내　　④ 8일 이내
⑤ 9일 이내

15 제1급감염병부터 제3급감염병까지 해당하는 환자가 사망하였을 때 "그 밖의 신고의무자"는 어떻게 하여야 하는가?
① 해당 주소지를 관할하는 보건소장에게 신고한다.
② 읍·면·동사무소에 신고한다.
③ 환경부장관에게 신고한다.
④ 보건복지부장관에게 신고한다.
⑤ 시·도지사에게 신고한다.

16 필수예방접종은 누가 실시하는가?
① 시·도지사
② 읍·면·동장
③ 식품의약품안전처장
④ 보건소장
⑤ 특별자치도지사 또는 시장·군수·구청장

17 생물테러감염병 및 그 밖의 감염병의 대유행이 우려되면 예방·치료 의약품 및 장비 등의 품목을 정하여 미리 비축하거나 장기 구매를 위한 계약을 미리 할 수 있는 사람은?
① 보건소장
② 국립보건연구원장
③ 시장·군수·구청장
④ 보건복지부장관
⑤ 질병관리청장

18 고위험병원체의 종류에 해당하지 않은 세균은?
① 페스트균
② 장티푸스균
③ 브루셀라균
④ 이질균
⑤ 콜레라균

19 먹는물 수질기준 중 일반세균 기준은?
① 1mL 중 10CFU를 넘지 아니할 것
② 1mL 중 50CFU를 넘지 아니할 것
③ 1mL 중 100CFU를 넘지 아니할 것
④ 1mL 중 200CFU를 넘지 아니할 것
⑤ 1mL 중 500CFU를 넘지 아니할 것

20 먹는샘물 등의 광고를 금지하거나 제한할 수 있는 사람은?
① 보건복지부장관
② 환경부장관
③ 행정안전부장관
④ 시장·군수
⑤ 식품의약품안전처장

21 샘물 등의 개발허가를 받으려는 자 중 먹는샘물 제조업자와 그 밖에 1일 취수능력이 대통령령으로 정하는 기준에 해당하는 규모의 샘물을 개발하려는 자는 샘물의 개발로 주변 환경에 미치는 영향과 주변 환경으로부터 발생하는 해로운 영향을 예측·분석하여 이를 줄일 수 있는 방안에 대하여 조사하여야 한다. 이러한 조사를 무엇이라 하는가?
① 환경영향평가
② 환경영향조사
③ 환경영향심사
④ 환경조사
⑤ 수질검사

22 먹는샘물 제조업자는 자가품질검사를 실시하여야 한다. 내용이 옳지 않은 것은?
① 먹는샘물에 대한 일반세균 : 매주 2회 이상 실시
② 먹는샘물에 대한 총대장균군 : 매주 2회 이상 실시
③ 먹는샘물에 대한 수소이온농도 : 매일 1회 이상 실시
④ 먹는샘물에 대한 냄새와 맛 : 매일 1회 이상 실시
⑤ 먹는샘물에 대한 탁도와 색도 : 매주 1회 이상 실시

23 환경보전이나 국민보건에 중대한 위해를 끼치거나 끼칠 우려가 있다고 인정하면 먹는물 관련 영업자에게 필요한 지도와 명령을 할 수 있는 사람은 누구인가?

| 가. 시·도지사   나. 환경부장관 |
| 다. 시장·구청장   라. 식품의약품안전처장 |

① 가, 나, 다
② 가, 다
③ 나, 라
④ 라
⑤ 가, 나, 다, 라

24 다음 중 지정폐기물이 아닌 것은?
① 수소이온농도가 11.5 이상인 폐알칼리
② 폐페인트 및 폐래커
③ 기름성분이 5% 이상인 폐유
④ 폐석면
⑤ 의료폐기물

25 공공하수도시설의 개선명령을 할 수 있는 사람과 개선기간은?
① 보건복지부장관 – 1년
② 환경부장관 – 1년
③ 시·도지사 – 6개월
④ 공공하수도관리청 – 6개월
⑤ 시장·군수·구청장 – 6개월

제1교시 환경위생학

26 성인 한 명이 1시간 동안 호흡 시 배출하는 이산화탄소의 양은?
① 15L   ② 18L
③ 21L   ④ 25L
⑤ 30L

27 일반적으로 실외의 기온이란?
① 지상 1.5m에서의 건구온도
② 지상 1.5m에서의 습구온도
③ 지상 2m에서의 건구온도
④ 지상 2.5m에서의 습구온도
⑤ 바닥으로부터 50cm의 건구온도

28 다음 중 실내의 기류를 측정하고자 할 때 사용하는 기구는?
① 건구온도계   ② 흑구온도계
③ 풍속계   ④ 카타온도계
⑤ 타고메타

29 거의 모든 사람이 쾌적함을 느낄 수 있는 여름철 최호적 감각온도는?
① 60°F   ② 63°F
③ 66°F   ④ 71°F
⑤ 81°F

30 환경정책기본법에서 대기 중 오존(O_3)의 최대 허용농도는 몇 ppm인가(1시간을 기준으로 함)?
① 0.1ppm   ② 0.01ppm
③ 0.001ppm ④ 0.0001ppm
⑤ 0.06ppm

31 대기 중에 존재하는 먼지의 입자크기는 어느 정도인가?
① 0.01 ~ 0.5 μ ② 0.5 ~ 5.0 μ
③ 1 ~ 10 μ ④ 5 ~ 20 μ
⑤ 0.1 ~ 10 μ

32 실내에서 페인트와 접착제 등의 유기용제에 노출될 때 발생할 수 있는 질병은?
① 진폐증   ② 백혈병
③ 신경장애   ④ 비중격천공
⑤ 골연화증

33 모든 생물들을 해로운 자외선, 우주선, 감마선으로부터 보호해 주는 역할을 하는 생물보호막인 오존층을 파괴하는 원인물질과 진행고도가 맞게 짝지어진 것은?
① CO_2 – 약 25km 부근
② SO_3 – 약 20km 부근
③ CFC_S – 약 25km 부근
④ NO_2 – 약 10km 부근
⑤ CO – 약 30km 부근

34 일반적으로 중심대가 어느 위치에 있을 때 실내 자연환기가 잘 되는가?

① 방바닥 가까이
② 중간지점에
③ 천정 가까이
④ 창문 가까이
⑤ 위치와 무관

35 완속여과와 급속여과의 장·단점을 비교 설명한 것이다. 잘못된 것은?

① 세균 제거면에서는 완속여과가 더 효과적이다.
② 원수의 수질이 탁도가 높을 때는 완속여과가 효과적이다.
③ 급속여과는 역류세척을 실시한다.
④ 약품침전 후의 여과는 급속여과로 한다.
⑤ 건설비는 완속여과가 많이 들고, 유지관리비는 급속여과가 많이 든다.

36 다음은 물의 염소 소독 시 일어나는 반응이다. 알칼리성(pH 9 ~ 10)일 때 잘 진행되는 반응은?

① $HOCl \rightarrow OH^- + Cl^-$
② $H^+ + O^2 \rightarrow H_2O$
③ $Cl_2 + H_2O \rightarrow HOCl + H^+ + Cl^-$
④ $HOCl + HCl \rightarrow Cl_2 + H_2O$
⑤ $HOCl \rightarrow H^+ + OCl^-$

37 정수과정에서 수중의 유기물질과 살균제로 사용되는 염소가 반응하여 생성되는 트리할로메탄(THM)은?

① 톨루엔
② 벤젠
③ 클로로포름
④ 파라티온
⑤ 자일렌

38 상수도의 급수전에서 잔류염소량은 최소 몇 mg/L가 되도록 해야 하는가?

① 0.5mg/L
② 1.0mg/L
③ 1.5mg/L
④ 0.1mg/L
⑤ 2.5mg/L

39 먹는물에서 100mL 당 총대장균군의 수질기준은?

① 20CFU
② 30CFU
③ 50CFU
④ 100CFU
⑤ 불검출

40 상수처리에서 폭기작용(aeration)에 의해 일어나지 않는 것은?

① 물의 pH 하강
② 산화에 의한 냄새제거
③ 휘발성 유기물 제거
④ CO_2 가스 제거
⑤ 철·망간 제거

41 일반적으로 물의 경도가 가장 높은 것은?

① 지하수
② 지표수
③ 호소수
④ 천수
⑤ 해수

42 물의 특성에 관한 설명으로 옳은 것은?

① 밀도는 4℃에서 $1g/cm^3$으로 가장 크다.
② 분자량이 유사한 다른 화합물에 비해 비열이 작다.
③ 수온이 낮아지면 점성도 낮아진다.
④ 고체에서 액체로 변하면 부피가 증가한다.
⑤ 물분자간 수소결합으로 표면장력이 작다.

43 광합성 작용으로 산소를 방출함으로써 주간에 연못이나 호수 등에 용존산소량(DO)의 과포화 상태를 일으키는 미생물은?
① 효모(yeast)   ② 바이러스(virus)
③ 조류(algae)   ④ 박테리아(bacteria)
⑤ 곰팡이(fungi)

44 질소화합물 최종분해 산화물질로 메트헤모글로빈혈증을 유발하는 것은?
① 암모니아성 질소   ② 질산성 질소
③ 아질산성 질소   ④ 아미노산
⑤ 단백질

45 다음 중 수질오염과 관련하여 공장폐수의 어류에 대한 치사량을 구하는 데 어떤 단위를 사용하는가?
① ADI   ② LP_{50}
③ LC_{50} ④ TLM_{48}
⑤ BLI

46 다음 중 Cd의 중독과 관련이 있는 것은?

| 가. 폐기종 | 나. 이타이이타이병 |
| 다. 단백뇨 | 라. 신장장애 |

① 가, 나, 다   ② 가, 다
③ 나, 라   ④ 라
⑤ 가, 나, 다, 라

47 음이온 계면활성제 중에서 생물분해 속도가 가장 낮은 것은?
① ABS   ② AOD
③ LAS   ④ NTA
⑤ SOD

48 하수처리에서 침사지의 설치 목적은?
① 하수로부터 유해성 무기물을 제거하기 위해
② 하수 중 모래, 자갈, 금속 등을 제거하기 위해
③ 하수 중 부유성 유기물을 제거하기 위해
④ 하수 중 콜로이드 물질을 제거하기 위해
⑤ 하수로부터 침강성 물질을 제거하기 위해

49 가성소다(NaOH)를 중화시키면 중성의 소금물이 되는 폐수는?
① 염산함유 폐수   ② 수은함유 폐수
③ 황산함유 폐수   ④ 소석회함유 폐수
⑤ 질산함유 폐수

50 천연 응집보조제와 가장 관계가 깊은 것은?
① 점토(clay)   ② Alum
③ 염기   ④ 석회
⑤ 알루미늄

51 다음 중 활성오니법에서 슬러지 팽화현상(bulking)의 대책에 관하여 틀린 것은?
① 반송 슬러지를 재폭기한다.
② 염소를 적량 주입한다.
③ 유입수를 감소시킨다.
④ 폭기량을 감소시킨다.
⑤ 유입수를 희석하여 BOD부하를 감소시킨다.

52 유기물질이 부패될 때 가장 많이 발생하는 가스는?
① 이산화탄소   ② 일산화탄소
③ 메탄가스   ④ 황화수소(H_2S)
⑤ 암모니아

53 분뇨처리 과정 중에서 화학처리에 많이 사용하는 응집제는?
① 염화나트륨 ② 황산구리
③ 황산알루미늄 ④ 고분자응집제
⑤ 염화제2철과 석회

54 하수도에 맨홀을 설치하는 이유가 아닌 것은?
① 하수도의 보수·청소의 편리
② 유해가스 환기
③ 환기의 효과
④ 메탄가스 분해의 촉진
⑤ 하수관 검사의 편리

55 폐기물처리시설의 종류 중 중간처리시설에 해당하지 않는 것은?
① 소각시설
② 고형화, 안정화시설
③ 사료화, 퇴비화, 소멸화시설
④ 호기성, 혐기성 분해시설
⑤ 매립시설

56 폐기물매립지에서 발생하는 기체와 관계가 먼 것은?
① NH_3 ② CH_4
③ SO_2 ④ CO_2
⑤ H_2S

57 Heinrich가 주장한 산업장 내의 현성장해와 불현성, 잠재성 재해의 비를 옳게 표시한 것은?
① 1 : 10 : 30 ② 1 : 29 : 300
③ 1 : 5 : 10 ④ 1 : 10 : 100
⑤ 1 : 30 : 600

58 4기압 이상의 고압환경에서 감압없이 정상기압으로 복귀할 때 발생하는 장해는?
① 고산병 ② 항공병
③ 잠함병 ④ 열경련
⑤ 열중증

59 만성 중독 시 신장기능 장애로 단백뇨가 나타나는 중금속은?
① 크롬 ② 납
③ 카드뮴 ④ 규소
⑤ 메틸수은

60 라듐(radium) 취급자에게 올 수 있는 질병은?
① 잠함병 ② 항공병
③ 백혈병 ④ 진폐증
⑤ 결핵

61 다음 중 작업환경 개선의 기본원칙에 관한 사항이 아닌 것은?
① 물질변경 ② 공정의 변경
③ 발생원의 격리 ④ 작업회사 격리
⑤ 시설의 변경

62 다음 중 산업재해의 예방대책으로 적절한 것은?
① 시설물의 미비 ② 부적절한 공구
③ 불량한 복장 ④ 허약한 체력
⑤ 작업환경 개선

63 소음성 난청의 초기단계인 C₅-dip 현상이 잘 일어나는 주파수는?
① 20,000Hz ② 10,000Hz
③ 4,000Hz   ④ 2,000Hz
⑤ 1,000Hz

64 손가락의 혈관이 수축하고 피가 잘 흐르지 않아 피부가 창백해지는 현상의 원인은?
① 소음   ② 진동
③ 고온   ④ 고압
⑤ 방사선

65 공중목욕장 원수의 색도 기준은?
① 2도 이하   ② 3도 이하
③ 4도 이하   ④ 5도 이하
⑤ 6도 이하

66 수영조 욕수의 수질기준 중 옳지 않은 것은?
① 탁도는 2.8NTU 이하일 것
② KMnO₄ 소비량이 12ppm 이하일 것
③ 총대장균군은 10mL들이 시험대상 욕수 5개 중 양성이 2개 이하일 것
④ pH는 5.8 ~ 8.6일 것
⑤ 유리잔류염소는 0.4 ~ 1.0mg/L 유지

67 환기법 중 실내·외 온도차로 발생하는 공기의 흐름을 이용하는 것은?
① 풍력환기법   ② 공기조절법
③ 배기식환기법 ④ 평형식환기법
⑤ 중력환기법

68 눈의 보호를 위해 가장 좋은 실내 조명방법은?
① 직접조명   ② 간접조명
③ 반직접조명 ④ 반간접조명
⑤ 이상 모두

69 여름철 실내 냉방 시 실내·외 온도차가 몇 도 이내라야 위생학적으로 적당한가?
① 2 ~ 3℃   ② 3 ~ 5℃
③ 5 ~ 7℃   ④ 7 ~ 9℃
⑤ 9 ~ 11℃

70 실내에서 안정 시 쾌적함을 느낄 수 있는 의복기후는?
① 0 ~ 10℃   ② 15 ~ 20℃
③ 21 ~ 25℃ ④ 31 ~ 33℃
⑤ 40 ~ 45℃

71 다음 소독약과 사용 농도와의 연결이 잘못된 것은?
① 석탄산 - 3% 수용액
② 과산화수소 - 3% 수용액
③ 승홍 - 0.1% 용액
④ 알코올 - 95% 용액
⑤ 클로르칼키 - 5% 수용액

72 100℃ 끓은 물에서 15 ~ 20분간 가열처리하여 소독하는 방법은?
① 고압증기 소독법   ② 자비소독법
③ 일광 소독법   ④ 간헐멸균법
⑤ 화염멸균법

73 석탄산 계수 산정에 사용되는 시험균주는?
① 결핵균
② 웰치균
③ 바실러스 세레우스균
④ 장티푸스균
⑤ 콜레라균

74 다음 중 채소류 및 식기의 소독에 적당한 것은?
① 크레졸   ② 석탄산
③ 알코올   ④ 과산화수소
⑤ 역성비누

75 하수나 폐수에 염소를 주입하는 목적이 아닌 것은?
① 악취를 제거하기 위해서
② 냄새를 제거하기 위해서
③ BOD를 감소시키기 위해서
④ 병균을 죽이기 위해서
⑤ 부식방지를 위해서

제1교시 위생곤충학

76 위생곤충이 가해하는 방법 중 직접적인 피해를 설명한 것이다. 잘못된 것은?
① 기계적 외상 – 등에, 모기, 진드기
② 인체기생 – 옴진드기, 벌, 체체파리
③ 독성물질 주입 – 지네, 독나방, 벌
④ 알레르기성 질환 – 바퀴, 깔따구, 집먼지 진드기
⑤ 국부적 알레르기 반응 – 모래파리, 빈대

77 다음 중 곤충에 의한 생물학적 매개 중 증식형에 속하는 것은?
① 재귀열   ② 사상충증
③ 말라리아   ④ 수면병
⑤ 로키산 홍반열

78 말라리아 원충이 학질모기 내에 증식 또는 발육하는 곳은?
① 전위   ② 위 외벽
③ 흉부 근육   ④ 위
⑤ 대장

79 다음의 해충 방제방법 중 근본적이며 영구적인 방법은?
① 화학적 방법   ② 기계적 방법
③ 생물학적 방법   ④ 환경적 방법
⑤ 통합적 방법

80 발육억제제의 장점이 아닌 것은?
① 환경오염을 시키지 않는다.
② 살충제에 대한 내성 문제를 해결할 수 있다.
③ 인체의 독성문제가 없다.
④ 포유동물의 발육에 영향을 준다.
⑤ 정상호르몬의 작용을 도와서 발육을 억제한다.

81 다음 중 유기염소계 살충제가 아닌 것은?
① aldrin
② DDVP
③ γ-HCH
④ DDT
⑤ chlordane

82 식물에서 추출한 것으로 속효성이며 포유류에 저독성으로 널리 사용되고 있는 살충제는?
① pyrethrin(피레스린)
② diazinon(다이아지논)
③ malathion(말라티온)
④ aldrin(알드린)
⑤ dieldrin(디엘드린)

83 다음 중 피레스로이드계 살충제의 특성에 대한 설명이 옳은 것은?

> 가. 자연 식물성 살충제인 국산 에스텔이다.
> 나. 공간살포용으로 적합하다.
> 다. 인축에는 저독성인 반면 강력한 살충력을 나타낸다.
> 라. 살충력을 높이기 위하여 효력증강제를 혼용한다.

① 가, 나, 다
② 가, 다
③ 나, 라
④ 라
⑤ 가, 나, 다, 라

84 fenthion(펜티온)이 속하는 살충제의 종류는?
① 유기인계 살충제
② 유기염소계 살충제
③ 카바메이트계 살충제
④ 피레트로이드계 살충제
⑤ 성장억제계 살충제

85 60% HCH(BHC)유제를 물에 6%로 희석하여 200갤런을 만들어 사용하고자 한다. 이때 원제의 필요량은?
① 5갤런
② 10갤런
③ 20갤런
④ 30갤런
⑤ 40갤런

86 4mg/kg의 독성을 가지고 있는 살충제의 독성 등급은?
① 맹독성
② 고독성
③ 중독성
④ 저독성
⑤ 무해무독성

87 가열연막은 언제 하는 것이 좋은가?
① 새벽
② 낮
③ 저녁
④ 밤
⑤ 수시로

88 살포방법 기준을 준수하여 잔류분무를 실시하였다. 희석농도가 5%인 경우, 원체 몇 g이 벽면에 잔류되는가?
① $1g/m^2$
② $2g/m^2$
③ $3g/m^2$
④ $5g/m^2$
⑤ $6g/m^2$

89 뇌염모기를 구제하기 위하여 축사벽면에 잔류분무를 하고자 할 때 가장 알맞은 분무기의 노즐형태는?
① 부채꼴
② 직선형
③ 원뿔형
④ 방사형
⑤ 부정형

90 곤충의 말피기관에 대한 설명으로 틀린 것은?
① 체강 내에 떠 있다.
② 수가 적을 때는 길이가 길다.
③ 탄산염, 염소, 인, 염 등의 노폐물을 여과 한다.
④ 전장과 중장 사이에 연결되어 있다.
⑤ 곤충에 따라 1 ~ 150개로 차이가 있다.

91 곤충을 분류할 때 계로부터 종까지 중간단계를 순서대로 나타낸 것은?
① 강 – 문 – 과 – 목 – 속
② 문 – 강 – 목 – 과 – 속
③ 문 – 목 – 강 – 과 – 속
④ 문 – 과 – 강 – 목 – 속
⑤ 속 – 과 – 목 – 강 – 문

92 바퀴의 구기 종류로 옳은 것은?
① 흡관형 구기
② 천공흡수형 구기
③ 저작형 구기
④ 저작흡수형 구기
⑤ 스펀지형 구기

93 유충은 수중생활을 하고 성충은 지상생활을 하는 해충은?
① 파리   ② 바퀴
③ 이   ④ 모기
⑤ 귀뚜라미

94 숫컷 모기는 보통 지상 몇 m 높이에서 군무를 하는가?
① 1 ~ 3m   ② 3 ~ 5m
③ 5 ~ 7m   ④ 12m
⑤ 높이와 무관함

95 학질모기는 어느 속에 속하는가?
① 숲모기속
② 집모기속
③ 왕모기속
④ 공주모기속
⑤ 얼룩날개모기속

96 모기의 암컷은 흡혈 후 휴식을 취한다. 그 휴식을 필요로 한 기간은?
① 1일   ② 2 ~ 3일
③ 5 ~ 7일 ④ 8일
⑤ 8일 이상

97 집파리가 병원체를 옮기는 방법이 아닌 것은?
① 날개를 서로 비벼서
② 구기의 털에 의하여
③ 다리 강모에 의하여
④ 욕반에 묻혀서
⑤ 분비물, 배설물 등을 먹고 토하여

98 빈대에 대한 설명 중 옳지 않은 것은?
① 군거성이다.
② 불완전변태를 한다.
③ 자충은 5회 탈피를 한다.
④ 질병을 매개한다.
⑤ 각 영기마다 흡열이 필요하다.

99 벼룩의 생활사에 대한 설명 중 틀린 것은?
① 성충의 수명은 약 6개월이다.
② 알의 부화기간은 1주일이다.
③ 쥐벼룩은 사람을 흡혈하지 않는다.
④ 암수 공히 흡혈한다.
⑤ 유충의 발육기간은 약 2주이다.

100 다음 중 4쌍의 다리를 갖고 있는 위해해충은?
① 파리　② 바퀴
③ 개미　④ 모기
⑤ 진드기 성충

101 리케치아폭스와 관계있는 좀진드기는?
① 생쥐진드기　② 여드름진드기
③ 쥐진드기　④ 닭날개진드기
⑤ 옴진드기

102 곰쥐는 평균적으로 1회에 몇 마리의 새끼를 출산하는가?
① 2 ~ 5마리　② 4 ~ 8마리
③ 10 ~ 15마리　④ 15 ~ 18마리
⑤ 20마리

103 쥐가 간접 또는 직접적으로 옮기는 질병이 아닌 것은?
① 샤가스병　② 살모넬라증
③ 유행성출혈열　④ B형간염
⑤ 선모충증

104 사계절 중 구서활동은 어느 시기에 하는 것이 가장 효율적인가?
① 봄　② 여름
③ 가을　④ 겨울
⑤ 봄과 여름

105 다음 중 만성살서제의 사용에 대한 설명으로 옳지 않은 것은?
① 독먹이에 대한 기피성이 없다.
② 장기간 사용하면 저항성이 생길 가능성이 크다.
③ 한 번 먹으면 죽는다.
④ 1회 다량 투여보다 4 ~ 5회 소량 중복투여가 더 효과적이다.
⑤ 사전미끼를 사용할 필요가 없다.

제2교시 공중보건학

01 건강개념의 변천과정으로 옳은 것은?
① 심신개념 → 생활개념 → 신체개념
② 신체개념 → 심신개념 → 생활개념
③ 신체개념 → 생활개념 → 심신개념
④ 생활개념 → 심신개념 → 신체개념
⑤ 생활개념 → 신체개념 → 심신개념

02 건강결정요인을 제시하며 생활양식의 변화와 환경 개선이 건강문제 해결을 위한 중요한 요인임을 강조한 것은?
① 오타와 헌장
② 스웨덴 선언
③ 헬싱키 선언
④ 알마아타 선언
⑤ 라론드 보고서

03 습지의 보호와 지속 가능한 이용에 관한 국제 협약은?
① 람사르협약
② 리우선언
③ 바젤협약
④ 교토의정서
⑤ 유엔 환경계획

04 한 지역의 특수성으로 그 지역에 환자가 지속적으로 존재하여 감염수준과 환자 발생 수준이 일정하게 유지되는 감염병 발생 양상은?
① 추세성
② 유행성
③ 산발성
④ 토착성
⑤ 범유행성

05 질병이 유행할 때 조사인력을 파견하여 유병률을 조사하거나 인구집단을 대상으로 건강에 대한 지식이나 태도를 알아보고자 하는 역학연구는?
① 단면연구
③ 생태학적 연구
② 환자 – 대조군연구
④ 전향적 코호트 연구
⑤ 후향적 코호트 연구

06 역학 연구방법 중 코호트 연구의 장점으로 옳지 않은 것은?
① 객관성의 유지가 가능하다.
② 질병발생의 위험도 산출이 용이하다.
③ 위험요인과 질병발생 간의 인과관계 파악이 용이하다.
④ 단기간의 조사로 시간, 노력이 적게 들고 비용이 저렴하다.
⑤ 위험요인의 노출에서부터 질병 진행 전체 과정을 관찰할 수 있다.

07 주로 신약에 대한 효과와 안정성을 평가하기 위한 목적으로 수행하는 연구방법은?
① 기술역학
② 분석역학
③ 이론역학
④ 작전역학
⑤ 실험역학

08 다음에서 설명하는 것은?

> - 인위적인 방법으로 항원을 체내에 투입하여 항체가 생성되도록 한다.
> - 생균백신, 사균백신, 순화독소 등을 사용하는 예방접종으로 얻어지는 면역이다.

① 자연능동면역
② 인공능동면역
③ 자연수동면역
④ 인공수동면역
⑤ 선천면역

09 병원체가 원충류인 감염병은?

① 폴리오　　② 백일해
③ 말라리아　④ 장티푸스
⑤ 신증후군출혈열

10 바이러스가 원인인 감염병은?

① 콜레라　　② 성홍열
③ AIDS　　　④ 파라티푸스
⑤ 발진열

11 다음의 특성을 보이는 감염병으로 가장 옳은 것은?

> - 병원소 : 들쥐 및 털진드기
> - 전파 : 감염된 들쥐에서 털진드기가 매개하여 병원체를 사람에게 전파
> - 잠복기 : 약 10일

① 페스트　　　② 세균이질
③ 쯔쯔가무시　④ 렙토스피라
⑤ 지카바이러스

12 DTaP 백신 접종을 통해 예방할 수 있는 호흡기계 감염병은?

① 디프테리아, 홍역, 수두
② 홍역, 수두, 풍진
③ 수두, 풍진, 백일해
④ 디프테리아, 파상풍, 백일해
⑤ 홍역, 파상풍, 백일해

13 다음에서 설명하는 감염병은?

> - 주로 겨울철에 유행하는 급성감염병이다.
> - 항원변이가 생겨 매년 예방접종이 필요하다.
> - 대규모 유행을 막기 위해 국제적인 감시가 필요하다.

① 홍역　　　② 폴리오
③ 장티푸스　④ 파라티푸스
⑤ 인플루엔자

14 뇌에 혈액을 공급하는 혈관이 막히거나 터짐으로 인해 국소적 부분의 뇌 영역이 손상되어 신경학적 이상이 나타나는 질환은?

① 당뇨　　② 천식
③ 고혈압　④ 뇌졸중
⑤ 이상지혈증

15 관상동맥의 완전차단으로 심근의 괴사 상태를 일으켜 30분 이상 계속되는 흉통을 호소하는 질환은?

① 부정맥　② 뇌전증
③ 뇌졸중　④ 심근경색
⑤ 동맥경화증

16 고혈압의 예방대책은?
① 고지방식이
② 염분섭취량 증가
③ 적절한 체중 유지
④ 과도한 음주와 흡연
⑤ 고콜레스테롤 음식 섭취

17 다음에서 설명하는 조직의 원리는?

> 조직의 공동목적을 달성하기 위하여 행동 통일 및 업무수행을 조화롭게 배열하는 집단적 노력

① 조정의 원리
② 계층제의 원리
③ 전문화의 원리
④ 통솔범위의 원리
⑤ 명령통일의 원리

18 행정관리과정 중 조직원 또는 부서 간의 행동 통일을 위한 집단노력에 해당하는 것은?
① 기획　　② 조직
③ 인사　　④ 지휘
⑤ 조정

19 우리나라 보건행정의 말단 기관은?
① 보건소
② 질병관리청
③ 보건복지부
④ 보건정책과
⑤ 건강생활시설

20 「농어촌 등 보건의료를 위한 특별조치법」상 보건의료 취약지역의 주민에게 보건의료를 제공하기 위하여 설치한 보건의료시설은?
① 보건지소
② 보건진료소
③ 보건의료원
④ 보건진료원
⑤ 건강생활지원센터

21 환경 문제에 관한 국제 협력을 도모하여 환경 문제 조정, 환경상태 평가 및 환경관리, 환경보호를 위한 지원조치 등의 역할을 수행하는 국제기구는?
① FAO　　② ILO
③ WHO　　④ UNEP
⑤ UNICEF

22 사회보험에 해당하는 사회보장제도는?
① 의료급여
② 재해구호
③ 보훈사업
④ 국민건강보험
⑤ 기초생활보장

23 세계 최초의 사회보장법이 제정·공포된 시기와 나라는?
① 1883년, 독일
② 1884년, 독일
③ 1889년, 독일
④ 1935년, 미국
⑤ 1942년, 영국

24 1차 성비는?
① 태아의 성비
② 출생 시의 성비
③ 수태 시의 성비
④ 분만 시의 성비
⑤ 현재 인구의 성비

25 선진국에서 볼 수 있는 인구구조로 인구가 감퇴하는 형태는?
① 종형　　　② 별형
③ 기타형　　④ 항아리형
⑤ 피라미드형

26 부족 시 야맹증, 안구건조증을 유발하는 지용성비타민은?
① 비타민 A　　② 비타민 D
③ 비타민 E　　④ 비타민 F
⑤ 비타민 K

27 생후 4주 이내 예방접종을 시행해야 하는 감염병은?
① 홍역　　　② 결핵
③ 풍진　　　④ 일본뇌염
⑤ 디프테리아

28 노인성질환 등으로 장애가 발생하여 도움이 필요한 노인을 입소시켜 급식, 요양과 그 밖의 일상생활에 필요한 편의를 제공하는 노인의료복지시설은?
① 양로시설
② 노인복지관
③ 노인요양시설
④ 노인복지주택
⑤ 노인보호전문기관

29 지역사회에 미치는 파급효과가 크고 지속력이 높은 보건교육방법은?
① 학교보건교육
② 가정보건교육
③ 직장보건교육
④ 환자보건교육
⑤ 영유아보건교육

30 급성바이러스감염병이 확산될 때 대중에게 효과적인 보건교육방법은?
① 상담　　　② 강의
③ 워크숍　　④ 가정방문
⑤ TV와 라디오

31 초등학교 보건교육에서 가장 중요한 역할을 담당하는 인력은?
① 학교의 장　　② 담임교사
③ 보건교사　　④ 학교의사
⑤ 보건소장

32 정신보건 3차 예방활동으로 옳은 것은?
① 사회생활 복귀훈련
② 우울증 예방에 대한 교육
③ 조기발견 및 신속한 치료
④ 스트레스관리 프로그램 운영
⑤ 가족 및 지역사회 지원체계 구축

33 평균을 중심으로 측정값들이 얼마나 넓게 분포되어 있는지를 알 수 있는 산포도에 해당하는 것은?
① 평균　　　② 중위수
③ 변이계수　④ 알파지수
⑤ 산술평균

34 다음 중 영아사망률 및 모성사망률의 분모가 되는 것은?
① 모성 수
② 영아 수
③ 신생아 수
④ 연간 총 출생아 수
⑤ 출생 후 1년 미만의 영아 사망수

35 생물테러에 사용되는 페스트의 전파경로를 차단하는 가장 효과적인 방법은?
① 검역
② 개인위생
③ 백신접종
④ 식수정화
⑤ 개인식기 사용

제2교시 식품위생학

36 위생적인 식품취급의 일반적 사항으로 옳은 것은?
① 유지식품은 직사광선아래 보관한다.
② 어류 → 육류 → 채소 순으로 세척한다.
③ 조리 전에 역성비누로 손씻기를 수행한다.
④ 제조, 가공, 조리에 사용되는 기구는 밀봉하여 보관한다.
⑤ 소화기계 감염병 환자는 조리행위 시 마스크를 착용한다.

37 염소를 함유한 쓰레기 소각 과정에서 생성되는 유독물질은?
① 메탄올(methanol)
② 다이옥신(dioxine)
③ 비스페놀 A(bisphenol A)
④ 트리메틸아민(trimethylamine)
⑤ PCB(polychlorinated biphenyl)

38 식품의 외인성 위해요인은?
① 무스카린
② 벤조피렌
③ 시안배당체
④ 아미그달린
⑤ 유해첨가물

39 사람의 1일 섭취허용량을 구하기 위한 식품 안정성 평가시험은?
① 급성독성시험
② 만성독성시험
③ 변이원성시험
④ 최기형성시험
⑤ 아급성독성시험

40 다음 미생물 중 세균은?
① *Fusarium*속
② *Aspergillus*속
③ *Penicillium*속
④ *Pseudomonas*속
⑤ *Saccharomyces*속

41 누룩과 메주 등 발효 식품의 제조에 이용되는 곰팡이속은?
① *Mucor*
② *Torula*
③ *Rhizopus*
④ *Bacillus*
⑤ *Aspergillus*

42 주류제조에 사용되는 효모는?
① *Candida*
② *Pichia*
③ *Hansenula*
④ *Saccharomyces*
⑤ *Zygosaccharomyces*

43 식용유지의 산패 측정 지표는?
① 헤너가
② 요오드가
③ 폴렌스키가
④ 카르보닐가
⑤ 라이헤르트마이슬가

44 세균의 아포까지 사멸시킬 수 있는 멸균법은?
① 방사선살균법
② 저온살균법
③ 자비멸균법
④ 고압증기멸균법
⑤ 자외선살균법

45 피부 소독제로 사용할 때 가장 효과적인 알코올의 농도는?
① 3%   ② 5%
③ 10% ④ 70%
⑤ 100%

46 살모넬라 식중독균의 특징으로 옳은 것은?
① 구균이다.
② 편모가 없다.
③ 그람음성이다.
④ 편성혐기성이다.
⑤ 포자를 생성한다.

47 어패류를 먹은 다음 날 설사, 복통, 구토, 발열을 호소할 때 의심할 수 있는 식중독은?
① 웰치균
② 살모넬라
③ 보툴리누스
④ 캠필로박터
⑤ 장염비브리오

48 진공포장 상태나 저온조건에서도 증식 가능한 식중독균은?
① *Clostridium botulinum*
② *Yersinia enterocolitica*
③ *Staphylococcus aureus*
④ *Clostridium perfringens*
⑤ *Vibrio parahaemolyticus*

49 *Staphylococcus aureus*이 생산하는 독소는?
① 장독소(enterotoxin)
② 아플라톡신(aflatoxin)
③ 에르고톡신(ergotoxin)
④ 신경독소(neurotoxin)
⑤ 테트로도톡신(tetrodotoxin)

50 *Clostridium botulinum* 의 설명으로 옳은 것은?
① 구균이다.
② 편모가 없다.
③ 그람음성이다.
④ 운동성이 없다.
⑤ 포자를 형성한다.

51 식품 중에서 독소를 생성하지 않고 장내에서 독소를 생성하는 식중독균은?
① *Bacillus cereus*
② *Campylobacter jejuni*
③ *Staphylococcus aureus*
④ *Clostridium perfringens*
⑤ *Vibrio parahaemolyticus*

52 식품에 사용할 수 없는 유해 보존료는?
① 둘신(dulcin)
② 아우라민(auramine)
③ 페릴라르틴(perillartine)
④ 시클라메이트(cyclamate)
⑤ 포름알데히드(formaldehyde)

53 잔류성이 커 만성중독을 일으키는 유기염소계 농약은?
① 퓨졸(fussol)
② 디디티(DDT)
③ 프라톨(fratol)
④ 카바릴(carbaryl)
⑤ 파라티온(parathion)

54 신경독소(Neurotoxin)를 생산하는 식중독균은?
① *Bacillus cereus*
② *Campylobacter jejuni*
③ *Clostridium botulinum*
④ *Clostridium perfringens*
⑤ *Vibrio parahaemolyticus*

55 감자튀김이나 커피 등 고온 조리 시에 발생할 수 있는 유해물질은?
① MCPD
② 벤조피렌
③ 니트로사민
④ 아크릴아마이드
⑤ 이환방향족아민류

56 포름알데히드(formaldehyde)가 용출될 수 있는 열경화성수지는?
① 페놀 수지
② 아크릴 수지
③ 나일론 수지
④ 폴리스틸렌 수지
⑤ 폴리염화비닐 수지

57 버섯식중독의 원인독소는?
① 솔라닌(solanine)
② 베네루핀(venerupine)
③ 무스카린(muscarine)
④ 아미그달린(amygdalin)
⑤ 에르고톡신(ergotoxin)

58 유독단백질 리신(ricin)을 함유한 식품은?
① 청매   ② 수수
③ 고사리   ④ 피마자
⑤ 독미나리

59 쌀 저장 시 습기로 인해 생성되는 황변미 독소 중 간장독은?
① 시트리닌(citrinin)
② 푸모니신(fumonisin)
③ 이슬란디톡신(islanditoxin)
④ 제랄레논(zearalenone)
⑤ 시트레오비리딘(citreoviridin)

60 다음에서 설명하는 곰팡이 독소는?

> • 아스퍼질러스 플라버스(*aspergillus flavus*) 곰팡이가 생산하는 독소이다.
> • 강력한 발암물질로 간암을 유발한다.
> • 식품위생상 문제가 되는 것은 B_1이다.

① 시트리닌(citrinin)
② 아플라톡신(aflatoxin)
③ 에르고톡신(ergotoxin)
④ 제랄레논(zearalenone)
⑤ 이슬란디톡신(islanditoxin)

61 콜레라균의 특징은?
① 원인균은 구균이다.
② 원인균은 포자가 없다.
③ 원인균은 편모가 없다.
④ 원인균은 비호기성이다.
⑤ 원인균은 그람양성이다.

62 다음의 경구감염병은?

- 병원체는 *Poliomyelitis virus*이다.
- 환자나 보균자의 분변에 오염된 물이나 음식을 통해 감염된다.
- 주로 불현성 감염으로 나타난다.

① 두창　　　　② 콜레라
③ 파상열　　　④ 급성회백수염
⑤ 유행성간염

63 다음에 해당하는 경구감염병은?

- 제2급감염병이다.
- 병원체는 Group A β-hemolytic Streptococci이다.
- 급성열성질환으로 온몸에 붉은 발진이 나타난다.

① 결핵　　　　② Q열
③ 성홍열　　　④ 수족구병
⑤ 유행성이하선염

64 발생 또는 유행 즉시 신고해야 하는 감염병은?
① 홍역　　　　② 결핵
③ 콜레라　　　④ 장티푸스
⑤ 디프테리아

65 감염된 소의 우유를 통해 감염될 수 있는 질병은?
① 결핵
② 돈단독
③ 야토병
④ 렙토스피라증
⑤ 쯔쯔가무시증

66 다음에서 설명하는 인수공통감염병은?

- 제3급감염병이다.
- 감염된 쥐의 오줌으로 오염된 물이나 식품을 통해 감염된다.
- 주로 가을철 농촌에서 맨발작업 시 발생한다.

① 결핵　　　　② 야토병
③ 폴리오　　　④ 리스테리아증
⑤ 렙토스피라증

67 다음에서 설명하는 기생충은?

- 돼지고기를 생식하거나 불충분하게 가열하여 섭취 시 감염될 수 있다.
- 소화불량, 설사, 오심, 구토 등을 일으키며 인체낭충증이 나타나기도 한다.

① 요충　　　　② 편충
③ 유구조충　　④ 십이지장충
⑤ 요코가와흡충

68 다슬기, 게, 가재로 감염되는 기생충 질환은?
① 폐디스토마
② 유극악구충
③ 아니사키스
④ 동양모양선충증
⑤ 광절열두조충증

69 식품의 부패나 변질을 방지하기 위해 사용하는 식품첨가물은?

① 보존료
② 살균제
③ 산미료
④ 안정제
⑤ 산화방지제

70 최종식품 완성 전에 분해하거나 제거해야 하는 표백제는?

① 규소수지
② 과산화수소
③ 탄산수소나트륨
④ 메타중아황산칼륨
⑤ 글리세린지방산에스테르

71 「식품첨가물공전」상 주용도가 이형제인 것은?

① 소브산
② 안식향산
③ 유동파라핀
④ 데히드로초산나트륨
⑤ 파라옥시안식향산에틸

72 껌에 점성과 탄력성을 유지하기 위해 사용하는 식품첨가물은?

① 이스트
② 규소수지
③ 염화암모늄
④ 폴리이소부틸렌
⑤ 탄산수소나트륨

73 국내규정상 유전자 변형 농산물의 비의도적 혼입 허용치는?

① 3% 이하
② 5% 이하
③ 9% 이하
④ 10% 이하
⑤ 11% 이하

74 다음에서 설명하는 식품안전관리인증기준(HACCP)의 원칙은?

- 설정된 한계기준에서 이탈된 경우 시정조치 사항을 수립한다.
- 가열 온도, 시간 이탈 시 즉시 작업을 중지하고 보고한다.
- 기기 고장일 경우 즉시 작업을 중지하고 보고한다.

① 용도 확인
② 위해요소 분석
③ 중요관리점 결정
④ 개선조치방법 수립
⑤ 검증절차 및 방법 수립

75 식품안전관리인증기준(HACCP)의 물리적 위해요소는?

① 잔류농약
② 유리조각
③ 바이러스
④ 식중독균
⑤ 살균소독제

07 위생사 필기 · 실전모의고사

제1교시   위생관계법령

01 공중위생영업을 하려는 자는 누구에게 영업신고를 해야 하는가?
① 시장·군수·구청장
② 시·도지사
③ 보건복지부장관
④ 환경부장관
⑤ 행정안전부장관

02 위생서비스수준의 평가에 관한 내용 중 옳지 않은 것은?
① 시·도지사는 위생관리수준을 향상시키기 위하여 위생서비스평가계획을 수립하여야 한다.
② 시장·군수·구청장은 평가계획에 따라 공중위생영업소의 위생서비스수준을 평가하여야 한다.
③ 시장·군수·구청장은 위생서비스평가의 전문성을 높이기 위하여 관련 전문기관에 위생서비스평가를 실시하게 할 수 있다.
④ 위생서비스평가의 주기·방법, 위생관리등급의 기준 기타 평가에 관하여 필요한 사항은 보건복지부령으로 정한다.
⑤ 공중위생영업소의 위생서비스수준 평가는 1년마다 실시한다.

03 건물위생관리업을 하는 경우 갖추고 있어야 할 장비가 아닌 것은?
① 자외선살균기   ② 마루광택기
③ 안전벨트   ④ 안전모
⑤ 진공청소기

04 공중위생영업자가 그 영업을 승계할 경우 해당사유가 아닌 것은?
① 공중위생영업자가 영업을 양도한 때
② 법인의 합병이 있는 때
③ 면허증을 양도받았을 때
④ 공중위생영업 관련시설 및 설비의 전부를 인수할 경우
⑤ 공중위생영업자가 사망한 때

05 공중이 이용하는 건축물·시설물 등의 청결유지와 실내공기정화를 위한 청소 등을 대행하는 영업을 무엇이라 하는가?
① 숙박업   ② 목욕장업
③ 세탁업   ④ 건물위생관리업
⑤ 이용업

06 식품위생감시원의 직무로 옳은 것은?

> 가. 행정처분 이행 여부를 확인한다.
> 나. 출입 및 검사에 필요한 식품의 수거
> 다. 식품 등의 압류·폐기
> 라. 시설기준 적합 여부의 확인·검사를 한다.

① 가, 나, 다   ② 가, 다
③ 나, 라   ④ 라
⑤ 가, 나, 다, 라

07 식품 등을 제조·가공하는 영업을 하는 자는 자가품질검사를 실시하여야 한다. 이때 자가품질검사에 관한 기록서의 보관기간은?
① 1년   ② 2년
③ 3년   ④ 5년
⑤ 10년

08 식품 또는 식품첨가물을 채취, 제조, 가공, 조리, 저장, 운반 또는 판매하는 일에 직접 종사하는 영업자 및 종업원은 건강진단을 받아야 한다. 건강진단을 받지 않아도 되는 사람은?

① 식품제조를 하는 사람
② 식품가공을 하는 사람
③ 식품저장을 하는 사람
④ 식품을 조리하는 사람
⑤ 완전 포장된 식품을 운반하는 사람

09 보기에서 신고만 하여도 영업을 할 수 있는 업종은?

> 가. 식품운반업 나. 식품제조업
> 다. 식품소분업 라. 식품판매업

① 가, 나, 다 ② 가, 다
③ 나, 라   ④ 라
⑤ 가, 나, 다, 라

10 유전자 재조합기술을 활용하여 재배·육성한 농·축·수산물 등을 원료로 하여 제조·가공한 식품 또는 식품첨가물의 표시에 관한 기준은 누가 고시하는가?

① 농림축산식품부장관
② 보건복지부장관
③ 식품의약품안전처장
④ 시·도지사
⑤ 식품의약품안전평가원장

11 식중독에 관한 보고를 받은 특별자치시장·시장·군수·구청장은 누구에게 보고하여야 하는가?

> 가. 시장·군수·구청장
> 나. 시·도지사
> 다. 보건복지부장관
> 라. 식품의약품안전처장

① 가, 나, 다 ② 가, 다
③ 나, 라   ④ 라
⑤ 가, 나, 다, 라

12 유흥주점영업의 유흥종사자와 집단급식소 운영자가 받아야 하는 식품위생교육 시간으로 옳은 것은?

① 2시간 – 2시간 ② 2시간 – 3시간
③ 3시간 – 2시간 ④ 3시간 – 3시간
⑤ 4시간 – 3시간

13 감염병의 예방 및 관리에 관한 기본계획을 몇 년마다 수립·시행해야 하는가?

① 1년 ② 2년
③ 3년 ④ 4년
⑤ 5년

14 의사 또는 한의사가 탄저병 환자를 진단하였을 때의 신고는?

① 즉시   ② 5일 이내
③ 7일 이내 ④ 8일 이내
⑤ 9일 이내

15 소독업을 하고자 하는 자는 보건복지부령으로 정하는 시설·장비 및 인력을 갖추어 누구에게 어떻게 하여야 하는가?

① 시장·군수·구청장 – 허가
② 시장·군수·구청장 – 신고
③ 보건소장 – 신고
④ 시·도지사 – 허가
⑤ 보건복지부장관 – 등록

16 집단급식소 업무 종사를 일시적으로 제한하는 감염병은?

① 성홍열
② A형간염
③ 디프테리아
④ 유행성이하선염
⑤ 신종인플루엔자

17 시·도지사가 임명한 검역위원의 직무에 해당하지 않는 것은?

① 역학조사에 관한 사항
② 감염병병원체에 오염된 장소의 소독에 관한 사항
③ 감염병환자 등의 추적, 입원치료 및 감시에 관한 사항
④ 검역의 공고에 관한 사항
⑤ 감염병환자에 대한 위생교육 및 계몽

18 고위험병원체의 반입 허가를 받지 아니하고 반입한 자에게 적용되는 벌칙은?

① 500만 원 이하의 벌금
② 1년 이하의 징역 또는 2천만 원 이하의 벌금
③ 2년 이하의 징역 또는 2천만 원 이하의 벌금
④ 3년 이하의 징역 또는 5천만 원 이하의 벌금
⑤ 5년 이하의 징역 또는 5천만 원 이하의 벌금

19 「먹는물관리법」의 목적에 관한 내용이다. ( ) 안에 들어갈 내용으로 옳은 것은?

> 「먹는물관리법」은 먹는물의 ( )을 합리적으로 관리하여 ( )하는 데 이바지하는 것을 목적으로 한다.
> 가. 수질과 위생 나. 생활환경을 개선
> 다. 국민건강을 증진 라. 오염상태

① 가, 나   ② 가, 다
③ 나, 라   ④ 다, 라
⑤ 가, 라

20 먹는물 관련 영업의 시설을 고치도록 명하는 기간은?

① 1개월   ② 3개월
③ 6개월   ④ 9개월
⑤ 1년

21 먹는물의 수질기준 중 총대장균군 기준은?

① 10mL 중 검출되지 아니할 것
② 50mL 중 검출되지 아니할 것
③ 100mL 중 검출되지 아니할 것
④ 20mL 중 검출되지 아니할 것
⑤ 300mL 중 검출되지 아니할 것

22 「먹는물관리법」 규정에 의한 영업의 허가나 등록을 할 수 없는 사항이 아닌 것은?

① 영업을 하려는 자가 한정치산자나 금치산자일 때
② 영업을 하려는 자가 파산선고를 받고 복권되지 아니한 자일 때
③ 영업의 허가나 등록이 취소된 후 1년이 경과한 자가 다시 같은 업종의 영업을 하려할 때
④ 영업을 하려는 자가 이 법을 위반하여 징역의 실형을 선고받고 그 집행이 종료되거나 집행이 면제되지 아니한 자일 때
⑤ 지반침하, 수자원의 고갈 등 환경에 심각한 피해나 위해를 끼치거나 끼칠 우려가 있어 환경부령으로 정하는 기준에 해당될 때

23 먹는샘물 제조업을 하려는 자는 누구에게 허가를 받아야 하는가?

① 보건복지부장관
② 시·도지사
③ 국토교통부장관
④ 대통령
⑤ 식품의약품안전처장

24 사후 관리 대상인 폐기물을 매립하는 시설이 사용 종료되거나 폐쇄된 날로부터 몇 년간 토지이용을 제한하는가?

① 5년　② 10년
③ 15년　④ 20년
⑤ 30년

25 아래의 내용은 "엄격한 방류수수질기준"을 정하는 경우이다. ( ) 안에 들어갈 내용은?

> ( )은(는) 「환경정책기본법」에 따른 ( )이(가) 인정하는 때에는 해당 시·도의 조례로 기준보다 엄격한 방류수수질기준을 정할 수 있다.

① 특별시·광역시·도·특별자치도 – 환경기준의 유지가 곤란하다.
② 특별시·광역시·도·특별자치도 – 환경기준의 유지가 쉽다.
③ 시장·군수·구청장 – 환경기준의 유지가 곤란하다.
④ 환경부장관 – 환경기준의 유지가 쉽다.
⑤ 보건복지부장관 – 환경기준의 유지가 곤란하다.

제1교시　환경위생학

26 다음 중 잠함병의 원인이 되는 가스는?

① 질소가스　② 탄산가스
③ 일산화탄소　④ 페놀가스
⑤ 부탄가스

27 다음 중 일교차의 설명 중에서 옳은 것은?

① 일출 30분 전의 온도와 14시경의 온도와의 차이
② 일출 1시간 전의 온도와 16시경의 온도와의 차이
③ 일교차는 산악의 분지에서는 작고 삼림 속에서는 크다.
④ 일교차는 내륙이 해양보다 작다.
⑤ 일출 20분 후의 온도와 16시경의 온도와의 차이

28 복사열 측정에 대한 설명으로 옳은 것은?

① 복사열 온도를 측정할 때는 기류가 심한 날 한다.
② 복사열은 방향성이 없으므로 측정할 때 별도의 거리가 필요 없다.
③ 온도계는 0.6mm 두께의 검은 동판 바깥쪽에 삽입한다.
④ 구부는 청색으로 되어 있다.
⑤ 측정위치에서 흑구온도계를 15 ~ 20분 동안 방치한 후 눈금을 읽는다.

29 다음 중 불쾌지수를 구하는 방법으로 옳은 것은?

① (건구온도 × 습구온도)℃ × 0.72 + 35.6
② (건구온도 × 습구온도)℃ + 0.72 + 37.6
③ (건구온도 + 습구온도)℃ × 0.72 + 40.6
④ (건구온도 + 습구온도)℃ ÷ 0.72 + 40.6
⑤ (건구온도 + 습구온도)℃ × 0.72 + 40.6

30 인체에서 열을 가장 많이 생산하는 장기는?

① 신장　② 골격근
③ 뇌　④ 심장
⑤ 간

31 공기의 자정작용에 대한 설명 중 옳지 않은 것은?
① 태양광선 중 자외선에 의한 살균작용
② 식물의 탄소동화작용
③ 바람에 의한 산화작용
④ 강수에 의한 분진이나 가스의 세정작용
⑤ 중력에 의한 침강작용

32 오존경보발령 기준 중 오존주의보가 발령되는 오존농도는?
① 시간당 0.001ppm
② 시간당 0.12ppm
③ 시간당 0.15ppm
④ 시간당 0.24ppm
⑤ 시간당 0.28ppm

33 보기의 내용은 대기 중의 광화학 반응의 과정을 나타낸 것이다. ( ) 안에 알맞은 것은?

$$NO_2 + (\ ) \rightarrow NO + O,\ O + O_2 \rightarrow O_3,\ O_3 + NO \rightarrow NO_2 + O_2$$

① 가시광선 ② 자외선
③ γ선 ④ 방사선
⑤ 적외선

34 차량의 배출오염물질 중 탄화수소(HC)를 가장 많이 발생시키는 경우는?
① 아이들링(공전) ② 가속
③ 감속 ④ 정속
⑤ 공전

35 염소를 함유하고 있는 쓰레기를 소각할 때 생성되는 유독물질은?
① 암모니아 ② 다이옥신
③ 벤조파이렌 ④ 아황산
⑤ 니트로사민

36 벤젠에 중독된 근로자에게 나타날 수 있는 직업병은?
① 구순염 ② 백혈병
③ 골연화증 ④ 위궤양
⑤ 폐암

37 악취 판정표에서 악취도는 6단계(0도 ~ 5도)로 구분한다. 법적 기준으로 몇 도 이하일 때 적합한가?
① 1도 ② 2도
③ 3도 ④ 4도
⑤ 5도

38 도시의 불규칙한 지표와 공장, 화력발전소 및 주택 등에서의 연료소모가 크기 때문에 열방출량이 높아 주위의 시골보다 기온이 2 ~ 5℃ 정도 높게 되는 현상을 무엇이라 하는가?
① 도시의 온난화 현상
② 도시의 열섬 현상
③ 도시화 현상
④ 도시의 이류성 역전 현상
⑤ 도시의 엘리뇨 현상

39 다음 중 수인성 감염병이 아닌 것은?
① 장티푸스　　② 발진티푸스
③ 파라티푸스　④ 콜레라
⑤ 세균성이질

40 지표나 해양 등에서 증발한 수증기가 응집하여 떨어지는 눈, 비, 우박 등의 강수를 총칭하는 용어는?
① 용천수　　② 심층수
③ 지하수　　④ 천수
⑤ 하천수

41 수중의 pH가 7에서 6으로 되었을 때 수소이온의 농도 변화는?
① 2배 감소　　② 10배 감소
③ 2배 증가　　④ 5배 증가
⑤ 10배 증가

42 밀스-라인케(mills-reincke) 현상을 가장 잘 설명한 것은?
① 상수를 처리함으로써 수인성 감염병이 감소되고 일반사망률이 현저히 저하되는 현상을 말한다.
② 상수를 처리함으로써 수인성 감염병이 감소되는 현상을 말한다.
③ 상수를 처리함으로써 대장균 수가 감소되는 현상을 말한다.
④ 상수를 처리함으로써 일반사망률이 감소되는 현상을 말한다.
⑤ 상수를 처리함으로써 소화기계 감염병이 감소되는 현상을 말한다.

43 다음 중 불연속점(break point chloramin) 염소처리를 바르게 설명한 것은?
① 불연속적으로 염소처리
② 잔류염소 최하강점 이상으로 염소처리
③ 잔류염소 최상승점 이상으로 염소처리
④ 주기적으로 염소처리
⑤ 유리형 잔류염소 출현 시까지 처리

44 먹는물의 수질기준으로 옳은 것은?
① 수은 – 0.1mg/L 이하
② 일반세균 – 150CFU/mL 이하
③ 잔류염소 – 4.0mg/L 이하
④ 납 – 0.01mg/L 이하
⑤ 색도 – 6 이하

45 수돗물에서 비린내 등의 냄새가 나는 원인은?
① 조류　　② 바이러스
③ 원생동물　④ 효모류
⑤ 박테리아

46 수영장의 수질기준 중 유리잔류염소량으로 옳은 것은?
① 0.1 ~ 0.4mg/L　　② 0.4 ~ 1.0mg/L
③ 1.4 ~ 1.6mg/L　　④ 1.6 ~ 1.8mg/L
⑤ 2.4 ~ 2.6mg/L

47 스토크스 법칙(Stokes' method)에서 유체 중 구형입자의 침강속도를 증가시키는 요인은?
① 입자의 밀도 감소
② 중력가속도 감소
③ 물의 점도 감소
④ 입자의 직경 감소
⑤ 입자의 밀도와 물의 밀도 차이 감소

48 물의 일시경도를 유발하는 물질은?
① $MgSO_4$ ② $Ca(OH)_2$
③ $MgCl_2$ ④ $CaSO_4$
⑤ $Ca(NO_3)_2$

49 수중의 용존산소에 관한 설명 중 옳지 않은 것은?
① 산소용해량은 기압에 비례한다.
② 용존산소는 공기 중의 산소가 공급원이므로 과포화되는 일이 없다.
③ 20℃, 1기압에서 맑은 물의 포화 용존량은 9.17mg/L이다.
④ 유기성 폐수가 유입되면 미생물의 작용으로 용존산소량은 감소한다.
⑤ 수온이 높을수록 용존산소량은 감소한다.

50 수질검사에서 최확수(MPN)가 사용되는 것은?
① 일반 세균
② 대장균군
③ 혐기성 미생물
④ 생물지수
⑤ 생물화학적 산소 요구량

51 하천의 하수유입으로 인한 자정작용의 4단계의 순서로 옳은 것은?
① 분해지대 → 활발한 분해지대 → 정수지대 → 회복지대
② 분해지대 → 활발한 분해지대 → 회복지대 → 정수지대
③ 활발한 분해지대 → 분해지대 → 회복지대 → 정수지대
④ 분해지대 → 회복지대 → 활발한 분해지대 → 정수지대
⑤ 분해지대 → 정수지대 → 활발한 분해지대 → 회복지대

52 생활하수의 하천 유입으로 영양염류가 증가하여 조류가 급속히 증식하는 수질오염현상을 무엇이라 하는가?
① 적조현상   ② 성층화
③ 전도   ④ 부영양화
⑤ 안정화

53 수중의 현미경적 생물을 대상으로 '전체 생물수' 중 '무엽록체 생물수'를 백분율로 나타낸 것은?
① BOD   ② COD
③ SS   ④ BIP
⑤ DO

54 다음 중 하·폐수의 비점오염원에 해당하는 것은?
① 가정하수   ② 발전소
③ 폐광   ④ 축산농가
⑤ 농경지

55 하수구가 최초 침전지를 흐르는 동안 DO의 감소가 많은 원인은 무엇 때문인가?
① 하수 중 모래의 침전이 많았기 때문이다.
② BOD와 COD의 제거율이 높기 때문이다.
③ 침전된 슬러지를 자주 제거하지 않았기 때문이다.
④ 하수의 유입량이 많았기 때문이다.
⑤ 하수 중에 유지성분이 많기 때문이다.

56 다음 하수처리법 중 호기성 처리법이 아닌 것은?
① 활성오니법　② 소화법
③ 살수여상법　④ 산화지법
⑤ 회전원판법

57 활성오니법에서 슬러지일령(sludge-age)이란 무엇을 뜻하는가?
① 폭기조 내의 부유물질 부하량
② 폭기조 내의 부유물질 농도
③ 폭기조 내의 BOD 부하량
④ 폭기조 내의 sludge의 체류시간
⑤ 폭기조 내의 폐수의 발생량

58 활성슬러지법으로 폐수를 처리할 경우 폭기조 혼합액의 MLSS농도가 2,500mg/L이고 이 혼합액 1L를 임호프콘(imhoff cone)에 30분간 정치했을 때 SV가 300mL이었다. SVI 값은?
① 60　② 80
③ 100　④ 120
⑤ 160

59 슬러지 처리 과정 중 슬러지의 탈수성을 개선하기 위해 실시하는 과정으로 옳은 것은?
① 개량　② 농축
③ 소화　④ 건조
⑤ 매립

60 분뇨의 특성에 관한 내용으로 옳은 것은?
① 분뇨의 BOD는 대략 4,000mg/L 정도 이다.
② 분과 뇨의 양적 구성비는 1 : 10 정도이다.
③ 분뇨의 발생가스 중 주된 부식성 가스는 메탄가스이다.
④ 분뇨는 수분 함유율이 높아 고액분리가 쉽다.
⑤ 분과 뇨의 고형물의 비는 5 : 1 정도이다.

61 지정폐기물의 종류에 관한 설명으로 옳은 것은?
① 오니류 – 수분함량이 95퍼센트 미만이거나 고형물함량이 5퍼센트 이상인 것
② 폐산 – 액체상태의 폐기물로서 수소이온 농도지수가 5.0 이하인 것
③ 폐알칼리 – 액체상태의 폐기물로서 수소이온 농도지수가 2.5 이상인 것
④ 폐유 – 기름성분을 4퍼센트 이상 함유한 것
⑤ 페인트 및 래커 – 용적 3세제곱미터 이상의 도장시설에서 발생되는 것

62 「폐기물관리법」상 의료폐기물 중 손상성 폐기물은?
① 폐백신　② 붕대
③ 주사바늘　④ 거즈
⑤ 폐배지

63 분뇨를 도시폐기물과 혼합하여 퇴비화 처리를 할 때 유의하지 않아도 될 조건은?
① 통기성　② pH
③ 온도　④ C/N비
⑤ 함수율

64 위생적 매립에서 복토 재료를 가장 쉽게 얻을 수 있는 방법은?
① 경사식 매립　② 해역식 매립
③ 도랑식 매립　④ 지역식 매립
⑤ 제방식 매립

65 산업재해로 인한 근로손실 정도를 나타내어 재해의 심한 정도를 나타내는 지표는?
① 건수율　② 강도율
③ 발생률　④ 도수율
⑤ 중독률

66 우리나라에서 통상적으로 의미하는 산업보건의 목적을 기술한 것이다. 거리가 먼 것은?
① 근로 생산성을 높이기 위한 것이다.
② 일반 국민보건에 관계되는 것을 개발하는데 그 목적이 있다.
③ 근로자가 건강한 육체와 정신을 갖게 하는 것이다.
④ 직업병 예방을 위하여 실시하는 것이 목적이다.
⑤ 근로자의 건강관리와 건강장애를 예방하는 것이다.

67 산업보건에서 근로자의 육체적 작업강도 지표로 사용되는 것은?
① 작업밀도량   ② 기초대사율
③ 도수율   ④ 에너지 대사율
⑤ 중독율

68 고온·고습한 환경에서 일하는 근로자에게 발생할 수 있는 직업병은?
① 잠함병   ② 참호족
③ 규폐증   ④ 열중증
⑤ 면폐증

69 1급 발암물질인 라돈(Rn)이 가장 많이 발생하는 것은?
① 페인트   ② 플라스틱
③ 화강암   ④ 목재
⑤ 축전지

70 직업과 그 직업에서 발생되는 직업병을 연결한 것 중 틀린 것은?
① 용광로 화부 - 열쇠약
② 용접공 - 백내장
③ 인쇄공 - 진폐증
④ 탄광근로자 - 탄폐증
⑤ 항공기 정비사 - 난청

71 물리적 장벽을 이용하여 작업자의 유해물질 노출량을 줄이는 방법은?
① 조정   ② 환기
③ 격리   ④ 대치
⑤ 교육

72 귀마개와 귀덮개를 동시에 착용해야 하는 경우 소음의 수준은 얼마인가?
① 80dB   ② 90dB
③ 100dB   ④ 110dB
⑤ 120dB

73 산업장에서 발생하는 국소진동(레이노병)이 인체 내에 유입되는 주경로는?
① 손과 발   ② 허리
③ 내장과 폐   ④ 눈과 귀
⑤ 가슴과 다리

74 자연채광을 위한 창문의 개각 및 입사각은 몇도로 하는 것이 좋은가?
① 개각 2° 이상, 입사각 20° 이상
② 개각 5° 이상, 입사각 20° 이상
③ 개각 5° 이상, 입사각 28° 이상
④ 개각 3° 이상, 입사각 30° 이상
⑤ 개각 2° 이상, 입사각 28° 이상

75 다음은 각종 소독제의 살균제의 살균기전을 연결한 것이다. 잘못된 것은?
① 페놀 – 균체효소의 불활성화
② 과산화수소 – 산화작용
③ 염소 – 가수분해 작용
④ 알코올 – 단백응고 작용
⑤ 오존 – 산화작용

제1교시 위생곤충학

76 다음 중 모기에 의해 매개되는 질병은 무엇인가?

| 가. 뎅기열 | 나. 발진열 |
| 다. 황열 | 라. 수면병 |

① 가, 나, 다 ② 가, 다
③ 나, 라 ④ 라
⑤ 가, 나, 다, 라

77 사람벼룩과 비슷하지만 중흉측판에 중흉측선이 있어서 구분이 되며, 흑사병을 매개하는 벼룩은?
① 유럽쥐벼룩 ② 모래벼룩
③ 닭벼룩 ④ 열대쥐벼룩
⑤ 생쥐벼룩

78 생물학적 방법인 기생벌을 이용해 방제할 수 있는 곤충은?
① 벼룩 ② 바퀴
③ 옴진드기 ④ 빈대
⑤ 집파리

79 다음 중 피레스로이드계 살충제가 아닌 것은?
① pyrethrin ② allethrin
③ endrin ④ barthrin
⑤ permethrin

80 수화제(wettable powder)의 구성성분은?
① 유기용매 + 유화제 + 안정제
② 증량제 + 친수제 + 안정제
③ 원체 + 유기용제 + 안정제
④ 증량제 + 점결제 + 붕괴촉진제
⑤ 원체 + 증량제 + 친수제 + 계면활성제

81 다이아티온 65%를 물에 타서 5% 희석액을 만들려고 할 때 물의 희석배수는?
① 10배(1 : 10) ② 12배(1 : 12)
③ 16배(1 : 16) ④ 24배(1 : 24)
⑤ 120배(1 : 120)

82 살충제 용매로서 가장 널리 사용되고 있는 것은?
① 물
② acetone
③ alcohol
④ ether
⑤ methylnaphthalene

83 살충제 살포 작업 시 주의할 점 중 틀린 것은?
① 보호용 장비를 착용 및 휴대
② 살포기구를 점검
③ 사용한 용기의 폐기
④ 용기를 쓰레기통에 그대로 버림
⑤ 바람을 등에 업고 바람 쪽으로 후진하면서 살포

84 차량 가열연막 작업에 대한 내용 중 틀린 것은?
① 차량속도는 12km/h로 유지한다.
② 아침이나 저녁에 실시한다.
③ 시간당 40갤론을 분무한다.
④ 살포 폭은 평균 50m로 한다.
⑤ 풍속이 10km/h 이상일 때는 살포할 수 없다.

85 집파리는 다리로 온몸을 비비는 습성이 있는데 이로 인해 방제효과가 상승하는 것은?
① 독먹이법　② 미스트법
③ 훈증법　　④ 잔류분무법
⑤ 가열연막

86 냉장고 밑이나 싱크대의 틈새에 있는 바퀴를 방제하는 데 가장 적합한 노즐의 형태는?
① 부채형　② 원추형
③ 직선형　④ 방사형
⑤ 원뿔형

87 곤충과 절지동물의 말피기관은 어느 기관에 해당하는가?
① 호흡기관　② 근육기관
③ 소화기관　④ 신경기관
⑤ 배설기관

88 곤충의 생식계 중 파악기(clasper)는 어디에 위치해 있는가?
① 다리　　② 흉부
③ 복부 말단　④ 머리
⑤ 촉각

89 원통형 체절에 2쌍의 다리가 있고 채식을 하는 곤충은?
① 지네강　② 곤충강
③ 거미강　④ 노래기강
⑤ 갑각강

90 다음 중 독일바퀴의 특성이 아닌 것은?
① 우리나라에서 전국적으로 분포한다.
② 가주성 바퀴 중 가장 소형이다.
③ 몸 전체가 흑갈색이다.
④ 암컷은 일생 동안 4 ~ 8회의 알집을 산출한다.
⑤ 앞가슴 중앙에 2줄의 흑색 줄무늬가 있다.

91 모기 유충의 흉부에 존재하며 분류학적으로 종감별에 중요한 털은 무엇인가?
① 액모　　② 유영쇄모
③ 견모　　④ 구기쇄모
⑤ 유영모

92 암모기의 침(saliva)에 들어있는 성분은?
① 신경마비 성분　② 혈액응고조장 성분
③ 항혈응고 성분　④ 생장촉진제
⑤ 신경흥분 성분

93 다음중 숲모기의 알에 대한 설명으로 옳은 것은?
① 부낭을 가지고 있다.
② 낱개로 가라앉는다.
③ 무더기로 산란한다.
④ 타원형 또는 포탄형이다.
⑤ 건조하면 죽는다.

94 다음은 깔따구에 대한 설명이다. 옳지 않은 것은?

① 진흙 속의 유기물을 섭취한다.
② 구기가 퇴화하였다.
③ 유충의 피 속에 적혈구가 없다.
④ 평균 수명은 2 ~ 7일이다.
⑤ 야간활동성이고 강한 추광성이다.

95 모래파리가 옮기는 질병은?

① 모래파리열
② 회선사상충
③ 로아사상충
④ 발진열
⑤ 아메리카수면병

96 빈대의 생활사 및 습성에 관한 사항이 아닌 것은?

① 자충은 5회 탈피한다.
② 자충은 각 령기마다 최소한 1회의 흡혈이 필요하다.
③ 자충은 주간에는 가구나 벽의 틈 속에 숨어 있다가 야간에만 흡혈한다.
④ 자충은 새벽보다 저녁에 더 활동적이다.
⑤ 1주일에 1 ~ 2회 흡혈한다.

97 벼룩이 알을 낳는 장소로 맞지 않은 것은?

① 마루의 갈라진 틈
② 먼지 속
③ 부스러기
④ 숙주동물의 둥지
⑤ 숙주동물의 몸

98 독나방과 관계가 없는 것은?

① 성충의 수명은 15 ~ 20일이다.
② 강한 추광성이 있다.
③ 낮에는 잡초나 풀 속에서 휴식한다.
④ 종령기에 가장 많은 독모가 있다.
⑤ 군서성으로 연 1회 발생하며 군서생활을 한다.

99 쥐의 문치는 연간 평균 얼마나 자라는가?

① 9 ~ 11cm   ② 11 ~ 14cm
③ 15 ~ 18cm ④ 16 ~ 19cm
⑤ 20cm

100 다음 중 쥐를 방제하는 가장 효과적인 방법은?

① 급성 살서제를 투여한다.
② 만성 살서제를 투여한다.
③ 천적을 이용한다.
④ 먹을 것과 서식처를 없앤다.
⑤ 붙임 약제를 이용한다.

101 살서제를 사용할 때 인축의 피해를 방지하기 위하여 알아야 할 사항 중 틀린 것은?

① 만성 살서제는 2차 독성이 거의 없다.
② sodium monofluoroacetate(1080)는 결정체 분말이므로 호흡기관을 통해 중독 가능성이 높다.
③ 인화아연은 미끼먹이와 섞을 때 수분과 작용하여 맹독성인 인가스를 배출한다.
④ 만성 살서제에 중독되면 치료방법이 없다.
⑤ 만성 살서제 중독시 비타민 K_1를 다량 투여하면 회복률이 높다.

102 우리나라 주택이나 사무실에서 서식하는 바퀴 중 가장 큰 바퀴는?

① 일본 바퀴 ② 독일 바퀴
③ 이질 바퀴 ④ 집바퀴
⑤ 먹바퀴

103 다음 보기의 특징을 갖고 있는 바퀴는?

> • 저온에 잘 적응한다.
> • 전흉배판은 요철면이다.
> • 암컷의 날개는 복부의 반만 덮는다.
> • 체색은 흑갈색이다.

① 경도 바퀴 ② 독일 바퀴
③ 이질 바퀴 ④ 집바퀴
⑤ 먹바퀴

104 다음 중 유생생식을 하는 파리는?

① 큰집파리 ② 딸집파리
③ 쉬파리   ④ 금파리
⑤ 집파리

105 흡혈노린재(트리아토민노린재)에 대한 설명 중 잘못된 것은?

① 배설물에 의하여 샤가스병을 옮긴다.
② 자충 시기에 충분히 흡혈해야 탈피한다.
③ 완전변태를 한다.
④ 암수 모두 흡혈성이다.
⑤ 알은 벽이나 가구 틈에 점착물질로 부착시킨다.

제2교시 공중보건학

01 세계보건기구가 제시한 공중보건학의 정의는?

① 질병예방 – 수명연장 – 사회복귀
② 수명연장 – 건강증진 – 조기치료
③ 질병예방 – 수명연장 – 건강증진
④ 건강증진 – 조기발견 – 조기치료
⑤ 건강증진 – 질병예방 – 조기치료

02 '건강을 모든 정책들에서(Health in All policies)'라는 주제로 개최된 세계보건기구 건강증진 국제회의는?

① 제1차 오타와 국제회의
② 제3차 선즈볼 국제회의
③ 제6차 방콕 국제회의
④ 제7차 나이로비 국제회의
⑤ 제8차 헬싱키 국제회의

03 다음 설명과 관련된 것은?

> • 1972년 스톡홀름회의를 계기로 지구환경 문제를 다루기 위해 유엔 산하 환경전문 기구를 설립하였다.
> • 인간 환경보호와 개선을 위한 국제 협력의 촉진을 목적으로 한다.
> • 주요활동은 국제환경업무조정, 환경평가활동, 환경관리이다.

① 세계보건기구
② 유엔환경계획
③ 라론드 보고서
④ 알아마타 선언
⑤ 몬트리올 의정서

04 감염병의 발생이 두 대륙 이상 또는 전 세계적으로 발생하는 양상은?

① 산발성(sporadic)
② 유행성(epidemic)
③ 주기성(periodic)
④ 토착성(endemic)
⑤ 범유행성(pandemic)

05 위험요인과 질병발생의 인과관계 규명을 위하여 역학적 연구를 설계하고자 할 때 인과적 연관성에 대한 근거의 수준이 가장 높은 연구방법은?

① 실험연구
② 단면연구
③ 코호트 연구
④ 후향성연구
⑤ 환자 – 대조군연구

06 몇 년을 주기로 집단발병이 재현되는 감염병의 경향은?

① 계절변화
② 추세변화
③ 단기변화
④ 주기변화
⑤ 불규칙 변화

07 역학연구 중 감염병의 발생과 유행현상을 수학적으로 분석하는 3단계 역학은?

① 기술역학
② 분석역학
③ 이론역학
④ 작전역학
⑤ 실험역학

08 다음에서 설명하는 면역의 종류는?

- 각종 질환에 이환된 후 형성되는 면역이다.
- 면역의 지속기간은 질환의 종류에 따라 영구면역이 되는 경우도 있고 지속기간이 짧은 경우도 있다.

① 자연능동면역
② 인공능동면역
③ 자연수동면역
④ 인공수동면역
⑤ 집단면역

09 병원체가 리케차인 감염병은?

① 두창
② 홍역
③ 뎅기열
④ 장티푸스
⑤ 쯔쯔가무시증

10 범유행성 감염병의 확산에 대응하기 위해 예방접종을 시행하는 감염병의 관리 방법은?

① 병원소 제거
② 병원체 소멸
③ 숙주 면역력 증강
④ 숙주 감수성 강화
⑤ 병원체 관리

11 다음에서 설명하는 감염병은?

- 병원체는 *Shigella dysenteriae*속으로 소화기계 감염병이다.
- 매우 적은 양의 세균으로 감염될 가능성이 있어 환자나 병원체 보유자와 직·간접적인 접촉에 의한 감염이 가능하다.
- 최근 HACCP(위해요소중점관리기준) 도입 등 급식 위생 개선으로 감소하고 있다.
- 백신이 없고 환경위생 조치와 손 씻기 등의 보건교육이 중요하다.

① 결핵
② 디프테리아
③ 장티푸스
④ 세균이질
⑤ A형간염

12 다음에서 설명하는 호흡기계 감염병은?

> - 바이러스에 의한 감염
> - 발열, 기침, koplik 반점, 홍반성 구진성 발진을 동반
> - 감염성이 강하여 접촉자의 90% 이상이 발병
> - 백신으로 예방 가능

① 수두 ② 성홍열
③ 결핵 ④ 홍역
⑤ 백일해

13 경구감염이 주된 경로이지만 유충이 피부를 통해 침입이 가능하여 주로 농촌에서 맨발 작업 시 감염되는 기생충 질환은?

① 회충 ② 구충
③ 요충 ④ 편충
⑤ 동양모양선충

14 만성질환의 예방 방법으로 옳은 것은?

① 고염식이
② 적정체중 유지
③ 고탄수화물식 섭취
④ 불규칙한 생활습관
⑤ 포화지방산 과다 섭취

15 심장에서 비정상적인 전기신호가 발생하거나 전기신호의 생성이나 전달에 이상이 생겨 심장박동이 불규칙해지는 질환은?

① 부정맥 ② 협심증
③ 뇌졸중 ④ 심근경색
⑤ 동맥경화증

16 정상혈압의 기준은?

① 120/80 mmHg 미만
② 130/80 mmHg 이하
③ 130/90 mmHg 이상
④ 140/90 mmHg 초과
⑤ 120 ~ 129 mmHg 또는 80 ~ 89mmHg

17 보건행정 특성으로 옳게 묶인 것은?

① 목적성과 봉사성
② 조장성과 교육성
③ 조정성과 기술성
④ 기획성과 조직성
⑤ 보고성과 도덕성

18 참모조직의 특성으로 옳은 것은?

① 권한과 책임이 명확하다.
② 신속한 의사결정이 가능하다.
③ 업무수행이 신속하고 용이하다.
④ 강력한 통솔력의 발휘가 가능하다.
⑤ 수평적인 조직으로 조정과 협조가 가능하다.

19 국민의 건강과 사회보장 등의 사무를 관장하는 중앙기관은?

① 보건소
② 질병관리청
③ 보건복지부
④ 행정안전부
⑤ 문화체육관광부

20 보건소의 업무수행을 위하여 필요하다고 인정하는 경우 읍·면(보건소가 설치된 읍·면은 제외한다)마다 1개씩 설치할 수 있는 지역보건의료기관은?

① 보건지소
② 보건진료소
③ 보건의료원
④ 보건진료원
⑤ 건강생활지원센터

21 인종, 종교, 국적, 성별과 관계없이 전쟁 피해 아동의 구호와 저개발국 아동의 복지 향상을 위해 설치된 국제기구는?

① 국제아동기금
② 국제가족연맹
③ UN개발계획
④ 국제노동기구
⑤ 국제인구활동기금

22 우리나라 국민건강보험의 특징은?

① 임의 가입
② 균등한 급여수준
③ 보험료의 정액제
④ 사전치료의 원칙 적용
⑤ 자유경쟁의 원리 적용

23 면허가 있는 의료인에게만 의료행위를 할 수 있도록 하는 보건의료서비스의 사회·경제적인 특성은?

① 외부효과
② 공급의 독점
③ 의료수요의 불확실성
④ 생활필수품으로서의 보건의료
⑤ 소비적 요소와 투자적 요소의 혼재

24 인구의 정태통계에 해당하는 것은?

① 인구성장률
② 결혼률
③ 사망률
④ 인구피라미드
⑤ 출생통계

25 블래커(C. P. Blacker)의 인구변천 5단계 중 저사망률·고출생률인 상태로, 앞으로 인구증가가 예상되는 인구형태는?

① 제1단계 고위정지기
② 제2단계 초기확장기
③ 제3단계 후기확장기
④ 제4단계 저위정지기
⑤ 제5단계 감퇴기

26 다음에서 설명하는 비타민은?

- 모세관 벽 수축, 세포간물질 형성, 혈액 형성을 도움, 빠른 상처 지유 효과, 철 흡수 촉진
- 부족 시 괴혈병, 점막 출혈, 쉽게 멍이 드는 증상을 유발

① 티아민
② 니아신
③ 피리독신
④ 코발라민
⑤ 아스코르브산

27 피임의 성공률이 높고 성병의 차단 및 예방효과가 큰 일시적 피임방법은?

① 경구피임제
② 콘돔
③ 자궁 내 장치
④ 피하이식술
⑤ 기초체온법

28 노인의 기능상태를 평가하기 위한 '일상생활 수행능력(ADL ; Activities of Daily Living)에 해당하는 항목은?
① 옷 입기
③ 식사 준비하기
② 빨래하기
④ 전화기 사용하기
⑤ 교통수단 이용하기

29 노인층에게 가장 효과적인 보건교육 방법은?
① 역할극
② 강연회
③ 개인상담
④ 심포지엄
⑤ 패널토의

30 보건교육 중 개인 접촉방법에 관한 설명으로 옳지 않은 것은?
① 노인층이나 저소득층 등에 가장 적합한 방법이다.
② 가장 효과적인 방법이지만, 많은 시간과 노력, 경비가 소요되어 비경제적이다.
③ 의사나 환자, 보건요원과 지역사회 주민 등의 사이에서 광범위하게 실시된다.
④ 강의나 강연에 활용할 수 있다.
⑤ 가정방문이나 면접 등의 방법이 이용된다.

31 모든 초등학교에 배치되어 학교보건계획 수립, 학생들의 건강관리 및 학교보건교육을 전담하는 인력은?
① 학교의사
② 담임교사
③ 보건교사
④ 학교약사
⑤ 학교간호사

32 「정신건강증진 및 정신질환자 복지서비스 지원에 관한 법률」상 정신의료기관은?
① 생활시설
② 정신병원
③ 재활훈련시설
④ 정신요양시설
⑤ 중독자재활시설

33 한 여성이 평생 동안 몇 명의 자녀를 낳았는지를 알 수 있는 지표는?
① 재생산율
② 총재생산율
③ 합계생산율
④ 순재생산율
⑤ 일반생산율

34 표준편차를 산술평균에 대한 비 또는 백분율로 나타내는 산포도는?
① 범위
② 분산
③ 변이계수
④ 평균편차
⑤ 표준편차

35 생물테러 감염병 의심환자 발생 시 조치는?
① 격리·치료
② 환경위생
③ 예방접종
④ 건강검진
⑤ 생물테러대책반 구성

제2교시　식품위생학

36 식품을 보존하기 위한 물리적 처리법은?
① 염장
② 당장
③ 냉장 및 냉동
④ 산화방지제 첨가
⑤ 수소이온농도(pH) 조절

37 인체의 지방조직에 축적되어 배설이 느린 내분비교란물질은?
① 다이옥신(dioxine)
② 비스페놀 A(bisphenol A)
③ 스티렌다이머(stryrene dimer)
④ 트리메틸아민(trimethylamine)
⑤ PCB(polychlorinated biphenyl)

38 미생물의 생육에 영향을 주는 화학적 요인은?
① 저온
② 수분
③ 고온
④ 광선
⑤ 압력

39 실험동물 수명의 10분의 1 정도의 기간에 거쳐 시험물질을 치사량 이하의 여러 용량으로 연속 경구 투여하여 그 독성의 영향을 관찰하는 시험법은?
① 급성독성시험
② 만성독성시험
③ 변이원성시험
④ 최기형성시험
⑤ 아급성독성시험

40 주로 토양에서 서식하며 아포를 형성하는 그람양성균은?
① *Vibrio*속
② *Bacillus*속
③ *Escherichia*속
④ *Enterococcus*속
⑤ *Pseudomonas*속

41 다음에서 설명하는 미생물 속은?

- 수용성 황록색의 형광 색소를 생성한다.
- 저온에서 잘 자란다.
- 어패류의 대표적인 부패균이다.

① *Salmonella*
② *Clostridium*
③ *Micrococcus*
④ *Pseudomonas*
⑤ *Staphylococcus*

42 우유를 청색으로 변화시키는 부패세균은?
① *Serratia marcescens*
② *Pseudomonas syncyanea*
③ *Pseudomonas synxantha*
④ *Pseudomonas fluorescens*
⑤ *Pseudomonas aeruginosa*

43 식품의 구성 성분 중 부패가 일어나는 것은?
① 수분
② 지질
③ 단백질
④ 무기질
⑤ 탄수화물

44 우유의 가열도 검사 중 저온살균지표는?
① 효소측정
② 경도검사
③ Reductase시험
④ Peroxidase시험
⑤ Phosphatase시험

45 소독제로서 석탄산의 농도는?
① 0.1% ② 3 ~ 5%
③ 2.5 ~ 2.9% ④ 10%
⑤ 70%

46 여시니아 식중독에 대한 설명으로 옳은 것은?
① 원인균은 *Bacillus cereus*이다.
② 원인균은 장내세균과로 그람음성이다.
③ 원인균은 포자를 형성하며 편모가 없다.
④ 세균성 식중독 중 잠복기가 가장 짧다.
⑤ 유당을 분해하여 산과 가스를 생성한다.

47 *Escherichia coli* O157 : H7이 생성하는 독소는?
① 신경독(neurotoxin)
② 장독소(enterotoxin)
③ 베로톡신(verotoxin)
④ 에르고톡신(ergotoxin)
⑤ 테트로도톡신(tetrodotoxin)

48 내열성 포자를 형성하는 가스괴저균은?
① *Bacillus cereus*
② *Campylobacter jejuni*
③ *Staphylococcus aureus*
④ *Clostridium perfringens*
⑤ *Vibrio parahaemolyticus*

49 유제품이나 크림빵 등의 식품이 원인이 되어 발생하는 세균성 식중독은?
① 살모넬라
② 여시니아
③ 보툴리누스
④ 캠필로박터
⑤ 황색포도상구균

50 *Bacillus cereus*의 설명으로 옳은 것은?
① 구균이다.
② 편모가 없다.
③ 그람음성이다.
④ 신경독소을 생성한다.
⑤ 내열성 포자를 형성한다.

51 알레르기 식중독을 일으키는 원인물질은?
① 신경독(neurotoxin)
② 장독소(enterotoxin)
③ 히스타민(Histamine)
④ 에르고톡신(ergotoxin)
⑤ 테트로도톡신(tetrodotoxin)

52 식품의 유해 감미료는?
① 둘신(dulcin)
② 승홍(HgCl₂)
③ 아우라민(auramine)
④ 포름알데히드(HCHO)
⑤ 실크스칼렛(silk scalet)

53 유기불소제 농약은?
① BHC
② DDT
③ fussol
④ carbaryl
⑤ parathion

54 탄 고기나 훈제품에서 생성 가능한 발암성 다환방향족탄화수소는?
① 아민
② 메탄올
③ 벤조피렌
④ 니트로사민
⑤ 아크릴아마이드

55 미나마타병의 원인 중금속은?
① 납
② 수은
③ 크롬
④ 비소
⑤ 카드뮴

56 복어중독의 원인 독소는?
① 테트라민(tetramine)
② 무스카린(muscarine)
③ 베네루핀(venerupin)
④ 삭시톡신(saxitoxin)
⑤ 테트로도톡신(tetrodotoxin)

57 싹이 난 감자의 자연독 성분은?
① 리신(ricin)
② 솔라닌(solanine)
③ 사포닌(saponin)
④ 시큐톡신(cicutoxin)
⑤ 프타퀼로시드(ptaquiloside)

58 식물성 식중독의 원인독소인 고시폴(gossypol)을 함유하는 식품은?
① 맥각
② 벌꿀
③ 오디
④ 목화씨
⑤ 꽃무릇

59 보리에 맥각을 형성하여 에르고톡신(ergotoxin)을 생성하는 곰팡이는?
① *Aspergillus flavus*
② *Claviceps purpurea*
③ *Penicillium patulum*
④ *Aspergillus versicolor*
⑤ *Aspergillus ochraceus*

60 곰팡이독(mycotoxin)에 대한 설명으로 옳은 것은?
① 감염성이 강하다.
② 세균의 2차 대사산물이다.
③ 주원인식품은 어패류이다.
④ 계절과 무관하게 발생한다.
⑤ 조리 후에도 분해되지 않는 경우가 많다.

61 다음에서 설명하는 경구감염병은?

- 잠복기가 수시간에서 5일로 짧다.
- 쌀뜨물 같은 수양성 설사와 구토로 탈수 증상이 나타난다.

① 콜레라　　② 폴리오
③ 장티푸스　④ 세균성이질
⑤ 파라티푸스

62 폴리오에 대한 설명으로 옳은 것은?
① 제1급감염병이다.
② 병원체는 세균이다.
③ 노인 발생률이 높다.
④ 주로 현성감염이 나타난다.
⑤ 감염 후 영구면역이 형성된다.

63 성홍열의 설명으로 옳은 것은?
① 제3급감염병이다.
② 원인균은 구균이다.
③ 원인균은 그람음성균이다.
④ 쌀뜨물 같은 설사를 계속한다.
⑤ 필수예방접종으로 예방이 가능하다.

64 제2급감염병은?
① 두창　　　② 풍진
③ 디프테리아　④ 쯔쯔가무시
⑤ 발진티푸스

65 병원체가 인형, 우형, 조형 3종류인 인수공통 감염병은?
① 결핵　　　② 돈단독
③ 야토병　　④ 리스테라증
⑤ 신증후군출혈열

66 병원체가 리케차인 인수공통감염병은?
① 탄저　　　② 결핵
③ Q열　　　④ 공수병
⑤ 일본뇌염

67 덜 익힌 돼지고기를 섭취함으로써 감염될 수 있는 기생충은?
① 회충　　　② 요충
③ 편충　　　④ 선모충
⑤ 십이지장충

68 바다생선에 의해 감염될 수 있는 기생충은?
① 폐흡충
② 유구조충
③ 십이지장충
④ 아니사키스충
⑤ 동양모양선충

69 식품의 형상 유지 및 점도를 높이기 위해 사용하는 식품첨가물은?
① 감미료　② 안정제
③ 증점제　④ 소포제
⑤ 이형제

70 식품의 유용한 성분들은 추출하거나 용해시키는 첨가물은?
① 헥산
② 규소수지
③ D-소르비톨
④ 프로피온산
⑤ 부틸히드록시아니솔

71 식품첨가물 중 간장을 양조할 때 흔히 사용하는 천연착색료는?
① 무수아황산
② 에리토브산
③ 유동파라핀
④ 캐러멜색소
⑤ 몰식자산프로필

72 식품 제조 시 포장용기에 의도적으로 주입시키는 식품첨가물은?
① 충전제　② 보존료
③ 산미료　④ 감미료
⑤ 제조용제

73 최초의 유전자변형식품은?
① 콩　② 감자
③ 대두　④ 토마토
⑤ 옥수수

74 식품안전관리인증기준(HACCP)의 원칙 중 다음에서 설명하는 것은?

> 식품의 위해요소를 예방·제어하거나 허용수준 이하로 감소시켜 식품의 안전성을 확보할 수 있는 중요한 단계·과정을 설정하는 단계이다.

① 용도확인
② 위해요소분석
③ 중요관리점 결정
④ 개선조치방법 수립
⑤ 검증절차 및 방법 수립

75 식품안전관리인증기준(HACCP)의 생물학적 위해요소는?
① 중금속　② 잔류농약
③ 유리조각　④ 다이옥신
⑤ 살모넬라균

위생사 실기
실전모의고사 7회

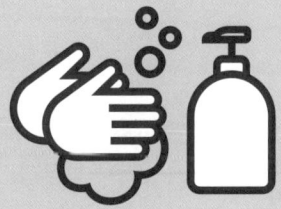

01 | 위생사 실기 실전모의고사
02 | 위생사 실기 실전모의고사
03 | 위생사 실기 실전모의고사
04 | 위생사 실기 실전모의고사
05 | 위생사 실기 실전모의고사
06 | 위생사 실기 실전모의고사
07 | 위생사 실기 실전모의고사

01 위생사 실기 • 실전모의고사

실기시험

01 아래 그림은 대기의 수직구조를 나타낸 것이다. 성층권은?

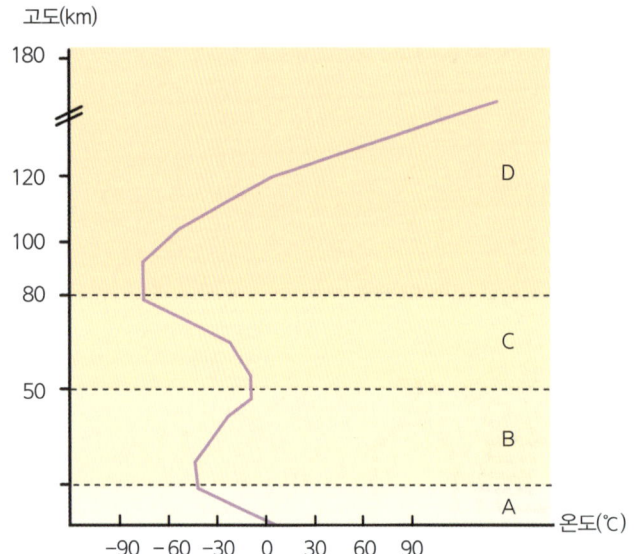

① A
② B
③ C
④ D
⑤ C ~ D

02 아래 기구의 명칭은?

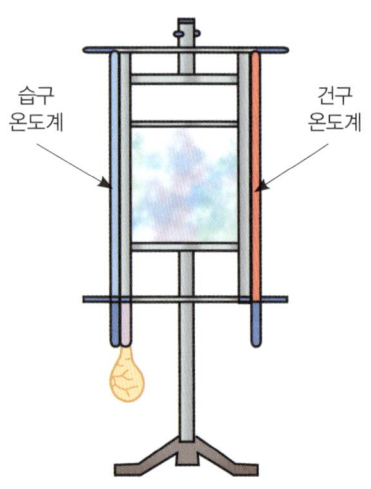

① 흑구온도계
② 모발습도계
③ 아우구스트 건습온도계
④ 자기 온도계
⑤ 아스만 통풍습도계

03 아래 그림은 무엇을 나타내는 도표인가?

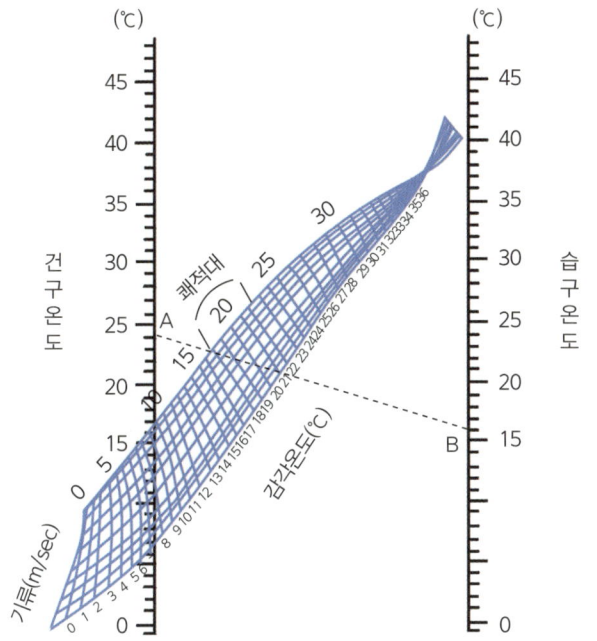

① 상의를 벗었을 때의 감각온도 도표
② 상의를 입었을 때의 감각온도 도표
③ 안정 시 감각온도 도표
④ 활동 시 감각온도 도표
⑤ 기후의 온열지수 도표

04 아래 그림은 개각과 입사각을 나타낸 것이다. 실내의 적절한 조명을 위해 개각은 몇 도로 하는가?

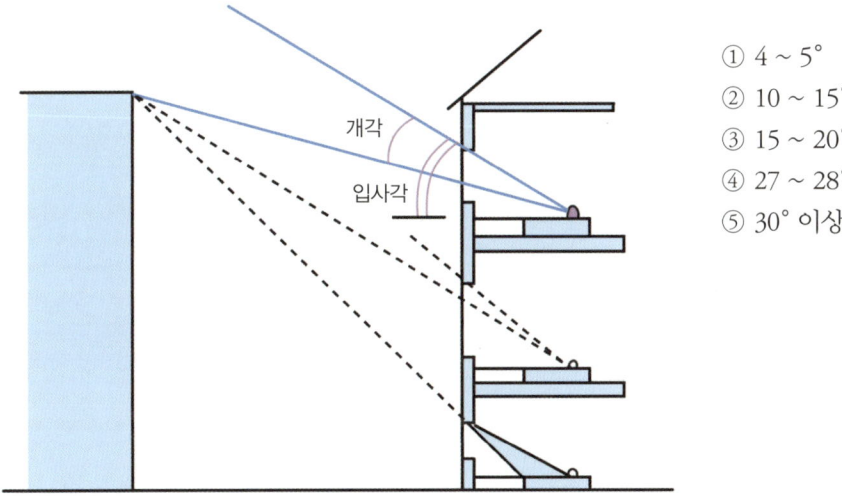

① 4 ~ 5°
② 10 ~ 15°
③ 15 ~ 20°
④ 27 ~ 28°
⑤ 30° 이상

05 아래는 바람의 발생빈도와 풍속을 16방향으로 나타낸 그림이다. 이 그림의 명칭은 무엇인가?

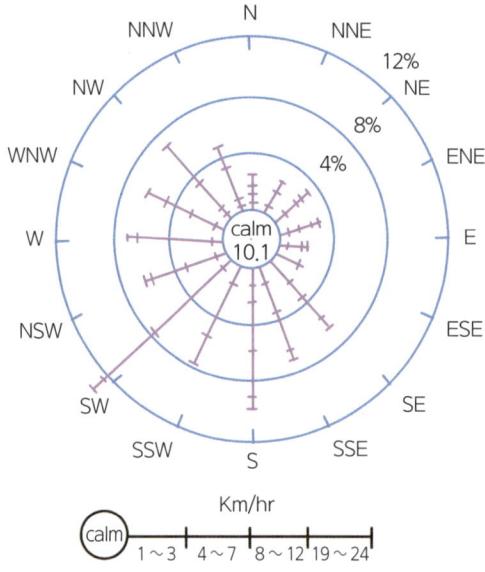

① 풍향도
② 풍속도
③ 풍배도
④ 바람의 풍속
⑤ 바람의 세기

06 열섬효과가 발생하게 되는 원인은?
① 도시는 시골보다 바람에 의한 열방출 발생이 많다.
② 도시는 시골보다 인공열 발생이 많다.
③ 도시는 시골보다 수분증발로 인한 방출열 발생이 많다.
④ 도시는 시골보다 CO_2 배출이 적다.
⑤ 도시는 수분배출이 많다.

07 아래 그림은 호수의 어떠한 현상을 나타낸 것인가?

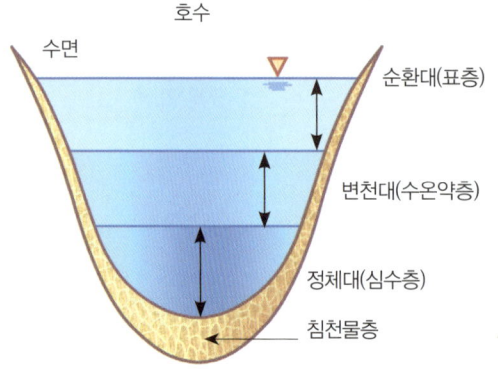

① 전도현상
② 자정작용
③ 성층현상
④ 부영양화
⑤ 대류현상

08 아래 그림의 기구 명칭은?

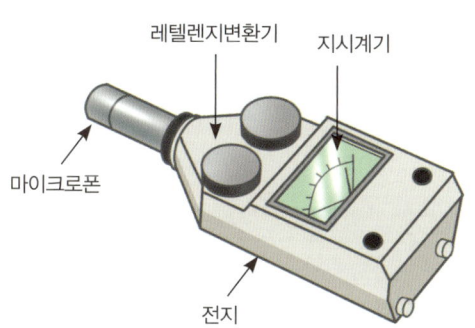
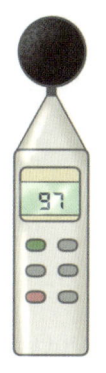

① 휴대용 조도계
② 습도계
③ 소음계
④ 진동계
⑤ 조도계

09 다음 중 상수처리에서 소독을 목적으로 염소를 주입하는 곳은 어느 곳인가?

(㉠) → 스크린 → (㉡) → 침사지 → (㉢) → 여과 → (㉣) → 송수 → 배수 → 급수

① ㉠   ② ㉡   ③ ㉢   ④ ㉣   ⑤ ㉠, ㉡

10 염소주입곡선에서 소독을 목적으로 할 때는 어느 곳을 기준으로 하여야 하는가?

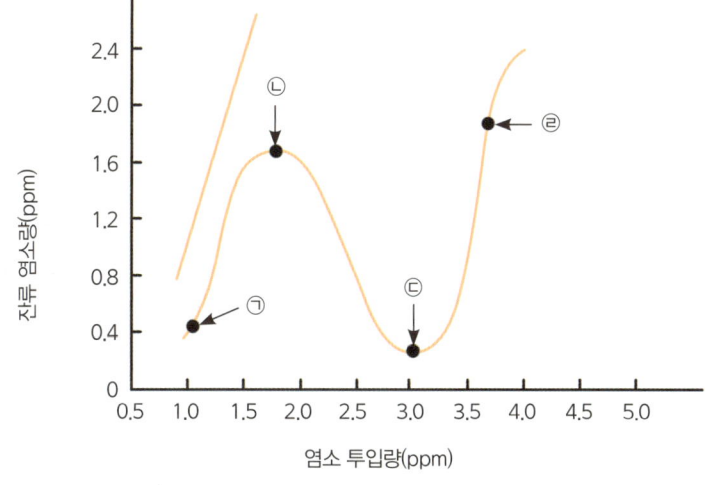

① ㉠ 이상
② ㉡ 이상
③ ㉢ 이상
④ ㉣ 이상
⑤ ㉠ ~ ㉢

11 먹는물의 탁도 기준으로 옳은 것은?
① 1NTU를 넘지 아니할 것
② 2NTU를 넘지 아니할 것
③ 3NTU를 넘지 아니할 것
④ 4NTU를 넘지 아니할 것
⑤ 5NTU를 넘지 아니할 것

12 먹는물 수질검사 방법에서 $KMnO_4$(과망간산칼륨)의 종말점 색은?
① 황색
② 노란색
③ 엷은 홍색
④ 무색
⑤ 흑색

13 먹는물 수질검사에서 일반세균의 집락수를 계산할 때 사용하는 배지는?
① 젖당배지
② 보통한천배지
③ BGLB배지
④ EMB배지
⑤ 유당배지

14 아래 그림은 대장균 추정시험에 사용되는 기구이다. 이 기구의 명칭 무엇인가?

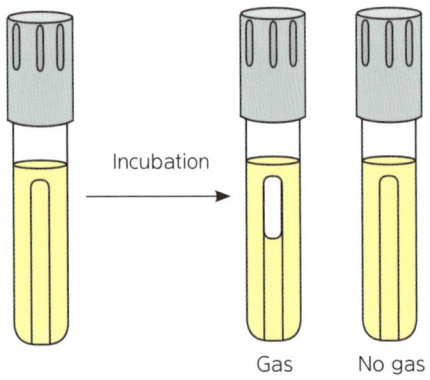

① COD 병
② Endo 배지
③ 듀람(Durham)관
④ 아이혼관
⑤ 고무관

15 통조림 캔이나 생수용기에서 용출될 수 있는 내분비교란물질은?
① 아우라민 ② 비스페놀 A
③ 시클라메이트 ④ N-니트로사민
⑤ 프탈레이트화합물

16 육류의 부패과정 중 다음의 ( ) 안에 해당하는 것은?

사후강직 → 강직해제 → 자기소화 → ( )

① 부패 ② 산패
③ 변패 ④ 발효
⑤ 불량

17 유지의 산패 측정 방법은?
① K값 ② 과산화물가
③ 일반세균수 ④ 휘발성염기질소
⑤ 수소이온농도

18 미생물을 액체 배양기에서 배양하였을 경우 증식곡선의 순서는?
① 유도기 → 사멸기 → 대수증식기 → 정상기
② 정상기 → 대수기 → 유도기 → 사멸기
③ 정상기 → 대수기 → 사멸기 → 유도기
④ 유도기 → 대수기 → 정상기 → 사멸기
⑤ 대수기 → 유도기 → 정상기 → 사멸기

19 세균의 포자를 포함한 모든 미생물을 완전히 사멸시키는 것은?
① 멸균 ② 소독
③ 살균 ④ 용해
⑤ 표백

20 그림과 같은 기기를 이용한 표준한천배지의 멸균조건은?

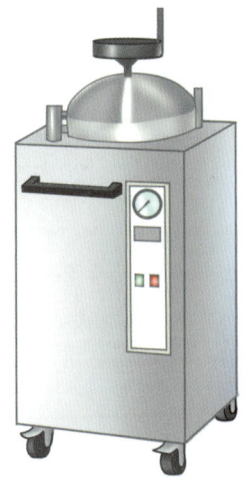

① 62℃에서 30분간 처리
② 100℃에서 30분간 처리
③ 130℃에서 1 ~ 3초간 처리
④ 70℃에서 15 ~ 20초간 처리
⑤ 121℃에서 15 ~ 20분간 처리

21 그림과 같이 소독할 때 살균력이 가장 좋은 에탄올의 농도는?

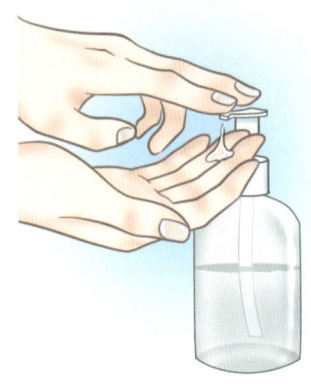

① 7%
② 30%
③ 50%
④ 70%
⑤ 100%

22 그림과 같은 형태의 주모균으로 감염형 식중독을 유발하는 것은?

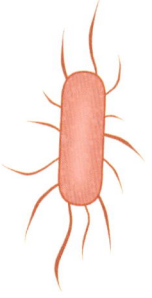

① *Bacillus cereus*
② *Salmonella enteritidis*
③ *Clostridium botulinum*
④ *Staphylococcus aureus*
⑤ *Vibrio parahaemolyticus*

23 사진과 같이 포자를 형성하는 균으로 혐기성 상태의 통조림에서 발생하기 쉬운 간균은?

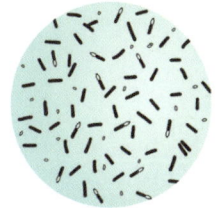

① 웰치균
② 살모넬라균
③ 포도상구균
④ 보툴리누스균
⑤ 장염비브리오균

24 사진의 식중독균이 생성하는 독소는?

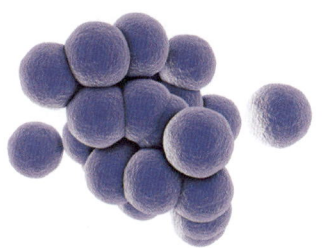

① 장독소(enterotoxin)
② 아플라톡신(aflatoxin)
③ 에르고톡신(ergotoxin)
④ 신경독소(Nerurotoxin)
⑤ 테트로도톡신(tetrodotoxin)

25 그림과 같이 말채찍 모양의 기생충으로 대장에 기생하는 것은?

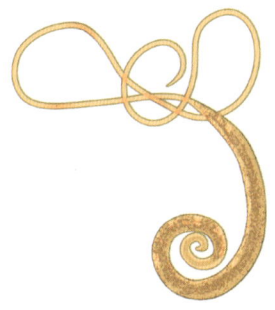

① 회충
② 편충
③ 긴촌충
④ 간흡충
⑤ 아니사키스

26 물벼룩과 민물고기를 중간숙주로 생활하는 그림과 같은 기생충은?

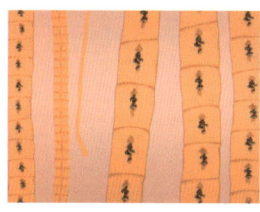 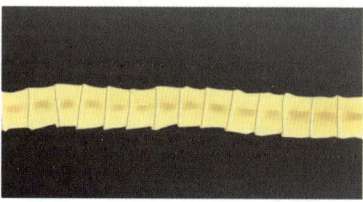

① 폐흡충
② 아니사키스
③ 광절열두조충
④ 동양모양선충
⑤ 요코가와흡충

27 사진의 미생물이 병원체인 경구감염병은?

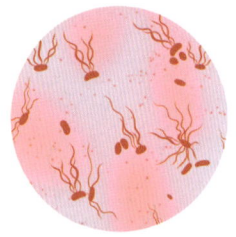

① 이질
② 콜레라
③ 장티푸스
④ 디프테리아
⑤ 장염비브리오

28 그림과 같이 파상적인 발열주기를 보이는 인수공통감염병은?

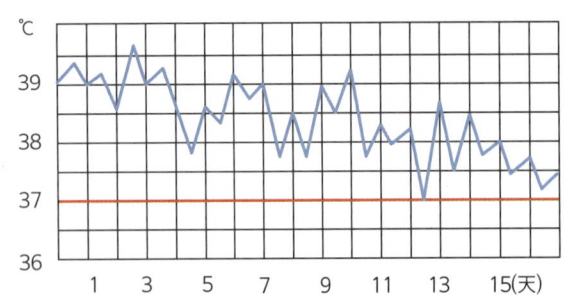

① 탄저
② 결핵
③ 야토병
④ 브루셀라증
⑤ 렙토스피라증

29 바퀴의 두부에 존재하는 촉각형태는?

① 편상
② 곤봉상
③ 주수상
④ 저치상
⑤ 즐치상

30 아래 그림은 곤충의 소화 및 배설기관이다. 먹이를 일시 저장하는 곳은?

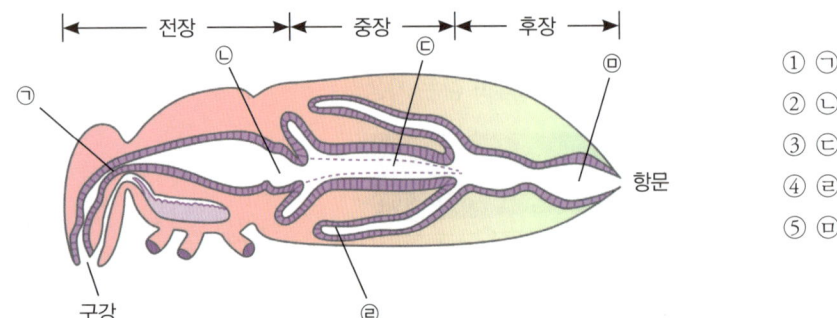

① ㉠
② ㉡
③ ㉢
④ ㉣
⑤ ㉤

31 아래 그림은 어느 곤충의 복부인가?

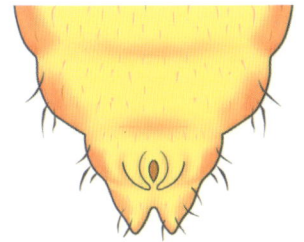

① 파리
② 모기
③ 이
④ 진드기
⑤ 벼룩

32 아래 그림은 어떤 모기유충의 휴식 자세인가?

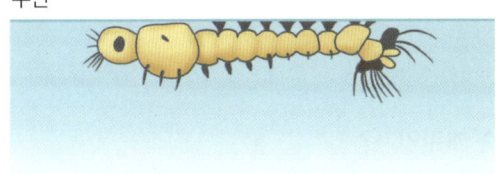

① 집모기속
② 숲모기속
③ 중국얼룩날개모기
④ 늪모기속
⑤ 왕모기

33 아래 그림은 어떤 곤충의 성충인가?

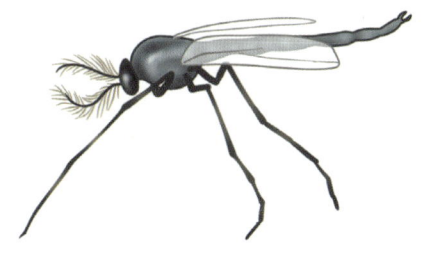

① 등에모기
② 체체파리
③ 깔따구
④ 모기
⑤ 학질모기

34 아래 그림은 파리를 나타낸 것이다. 어떤 파리의 성충인가?

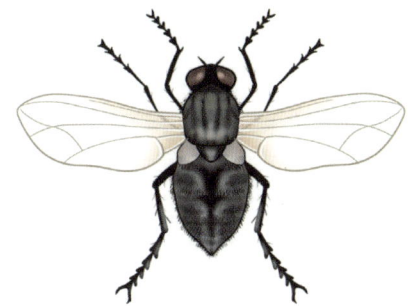

① 집파리
② 곱추파리
③ 딸파리
④ 침파리
⑤ 쉬파리

35 아래 그림과 같은 생활사를 하는 위생해충은?

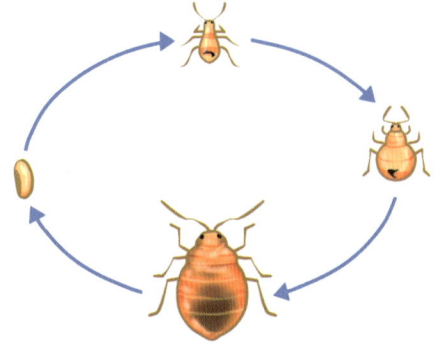

① 벼룩
② 파리
③ 바퀴
④ 빈대
⑤ 모기

36 아래 그림은 벼룩의 암컷이다. 복부말단 ㉠은 무슨 기관인가?

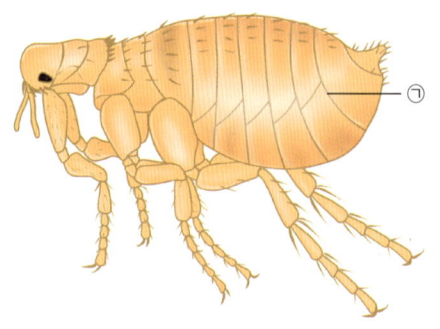

① 협슬치
② 기문
③ 수정낭
④ 미절
⑤ 파악기

37 아래 그림은 어떤 해충의 형태인가?

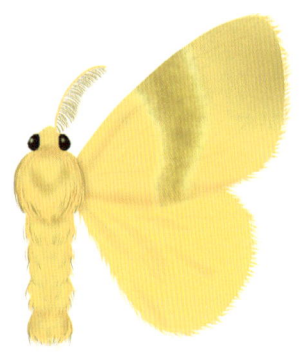

① 체체파리
② 흡혈노린재
③ 등에
④ 독나방
⑤ 바퀴벌레

38 아래 그림은 진드기의 흡혈하는 모습이다. 어떤 진드기의 성충(암컷)인가?

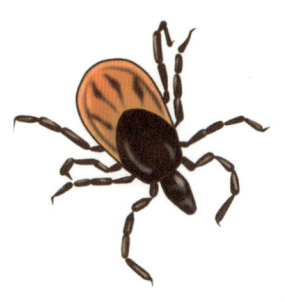 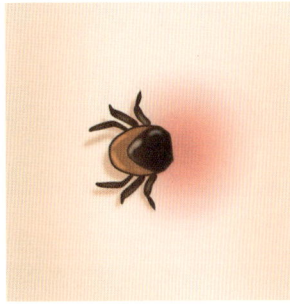

① 모낭진드기
② 참진드기
③ 물렁진드기
④ 털진드기
⑤ 좀진드기

39 아래 그림은 두동장보다 꼬리 길이가 긴 특징이 있는 쥐이다. 가장 알맞은 명칭은?

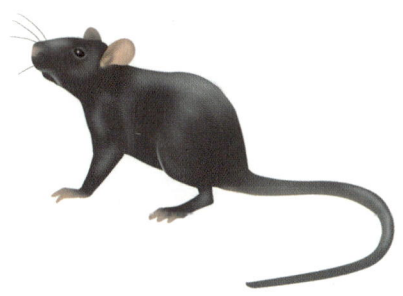

① 시궁쥐(Rattus norvegicus, Norway rat)
② 곰쥐(Rattus rattus)
③ 생쥐(Mus musculus, House mouse)
④ 등줄쥐(Apodemus agrarius)
⑤ 집쥐(Sprague Dawley rat)

40 아래 그림은 가열연무기로 살충제를 살포하는 장면이다. 분사차량은 바람을 가로지르며 진행한다. 분사구의 위치는?

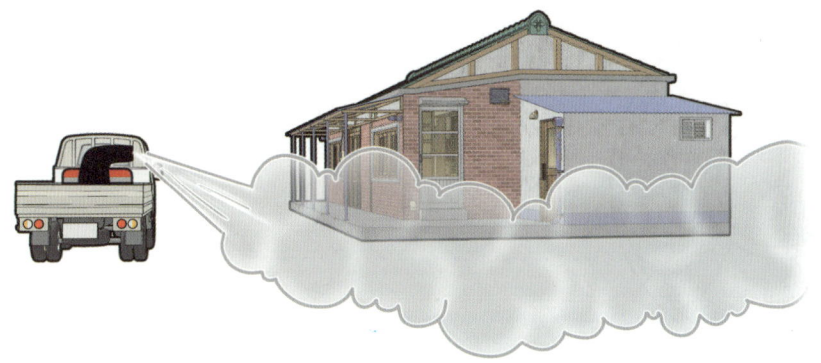

① 상향
② 하향
③ 수평
④ 직선
⑤ 사선

02 위생사 실기 • 실전모의고사

실기시험

01 아래 그림과 같은 기구의 명칭은 무엇인가?

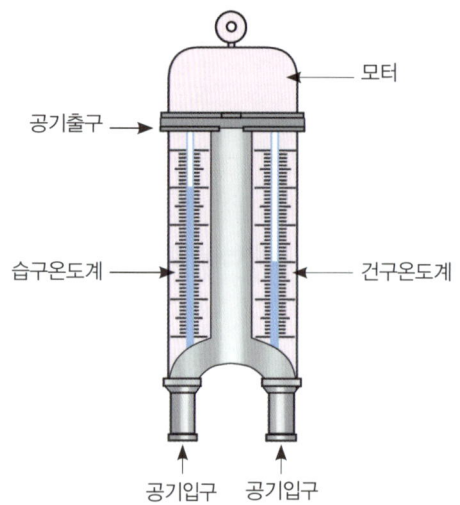

① 흑구온도계
② 자기습도계
③ 아스만 통풍건습계
④ 풍차습도계
⑤ 모발습도계

02 아래 그림과 같은 기구를 무엇이라 하는가?

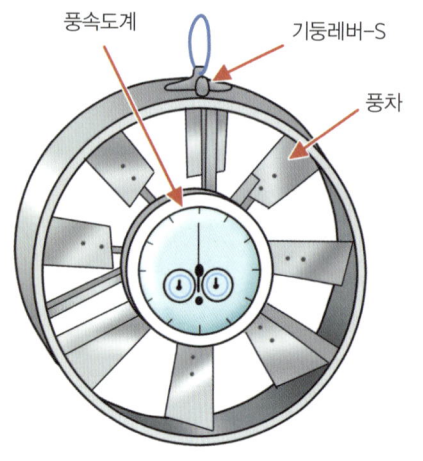

① 흑구온도계
② 라빈손풍속계
③ 자기습도계
④ 기압계
⑤ 풍차풍속계

03 아래 그림은 광전지 조도계를 나타낸 것이다. 빛을 전류로 바꾸는 부분은 무엇인가?

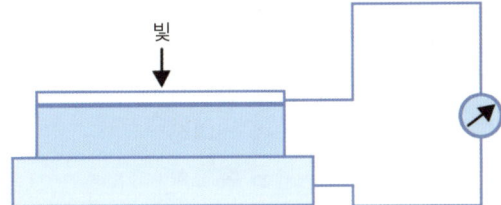

① 철판
② 유리판
③ 셀렌
④ 금속의 얇은 막
⑤ 셀렌과 금속막

04 아래 그림은 굴뚝 연기의 분산상태를 나타낸 것이다. 안정, 역전층 내에서 잘 발생하는 플룸(plume)상태는 어느 것인가?

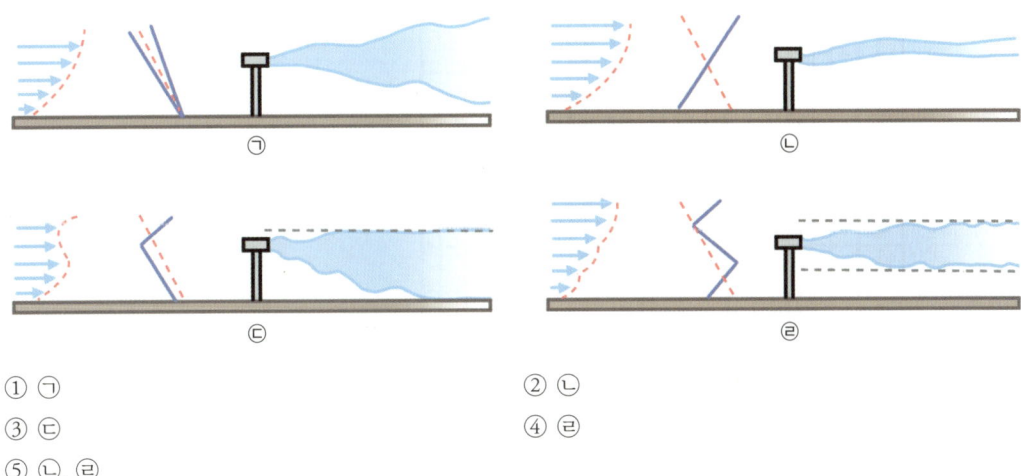

① ㉠
② ㉡
③ ㉢
④ ㉣
⑤ ㉡, ㉣

05 다음은 질산화과정을 나타낸 것이다. ( ) 안에 들어갈 내용은 무엇인가?

$$\text{유기성 질소} \to NH_3\text{-}N \to NO_2\text{-}N \to (\quad)$$

① NH_3
② NO_2
③ NO
④ NO_3-N
⑤ N_2

06 아래 그림은 하수도 구조를 나타낸 것이다. 하수도 구조 중 어떤 방식을 나타낸 것인가?

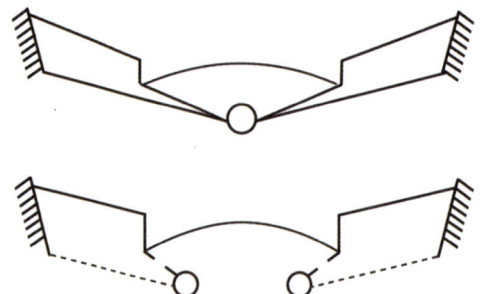

① 분류식
② 합류식
③ 개폐식
④ 혼합식
⑤ 중력식

07 아래 그림은 청감보정회로의 특성곡선이다. A, B, C 특성 곡선 중 소리의 세기보다 감각에 대한 특성을 나타낸 곡선은 어느 것인가?

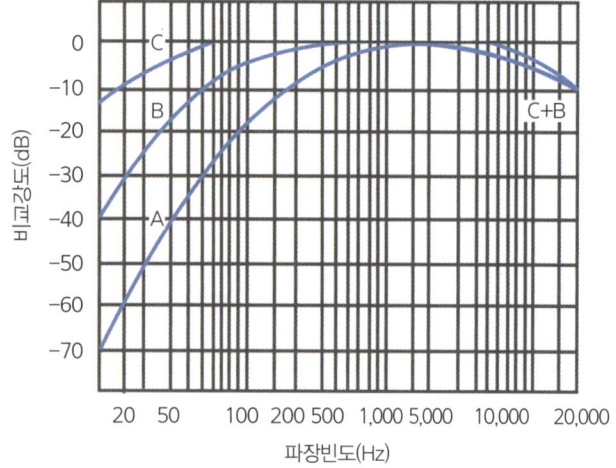

① A곡선
② B곡선
③ C곡선
④ A, B곡선
⑤ A ~ B곡선

08 아래의 장치는 배출가스의 유속을 측정하는 데 사용되는 기기이다. 이 기기의 명칭은 무엇인가?

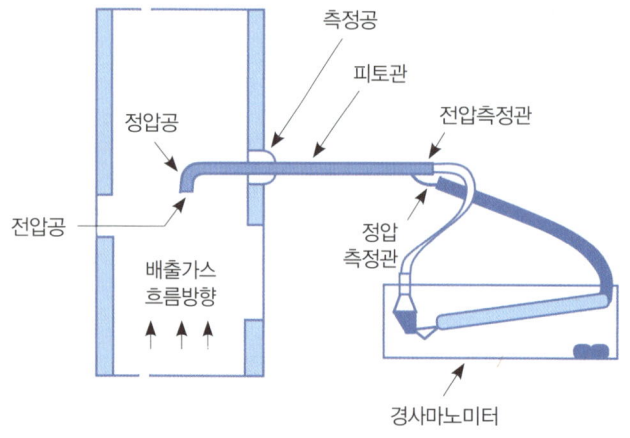

① 여과관
② 피토관
③ 벤트리미터관
④ 바로메터
⑤ 흡입관

09 아래 그림은 상수처리 시설이다. 어떤 여과 시설인가?

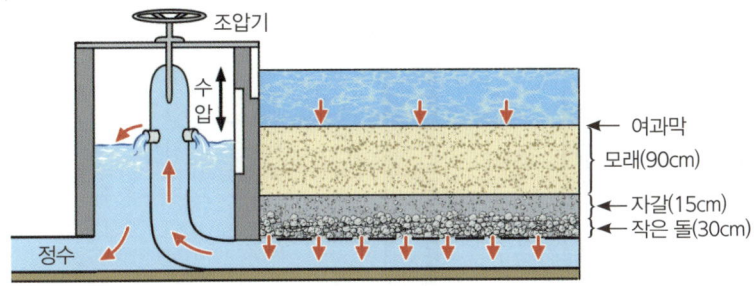

① 완속여과 시설
② 급속여과 시설
③ 하수처리 시설
④ 분뇨처리 시설
⑤ 오수처리 시설

10 아래 그림은 전해식 염소주입기이다. 살균을 목적으로 할 때 먹는물의 잔류염소량은 몇 ppm 이상 되게 하여야 하는가?

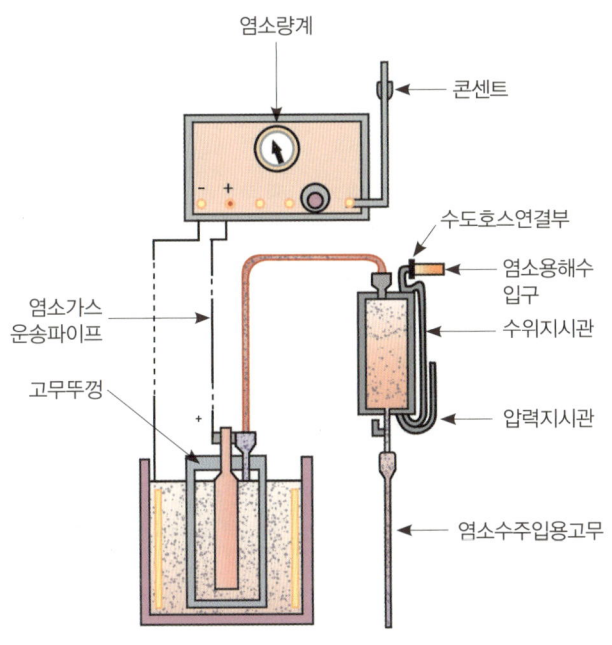

① 0.02ppm
② 0.2ppm
③ 0.1ppm
④ 0.01ppm
⑤ 0.001ppm

11 아래 그림은 무엇을 측정하는 기구인가?

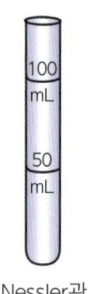 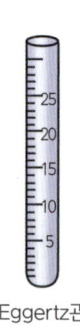 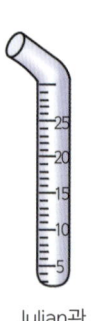 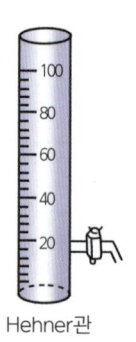

Nessler관   Eggertz관   Julian관   Hehner관

① 탁도
② 색도
③ 잔류염소
④ 경도
⑤ 부유물질

12 다음 보기는 무엇을 측정하기 위한 시험방법인가?

> 검수 → o-톨루딘 용액 → 비색정량

① 잔류염소
② 아질산성질소
③ 증발잔유물
④ 질산성질소
⑤ 탄수화물

13 대장균군의 정성시험에서 추정시험에 사용되는 배지는?

① Endo 배지
② Lactose broth
③ EMB 배지
④ Nutrient agar
⑤ BGLB 배지

14 아래 기구의 명칭은?

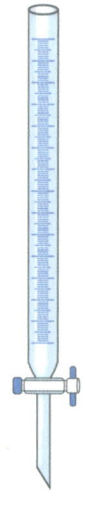

① 분액깔대기
② 뷰렛
③ 메스실린더
④ 자동피펫
⑤ 피펫

15 다음 ( )에 들어갈 말은?

> 식품접객업의 조리장에는 주방용 식기류를 소독하기 위한 자외선 또는 ( )를 설치하거나 열탕세척소독시설(식중독을 일으키는 병원성 미생물 등이 살균될 수 있는 시설이어야 한다. 이하 같다)을 갖추어야 한다.

① 방사선
② 적외선
③ 건열멸균기
④ 고압증기멸균기
⑤ 전기살균소독기

16 지방이 공기 속의 산소, 빛, 열 등에 의하여 맛과 색이 변하고 불쾌한 냄새가 나는 현상은?
① 부패
② 산패
③ 변질
④ 발효
⑤ 자기소화

17 고기의 신선도 지표인 휘발성염기질소의 초기부패 판정 기준은?
① 10 ~ 20mg%
② 20 ~ 30mg%
③ 30 ~ 40mg%
④ 40 ~ 50mg%
⑤ 50mg% 이상

18 「식품공전」상 우유류의 규격기준이 되는 산도(젖산으로서) 값은?
① 0.05% 이상
② 0.010% 이상
③ 0.18% 이하
④ 0.25% 이하
⑤ 0.30% 이하

19 다음에서 비가열 멸균 방법은?
① 건열멸균법
② 화염멸균법
③ 간헐멸균법
④ 방사선조사멸균법
⑤ 초고온순간멸균법

20 1일 1회 100°C 30분의 가열을 3일간 되풀이하여 포자까지 사멸하는 멸균방법은?
① 열탕소독법
② 간헐멸균법
③ 화염멸균법
④ 저온멸균법
⑤ 고압증기멸균법

21 4급암모늄염을 주성분으로 하는 손소독제는?
① 오존
② 승홍
③ 석탄산
④ 역성비누
⑤ 과산화수소

22 살모넬라를 TSI 배지에 접종하여 배양한 결과 배지의 사면부 색깔은?
① 자색
② 적색
③ 흑색
④ 청색
⑤ 황색

23 그림과 같이 타원형의 간균으로 내열성 포자를 형성하며 신경독소를 생산하는 식중독균은?

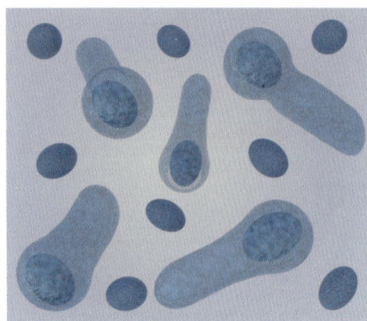

① *Bacillus cereus*
② *Campylobacter jejuni*
③ *Staphylococcus aureus*
④ *Clostridium botulinum*
⑤ *Vibrio parahaemolyticus*

24 사진의 황색포도상구균의 특징으로 옳은 것은?

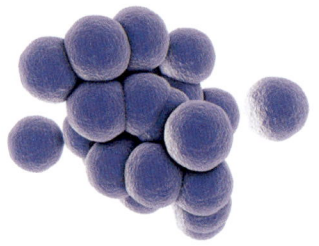

① 간균이다.
② 주모균이다.
③ 그람양성균이다.
④ 내열성 포자를 형성한다.
⑤ 활발한 운동성을 지닌다.

25 그림과 같은 생활사를 갖는 기생충은?

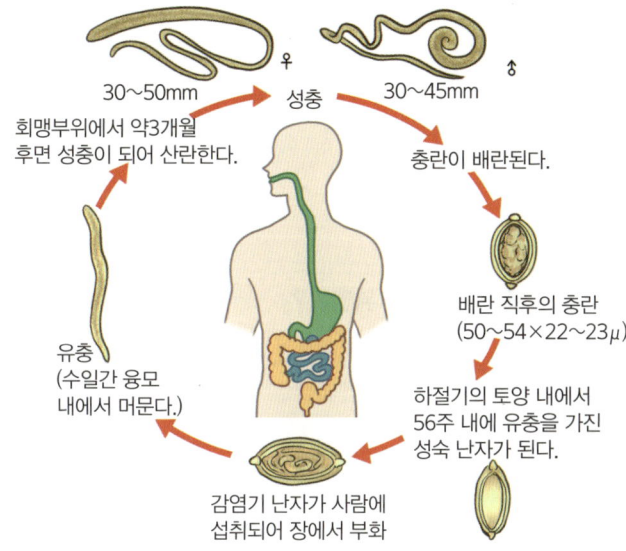

① 편충
② 무구조충
③ 유구조충
④ 아니사키스
⑤ 광절열두조충

26 다음에 해당하는 기생충은?

- 제2중간숙주에 의해 사람이 감염됨
- 사람의 몸에서는 유충이 기생하더라도 성충이 되지 못함
- 제1중간숙주 : 물벼룩, 제2중간숙주 : 민물고기, 최종숙주 : 개나 고양이

① 선모충
② 아니사키스
③ 아니사키스
④ 유극악구충
⑤ 아메리카구충

27 사진과 같이 균체의 주위에 많은 편모가 있는 균은?

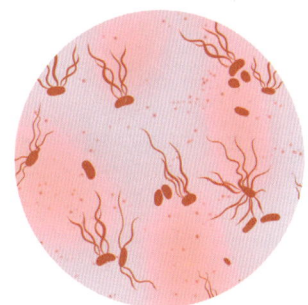

① 콜레라
② 폴리오
③ 장티푸스
④ 세균성이질
⑤ 디프테리아

28 동물에게 유산을, 감염된 인체에는 파상적인 발열 증상을 일으키는 무아포 간균은?
① Q열
② 탄저
③ 야토병
④ 돈단독
⑤ 브루셀라증

29 아래 그림은 곤충의 두부이다. 대악(먹이를 저작)은 어느 부위인가?

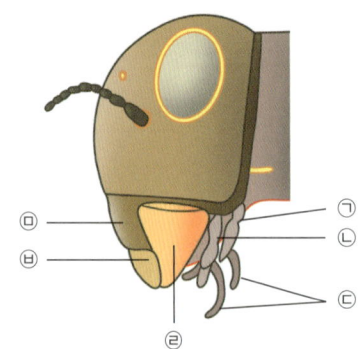

① ㄱ
② ㄴ
③ ㄷ
④ ㄹ
⑤ ㅂ

30 아래 그림은 곤충의 어떤 변태과정을 나타낸 것인가?

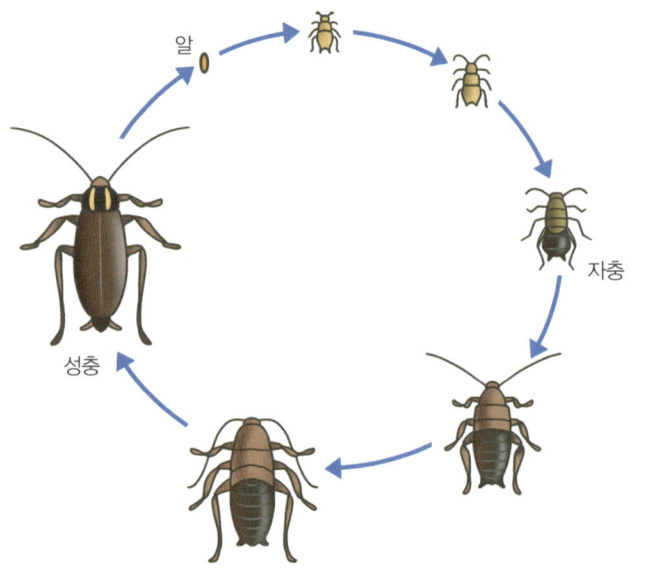

① 완전변태
② 불완전변태
③ 정변태
④ 무변태
⑤ 유충변태

31 아래 그림은 빨간집모기 번데기의 형태를 나타낸 것이다. ㉣의 명칭은?

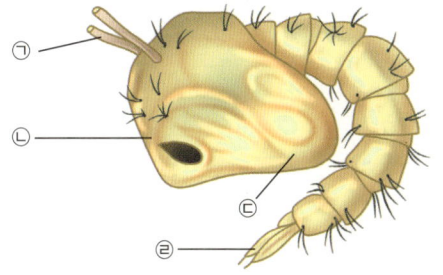

① 호흡각
② 유영편
③ 날개
④ 촉각
⑤ 기공

32 아래 그림은 어떤 모기의 발육시기 형태를 나타낸 것인가?

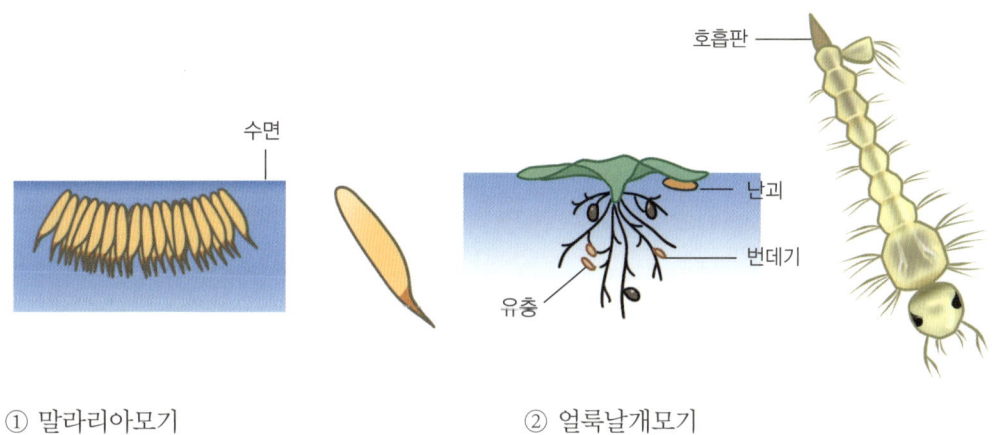

① 말라리아모기
② 얼룩날개모기
③ 에집트숲모기
④ 빨간집모기
⑤ 늪모기

33 아래 그림은 파리 성충의 촉각이다. ㉠ ~ ㉢의 명칭이 바르게 연결된 것은?

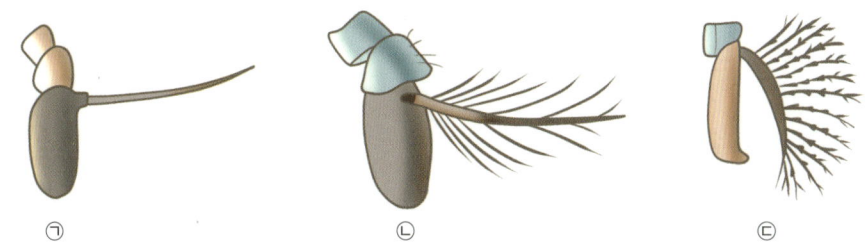

① ㉠ 딸집파리, ㉡ 집파리, ㉢ 쉬파리
② ㉠ 체체파리, ㉡ 집파리, ㉢ 딸집파리
③ ㉠ 집파리, ㉡ 체체파리, ㉢ 딸집파리
④ ㉠ 딸집파리, ㉡ 집파리, ㉢ 체체파리
⑤ ㉠ 쉬파리, ㉡ 집파리, ㉢ 검정파리

34 아래 그림은 어떤 파리의 번데기 형태인가?

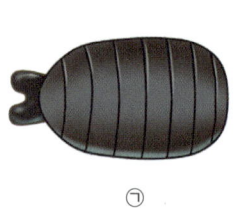 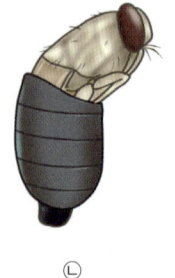

① 쉬파리과
② 체체파리
③ 검정파리
④ 집파리과
⑤ 딸집파리

㉠　　㉡

35 아래 그림은 어떤 벼룩 암컷의 형태인가?

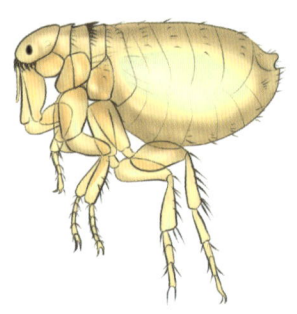

① 유럽쥐벼룩
② 열대쥐벼룩
③ 개벼룩
④ 닭벼룩
⑤ 모래벼룩

36 나방을 쫓고 나서 피부에 붉은 반점이 생기고 가려움증이 생겼다. 그 원인은?
① 독나방의 극모
② 독나방의 날개
③ 독나방의 독모
④ 독나방의 다리
⑤ 독나방의 촉수

37 아래 그림과 같은 형태의 곤충의 명칭은?

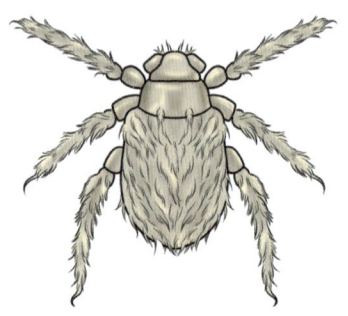

① 털진드기의 유충
② 집먼지 진드기의 유충
③ 옴진드기의 유충
④ 여드름진드기의 성충
⑤ 참진드기의 성충

38 아래에서 설명하는 쥐의 명칭은?

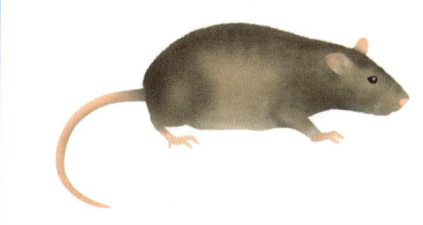

- 성체 체중이 400 ~ 500g 정도이다.
- 꼬리 길이가 두동장보다 짧거나 같다.
- 코가 뭉툭하고 귀와 눈이 몸집에 비해 작다.
- 부엌이나 창고, 쓰레기장 등에서 주로 서식한다.

① 시궁쥐 ② 곰쥐
③ 생쥐 ④ 등줄쥐
⑤ 지붕쥐

39 아래 그림은 쥐의 침입을 막기 위한 L자형의 지하 방서벽이다. 이와 같은 쥐의 구제 방법에 속하는 것은?

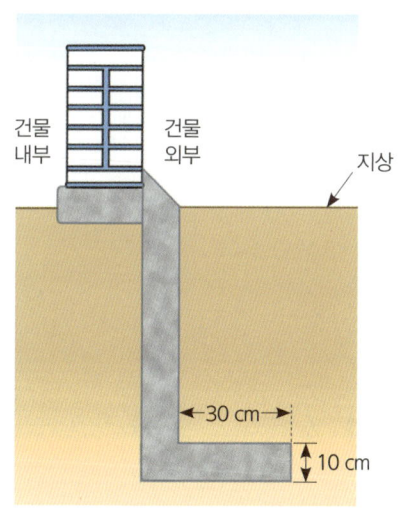

① 생물학적 방법
② 환경개선 방법
③ 화학적 방법
④ 천적 이용 방법
⑤ 트랩을 이용한 방법

40 옥외에 노자와형 유문등을 설치하였을 때 주로 잡히는 곤충은?
① 깔따구와 나방류 ② 파리와 모기
③ 모기와 등에 ④ 바퀴와 파리
⑤ 벼룩과 바퀴

03 위생사 실기 • 실전모의고사

실기시험

01 아래 그림과 같은 기구를 무엇이라 하는가?

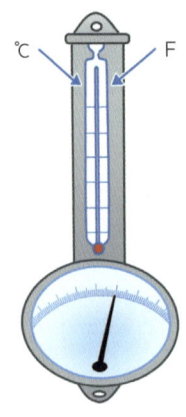

① 자기온도계
② 아스만 통풍온습도계
③ 풍차습도계
④ 모발습도계
⑤ 흑구온도계

02 아래 그림의 기구명칭은 무엇이며, 무엇을 측정하는 기구인가?

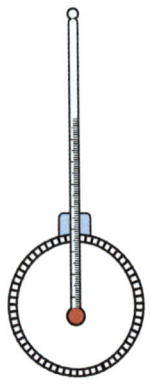

① 적외선 측정기 – 수분
② 모발습도계 – 습도
③ 흑구온도계 – 복사열
④ 카타 온도계 – 냉각력
⑤ 자기습도계 – 습도

03 아래 그림은 Fortin 수은 기압계이다. 조정나사는 어떤 역할을 하는가?

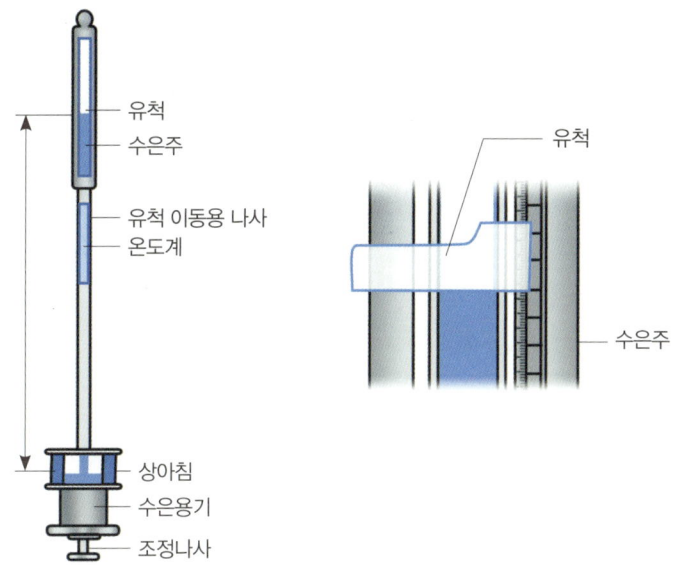

① 수은계 내의 압력 고정
② 수은 주입 시 사용
③ 수은표면의 조정
④ 수은교체 때 사용
⑤ 수압계의 균형유지

04 아래 그림은 고도에 따른 기온의 상태변화를 나타낸 것이다. 등온변화 상태인 곳은 어느 부분인가?

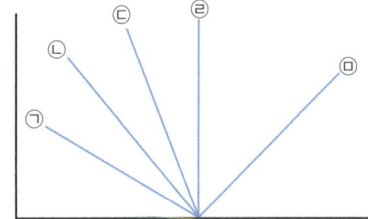

① ㄱ
② ㄴ
③ ㄷ
④ ㄹ
⑤ ㅁ

05 아래 그림은 대기 중의 먼지를 제거하기 위한 집진장치이다. 이 집진장치의 명칭은 무엇인가?

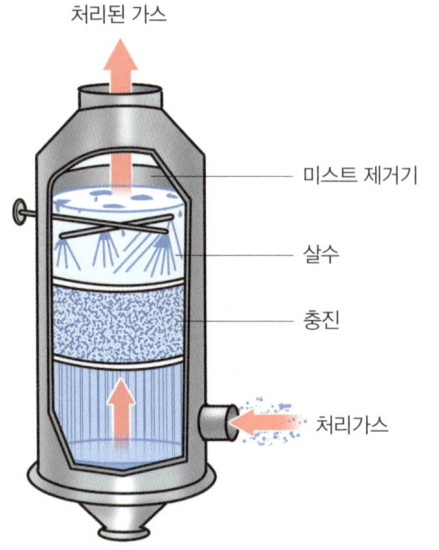

① 사이클론
② 충전탑
③ 전기집진장치
④ 백필터
⑤ 중력집진장치

06 아래 그림은 정화조의 일반적인 구조이다. 정화조의 처리순서로 옳은 것은?

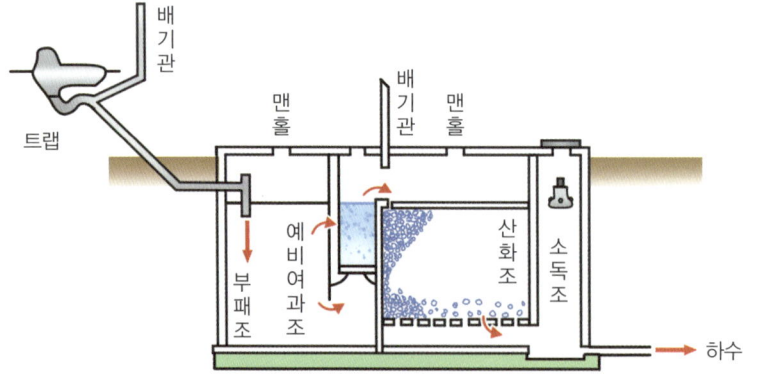

① 부패조 → 예비여과조 → 소독조 → 산화조
② 부패조 → 예비여과조 → 산화조 → 소독조
③ 예비여과조 → 산화조 → 소독조 → 부패조
④ 예비여과조 → 산화조 → 부패조 → 소독조
⑤ 예비여과조 → 산화조 → 정화조 → 소독조

07 아래 그림은 용기 포집법에 의해 가스상 물질의 시료 채취 시 사용되는 용기이다. 이 용기의 명칭은 무엇인가?

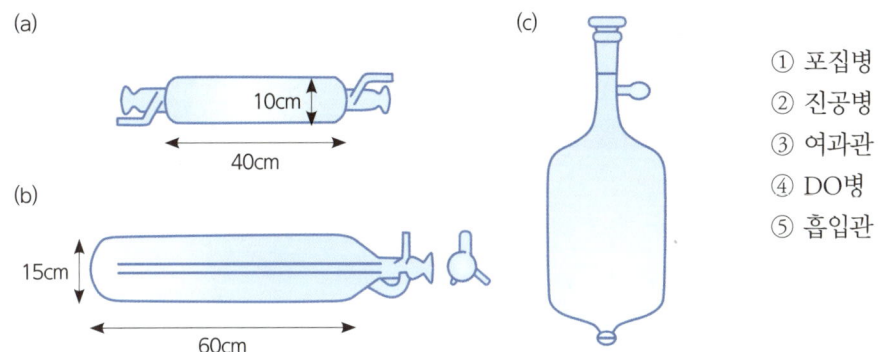

① 포집병
② 진공병
③ 여과관
④ DO병
⑤ 흡입관

08 링겔만차트로 매연농도를 측정할 때 연돌 배출구에서 몇 m 떨어진 곳의 매연을 관찰하여야 하는가?
① 굴뚝의 토출구로부터 1 ~ 2m 떨어진 지점
② 굴뚝의 토출구로부터 30 ~ 45m 떨어진 지점
③ 굴뚝의 토출구로부터 2 ~ 3m 떨어진 지점
④ 연기흐름이 시작되는 지점
⑤ 연기흐름의 중심측 부근

09 먹는물 소독 시 잔류염소량은 몇 ppm을 넘지 않도록 하여야 하는가?
① 0.05 ~ 0.2ppm
② 0.2 ~ 0.5ppm
③ 4.0ppm
④ 0.02 ~ 0.05ppm
⑤ 0.04ppm 이상

10 먹는물의 수질기준에서 대장균의 기준은?
① 100mL에서 검출되지 아니할 것
② 50mL에서 검출되지 아니할 것
③ 20mL에서 검출되지 아니할 것
④ 10mL에서 검출되지 아니할 것
⑤ 1mL에서 검출되지 아니할 것

11 아래의 증류장치는 무슨 실험을 하기 위한 장치인가?

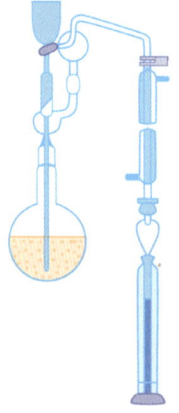

① 시안 증류장치
② 불소 증류장치
③ 암모니아성 질소 증류장치
④ 탄소 증류장치
⑤ 염소 증류장치

12 아래 그림은 무엇을 측정하는 기구인가?

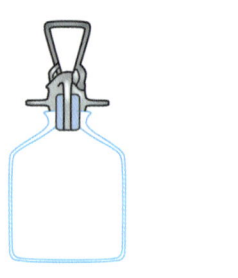 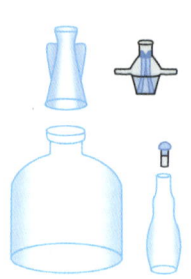

① 흡수제에 의한 COD 측정병
② 흡수제에 의한 BOD 측정병
③ $Ba(OH)_2$에 의한 CO_2 측정병
④ KOH에 의한 CO_2 흡수병
⑤ H_2O_2 측정병

13 아래 그림과 같은 기구를 무엇이라 하는가?

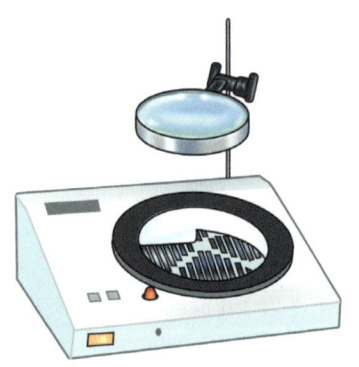

① 확대 현미경
② 수분 측정기
③ 적외선 살균등
④ 집락 계산기
⑤ 확대기

14 대장균군 시험을 바로 실시하지 못할 경우 시료의 보존기간은?

① 오염된 시료 6시간 이내
② 오염된 시료 12시간 이내
③ 의심된 시료 20시간 이내
④ 의심된 시료 24시간 이내
⑤ 오염된 시료 48시간 이내

15 식품제조가공업체의 선별 및 검수구역의 조도는?

① 220룩스 이상
② 320룩스 이상
③ 440룩스 이상
④ 540룩스 이상
⑤ 1,000룩스 이상

16 어류의 부패로 인해 생성되는 것은?

① 케톤
② 알코올
③ 유기산
④ 알데하이드
⑤ 트리메틸아민

17 다음의 장치를 이용하여 식품 내 곤충 및 동물의 털과 같이 물에 잘 젖지 않는 가벼운 이물을 검출하는 방법은?

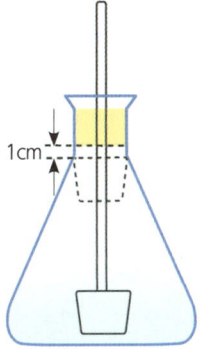

① 여과법
② 침강법
③ 체분별법
④ 금속성이물법
⑤ 와일드만플라스크법

18 우유의 신선도 판정에 이용되는 검사는?
① 경도
② 비중
③ 산도
④ 포스파타제
⑤ North도표

19 다음 사진의 기구를 멸균할 때 주로 사용되는 방법은?

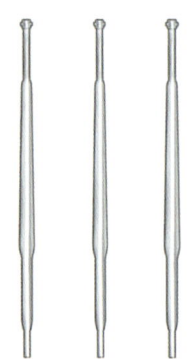

① 자비소독법
② 화염멸균법
③ 건열멸균법
④ 저온살균법
⑤ 자외선멸균법

20 「식품공전」상 우유의 고온단시간살균법에 의한 살균조건은?
① 63 ~ 65℃에서 30분
② 72 ~ 75℃에서 15 ~ 25초
③ 85 ~ 89℃에서 12 ~ 15초
④ 130 ~ 150℃에서 1 ~ 3초
⑤ 130 ~ 135℃에서 1 ~ 3초

21 역성비누에 대한 설명으로 옳은 것은?
① 세정력이 강하다.
② 성분은 4급 암모늄염이다.
③ 손소독 시 원액을 사용한다.
④ 모든 미생물에 살균효과를 가진다.
⑤ 일반비누와 함께 사용 시 살균력이 증가한다.

22 사진과 같이 주모성편모가 있으며 달걀가공품에서 잘 증식하는 간균은?

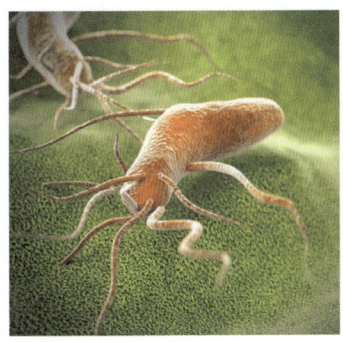

① 살모넬라균
② 여시니아균
③ 세균성이질균
④ 병원성대장균균
⑤ 장염비브리오균

23 그림과 같은 형태의 편모를 가지고 있으며 3 ~ 5% 식염농도에서 잘 증식하는 식중독균은?

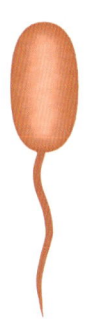

① 웰치균
② 살모넬라균
③ 포도상구균
④ 리스테리아균
⑤ 장염비브리오균

24 사진과 같은 형태의 간균으로 설사형과 구토형으로 나뉘는 독소형 식중독균은?

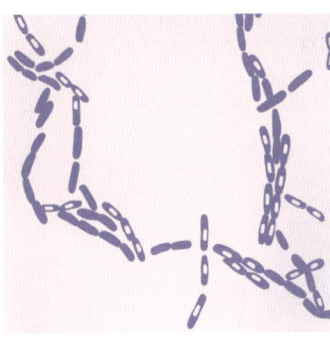

① *Bacillus cereus*
② *Escherichia coli*
③ *Staphylococcus aureus*
④ *Clostridium perfringens*
⑤ *Vibrio parahaemolyticus*

25 주로 채소를 통한 경구감염으로 생활사가 그림과 같은 기생충은?

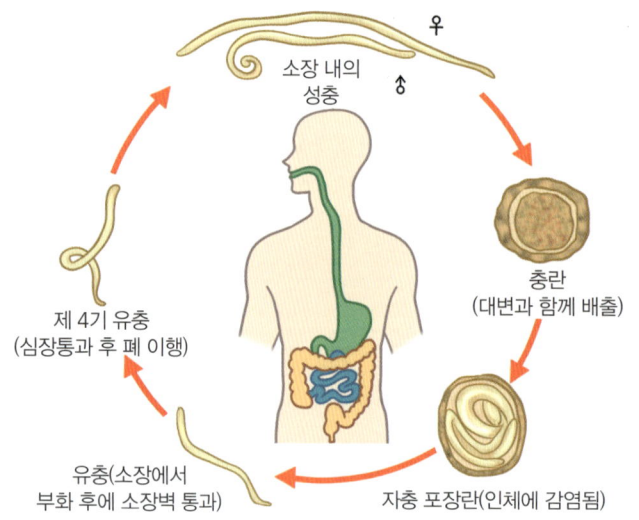

① 회충
② 간흡충
③ 긴촌충
④ 무구조충
⑤ 갈고리촌충

26 생활사가 그림과 같은 기생충은?

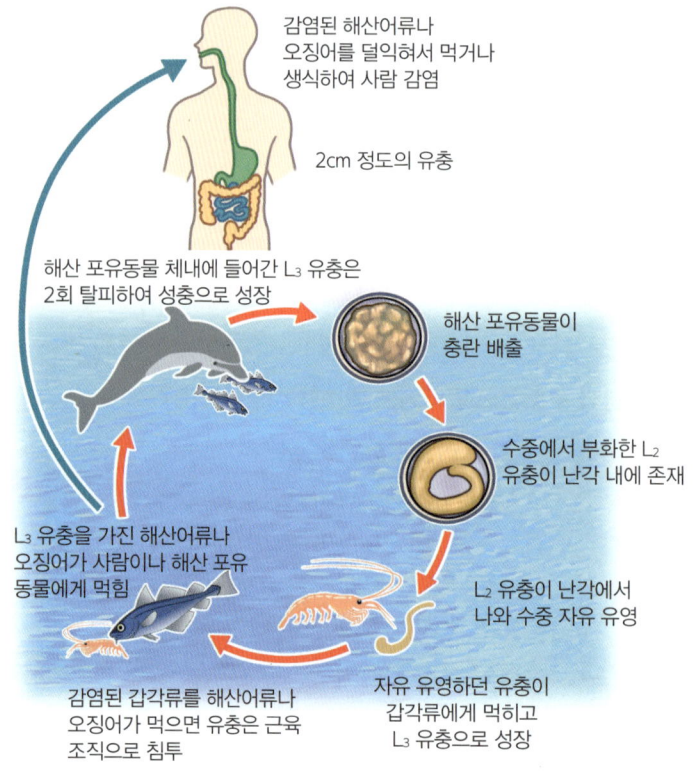

① 아니사키스
② 요코가와흡충
③ 동양모양선충
④ 아메리카구충
⑤ 톡소플라즈마

27 사진과 같이 편모가 한 개인 균은?

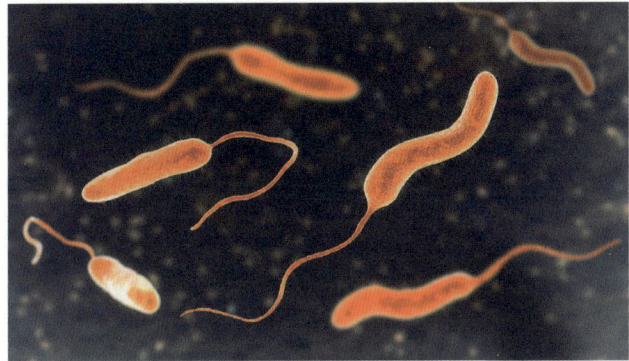

① 콜레라균
② 장티푸스균
③ 병원성대장균
④ 보툴리누스균
⑤ 세균성이질균

28 그림과 같이 아포(spore)를 형성하는 그람양성 간균의 인수공통감염병은?

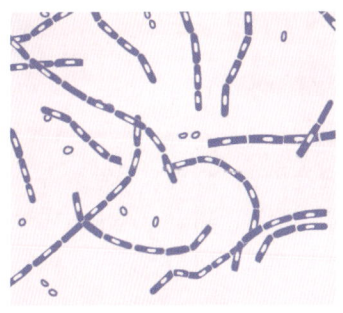

① 탄저
② 황열
③ 돈단독
④ 야토병
⑤ 발진티푸스

29 그림에 있는 곤충 중에서 저작형 구기를 가진 곤충은?

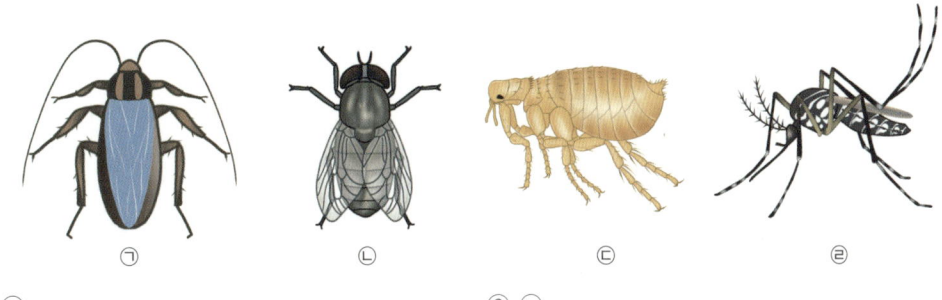

㉠　　　　㉡　　　　㉢　　　　㉣

① ㉠
② ㉡
③ ㉢
④ ㉣
⑤ ㉢, ㉣

30 아래 그림은 곤충의 다리를 나타낸 것이다. ㉠ ~ ㉣의 명칭이 맞게 연결된 것은?

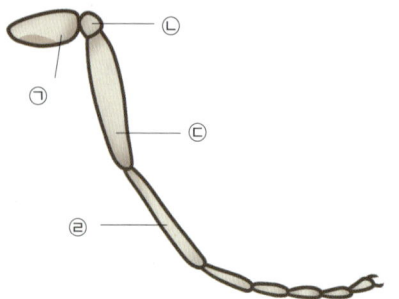

① 기절 – 전절 – 퇴절 – 경절
② 전절 – 경절 – 부절 – 퇴절
③ 퇴절 – 경절 – 부절 – 전절
④ 전절 – 퇴절 – 경절 – 부절
⑤ 기절 – 전절 – 경절 – 퇴절

31 아래 그림은 바퀴의 두부를 나타낸 것이다. ㉠ ~ ㉤의 명칭이 맞게 연결된 것은?

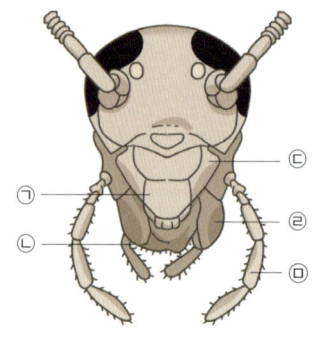

① 상순 – 하순 – 대악 – 촉수 – 소악
② 상순 – 하순 – 소악 – 촉수 – 대악
③ 상순 – 하순 – 대악 – 소악 – 촉수
④ 상순 – 소악 – 하순 – 촉수 – 대악
⑤ 상순 – 소악 – 하순 – 대악 – 촉수

32 아래 그림은 어떤 모기의 알(egg)인가?

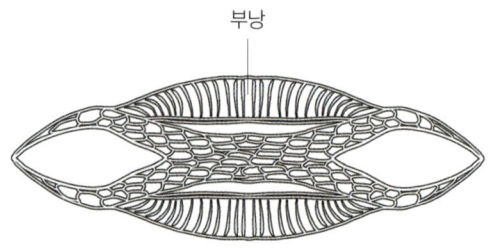

① 빨간집모기
② 숲모기
③ 얼룩날개모기
④ 왕모기
⑤ 늪모기

33 그림과 같은 형태적 특징을 갖고 있는 모기는?

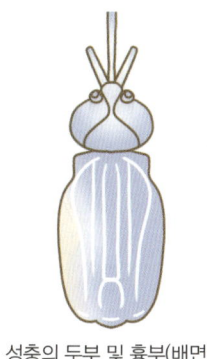
성충의 두부 및 흉부(배면)

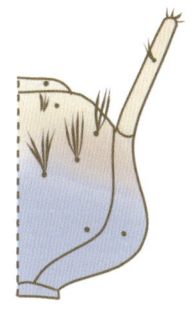
유충의 두부

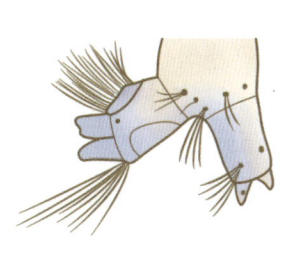
유충의 미절(측면)

① 에집트숲모기
② 중국얼룩날개모기
③ 토고숲모기
④ 작은빨간집모기
⑤ 빨간집모기

34 아래 그림은 파리 유충의 후기문이다. ㉠ ~ ㉡의 명칭이 바르게 연결된 것은?

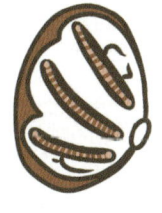 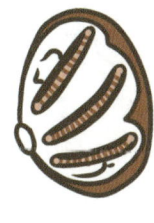
㉠

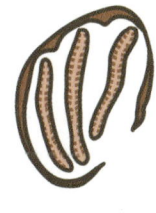 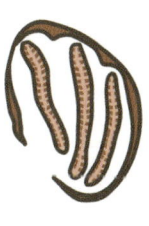
㉡

① ㉠ 금파리속,   ㉡ 띠금파리속
② ㉠ 쉬파리,   ㉡ 집파리
③ ㉠ 검정파리속, ㉡ 쉬파리속
④ ㉠ 큰집파리,   ㉡ 쉬파리
⑤ ㉠ 큰집파리,   ㉡ 쉬파리

35 아래 그림은 벼룩의 두부이다. ㉠ ~ ㉣의 명칭이 바르게 연결된 것은?

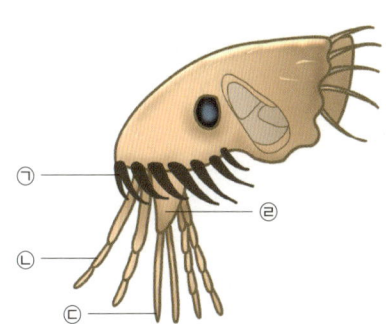

① ㉠ 협즐치,   ㉡ 소악촉수, ㉢ 상순,   ㉣ 소악
② ㉠ 협즐치,   ㉡ 소악자침, ㉢ 촉각,   ㉣ 소악
③ ㉠ 협즐치,   ㉡ 촉각,   ㉢ 소악자침, ㉣ 소악
④ ㉠ 소악자침, ㉡ 협즐치,   ㉢ 촉각,   ㉣ 소악
⑤ ㉠ 촉각,   ㉡ 협즐치,   ㉢ 소악자침, ㉣ 대악

36 독나방에 대한 설명으로 옳은 것은?

① 암컷은 미방모를 떼어 알무더기를 덮기 때문에 난괴 독모가 없어서 접촉하게 되어도 피부염을 일으키지 않는다.
② 독모가 피부에 접촉되면 모낭이나 한선을 통해 피부에 들어가 독모 속에 있는 독성물질이 용해되어 독작용을 하며 붉은 반점이 생기고, 가려움증과 통증이 수반된다.
③ 유충의 유방돌기에 밀생하고 있는 독모는 평균 10μm이다.
④ 독모는 유충시기에만 있다.
⑤ 독모는 번데기시기에만 있다.

37 아래와 같은 생활사를 갖는 진드기의 종류는?

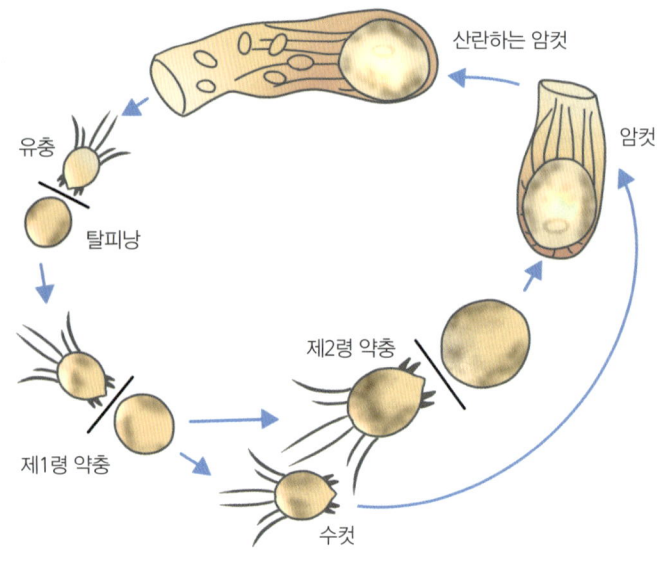

① 집먼지진드기
② 참진드기
③ 털진드기
④ 옴진드기
⑤ 물렁진드기

38 아래 그림은 쥐의 분변형태이다. ㉠ ~ ㉢의 명칭이 바르게 연결된 것은?

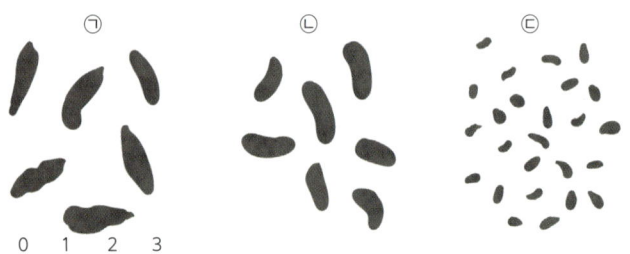

① ㉠ 곰쥐, ㉡ 시궁쥐, ㉢ 생쥐
② ㉠ 곰쥐, ㉡ 시궁쥐, ㉢ 집쥐
③ ㉠ 시궁쥐, ㉡ 곰쥐, ㉢ 생쥐
④ ㉠ 시궁쥐, ㉡ 곰쥐, ㉢ 들쥐
⑤ ㉠ 시궁쥐, ㉡ : 곰쥐, ㉢ 집쥐

39 아래 그림은 노자와형 유문등이다. 이 유문등으로 방제 가능한 유해 곤충은?

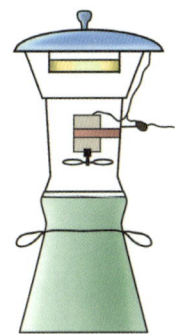

① 바퀴
② 나방
③ 빈대
④ 모기
⑤ 파리

40 아래 그림에서 화살표 한 곳은 쥐의 침입을 막기 위해 방서처리를 한 곳이다. 이와 같은 방서 처리 방법에 속하는 것은?

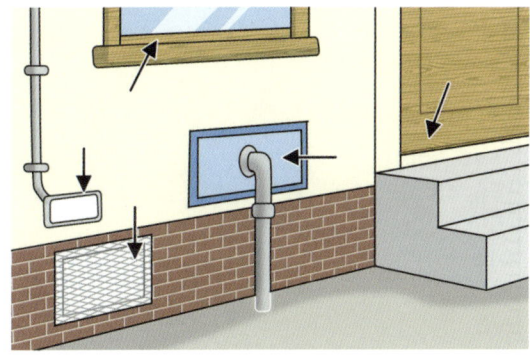

① 화학적 방법
② 환경개선
③ 생물학적 방법
④ 천적 이용
⑤ 물리적 방법

04 위생사 실기 • 실전모의고사

실기시험

01 아래 그림과 같은 기구의 명칭을 무엇이라 하는가?

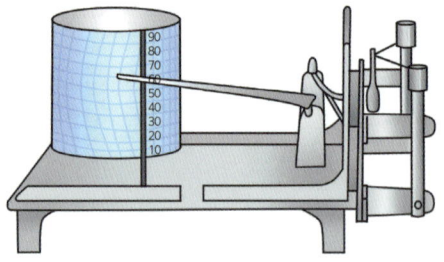

① 자기온도계
② 모발습도계
③ 자기습도계
④ 아스만 통풍온도계
⑤ 풍차습도계

02 아래의 감각온도 도표에서 건구온도가 25℃, 습구온도가 15℃, 쾌적기류가 0.1m/sec일 때의 감각온도는 몇 ℃가 되는가?

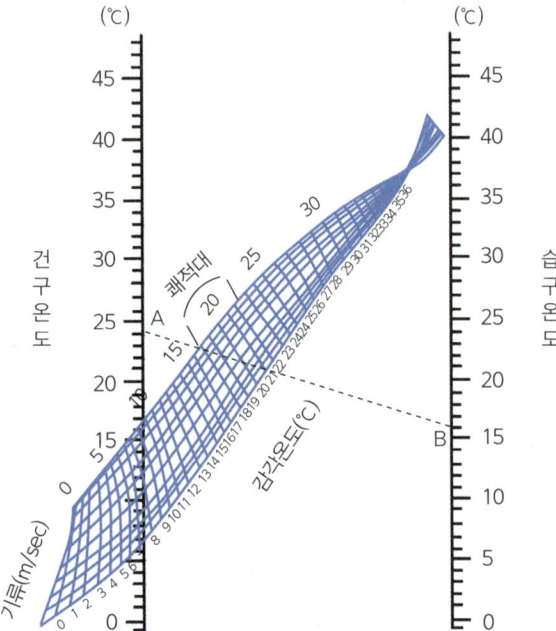

① 15℃
② 21℃
③ 25℃
④ 30℃
⑤ 40℃

03 아래 그림은 고도에 따른 기온의 상태변화를 나타낸 것이다. 대기오염물질의 확산이 가장 작은 곳은 어느 부분인가?

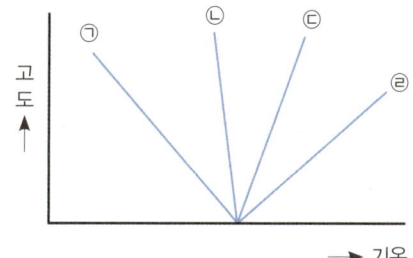

① ㉠
② ㉡
③ ㉢
④ ㉣
⑤ ㉡, ㉢

04 아래 그림은 하수·폐수처리 장치이다. 어떤 처리를 하는 장치의 단면도인가?

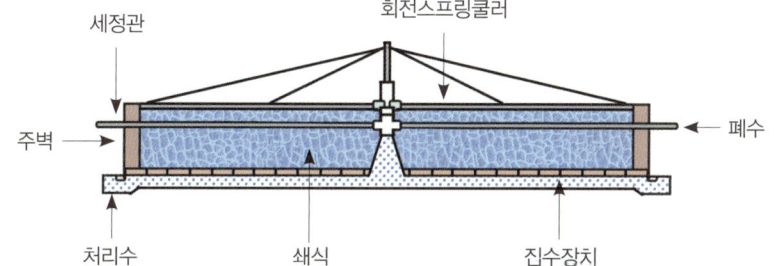

① 활성오니조
② 살수여상
③ 정화조
④ 임호프탱크
⑤ 산화지

05 아래는 링겔만차트의 매연농도를 나타낸 그림이다. 매연농도 1도는 어느 것인가?

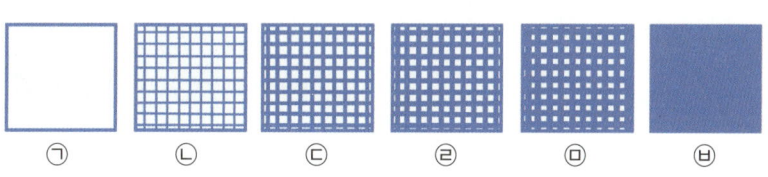

① ㉠
② ㉡
③ ㉢
④ ㉣
⑤ ㉤

06 아래 그림과 같은 기구의 명칭은 무엇인가?

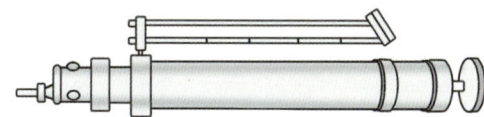

① 진공식 가스채취기
② 송입식 가스채취기
③ 검지관식
④ 오염물질 측정기
⑤ 채수기

07 아래 그림과 같은 기구의 명칭은 무엇이라 하는가?

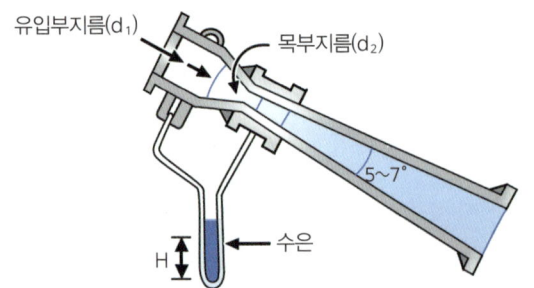

① 자기식 유량측정기
② 잔류염소 측정기
③ 벤투리미터
④ 오리피스 메타
⑤ 탁도측정기

08 용존산소 시험을 위한 시료채취 시 사용법이 올바른 것은?

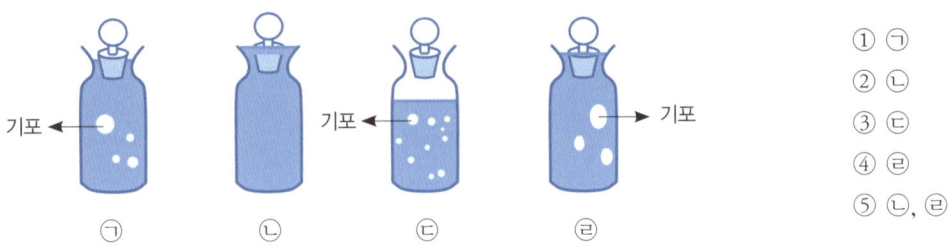

① ㉠
② ㉡
③ ㉢
④ ㉣
⑤ ㉡, ㉣

09 아래 그림은 잔류염소 그래프이다. 가장 깨끗한 물을 나타내는 것은 어느 것인가?

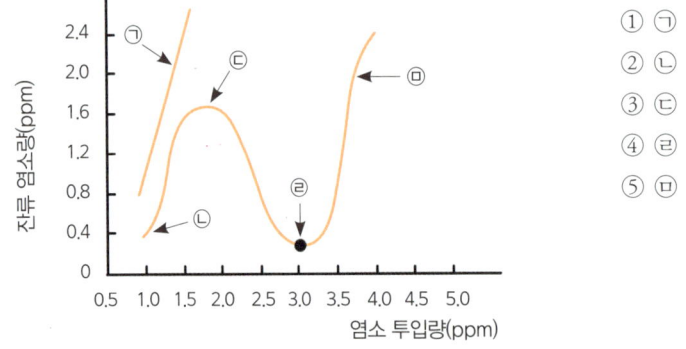

① ㉠
② ㉡
③ ㉢
④ ㉣
⑤ ㉤

10 아래 그림과 같은 기구의 명칭은 무엇인가?

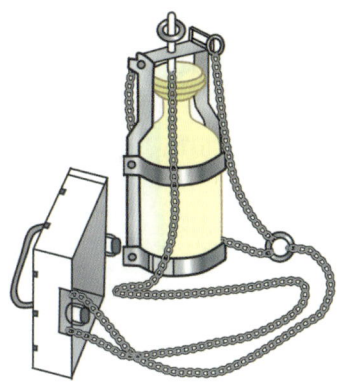

① DO 측정기
② 폐수 측정기
③ 하이드로 채수기
④ COD 측정기
⑤ BOD 측정기

11 증발잔류물 측정 시 증발 건조한 증발접시를 몇 ℃에서 몇 시간 건조한 후 무게를 평량하여야 하는가?

① 105 ~ 110℃, 2시간
② 110 ~ 120℃, 2시간
③ 120 ~ 130℃, 1시간
④ 130 ~ 140℃, 2시간
⑤ 150℃, 1시간

12 추정시험을 할 때 듀람관을 넣은 젖당배지(LB배지)를 (　)℃, (　)시간 배양하는가?

① 35 ~ 37℃, 20 ± 4시간
② 35 ~ 37℃, 24 ± 2시간
③ 25℃, 48시간
④ 35℃, 48시간
⑤ 40℃, 4시간

13 대장균군 확정시험에서 EMB 한천배지에 어떤 색의 집락(colony)이 나타나면 양성이라 판정할 수 있는가?

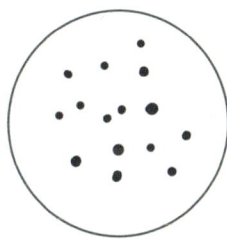

① 흑색의 집락
② 황색의 집락
③ 홍색 집락
④ 갈색의 집락
⑤ 금속광택의 청동색

14 아래 그림은 드라이오븐(dry oven)이다. 드라이오븐의 건조 온도와 시간은?

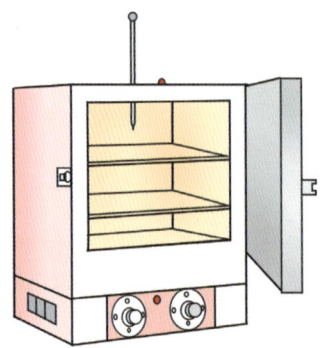

① 100 ~ 120℃, 20분
② 121℃, 15 ~ 20분
③ 160 ~ 170℃, 1 ~ 2시간
④ 110℃, 20 ~ 30분
⑤ 120℃, 1시간

15 다음 (　)에 해당하는 것은?

집단급식소의 냉장시설은 내부의 온도를 (　) 이하, 냉동시설은 (　) 이하로 유지하여야 하며 외부에서 온도변화를 관찰할 수 있어야 하며, 온도 감응 장치의 센서는 냉각원으로부터 가장 멀리 위치하여야 한다.

① 2℃, -10℃
② 5℃, -10℃
③ 5℃, -18℃
④ 10℃, -18℃
⑤ 10℃, -22℃

16 세균의 증식곡선에서 식품의 초기부패에 해당하는 곳은?

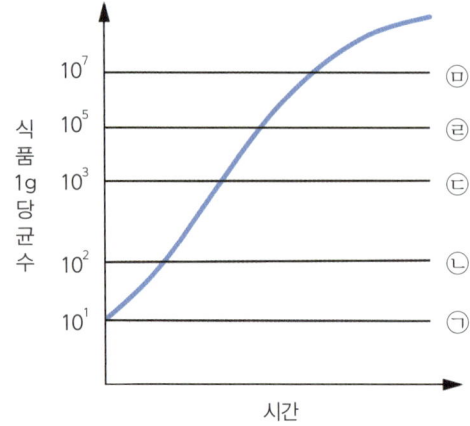

① ㄱ
② ㄴ
③ ㄷ
④ ㄹ
⑤ ㅁ

17 대장균군의 정성시험법 중 유당배지법의 순서로 옳은 것은?

① 완전 → 확정 → 추정
② 추정 → 확정 → 완전
③ 확정 → 완전 → 추정
④ 추정 → 완전 → 확정
⑤ 완전 → 추정 → 확정

18 다음의 미생물의 생장곡선에서 'B'에 해당하는 시기는?

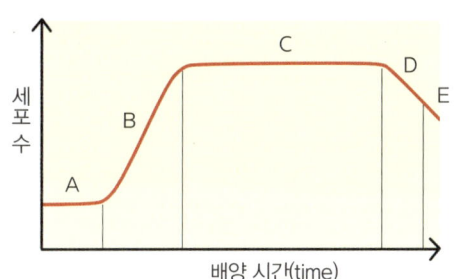

① 유도기
② 대수기
③ 정지기
④ 사멸기
⑤ 정상기

19 그림의 백금이 멸균에 사용되는 방법은?

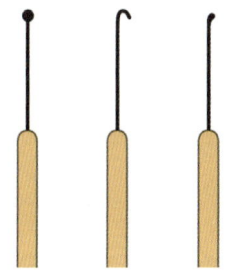

① 저온소독법
② 화염멸균법
③ 건열멸균법
④ 간헐멸균법
⑤ 고압증기멸균법

20 다음 통조림의 표시 중 25N04이 의미하는 것은?

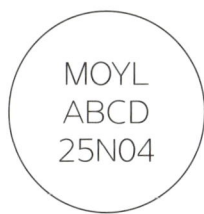

① 품종
② 제조회사
③ 조리방법
④ 제조연월일
⑤ 통조림소비기한

21 염소 유도체 성분으로 자극적인 강한 냄새를 지닌 소독제는?
① 승홍
② 크레졸
③ 표백분
④ 석탄산
⑤ 포르말린

22 다음 그림과 같은 형태의 균은?

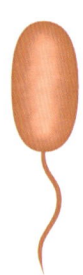

① 단모균
② 양모균
③ 총모균
④ 주모균
⑤ 무모균

23 사진과 같이 간균이며 베로독소(verotoxin)를 생성하는 식중독균은?

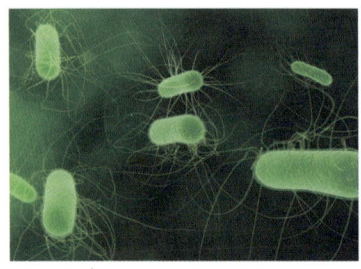

① 웰치균
② 여시니아균
③ 살모넬라균
④ 병원성대장균균
⑤ 장염비브리오균

24 손에 화농성염증이 있는 식품취급자를 통해 유발될 수 있는 식중독균은?
① 여시니아(*Yersinia*)
② 리스테리아(*Listeria*)
③ 살모넬라(*Salmonella*)
④ 캠필로박터(*Campylobacter*)
⑤ 황색포도상구균(*Staphylococcus*)

25 경구 및 경피 감염이 가능한 기생충으로 생활사가 그림과 같은 것은?

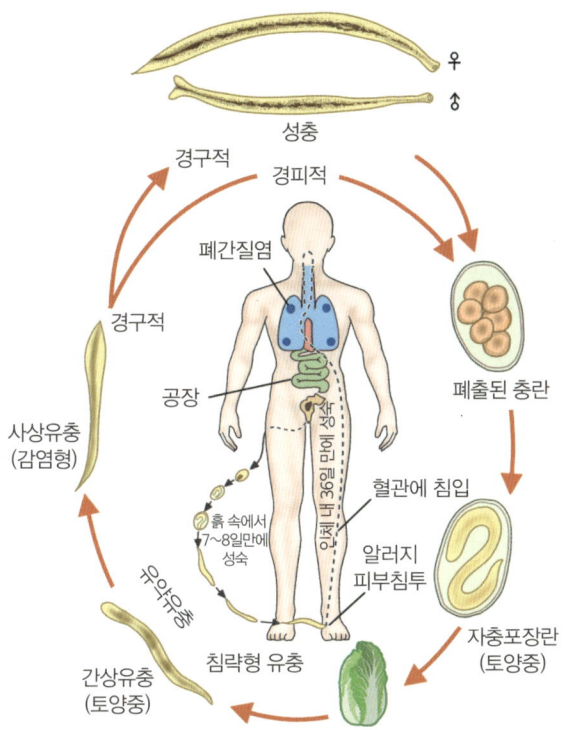

① 편충
② 폐흡충
③ 십이지장충
④ 유극악구충
⑤ 광절열두조충

26 돼지고기를 생식했을 때 감염될 수 있는 그림의 기생충은?

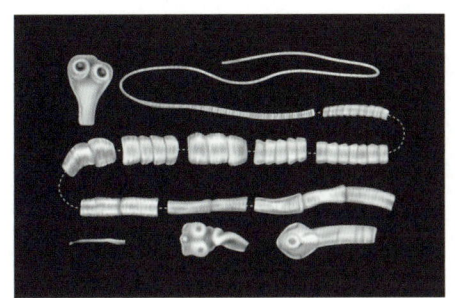
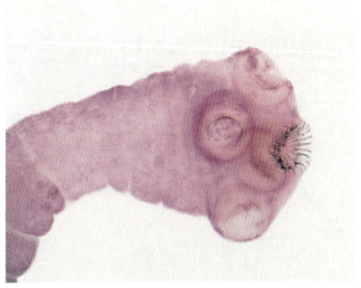

① 무구조충 ② 유구조충
③ 아니사키스 ④ 광절열두조충
⑤ 요코가와흡충

27 사진의 세균성이질균의 편모 및 균의 형태는?

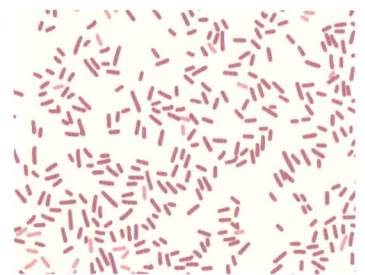

① 무모성 간균
② 단모성 간균
③ 양모성 간균
④ 주모성 구균
⑤ 속모성 구균

28 사진과 같이 포자가 없는 간균으로 사람 간 감염은 호흡기를 통해 이루어지는 인수공통감염병은?

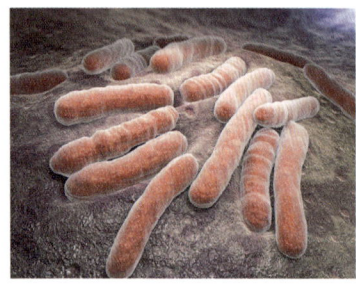

① 탄저
② 결핵
③ 야토병
④ 브루셀라증
⑤ 렙토스피라증

29 아래 그림은 곤충의 다리 부절이다. 욕반은 어느 부분인가?

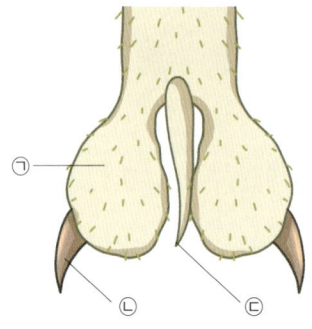

① ㉠
② ㉡
③ ㉢
④ ㉡, ㉢
⑤ ㉠ ~ ㉢

30 아래 그림은 곤충의 순환계를 나타낸 그림이다. 대동맥은 어느 부분인가?

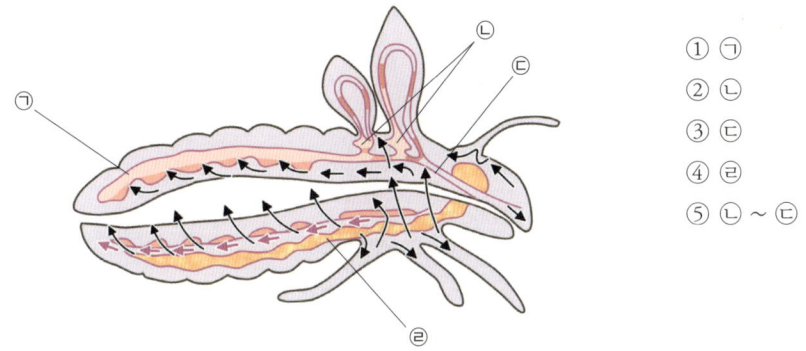

① ㉠
② ㉡
③ ㉢
④ ㉣
⑤ ㉡ ~ ㉢

31 아래 그림과 같은 형태의 주둥이를 가진 모기는?

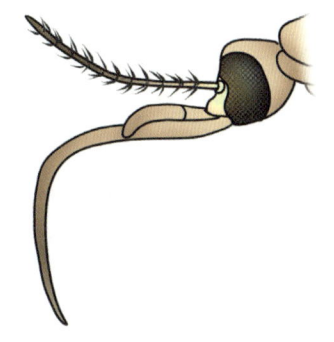

① 학질모기아과
② 집모기과
③ 왕모기아과
④ 보통모기아과
⑤ 숲모기아과

32 아래 그림은 모기 알의 형태를 나타낸 그림이다. ㉠ ~ ㉣의 연결이 바르게 된 것은?

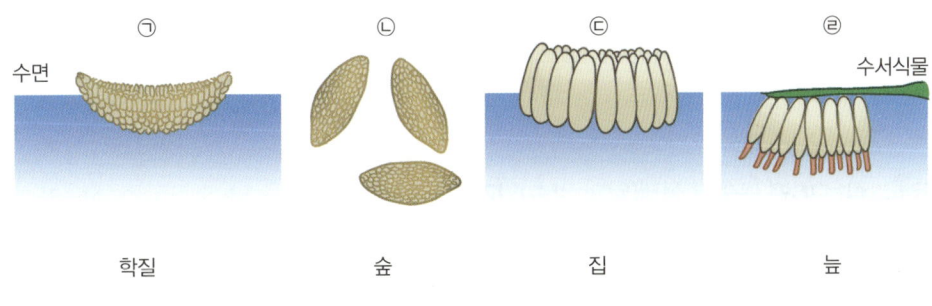

① ㉠ 학질모기아과, ㉡ 집모기속, ㉢ 왕모기속, ㉣ 늪모기속
② ㉠ 학질모기아과, ㉡ 숲모기속, ㉢ 늪모기속, ㉣ 집모기속
③ ㉠ 학질모기아과, ㉡ 숲모기속, ㉢ 집모기속, ㉣ 늪모기속
④ ㉠ 집모기속, ㉡ 숲모기속, ㉢ 늪모기, ㉣ 학질모기아과
⑤ ㉠ 집모기속, ㉡ 숲모기속, ㉢ 늪모기, ㉣ 왕모기속

33 아래 그림은 어떤 곤충의 생활사인가?

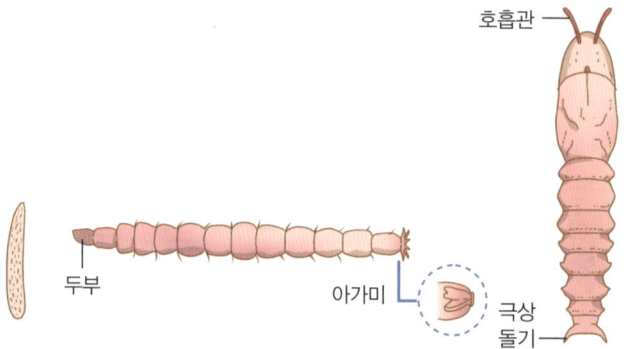

① 등에모기
② 깔따구
③ 모기
④ 집파리
⑤ 벼룩

34 아래 그림은 파리 유충의 후기문이다. ㉠ ~ ㉢의 명칭이 바르게 연결된 것은?

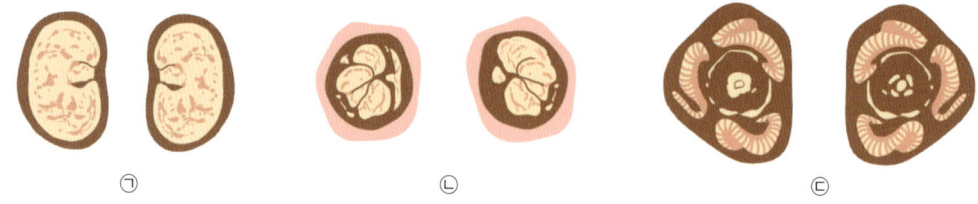

① ㉠ 침파리, ㉡ 집파리, ㉢ 큰집파리
② ㉠ 큰집파리, ㉡ 침파리, ㉢ 쉬파리
③ ㉠ 금파리, ㉡ 큰집파리, ㉢ 침파리
④ ㉠ 쉬파리, ㉡ 큰집파리, ㉢ 침파리
⑤ ㉠ 집파리, ㉡ 큰집파리, ㉢ 쉬파리

35 아래 그림은 어떤 곤충의 형태(알과 약충)인가?

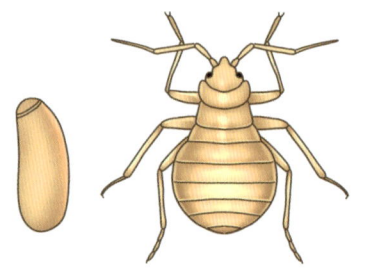

① 몸이
② 빈대
③ 벼룩
④ 진드기
⑤ 바퀴벌레

36 아래 그림은 곤충의 발육기간 중의 형태이다. 어떤 위생해충의 형태인가?

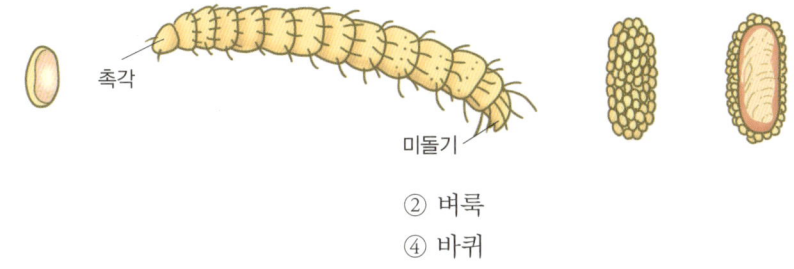

① 빈대
③ 파리
⑤ 모기
② 벼룩
④ 바퀴

37 아래 그림은 참진드기 성충의 의두이다. 진드기가 흡혈할 때에는 ㉠을 사용한다. ㉠의 명칭은 무엇인가?

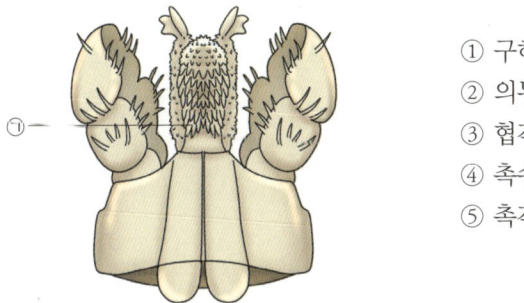

① 구하체
② 의두의 밑
③ 협각
④ 촉수
⑤ 촉각

38 아래 그림은 제3급감염병인 중증열성혈소판감소증후군(SFTS)을 매개하는 진드기이다. 진드기의 이름은?

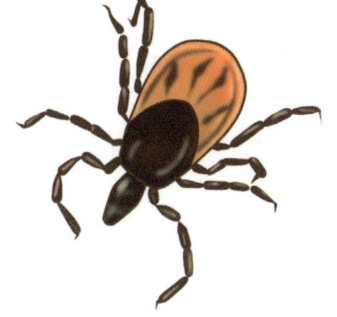

① 집진드기
② 참진드기
③ 물렁진드기
④ 털진드기
⑤ 좀진드기

39 아래 그림의 위생동물을 생물학적 방제법을 이용할 때 천적으로 옳은 것은?

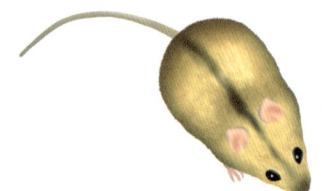

① 노루
② 고라니
③ 산양
④ 족제비
⑤ 청솔모

40 아래 그림은 분무기 분사구(노즐)이다. 노즐의 명칭은?

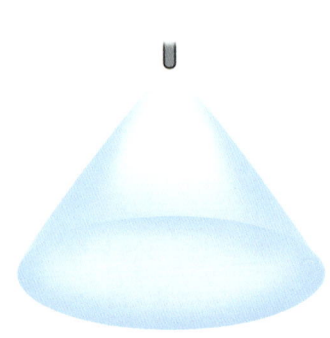
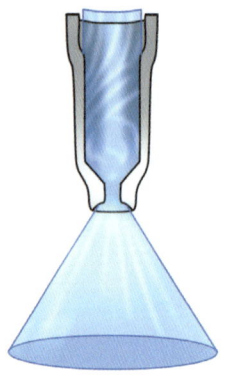

① 수직형
② 부채형
③ 원추형
④ 와류형
⑤ 직선형

05 위생사 실기 • 실전모의고사

실기시험

01 아래 기구의 명칭은 무엇이며, 무엇을 측정하는 데 이용하는가?

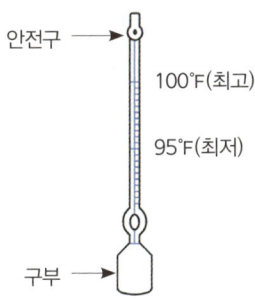

① 카타온도계 – 냉각력
② 모발습도계 – 습도
③ 자기습도계 – 습도
④ 카타온도계 – 온도
⑤ 흑구온도계 – 냉각력

02 아래 그림은 빛의 파장영역을 나타낸 것이다. 자외선에 해당하는 파장영역은 어느 곳인가?

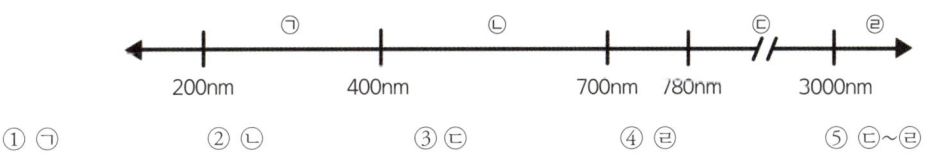

① ㉠   ② ㉡   ③ ㉢   ④ ㉣   ⑤ ㉢~㉣

03 아래 그림은 우리나라 태백산맥을 중심으로 발생하는 푄(Föhn)현상을 나타낸 것이다. 바르게 설명한 것은?

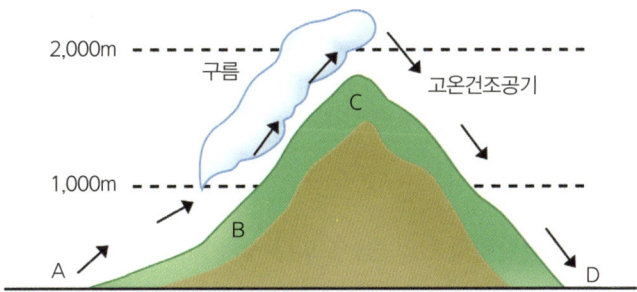

① 습윤한 바람이 산맥을 넘으면서 온도가 상승하고 건조해지는 현상
② 습윤한 바람이 산맥을 넘으면서 온도가 저하하고 건조해지는 현상
③ 건조한 바람이 산맥을 넘으면서 온도가 상승하고 습해지는 현상
④ 건조한 바람이 산맥을 넘으면서 온도가 저하하고 건조해지는 현상
⑤ 온도가 저하하고 습해지는 현상

04 다운워시(Down Wash) 현상을 일으키는 원인을 바르게 설명한 것은?
① 굴뚝의 풍상측에 굴뚝의 높이에 비교할 만한 건물이 있을 때
② 굴뚝의 풍상측에 굴뚝의 높이보다 작은 건물이 있을 때
③ 굴뚝의 수직 배출속도에 비해 굴뚝 높이에서의 평균풍속이 클 때
④ 굴뚝의 수직 배출속도에 비해 굴뚝 높이에서의 평균풍속이 작을 때
⑤ 굴뚝 높이에서 온도가 높을 때

05 아래 그림은 호수의 어떠한 현상을 나타낸 것인가?

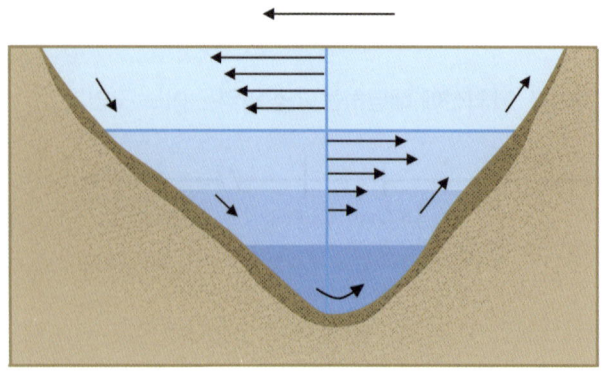

① 성층현상
② 자정작용
③ 전도현상
④ 부영양화
⑤ 복사현상

06 다음 내용은 하·폐수의 생물학적 처리 공정도이다. 1차 처리는 어느 부분을 말하는가?

스크린 → 침사지 → 1차 침전지 → 포기조 → 2차 침전지 → 소독 → 방류
㉠   ㉡   ㉢   ㉣   ㉤   ㉥   ㉦

① ㉠ ~ ㉢ ② ㉠ ~ ㉡
③ ㉠ ~ ㉤ ④ ㉢ ~ ㉣
⑤ ㉤ ~ ㉦

07 아래 그림은 폐기물의 위생적 매립을 나타낸 것이다. 매립 시 식생대층의 최종복토 두께는 몇 cm 이상 되게 하는가?

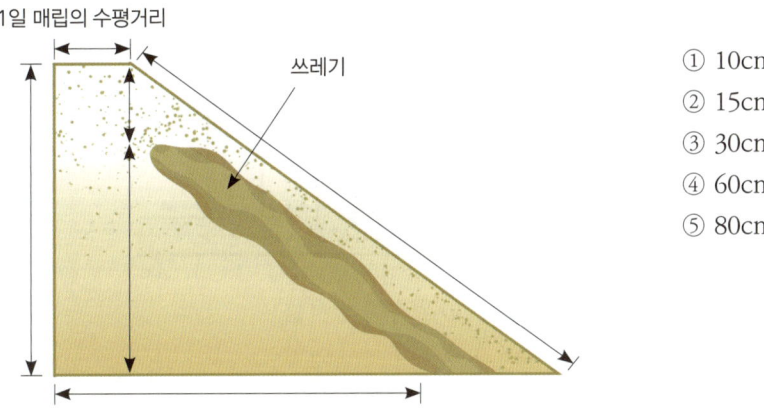

① 10cm
② 15cm
③ 30cm
④ 60cm
⑤ 80cm

08 아래 그림과 같은 장치를 활용한 실험법은?

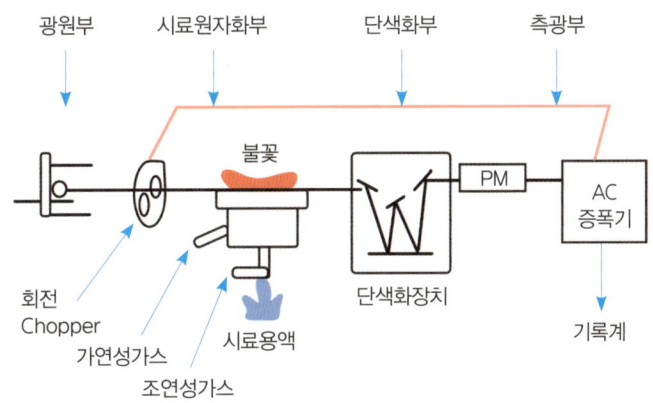

① 액체크로마토그래피법
② 이온크로마토그래피법
③ 원자흡수분광광도법
④ 기체크로마토그래피법
⑤ 자외선가시선분광법

09 아래 보기는 상수의 정수처리 계통도이다. ( ) 안에 들어갈 내용은?

> 침사 → ( ) → 침전 → 급속여과 → 염소소독 → 송수 → 급수

① 스크린
② 응집제 투여 및 교반
③ 여과
④ 저장
⑤ 배수

10 아래 그림은 정수과정에서 이용되는 여과시설이다. 어떤 여과 시설인가?

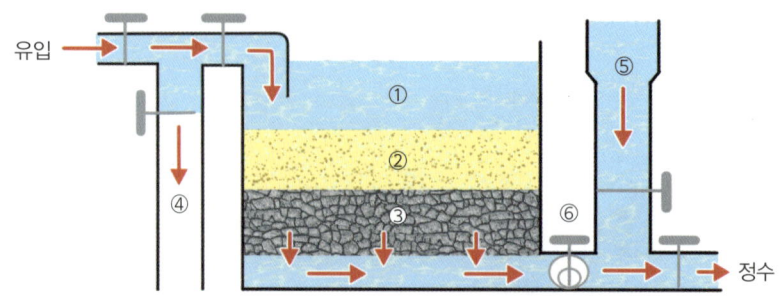

① 급속여과 시설
③ 하수처리 시설
⑤ 폐수처리 시설
② 완속여과 시설
④ 오수처리 시설

11 아래의 잔류염소곡선에서 불연속점이란 어느 지점을 말하는가?

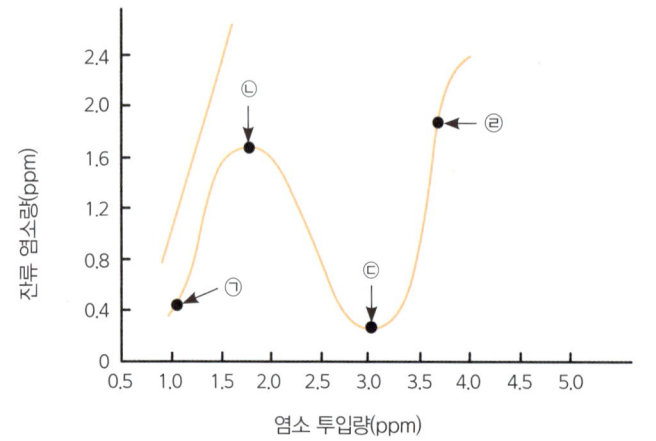

① ㉠
② ㉡
③ ㉢
④ ㉣
⑤ ㉠ ~ ㉢

12 먹는물 탁도기준에는 NTU 단위를 사용한다. 탁도 측정에 사용되는 표준용액 조제약품은?
① 카오린
③ 나트륨과 살리실산나트륨
⑤ 염산
② 염화백금산 칼륨
④ 황산히드라진과 핵사메틸테트라아민

13 먹는물 수질기준에서 불소농도는 몇 mg/L를 넘지 말아야 하는가?
① 0.5mg/L
② 1.0mg/L
③ 1.5mg/L
④ 2.0mg/L
⑤ 2.5mg/L

14 시료의 대장균 검사에서 최확수(MPN)가 3이라면 검체 1L 중에 얼마의 대장균이 들어있는가?
① 30
② 300
③ 3,000
④ 30,000

15 식품의 가공, 조리, 저장 시 생성되는 발암성 유해물질은?
① 팔린
② 베네루핀
③ 무스카린
④ 시구아톡신
⑤ 아크릴아마이드

16 다음 식품첨가물 중 치즈에 사용가능한 것은?
① 타르색소
② 토코페롤
③ 아스파탐
④ 에리소르브산
⑤ 데히드로초산

17 유지의 산패 정도를 측정하는 방법은?
① 산가
② 경도
③ 탄성
④ 탁도
⑤ 전기저항

18 달걀을 11% 식염수에 담가 신선도를 측정하는 방법은?

① 비중법
② 관상법
③ 외관법
④ 진음법
⑤ 투시법

19 그림의 기구들을 멸균하는 데 사용하는 방법은?

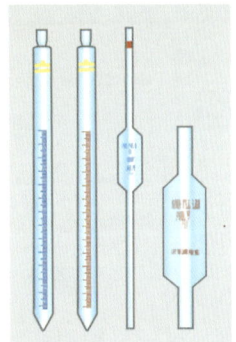
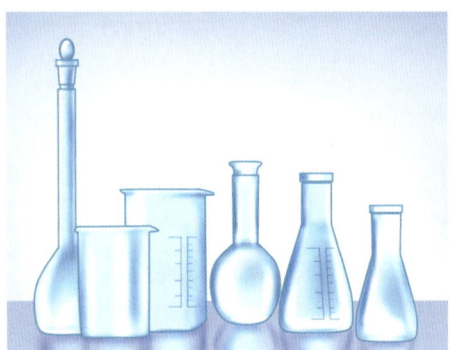

① 저온살균법
② 열탕소독법
③ 건열멸균법
④ 자외선멸균법
⑤ 초고온순간살균법

20 자외선 살균 시 가장 강한 살균력의 자외선 파장은?

① 1,000 ~ 1,300 Å
② 1,500 ~ 1,800 Å
③ 2,000 ~ 2,300 Å
④ 2,500 ~ 2,800 Å
⑤ 3,000 ~ 3,300 Å

21 수영장 물 소독에 주로 사용되는 소독제는?

① 페놀
② 석탄산
③ 에탄올
④ 표백분
⑤ 역성비누

22 세균을 현미경으로 관찰 후 그린 그림이다. 연쇄상구균은 무엇인가?

①   ②

③ 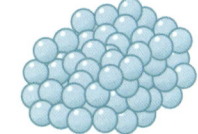   ④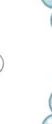

⑤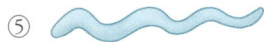

23 그림의 장염비브리오균의 특징으로 옳은 것은?

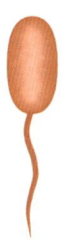

① 구균이다.
② 양모균이다.
③ 호염균이다.
④ 운동성이 없다.
⑤ 포자를 형성한다.

24 포도상구균의 그람염색 결과 나타나는 색은?

① 보라색   ② 붉은색
③ 검은색   ④ 파란색
⑤ 노란색

25 항문주위에서 산란하며 스카치테이프검사를 통해 진단하는 그림의 기생충은?

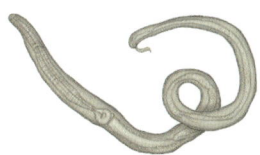

① 편충
② 요충
③ 긴촌충
④ 유극악구충
⑤ 톡소플라즈마

26 중간숙주가 돼지이며 그림과 같은 생활사를 갖는 기생충은?

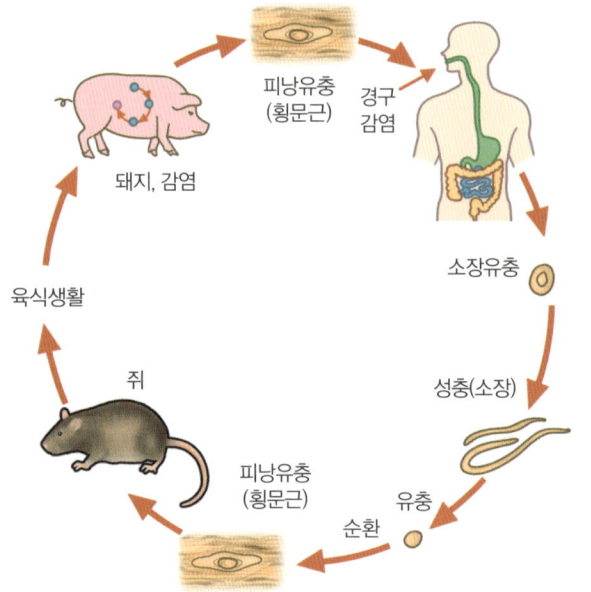

① 선모충
② 무구조충
③ 십이지장충
④ 폐디스토마
⑤ 요코가와흡충

27 다음 사진의 콜레라균의 특징으로 옳은 것은?

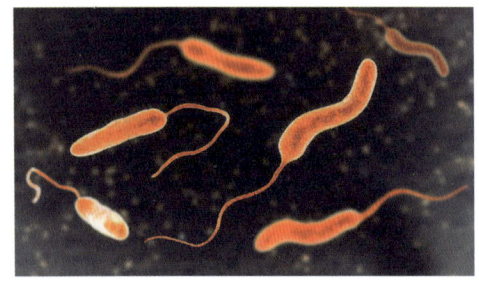

① 구균이다.
② 주모성 균이다.
③ 운동성이 없다.
④ 그람양성균이다.
⑤ 콤마형 간균이다.

28 토끼가 매개체인 인수공통감염병은?
① 탄저　　　　　　　② 야토병
③ 돈단독　　　　　　④ 발진티푸스
⑤ 렙토스피라증

29 아래 그림은 곤충의 생식기관(수컷)이다. 정자를 사정할 때까지 보관하는 저정낭은?

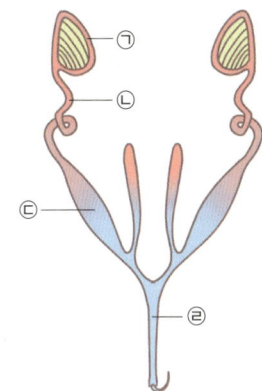

① ㉠
② ㉡
③ ㉢
④ ㉣
⑤ ㉠ ~ ㉡

30 아래 그림은 바퀴의 복부 말단부를 나타낸 것이다. 난협 부분은?

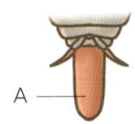
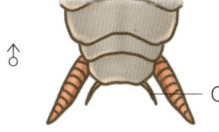

① A
② B
③ C
④ B, C
⑤ A, C

31 모기가 숙주동물에 접근하는 방법은 동물이 발산하는 CO_2양에 따라서도 감지한다. 보통 몇 m의 거리까지 감지할 수 있는가?

① 2 ~ 3m
② 5 ~ 7m
③ 10 ~ 15m
④ 15 ~ 20m
⑤ 30m

32 아래 그림은 어떤 모기 유충의 휴식 자세인가?

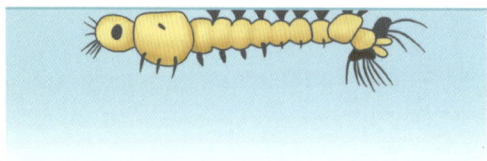

① 왕모기
② 작은빨간집모기
③ 중국얼룩날개모기
④ 숲모기
⑤ 집모기

33 아래 그림과 같은 형태의 곤충을 무엇이라 하는가?

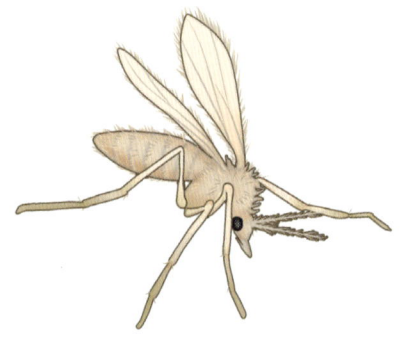

① 깔따구
② 모기
③ 모래파리
④ 체체파리
⑤ 나방

34 아래 그림은 파리의 두부이다. 순판은 어느 부위를 말하는가?

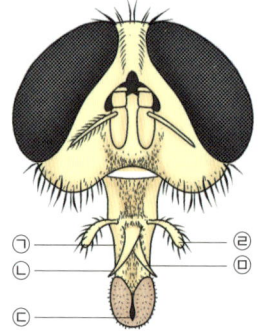

① ㉠
② ㉡
③ ㉢
④ ㉣
⑤ ㉤

35 아래 그림은 빈대의 성충이다. 베레제기관은 어느 부위인가?

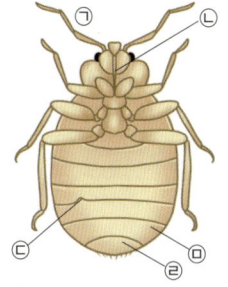

① ㉠
② ㉡
③ ㉢
④ ㉣
⑤ ㉤

36 아래 그림은 어떤 해충의 생활사인가?

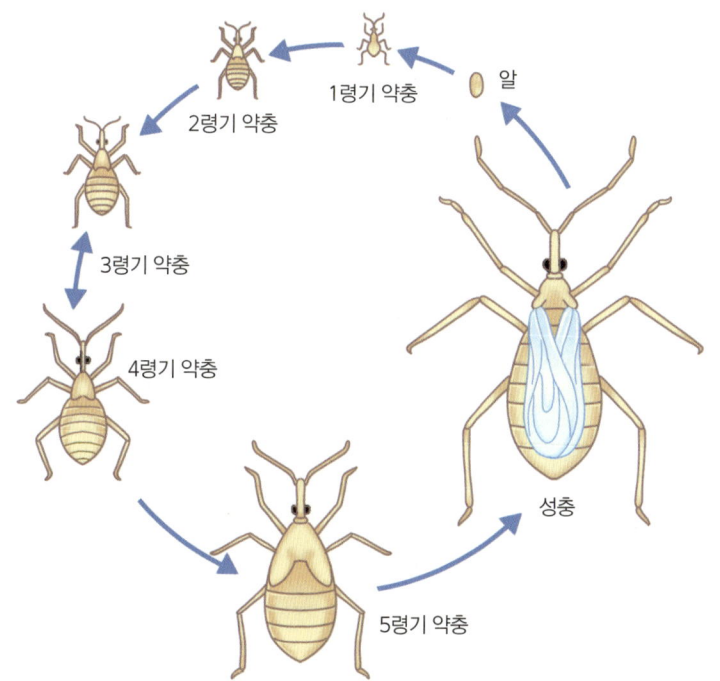

① 모래파리
② 흡혈노린재
③ 독나방
④ 등에
⑤ 바퀴

37 아래 그림은 진드기 성충의 의두(두부)이다. ㉠과 ㉡의 명칭이 바르게 된 것은?

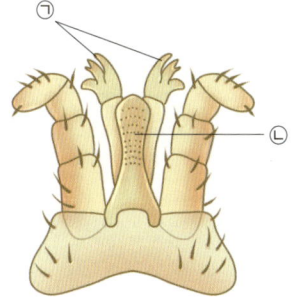

① 촉수 - 협각
② 협각 - 구하체
③ 구하체 - 협각
④ 협각 - 촉수
⑤ 구하체 - 촉수

38 아토피성 피부염, 비염, 기관지 천식 등 알레르기성 질환이 국내는 물론 전세계적으로 증가하고 있다. 알레르기 환자의 70~80%를 차지하는 알레르기 원인의 진드기는?

① 옴진드기
② 집먼지진드기
③ 물렁진드기
④ 여드름진드기
⑤ 참진드기

39 아래 보기는 쥐의 특징을 설명한 것이다. 옳은 것은?

> ㉮ 등줄쥐 : 검은줄이 머리 위로부터 꼬리의 기부까지 있다.
> ㉯ 시궁쥐 : 꼬리길이가 16~20cm로 두동장(19~25cm)보다 짧거나 같은 것이 곰쥐와 구별되는 특징이다.
> ㉰ 곰쥐(지붕쥐, 집쥐) : 꼬리길이가 250mm로 두동장(145~200mm)보다 긴 것이 시궁쥐와 구별되는 특징이다.
> ㉱ 생쥐 : 꼬리길이는 82~88mm로 두동장보다 언제나 짧다.

① ㉮, ㉯, ㉰
② ㉮, ㉰
③ ㉯, ㉱
④ ㉱
⑤ ㉮, ㉯, ㉰, ㉱

40 아래 그림은 곤충 채집도구인 베레스원추통이다. 이 채집도구로 주로 채집할 수 있는 곤충은?

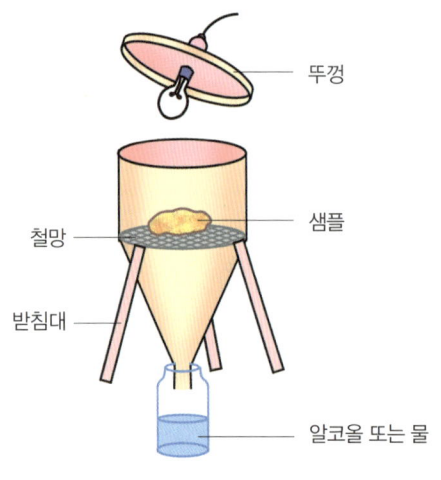

① 진드기, 벼룩
② 진드기, 파리
③ 파리, 빈대
④ 나방, 벼룩
⑤ 모기, 파리

06 위생사 실기 • 실전모의고사

실기시험

01 아래 그림과 같은 기구로 측정하는 온열인자는?

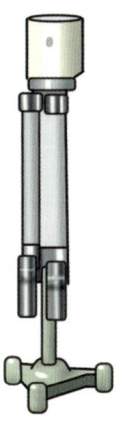

① 기습
② 기압
③ 기류
④ 복사열
⑤ 냉각열

02 아래 그림에 대한 설명으로 옳지 않은 것은?

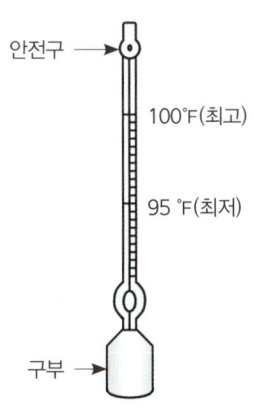

① 공기의 냉각력과 실내기류 측정에 이용한다.
② 알코올이 100°F선에서 95°F선까지 강하한 시간을 잰다.
③ 최고 눈금은 100°F, 최저 눈금은 95°F이다.
④ 4 ~ 5회 정도 측정한 후 평균을 낸다.
⑤ 기온의 시각적 변화를 측정한다.

03 다음 보기는 어떤 지수의 공식인가?

$$(건구온도℃ + 습구온도℃) \times 0.72 + 40.6$$

① 감각지수
② 온열지수
③ 등온지수
④ 습구흑구온도지수
⑤ 불쾌지수

04 아래 그림은 무엇을 나타낸 그림인가?

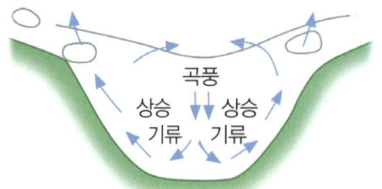

① 육풍
② 해풍
③ 곡풍
④ 산풍
⑤ 지균풍

05 다운드래프트(Down Draught) 현상을 일으키는 원인을 바르게 설명한 것은?
① 오염물질을 배출하는 굴뚝의 풍상 측에 굴뚝의 높이보다 작은 건물이 있을 때
② 오염물질을 배출하는 굴뚝의 풍상 측에 굴뚝의 높이에 비교할 만한 건물이 있을 때
③ 굴뚝 높이에서 평균풍속이 클 때
④ 굴뚝 높이에서 평균풍속이 작을 때
⑤ 굴뚝 높이에서 온도가 높을 때

06 아래 그림은 배기가스 중의 먼지를 제거하기 위한 장치이다. 이 장치의 명칭는?

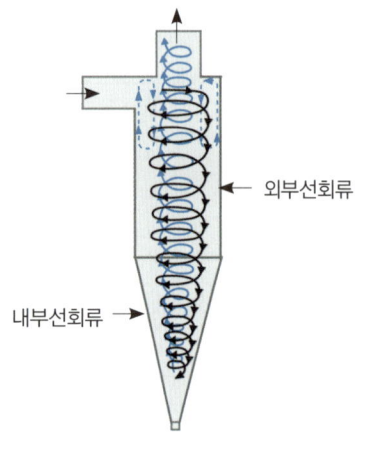

① 사이클론
② 중력집진장치
③ 전기집진장치
④ 백필터
⑤ 타이젠워시

07 아래의 BOD 곡선에서 1단계 BOD 곡선은 어느 것인가?

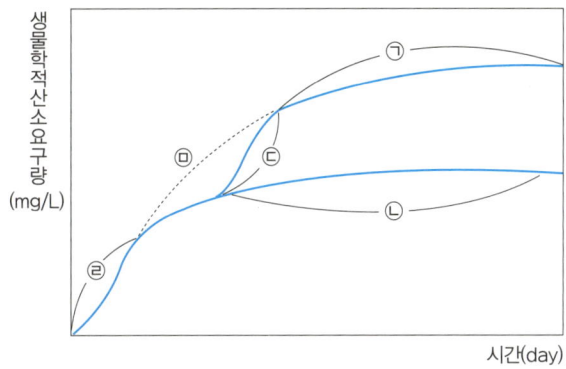

① ㉠
② ㉡
③ ㉢
④ ㉣
⑤ ㉤

08 아래의 기기를 사용하여 미세먼지(PM-10)를 측정하는 방법은?

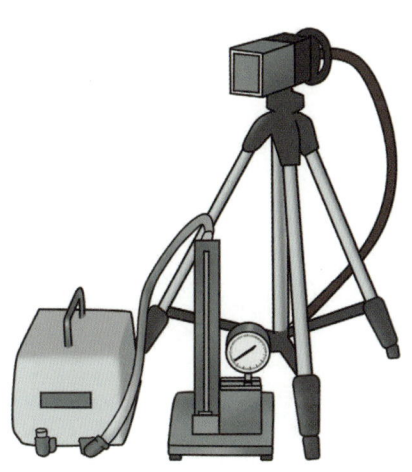

① 광산란법(Light Scattering Method)
② 저용량공기포집법(Low Volume Air Sampler Method)
③ 고용량공기포집법(High Volume Air Sampler Method)
④ 광투과법(Light Transmission Method)
⑤ 아연

09 아래의 그림은 우물의 구조이다. 우물 방수벽은 최소한 몇 m 이상 되게 하여야 하는가?

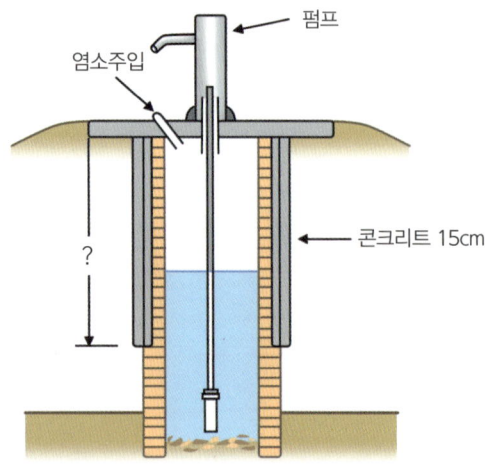

① 2m
② 3m
③ 4m
④ 5m
⑤ 6m

10 물의 경도 측정에 필요한 시약을 바르게 연결한 것은?

㉠ KCN	㉡ $MgCl_2$
㉢ EDTA	㉣ σ-toluidine-HCl

① ㉠, ㉡, ㉢ ② ㉠, ㉡
③ ㉢, ㉣   ④ ㉣
⑤ ㉠, ㉡, ㉢, ㉣

11 아래의 그림은 어떤 실험을 하기 위한 장치인가?

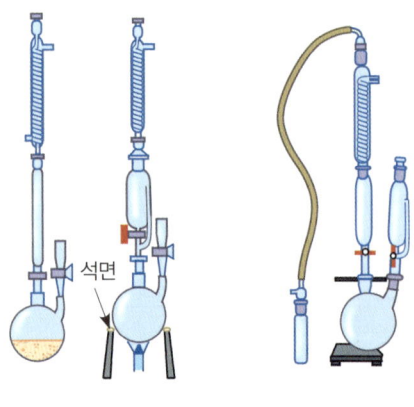

① 이산화탄소 증류장치
② 질소 증류장치
③ 페놀 증류장치
④ 수은 증류장치
⑤ 암모니아 분해장치

12 아래 그림은 평판한천배지의 접종법이다. 접종순서가 옳은 것은?

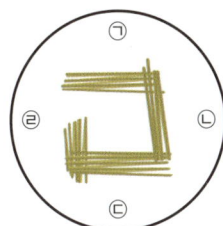

① ㉠ → ㉡ → ㉢ → ㉣
② ㉡ → ㉢ → ㉠ → ㉣
③ ㉢ → ㉠ → ㉣ → ㉡
④ ㉡ → ㉠ → ㉢ → ㉣
⑤ ㉣ → ㉡ → ㉢ → ㉠

13 대장균군 시험을 할 때 추정시험에서 가스발생이 된 발효관으로부터 1백금이량을 취하여 BGLB 발효관에 이식한 후 몇 ℃에서 몇 시간 동안 배양해야 하는가?

① 30 ~ 32℃, 24 ± 4시간
② 35 ~ 37℃, 24 ± 4시간
③ 25℃, 48시간
④ 35 ~ 37℃, 48 ± 3시간
⑤ 50℃, 5시간

14 「먹는물수질공정시험기준」상 먹는물의 저온일반세균 측정에서 즉시 시험할 수 없는 경우 시료를 보관할 때의 온도와 최대 보존시간은?

① 1 ~ 4℃, 12시간
② 1 ~ 5℃, 24시간
③ 10 ~ 15℃, 12시간
④ 10 ~ 16℃, 24시간
⑤ 15 ~ 20℃, 12시간

15 폴리염화비닐류(PVC)의 식품 포장재를 소각하는 과정에서 용출되는 내분비교란물질은?

① 메탄올
② 아우라민
③ 다이옥신
④ 폼알데하이드
⑤ 아크릴아마이드

16 식품의 부패를 판정하는 방법 중 화학적인 방법에 해당하는 것은?
① 경도 측정
② 탄성 측정
③ 관능검사
④ 트리메틸아민 측정
⑤ 일반세균수 측정

17 정상육의 사후강직 중 최종 pH는?
① 약 1.5
② 약 3.5
③ 약 5.5
④ 약 8.5
⑤ 약 11

18 다음 그림에서 신선도가 가장 높은 달걀은?

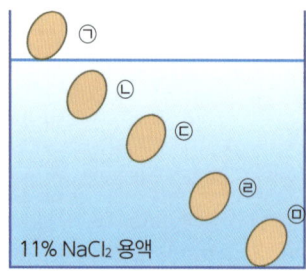

① ㉠
② ㉡
③ ㉢
④ ㉣
⑤ ㉤

19 피펫 등의 유리기구를 160 ~ 170℃에서 1 ~ 2시간 멸균하는 아래 기구의 명칭은?

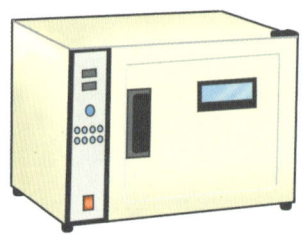

① 자비소독기
② 건열멸균기
③ 화염멸균기
④ 고압증기멸균기
⑤ 고온단시간멸균기

20 다음의 ( )에 해당하는 것은?

> 신선한 우유는 ( )을(를) 가했을 때 백색과립상의 응고물이 생기지 않아야 한다.

① 물
② 젖산
③ 메틸렌블루
④ 포스포타제
⑤ 70% 에탄올

21 석탄산계수의 기준이 되는 균은?
① 콜레라균
② 장티푸스균
③ 살모넬라균
④ 디프테리아균
⑤ 병원성대장균

22 동물성 자연독 중 다음 식품에 있는 독소는?

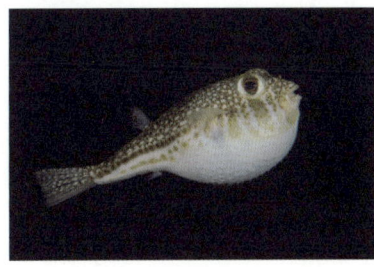

① Venerupin
② Saxitoxin
③ Teterodotoxin
④ Tetramine
⑤ Ergotoxin

23 사진과 같이 주모균이며 유당을 분해하여 산과 가스를 생성하는 간균은?

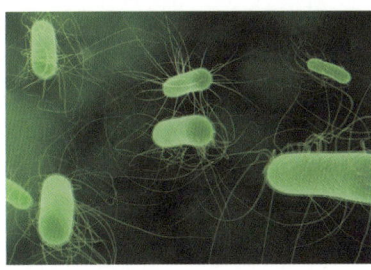

① 살모넬라균
② 여시니아균
③ 아리조나균
④ 병원성대장균
⑤ 장염비브리오균

24 사진과 같이 구균이며 독소형 식중독균으로 식품 섭취 후 구토, 설사, 복통 등의 증상을 유발하는 균은?

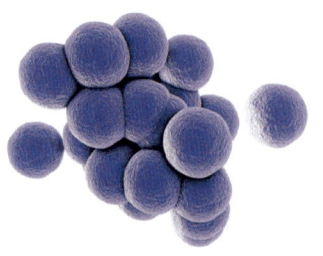

① *Morganella morganii*
② *Yersinia enterocolitica*
③ *Staphylococcus aureus*
④ *Clostridium perfringens*
⑤ *Vibrio parahaemolyticus*

25 그림과 같은 생활사를 갖는 기생충은?

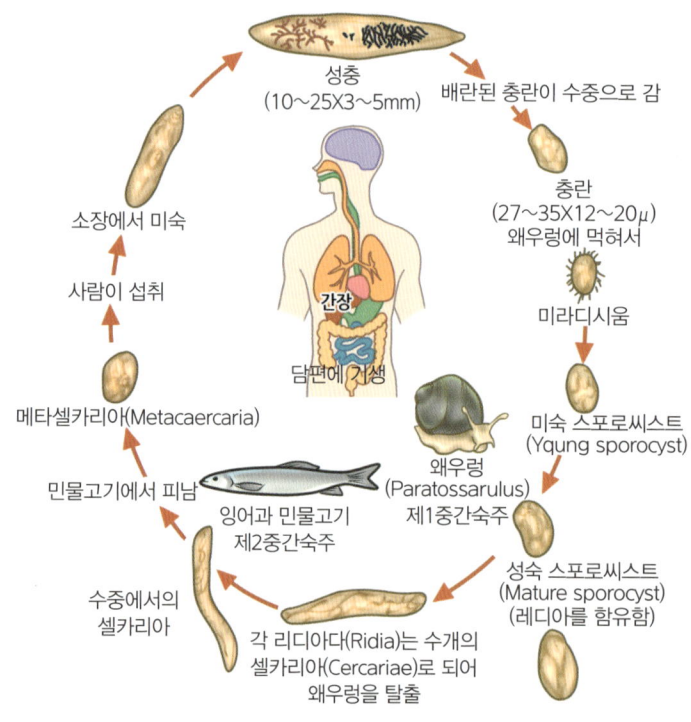

① 회충
② 구충
③ 간흡충
④ 선모충
⑤ 톡소포자충

26 소고기의 생식을 통해 감염되며 그림과 같은 생활사를 갖는 기생충은?

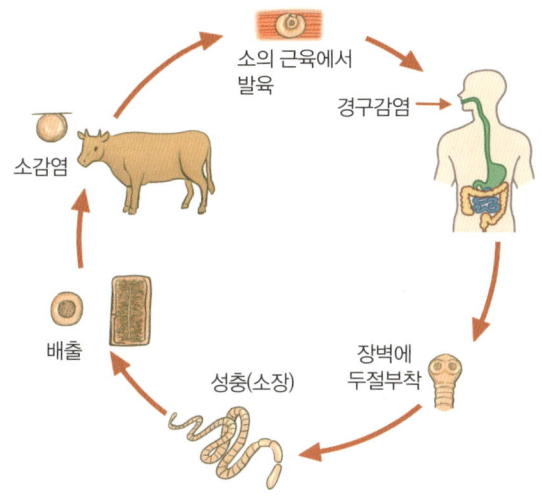

① 선모충
② 무구조충
③ 유구조충
④ 아니사키스
⑤ 광절열두조충

27 다음 사진의 미생물이 병원체인 경구감염병은?

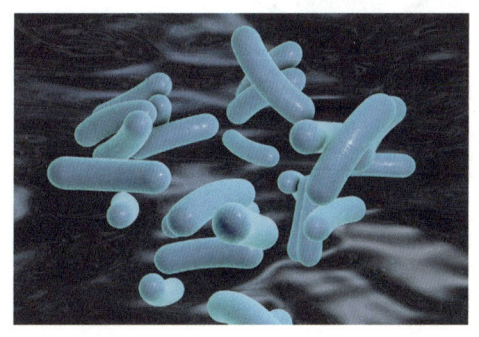

① 폴리오
② 콜레라
③ 장티푸스
④ 살모넬라
⑤ 세균성이질

28 다음 사진은 그람염색 한 돈단독균이다. 이 균의 형태는?

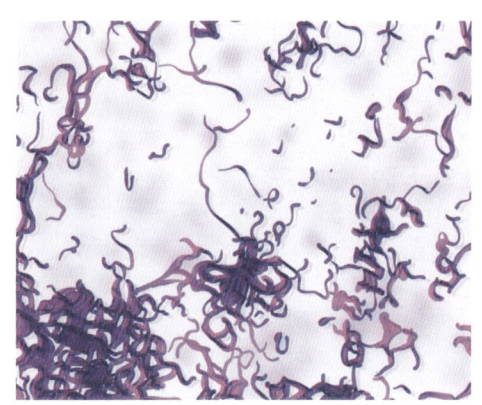

① 그람음성 간균
② 그람양성 간균
③ 그람음성 구균
④ 그람양성 구균
⑤ 그람음성 나선균

29 아래 그림은 곤충의 두부이다. 단안은 어느 부위인가?

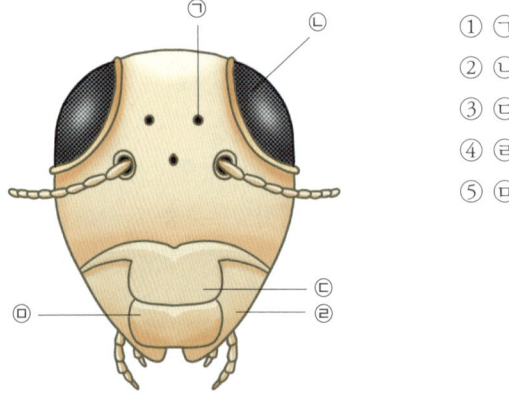

① ㄱ
② ㄴ
③ ㄷ
④ ㄹ
⑤ ㅁ

30 아래 그림은 곤충의 어떤 변태를 나타낸 것인가?

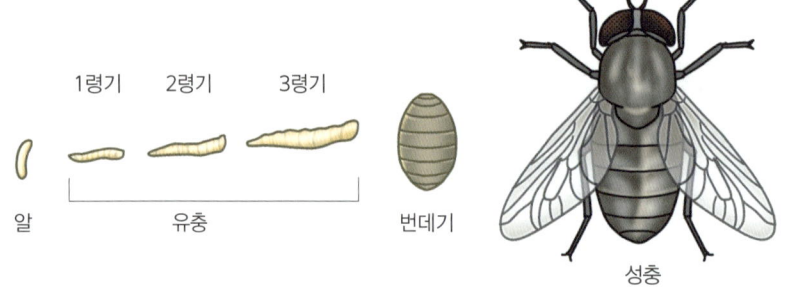

① 불완전변태
② 완전변태
③ 무변태
④ 점변태
⑤ 정변태

31 아래 그림과 같은 이의 종류는?

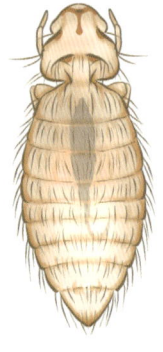

① 날개이
② 닭참새털이
③ 닭날개이
④ 사면발이
⑤ 머릿이

32 아래 그림은 모기의 구기이다. 하순은 어느 부위인가?

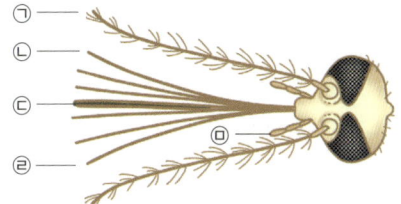

① ㉠
② ㉡
③ ㉢
④ ㉣
⑤ ㉤

33 아래 그림은 모기 번데기의 호흡각이다. 어떤 모기의 호흡각인가?

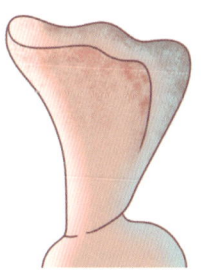

① 왕모기
② 중국얼룩날개모기
③ 늪모기
④ 집모기
⑤ 빨간집모기

34 아래 그림은 말라리아와 사상충병을 매개하는 모기이다. 이 모기의 명칭은?

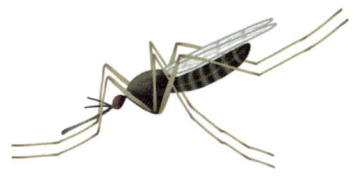

① 작은빨간집모기
② 중국얼룩날개모기
③ 왕모기
④ 토고숲모기
⑤ 늪모기

35 아래 그림은 어느 곤충의 성충인가?

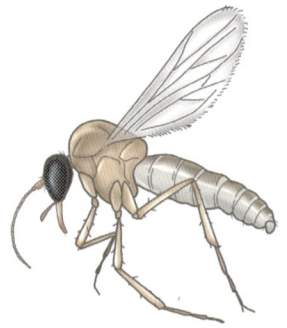

① 등에
② 깔따구
③ 등에모기
④ 집파리
⑤ 말벌

36 아래의 곤충은 강한 구기를 이용하여 흡혈습성이 있는 곤충이다. 이 곤충의 명칭은?

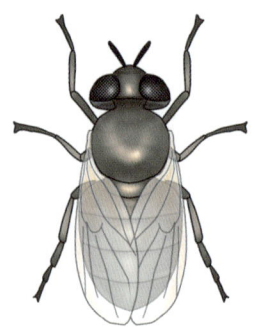

① 등에모기
② 등에
③ 깔따구
④ 집파리
⑤ 말벌

37 아래 그림은 어떤 곤충의 성충인가?

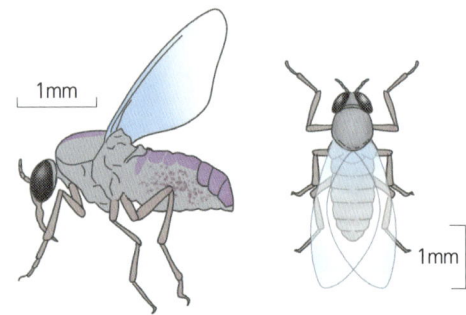

① 먹파리
② 체체파리
③ 모래파리
④ 말벌
⑤ 등에

38 아래 그림은 파리 다리의 끝 부분이다. 욕반 부분은?

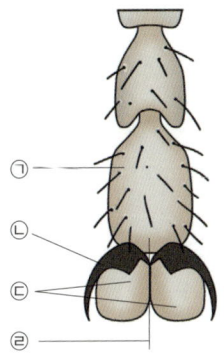

① ㄱ
② ㄴ
③ ㄷ
④ ㄹ
⑤ ㄷ, ㄹ

39 아래 보기는 쥐가 매개하는 질병들을 나타낸 것이다. 연결이 바르게 된 것은?

㉮ 흑사병(페스트), 살모넬라증	㉯ 서교열, 샤가스병
㉰ 쯔쯔가무시병, 렙토스피라증	㉱ 이타이이타이병, Q열

① ㉮, ㉯, ㉰
② ㉮, ㉰
③ ㉯, ㉱
④ ㉱
⑤ ㉮, ㉯, ㉰, ㉱

40 아래 그림과 같은 기구의 명칭은?

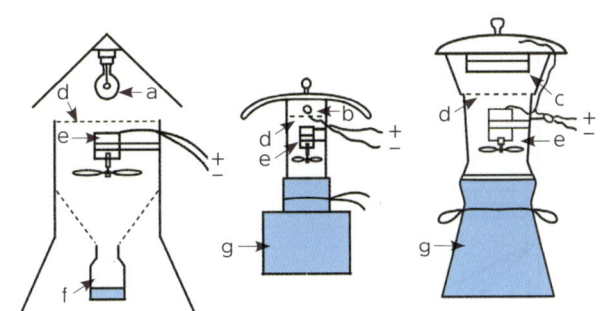

① 유문등
② 트랩
③ 살문등
④ 베레스 원통형
⑤ 플라스틱 백

07 위생사 실기 • 실전모의고사

실기시험

01 백엽상 온도계는 지상으로부터 몇 m 높이에서 측정하는가?

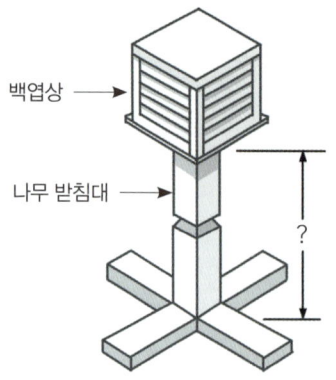

① 1.0m
② 1.5m
③ 2.0m
④ 2.5m
⑤ 3.0m

02 건구온도 23℃, 습구온도 17℃일 때의 불쾌지수 값은?

① 58.4
② 60.8
③ 69.4
④ 78.6
⑤ 80.4

03 아래 그림에서 실내의 적절한 조명을 위해 입사각은 몇 도로 하는가?

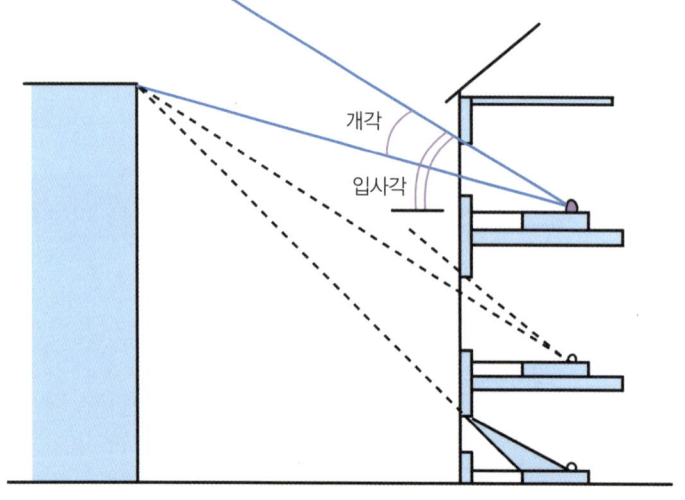

① 4 ~ 5°
② 10 ~ 15°
③ 15 ~ 20°
④ 27 ~ 28°
⑤ 30° 이상

04 배기가스 중의 먼지를 제거하기 위한 집진 원리를 나타낸 그림이다. 이 원리를 이용한 집진 장치는?

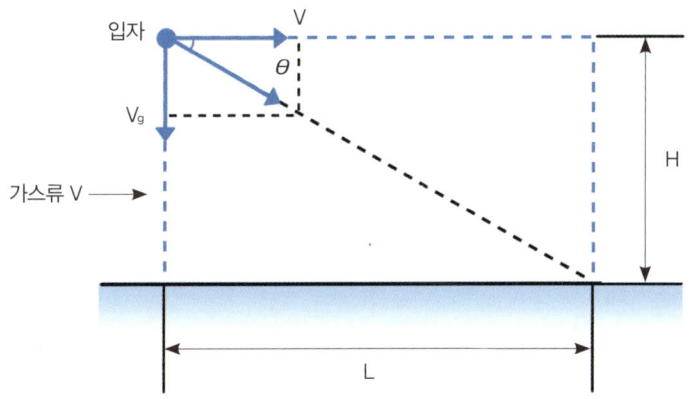

① 원심력 집진 장치
② 중력 집진 장치
③ 전기 집진 장치
④ 백필터
⑤ 스크러버

05 아래는 로티퍼(rotifer)와 크루스타센스(crustaceans)를 나타낸 그림이다. 이와 같은 미생물들이 물에 나타나면 수질은 어떤 상태라 할 수 있는가?

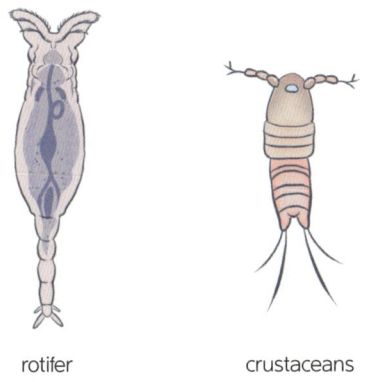

① 물의 상태가 더럽다.
② 물의 상태가 양호하다.
③ 물의 상태가 보통이다.
④ 물의 상태가 중간이다.
⑤ 물의 상태를 알 수 없다.

06 아래 그림의 소음계로 일반지역의 소음을 측정할 때, 가능한 한 측정점 반경 얼마 이내에 장애물이 없어야 하는가?

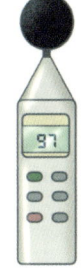

① 0.5m 이내
② 1.5m 이내
③ 2.5m 이내
④ 3.5m 이내
⑤ 4.0m 이내

07 아래 그림과 같은 장치는 무엇을 측정하기 위한 기기인가?

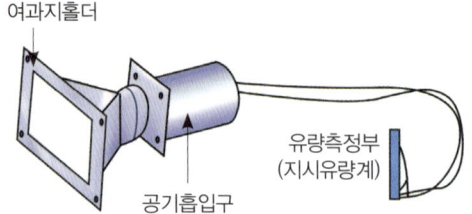

① 이산화탄소
② 일산화질소
③ 비산먼지
④ 산소
⑤ 강하먼지

08 아래 그림은 일산화탄소(CO) 측정용 검지관 A형이다. 화살표시에 들어갈 물질은 다음 중 어느 것인가?

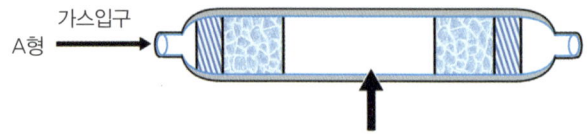

① 활성탄
② 실리카겔
③ 검지제
④ 염화마그네슘
⑤ 알코올

09 아래 그림은 완속여과지의 단면도를 나타낸 것이다. 불순물은 어느 층에서 제거되는가?

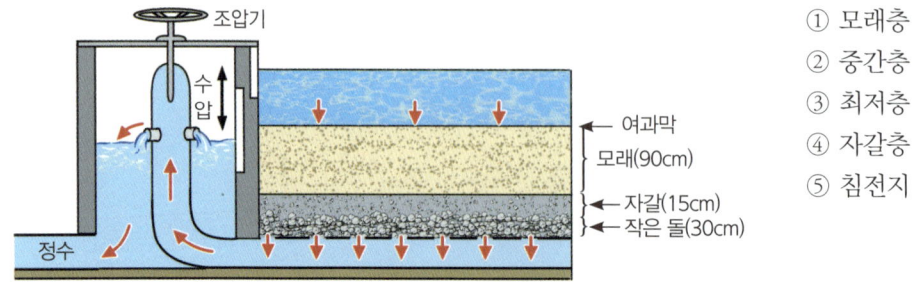

① 모래층
② 중간층
③ 최저층
④ 자갈층
⑤ 침전지

10 먹는물 수질기준 중 소독제 및 소독부산물에 해당하는 것은?
① 톨루엔   ② 불소
③ 유리잔류염소   ④ 벤젠
⑤ 페놀

11 대장균군 시험을 바로 실시하지 못할 경우 시료는 몇 ℃로 보관하여야 하는가?
① 0℃   ② 4℃
③ 10℃   ④ 14℃
⑤ 18℃

12 대장균군의 MPN은 검수 몇 mL 중의 대장균 수를 말하는가?
① 1mL   ② 10mL
③ 100mL   ④ 150mL
⑤ 200mL

13 아래 그림과 같은 유당부이온 발효관에서 양성관 수의 표시가 옳게 된 것은?

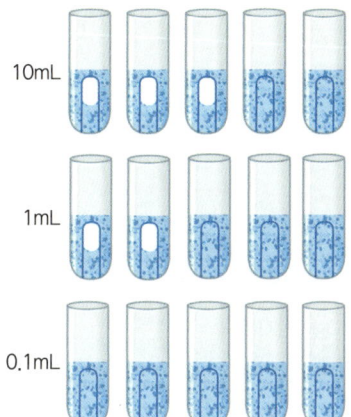

① 4/5, 2/5, 0/5(4 - 2 - 0)
② 3/5, 2/5, 0/5(3 - 2 - 0)
③ 3/5, 1/5, 5/5(3 - 1 - 5)
④ 3/5, 4/5, 5/5(3 - 4 - 5)
⑤ 3/5, 4/5, 5/5(5 - 5 - 5)

14 아래 기기의 명칭은 무엇인가?

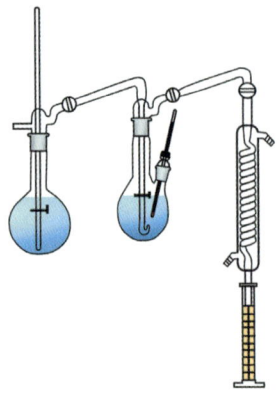

① 염소 증류장치
② 암모니아성 증류장치
③ 시안 증류장치
④ 알코올 증류장치
⑤ 불소 증류장치

15 식품 제조시설의 작업장 내벽은 바닥으로부터 몇 미터까지 밝은 색의 내수성으로 설비하거나 세균 방지용 페인트로 도색하여야 하는가?

① 0.5 m
② 1m
③ 1.5m
④ 2m
⑤ 5m

16 K값, 수소이온농도 등을 측정하여 식품의 부패 여부를 판정하는 방법은?

① 관능검사
② 화학적 검사
③ 물리적 검사
④ 생물학적 검사
⑤ 미생물학적 검사

17 다음 장치를 이용하여 측정할 수 있는 식품은?

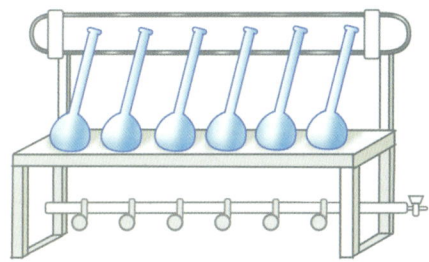

① 지방
② 당질
③ 염류
④ 단백질
⑤ 탄수화물

18 집단급식소 식품판매업의 식품을 선별·분류하는 작업장의 온도는?
① -2 ~ 0 ℃
② -2 ~ 10℃
③ 0 ~ 18℃
④ 20 ~ 22℃
⑤ 24℃ 이상

19 그림은 미생물 배지 등을 121℃에서 15 ~ 20분간 멸균하는 기기이다. 이 기기의 명칭은?

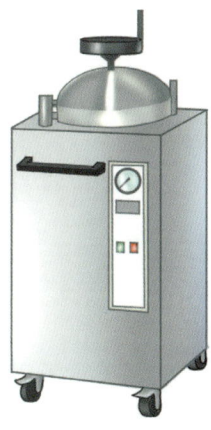

① 건열멸균기
② 화염멸균기
③ 자비멸균기
④ 고압증기멸균기
⑤ 유통증기멸균기

20 우유 살균의 노스(North) 도표에서 색칠한 부분의 온도와 시간 조합은 어떤균을 사멸하는가?

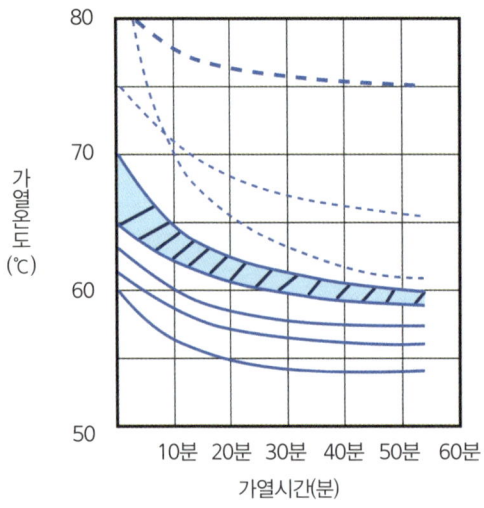

① 대장균
② 결핵균
③ 장티푸스균
④ 연쇄상구균
⑤ 디프테리아균

21 토사물이나 객담의 처리에 이용하는 소독제는?
① 크레졸
② 에탄올
③ 역성비누
④ 과산화수소
⑤ 치아염소나트륨

22 식물성 자연독 중 버섯의 독소는?
① ricin
② solanine
③ muscarine
④ amygdalin
⑤ cicutoxin

23 그림의 보툴리누스균의 특징으로 옳은 것은?

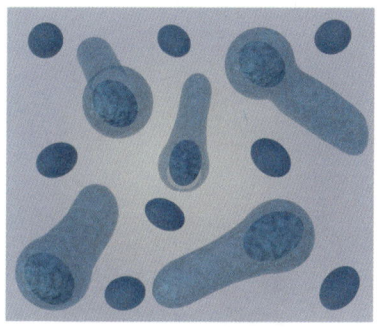

① 구균이다.
② 단모균이다.
③ 주모균이다.
④ 그람음성균이다.
⑤ 포자를 형성한다.

24 장독소를 생성하여 식품 섭취 후 구토, 설사, 복통을 유발하는 식중독균은?
① *Morganella morganii*
② *Yersinia enterocolitica*
③ *Staphylococcus aureus*
④ *Clostridium perfringens*
⑤ *Vibrio parahaemolyticus*

25 다슬기, 게나 가재를 중간숙주로 하며 생활사가 그림과 같은 기생충은?

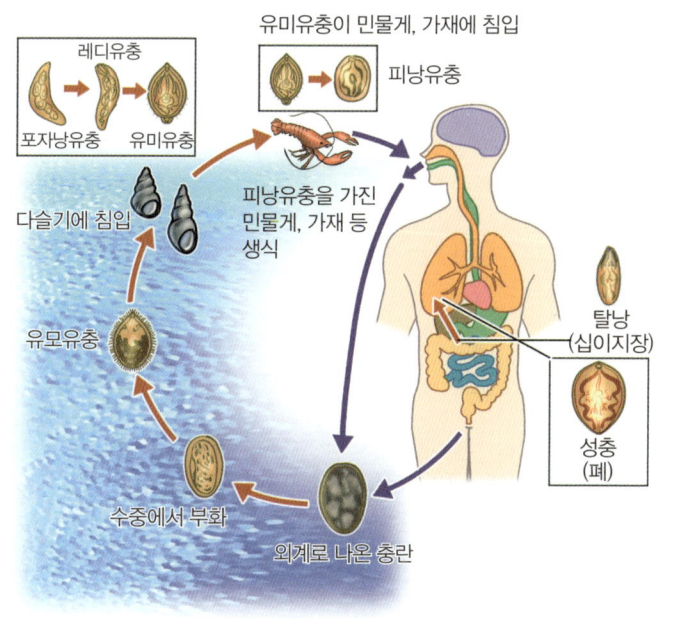

① 구충
② 편충
③ 선모충
④ 폐흡충
⑤ 요코가와흡충

26 임산부가 감염 시 수직감염 발생되며 그림과 같은 감염경로를 갖는 기생충은?

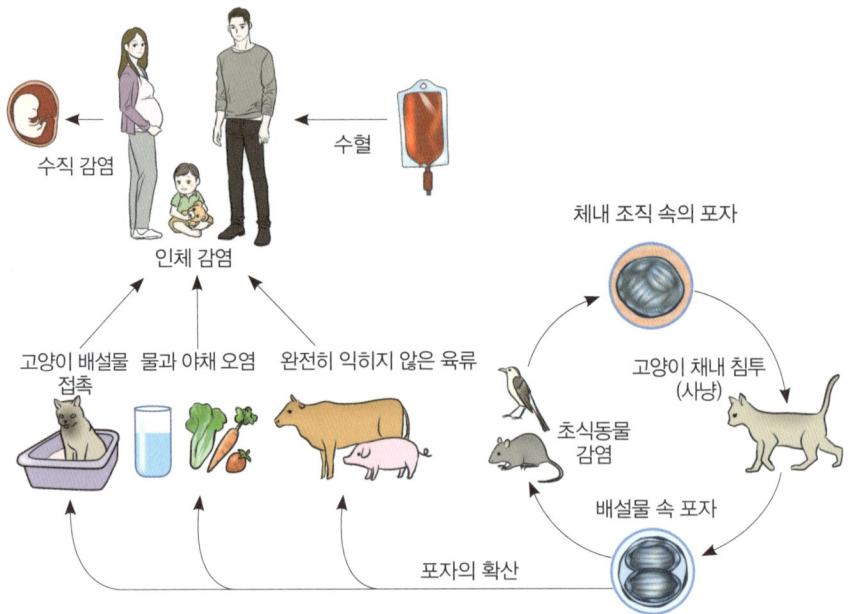

① 유구조충
② 무구조충
③ 페디스토마
④ 유극악구충
⑤ 톡소플라즈마

27 사진의 디프테리아균의 특징으로 옳은 것은?

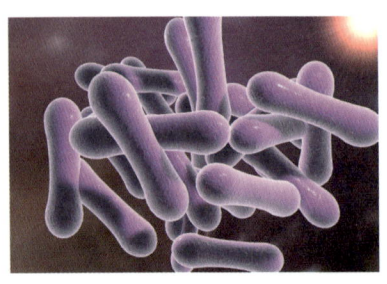

① 구균이다.
② 그람음성균이다.
③ 포자를 형성한다.
④ 운동성이 뛰어나다.
⑤ 곤봉모양의 간균이다.

28 포자가 없는 그람양성 간균으로 사람이나 돼지에게 발생하는 인수공통감염병은?

① 탄저
② 야토병
③ 돈단독
④ 발진티푸스
⑤ 렙토스피라증

29 아래 그림은 곤충의 촉각이다. 바르게 연결한 것은?

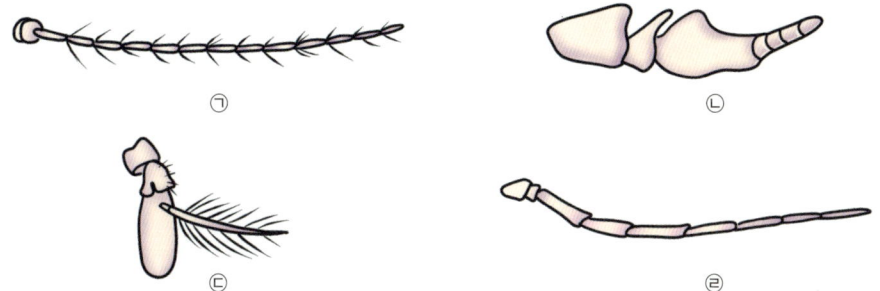

A 바퀴   B 모기   C 집파리   D 등에

① A - ㉠, B - ㉡, C - ㉢, D - ㉣
② A - ㉡, B - ㉢, C - ㉣, D - ㉠
③ A - ㉢, B - ㉣, C - ㉠, D - ㉡
④ A - ㉣, B - ㉠, C - ㉢, D - ㉡
⑤ A - ㉣, B - ㉠, C - ㉡, D - ㉢

30 아래 그림에서 뇌염, 황열 등의 병원체가 증식하는 곳은?

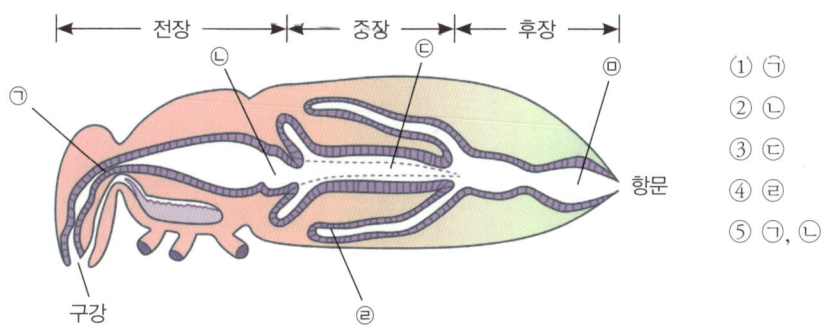

① ㉠
② ㉡
③ ㉢
④ ㉣
⑤ ㉠, ㉡

31 아래 그림은 바퀴를 나타낸 것이다. 어떤 종류인가?

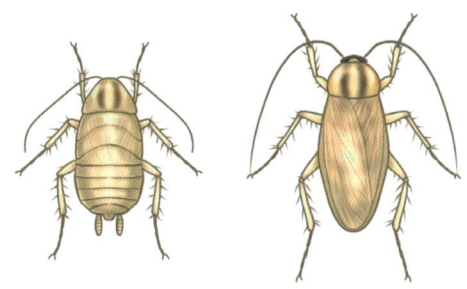

① 독일바퀴
② 먹바퀴
③ 이질바퀴
④ 일본바퀴
⑤ 집바퀴

32 아래 그림은 사면발이의 외부형태이다. ㉠ ~ ㉣의 명칭이 바르게 된 것은?

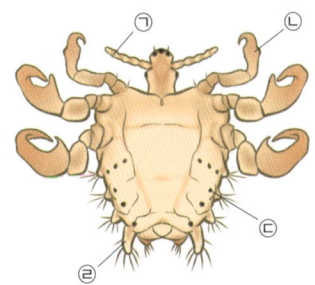

① ㉠ 촉각,　　㉡ 전각,　㉢ 축융돌기, ㉣ 기문
② ㉠ 촉각,　　㉡ 전각,　㉢ 기문,　　㉣ 축융돌기
③ ㉠ 촉각,　　㉡ 기문,　㉢ 축융돌기, ㉣ 전각
④ ㉠ 축융돌기, ㉡ 촉각, ㉢ 전각,　　㉣ 기문
⑤ ㉠ 축융돌기, ㉡ 촉각, ㉢ 전각,　　㉣ 중각

33 아래 그림은 모기유충의 미절이다. 어떤 종류의 모기인가?

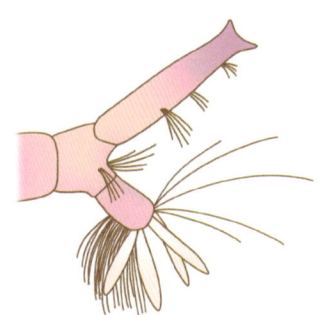

① 늪모기
② 집모기
③ 숲모기
④ 얼룩날개모기
⑤ 학질모기

34 아래 모기는 지카바이러스(Zika virus disease)를 매개한다. 모기의 명칭으로 옳은 것은?

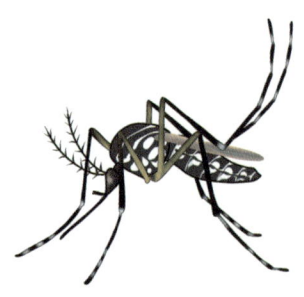

① 늪모기
② 중국얼룩날개모기
③ 이집트숲모기
④ 작은빨간집모기
⑤ 토고숲모기

35 아래 그림은 파리의 날개 형태를 나타낸 것이다. ㉠ ~ ㉢의 명칭을 바르게 연결한 것은?

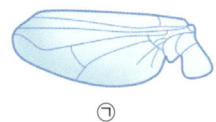 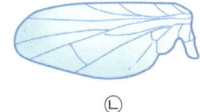 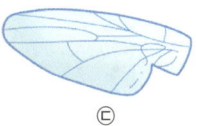
　　㉠　　　　　　　　㉡　　　　　　　　㉢

① ㉠ 딸집파리, ㉡ 집파리, ㉢ 큰집파리
② ㉠ 딸집파리, ㉡ 큰집파리, ㉢ 집파리
③ ㉠ 집파리, ㉡ 딸집파리, ㉢ 큰집파리
④ ㉠ 딸집파리, ㉡ 집파리, ㉢ 체체파리
⑤ ㉠ 집파리, ㉡ 딸집파리, ㉢ 작은파리

36 아래 그림은 어떤 파리의 종류인가?

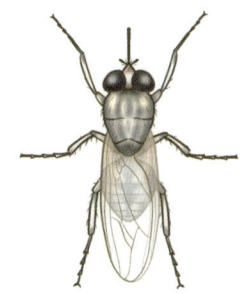

① 쉬파리과
② 체체파리
③ 검정파리
④ 집파리과
⑤ 딸집파리

37 아래 그림은 집파리가 먹이를 섭취할 때 작용하는 순판과 전구치의 4가지형을 나타낸 것이다. ㉠ ~ ㉣의 명칭이 바르게 연결된 것은?

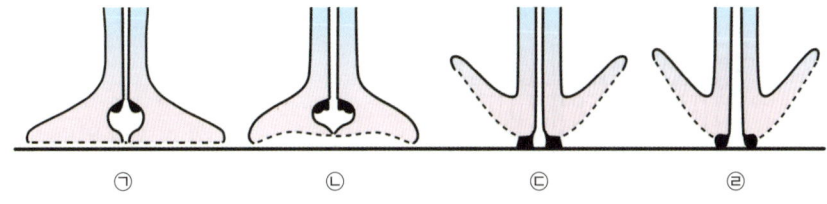
　㉠　　　　　㉡　　　　　㉢　　　　　㉣

① ㉠ 흡수형, ㉡ 긁는형, ㉢ 직접섭취형, ㉣ 컵형
② ㉠ 흡수형, ㉡ 컵형, ㉢ 긁는형, ㉣ 직접섭취형
③ ㉠ 직접섭취형, ㉡ 흡수형, ㉢ 컵형, ㉣ 긁는형
④ ㉠ 컵형, ㉡ 긁는형, ㉢ 흡수형, ㉣ 직접섭취형
⑤ ㉠ 컵형, ㉡ 긁는형, ㉢ 직접섭취형, ㉣ 저작형

38 아래 그림은 벼룩의 수컷 형태이다. 전흉즐치 위치는?

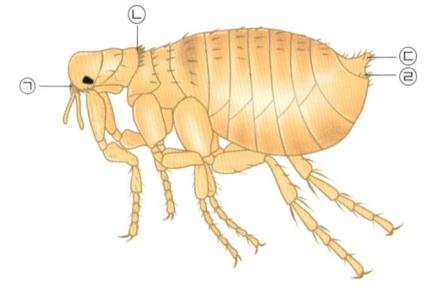

① ㉠
② ㉡
③ ㉢
④ ㉣
⑤ ㉠, ㉢

39 아래 그림의 생활사를 갖는 위생곤충이 매개하는 질병은?

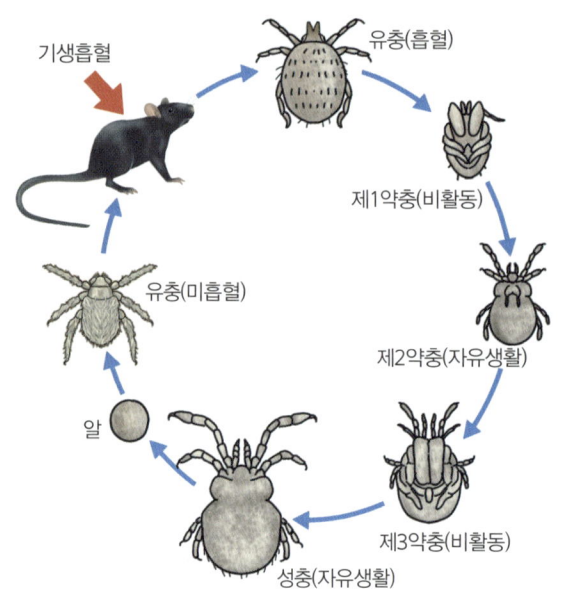

① 페스트
② 쯔쯔가무시증
③ 아프리카수면병
④ 사상충증
⑤ 재귀열

40 아래 그림은 무엇을 조사하기 위한 장치인가?

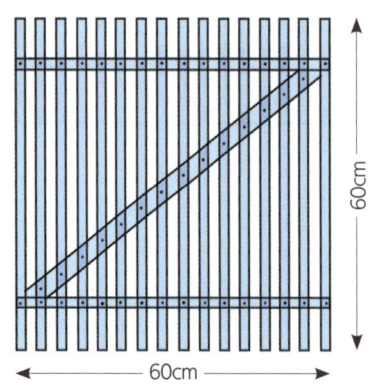

① 모기의 밀도조사
② 나방의 밀도조사
③ 파리의 밀도조사
④ 바퀴의 밀도조사
⑤ 진드기 밀도조사

위생사 필기
실전모의고사 7회
정답 및 해설

01 | 위생사 필기 실전모의고사 정답 및 해설
02 | 위생사 필기 실전모의고사 정답 및 해설
03 | 위생사 필기 실전모의고사 정답 및 해설
04 | 위생사 필기 실전모의고사 정답 및 해설
05 | 위생사 필기 실전모의고사 정답 및 해설
06 | 위생사 필기 실전모의고사 정답 및 해설
07 | 위생사 필기 실전모의고사 정답 및 해설

01 위생사 필기 실전모의고사 • 정답 및 해설

1교시

위생관계법령

01	①	02	①	03	②	04	①	05	②
06	⑤	07	③	08	②	09	①	10	②
11	⑤	12	⑤	13	⑤	14	④	15	①
16	②	17	②	18	②	19	②	20	④
21	②	22	②	23	⑤	24	③	25	⑤

환경위생학

26	②	27	⑤	28	⑤	29	④	30	④
31	④	32	③	33	②	34	④	35	①
36	⑤	37	①	38	②	39	⑤	40	①
41	①	42	②	43	⑤	44	①	45	②
46	④	47	③	48	③	49	④	50	①
51	①	52	①	53	③	54	②	55	②
56	②	57	②	58	③	59	②	60	⑤
61	③	62	⑤	63	①	64	②	65	③
66	②	67	②	68	⑤	69	②	70	③
71	②	72	②	73	⑤	74	②	75	③

위생곤충학

76	②	77	④	78	④	79	④	80	②
81	④	82	⑤	83	②	84	②	85	④
86	③	87	③	88	①	89	①	90	①
91	①	92	④	93	②	94	②	95	②
96	①	97	⑤	98	④	99	④	100	②
101	③	102	①	103	①	104	④	105	②

2교시

공중보건학

01	⑤	02	④	03	②	04	③	05	④
06	②	07	③	08	①	09	①	10	⑤
11	①	12	①	13	③	14	②	15	③
16	④	17	⑤	18	②	19	③	20	③
21	①	22	①	23	②	24	④	25	⑤
26	①	27	②	28	⑤	29	⑤	30	②
31	⑤	32	⑤	33	②	34	②	35	④

식품위생학

36	⑤	37	⑤	38	④	39	②	40	①
41	⑤	42	④	43	①	44	③	45	③
46	④	47	④	48	⑤	49	③	50	⑤
51	④	52	⑤	53	④	54	②	55	②
56	⑤	57	⑤	58	⑤	59	①	60	⑤
61	②	62	①	63	③	64	③	65	①
66	②	67	①	68	②	69	④	70	①
71	④	72	②	73	④	74	⑤	75	

제1교시 위생관계법령

01 「공중위생관리법」 제2조(정의) 제1항
1. "공중위생영업"이라 함은 다수인을 대상으로 위생관리서비스를 제공하는 영업으로서 숙박업·목욕장업·이용업·미용업·세탁업·건물위생관리업을 말한다.

02 「공중위생관리법」 제22조(과태료)
③ 제19조의3을 위반하여 위생사의 명칭을 사용한 자에게는 100만 원 이하의 과태료를 부과한다.

03 「공중위생관리법 시행령」 제9조(공중위생감시원의 업무범위)
공중위생감시원의 업무는 다음 각호와 같다.
1. 시설 및 설비의 확인
2. 공중위생영업 관련 시설 및 설비의 위생상태 확인·검사, 공중위생영업자의 위생관리의무 및 영업자준수사항 이행 여부의 확인
4. 위생지도 및 개선명령 이행여부의 확인
5. 공중위생영업소의 영업의 정지, 일부 시설의 사용중지 또는 영업소 폐쇄명령 이행 여부의 확인
6. 위생교육 이행여부의 확인

04 「공중위생관리법 시행규칙」 제4조(목욕장 목욕물의 수질기준 등)
목욕장 목욕물의 수질기준과 수질검사방법 등은 별표 2와 같다.

[별표 2] 목욕장 목욕물의 수질기준과 수질검사방법 등
Ⅰ. 목욕물의 수질기준
1. 원수
가. 색도는 5도 이하로 하여야 한다.
나. 탁도는 1NTU(Nephelometric Turbidity Unit) 이하로 하여야 한다.
다. 수소이온농도는 5.8 이상 8.6 이하로 하여야 한다.
라. 과망간산칼륨 소비량은 10mg/L 이하가 되어야 한다.
마. 총대장균군은 100mL 중에서 검출되지 아니하여야 한다.

05 「식품위생법」 제48조(위해요소중점관리기준)
① 식품의약품안전처장은 식품의 원료관리 및 제조·가공·조리·소분·유통의 모든 과정에서 위해한 물질이 식품에 섞이거나 식품이 오염되는 것을 방지하기 위하여 각 과정의 위해요소를 확인·평가하여 중점적으로 관리하는 기준을 식품별로 정하여 고시할 수 있다.

06 「식품위생법」 제5조(병든 동물 고기 등의 판매 등 금지)
누구든지 총리령으로 정하는 질병에 걸렸거나 걸렸을 염려가 있는 동물이나 그 질병에 걸려 죽은 동물의 고기·뼈·젖·장기 또는 혈액을 식품으로 판매하거나 판매할 목적으로 채취·수입·가공·사용·조리·저장·소분 또는 운반하거나 진열하여서는 아니 된다.

07 「식품위생법」 제32조(식품위생감시원)
① 관계 공무원의 직무와 그 밖에 식품위생에 관한 지도 등을 하기 위하여 식품의약품안전처(대통령령으로 정하는 그 소속 기관을 포함한다), 특별시·광역시·특별자치시·도·특별자치도 또는 시·군·구에 식품위생감시원을 둔다.

08 「식품위생법」 제49조(식품이력추적관리 등록기준 등)
① 식품을 제조·가공 또는 판매하는 자 중 식품이력추적관리를 하려는 자는 총리령으로 정하는 등록기준을 갖추어 해당 식품을 식품의약품안전처장에게 등록할 수 있다. 다만, 영유아식 제조·가공업자, 일정 매출액·매장면적 이상의 식품판매업자 등 총리령으로 정하는 자는 식품의약품안전처장에게 등록하여야 한다.
⑤ 식품의약품안전처장은 제1항에 따라 등록한 식품을 제조·가공 또는 판매하는 자에 대하여 식품이력추적관리기준의 준수 여부 등을 3년마다 조사·평가하여야 한다. 다만, 제1항 단서에 따라 등록한 식품을 제조·가공 또는 판매하는 자에 대하여는 2년마다 조사·평가하여야 한다.

09 「식품위생법」 제73조(위해식품 등의 공표)
① 식품의약품안전처장, 시·도지사 또는 시장·군수·구청장은 다음 각 호의 어느 하나에 해당되는 경우에는 해당 영업자에 대하여 그 사실의 공표를 명할 수 있다. 다만, 식품위생에 관한 위해가 발생한 경우에는 공표를 명하여야 한다.
1. 제4조부터 제6조까지, 제7조 제4항, 제9조 제4항 또는 제9조의 제3항 등을 위반하여 식품위생에 관한 위해가 발생하였다고 인정되는 때
2. 제45조 제1항 또는 「식품 등의 표시·광고에 관한 법률」 제15조 제2항에 따른 회수계획을 보고받은 때

10 「식품위생법」 제88조(집단급식소)
② 집단급식소를 설치·운영하는 자는 집단급식소 시설의 유지·관리 등 급식을 위생적으로 관리하기 위하여 다음 각 호의 사항을 지켜야 한다.
2. 조리·제공한 식품의 매회 1인분 분량을 총리령으로 정하는 바에 따라 144시간 이상 보관할 것

11 「식품위생법」 제94조(벌칙)
① 다음 각 호의 어느 하나에 해당하는 자는 10년 이하의 징

역 또는 1억 원 이하의 벌금에 처하거나 이를 병과할 수 있다.
1. 제4조(위해식품 등의 판매 등 금지), 제5조(병든 동물 고기 등의 판매 등 금지), 제6조(기준·규격이 정하여지지 아니한 화학적 합성품 등의 판매 등 금지)를 위반한 자
2. 제8조(유독기구 등의 판매·사용 금지)를 위반한 자
3. 제37조 제1항(영업허가)을 위반한 자

12 「식품위생법 시행규칙」 제4조(판매 등이 금지되는 병든 동물 고기 등)

① 「축산물가공처리법 시행규칙」 별표3 제1호 다목에 따라 도축이 금지되는 가축감염병
② 리스테리아병, 살모넬라병, 파스튜렐라병 및 선모충증

13 「감염병의 예방 및 관리에 관한 법률」 제2조(정의)

3. "제2급감염병"이란 전파가능성을 고려하여 발생 또는 유행 시 24시간 이내에 신고하여야 하고, 격리가 필요한 다음 각 목의 감염병을 말한다. 다만, 갑작스러운 국내 유입 또는 유행이 예견되어 긴급한 예방·관리가 필요하여 질병관리청장이 보건복지부장관과 협의하여 지정하는 감염병을 포함한다.

가. 결핵	나. 수두	다. 홍역
라. 콜레라	마. 장티푸스	바. 파라티푸스
사. 세균성이질	아. 장출혈성대장균감염증	
자. A형간염	차. 백일해	카. 유행성이하선염
타. 풍진	파. 폴리오	하. 수막구균 감염증
거. b형헤모필루스인플루엔자		너. 폐렴구균 감염증
더. 한센병	러. 성홍열	
머. 반코마이신내성황색포도알균(VRSA) 감염증		
버. 카바페넴내성장내세균목(CRE) 감염증		
서. E형간염		

※ 말라리아는 제3급감염병이다.

14 「감염병의 예방 및 관리에 관한 법률」 제2조(정의)

5. "제4급감염병"이란 제1급감염병부터 제3급감염병까지의 감염병 외에 유행 여부를 조사하기 위하여 표본감시 활동이 필요한 감염병을 말한다. 다만, 질병관리청장이 지정하는 감염병을 포함한다.

15 「감염병의 예방 및 관리에 관한 법률」 제18조(역학조사)

① 질병관리청장, 시·도지사 또는 시장·군수·구청장은 감염병이 발생하여 유행할 우려가 있거나, 감염병 여부가 불분명하나 발병원인을 조사할 필요가 있다고 인정하면 지체 없이 역학조사를 하여야 하고, 그 결과에 관한 정보를 필요한 범위에서 해당 의료기관에 제공하여야 한다. 다만, 지역확산 방지 등을 위하여 필요한 경우 다른 의료기관에 제공하여야 한다.

16 「감염병의 예방 및 관리에 관한 법률」 제21조(고위험병원체의 분리, 분양·이동 및 이동신고)

① 감염병환자, 식품, 동식물, 그 밖의 환경 등으로부터 고위험병원체를 분리한 자는 지체 없이 고위험병원체의 명칭, 분리된 검체명, 분리 일자 등을 질병관리청장에게 신고하여야 한다.

17 「감염병의 예방 및 관리에 관한 법률 시행규칙」 제8조(그 밖의 신고대상 감염병)

① "보건복지부령으로 정하는 감염병"이란 다음 각 호의 감염병을 말한다.

1. 결핵	2. 홍역
3. 콜레라	4. 장티푸스
5. 파라티푸스	6. 세균성이질
7. 장출혈성대장균감염증	8. A형간염

18 「감염병의 예방 및 관리에 관한 법률」 제32조(예방접종의 실시주간 및 실시기준 등)

① 질병관리청장은 국민의 예방접종에 대한 관심을 높여 감염병에 대한 예방접종을 활성화하기 위하여 예방접종주간을 설정할 수 있다.
② 누구든지 거짓이나 그 밖의 부정한 방법으로 예방접종을 받아서는 아니 된다.
③ 예방접종의 실시기준과 방법 등에 관하여 필요한 사항은 보건복지부령으로 정한다.

19 「먹는물관리법」 제3조(정의)

2. "샘물"이란 암반대수층 안의 지하수 또는 용천수 등 수질의 안전성을 계속 유지할 수 있는 자연 상태의 깨끗한 물을 먹는 용도로 사용할 원수(原水)를 말한다.

20 「먹는물관리법 시행령」 제2조(먹는물 수질 감시원)

① 먹는물 수질 감시원은 환경부장관, 특별시장·광역시장·특별자치시장·도지사·특별자치도지사 또는 시장·군수·구청장이 다음 각 호의 어느 하나에 해당하는 소속 공무원 중에서 임명한다.
1. 수질환경기사 또는 위생사의 자격증이 있는 사람
2. 대학에서 상수도공학, 환경공학, 화학, 미생물학, 위생학 또는 식품학 등 관련분야의 학과·학부를 졸업한 사람이거나 법령에 따라 이와 같은 수준 이상의 학력이 있다고 인정되는 사람
3. 1년 이상 환경행정 또는 식품위생행정 분야의 사무에 종사한 사람

21 「먹는물관리법」 제21조(영업의 허가 등)

① 먹는샘물 등의 제조업을 하려는 자는 시·도지사의 허가를 받아야 한다.
② 수처리제 제조업을 하려는 자는 시·도지사에게 등록하여야 한다.
③ 먹는샘물 등의 수입판매업을 하려는 자는 시·도지사에게 등록하여야 한다.
⑥ 먹는샘물 등의 유통전문판매업을 하려는 자는 시·도지사에게 신고하여야 한다.
⑦ 정수기의 제조업 또는 수입판매업을 하려는 자는 시·도지사에게 신고하여야 한다.

22 「먹는물관리법 시행규칙」 제33조(자가 품질 검사)

① 법 제41조 제1항에 따른 자가 품질 검사는 다음 각 호의 구분에 따른다.
1. 먹는샘물 등의 제조업자의 경우 : 별표 6의 검사기준
2. 수처리제 제조업자의 경우 : 생산품목별 월 1회 이상
3. 정수기의 제조업자의 경우 : 별표 7의 검사기준
② 제1항에 따른 검사성적서는 2년간 보존하여야 한다.

23 「먹는물관리법」 제42조(출입·검사·수거 등)

① 환경부장관, 시·도지사 또는 시장·군수·구청장은 샘물 등의 개발에 따른 환경영향 조사를 하거나 먹는물 관련 영업 또는 냉·온수기나 정수기의 설치·관리로 인한 국민건강상의 위해를 방지하고 검사기관의 적정 운영 여부를 확인하기 위하여 필요하다고 인정되면 다음 각 호의 조치를 할 수 있다.
1. 샘물 등의 개발허가를 받은 자, 먹는물 관련 영업자, 냉·온수기 설치·관리자, 정수기 설치·관리자 및 지정된 검사기관이나 그 밖의 관계인에게 필요한 보고를 명하는 것
2. 관계 공무원에게 영업장소·사무소·창고·제조소·저장소·판매소 또는 이와 유사한 장소에 출입하여 판매를 목적으로 하거나 영업상 사용하는 원재료·제품·용기·포장 또는 제조·영업시설 등이나 냉·온수기 또는 정수기를 검사하도록 하는 것
3. 제2호의 검사에 필요한 최소량의 원재료, 제품, 용기·포장 등을 무상으로 수거하는 것
4. 관계 공무원이 영업 관계의 장부, 서류, 검사와 관련된 자료를 열람하게 하는 것

24 「폐기물관리법 시행령」 제4조 [별표 2] 의료폐기물의 종류

2. 위해의료폐기물

가. 조직물류 폐기물	인체 또는 동물의 조직·장기·기관·신체의 일부, 동물의 사체, 혈액·고름 및 혈액생성물(혈청, 혈장, 혈액제제)
나. 병리계 폐기물	시험·검사 등에 사용된 배양액, 배양용기, 보관균주, 폐시험관, 슬라이드, 커버글라스, 폐배지, 폐장갑
다. 손상성 폐기물	주사바늘, 봉합바늘, 수술용 칼날, 한방침, 치과용침, 파손된 유리재질의 시험기구
라. 생물·화학 폐기물	폐백신, 폐항암제, 폐화학치료제
마. 혈액오염 폐기물	폐혈액백, 혈액투석 시 사용된 폐기물, 그 밖에 혈액이 유출될 정도로 포함되어 있어 특별한 관리가 필요한 폐기물

25 「하수도법 시행령」 제4조(엄격한 방류수수질기준 적용지역)

"대통령령으로 정하는 지역"이란 다음 각 호의 어느 하나에 해당하는 구역 또는 지역을 말한다.
1. 수도시설 중 취수시설로부터 유하거리 4킬로미터 이내의 상류지역과 상수원보호구역
2. 「환경정책기본법」에 따른 특별대책지역
3. 「한강수계 상수원 수질개선 및 주민지원 등에 관한 법률」, 「낙동강수계 물관리 및 주민지원 등에 관한 법률」, 「금강수계 물관리 및 주민지원 등에 관한 법률」 및 「영산강·섬진강수계 물관리 및 주민지원 등에 관한 법률」에 따른 수변구역
4. 「자연공원법」에 따른 자연공원
5. 「지하수법」에 따른 지하수보전구역
6. 「습지보전법」에 따른 습지보호지역, 습지주변관리지역 및 습지개선지역
7. 「해양생태계의 보전 및 관리에 관한 법률」에 따른 해양보호구역
8. 「해양환경관리법」에 따른 환경보전해역 및 특별관리해역
9. 「국토의 계획 및 이용에 관한 법률」 수산자원보호구역
10. 그 밖에 「환경정책기본법 시행령」 별표 제3호에 따른 수질 및 수생태계의 환경기준을 등급 Ia로 보전하여야 할 필요성이 인정되는 수역의 수질에 영향을 미치는 지역으로서 환경부장관이 정하여 고시하는 지역

제1교시 **환경위생학**

26 공기 중의 CO_2와 O_2의 농도

- 탄산가스(CO_2) – 10% 이상 : 질식, 7% 이상 : 호흡곤란
- 산소(O_2) – 10% 이하 : 호흡곤란, 7% 이하 : 질식

27 이산화탄소 농도와 실내 공기오염 지표

1. 이산화탄소 농도와 건강장애

- 성상 : 0.03%의 무색, 무취, 비독성, 약산성
- 농도 : 폐포 농도(5 ~ 6%), 3%(불쾌감), 5%(호흡수 증가), 7%(호흡곤란), 10% 이상(질식 사망)
- 피해 : 온실효과(지구 온도 상승)

2. 실내 공기오염 지표
- 실내 서한량 : 실내 공기의 오탁이나 환기의 양부를 결정하는 척도 → 0.1%(1,000ppm, 8시간 기준)이고, 광산에서는 0.1% ~ 1.5%이다.

28 일산화탄소(CO)의 특징
- 무색, 무취이며 자극이 없다.
- 공기보다 가벼우며 물체가 불완전연소 할 때 발생한다.
- 중독 시 혈중의 헤모글로빈과 결합하여 혈중 산소농도를 저하시켜서 무산소증을 유발한다.
- 혈색소와의 친화력이 산소보다 200 ~ 300배 높다.
- 일산화탄소 중독이 일어날 수 있는 농도는 0.05 ~ 0.1%이다.
- 중독 시 후유증 : 시야협착, 뇌장애, 신경장애, 지각기능 장애 등이다.

29 습도(기습)
일정 온도의 공기 중에 포함될 수 있는 수증기의 상태를 습도라 한다.

포화습도	• 일정 공기가 포화상태로 함유할 수 있는 수증기량(g)이나 수증기 장력(mmHg)
절대습도	• 현재 공기 $1m^3$ 중에 함유된 수증기량 또는 수증기 장력
비교습도 (상대습도)	• 현재 공기 $1m^3$ 포화상태에서 함유할 수 있는 수증기량과 현재 함유되어 있는 수증기량과의 비를 %로 표시한 것 • (절대습도 ÷ 포화습도) × 100
포차	• 현재 공기 $1m^3$가 포화상태에서 함유할 수 있는 수증기량과 현재 그 공기 중에 함유되어 있는 수증기량과의 차이 • (포화습도 – 절대습도)

30 온열인자(온열요소)
- 기온, 기습, 기류, 복사열
※ 복사열은 태양이나 난로 등 발열체가 주위에 있을 때 온도계에 나타난 실제온도보다 더 큰 온감을 느끼게 한다.

31 체열방산
- 피부 87.5%, 호흡 10.7%, 대소변 1.8% 순이며, 체열생산은 골격근(59.5%)과 간장(21.9%), 신장(4.49%), 호흡기관(2.8%), 기타(7.8%) 순이다.

32 자외선
- 살균선의 파장 : 2,400 ~ 2,800Å (2,500 ~ 2,900Å)
- 도노선(Dorno-ray)의 파장(건강선) : 2,800 ~ 3,100Å (2,900 ~ 3,200Å)

33 대류권(지표면으로부터 11Km)
- 대기권에 분포하는 공기의 약 70 ~ 80%가 존재한다.
- 높이 올라갈수록 기온이 낮아진다.
- 공기의 대류 운동과 기상현상이 일어난다.
- 대기오염이 문제되는 대기권이다.

34 런던스모그 사건과 LA스모그 사건 비교

구분	런던형 스모그 (1952년)	로스앤젤레스 스모그(1954년)
발생 시의 기온	0 ~ 5℃ (30 ~ 40℉)	25 ~ 30℃ (75 ~ 90℉)
발생 시의 습도	85% 이상(안개)	70% 이하
역전의 종류	방사성 역전(복사형)	침강성 역전(하강형)
장소 및 연료	주택, 공장의 석탄 연료	자동차의 석유계 연료
가장 발생하기 쉬운 때	12월, 1월	8월, 9월
주된 성분	황산화물(SO_2), 입자상물질, 일산화탄소	오존, 유기물, 질산화물, HC
발생하기 쉬운 시각	이른 아침	낮
인체에 대한 주된 영향	기관지의 자극 즉, 호흡기계 질환, 사망률 증가	단시간에 눈의 자극, 폐수종, 고무제품 손상

35 대기 오염물의 물리적 기본 형태
1. 형태에 따른 분류
- 가스상 : SO_2, NO_2, CO_2, H_2S 등
- 입자상 : 매연, 흄(hume), 미스트(mist) 등

2. 발생원에 따른 분류
- 고정발생원 : 공장, 주택, 화력발전소 등
- 이동발생원 : 자동차, 항공기, 기차, 선박 등

36 「환경정책기본법 시행령」 제2조 [별표 1] 환경기준
- SO_2 : 0.02ppm 이하(연간 평균치) – 대기오염의 지표
- NO_2 : 0.03 ppm 이하(연간 평균치)
- CO : 9ppm 이하 (8시간 평균치)
- 미세먼지(PM-10) : 50$\mu g/m^3$ 이하
- 오존(O_3) : 0.06ppm 이하(8시간 평균치)

- 납(Pb) : 0.5μg/m³ 이하(연간 평균치)

37 대기오염물질의 식물의 피해
- 햇빛이 강한 낮이나 습도가 높은 날에 피해가 크다.
- 식물에 피해를 주는 가스의 순서 : HF 〉 SO_2 〉 NO_2 〉 CO 〉 CO_2
- 식물의 성장방해 : 기공에 SO_2 들어감

38 링겔만 매연농도표(Ringelmann Smoke Chart)
- 굴뚝으로 배출되는 매연농도를 측정하는 데 링겔만 도표가 쓰인다.
- 매연의 농도 구분 : 0~5도(6종)
- 우리나라 대기환경보존법에서의 매연기준 : 2도 이하
- 1도 증가할 때마다 매연이 20%씩 흑선이 증가

39 오존(O_3)에 대한 시간별 오염물질 농도
- 2차 오염물질은 자외선이 강렬(오후 2시경)할 때 가장 많이 만들어진다.

40 담배의 유해작용
- 담배연기 속에서 가장 중요한 유독물질은 니코틴(nicotine)이며, 그 밖에 tar, 일산화탄소, 이산화탄소, 황화수소, 시안화수소와 dimethylnitrosamine과 같은 발암물질이 있다.
- 이들의 발암성은 유전자 변이를 촉진시켜 암을 유발할 수 있다.

41 상수의 분류(등급별 수질)

매우 좋음(Ia)	용존산소가 풍부하고 오염물질이 없는 청정상태의 생태계로 여과·살균 등 간단한 정수처리 후 생활용수로 사용할 수 있음
좋음(Ib)	용존산소가 많은 편이고 오염물질이 거의 없는 청정상태에 근접한 생태계로 여과·침전·살균 등 일반적인 정수처리 후 생활용수로 사용할 수 있음
약간 좋음(II)	약간의 오염물질은 있으나 용존산소가 많은 상태의 다소 좋은 생태계로 여과·침전·살균 등 일반적인 정수처리 후 생활용수 또는 수영용수로 사용할 수 있음
보통(III)	보통의 오염물질로 인하여 용존산소가 소모되는 일반 생태계로 여과·침전·활성탄 투입·살균 등 고도의 정수처리 후 생활용수로 이용하거나 일반적인 정수처리 후 공업용수로 사용할 수 있음
약간 나쁨(IV), 나쁨(V), 매우 나쁨(VI)	생활용수로 사용할 수 없으며, 공업용수로 사용할 수 있음

42 여과시설에 사용할 수 있는 여과재
- 모래(sand), 자갈(gravel), 활성탄, 무연탄, 안스라사이트(anthracite), 규조토, 세밀히 짜여진 섬유 등이 있는데 주로 모래(sand)가 쓰인다.

43 소독의 종류

자비법	100℃ 30분간 가열. 가정에서 사용, 대량 소독은 곤란하다.
오존법	오존의 산화력 이용. 침전물, 맛, 냄새가 거의 없다.
자외선법	파장 200~300μm(특히 2,500~2,800Å)를 이용한다.
카다닌법 (은이온법)	Ag를 이용하여 수중의 세균을 사멸한다.
기타	pH 변화법, $KMnO_4$법, H_2O_2법, I_2법, Br법 등이 있다.
염소처립법	가장 유효하고 널리 보급된다.

※ 고분자 응집제는 정수처리에 사용되는 응집제이다.

44 먹는물의 염소 소독 시
1. 클로라민이 유리염소보다 좋은 점
- 냄새가 적다.
- 살균력이 오래 지속된다(잔류성이 크다).
2. 클로라민이 유리염소보다 나쁜 점
- 살균력이 약하다.

45 물의 냄새를 제거하는 방법
- 폭기, 활성탄 등을 이용한다.
※ 폭기의 목적 : 맛과 냄새 제거, 가스류 제거, 물의 pH 상승, 철·망간 제거, 고온 우물의 냉각

46 부영양화 방지대책
- 황산동($CuSO_4$), 활성탄, 황토 등을 살포한다.
- 질소, 인 등의 영양원 공급을 차단한다.
- 유입 하수를 고도처리 한다.
- 유역 내 무린세제를 사용한다.

47 압력수조방식
- 압력탱크 내의 물중 압력범위 내에서 이용할 수 있다.

48 BOD곡선
- 제1단계 BOD : 탄소 화합물을 호기성 조건에서 미생물에 의해 분해시키는 데 필요한 산소량
- 제2단계 BOD : 주로 질소화합의 산화에 소비되는 산소량

49 질산성 질소(NO_3-N)
- 질소화합물의 최종 산화물로 기준치가 초과된 수질을 이용 시에는 청색아증(메트헤모글로빈혈증)을 유발한다.

50 Whipple의 하천의 4개 지대
1. 분해지대
   - 여름철 온도에서 용존산소 포화치의 45%에 해당하는 용존산소를 가지는 하천 지점의 지대를 분해지대라 한다.
   - 세균과 균류의 성장이 활발하다.
   - DO가 급격히 감소, 세균수 증가, CO_2 증가, 탁도 증가, 부유물질 증가
2. 활발한 분해지대
   - DO가 거의 없어 혐기성 세균이 번식한다.
   - CO_2, NH_4^+ 또는 NH_3-N, H_2S 농도가 증가한다.
   - DO가 가장 낮은 단계이다.
3. 회복지대
   - DO가 증가함에 따라 물이 차츰 깨끗해진다.
   - 아질산염, 질산염의 농도가 증가한다.
   - 원생동물, 윤충류(rotifer), 갑각류가 번식하기 시작한다.
   - 생무지, 황어, 은빛담수어 등의 물고기가 살기 시작한다.
4. 정수지대 : 깨끗한 상태이다.

51 적조현상
- 토양이나 하천·바다의 부영양화로 해수 플랑크톤의 수가 급격하게 증가하여 적색계통의 색을 띠는 현상을 말한다.
- 적조발생의 원인과 대책은 부영양화 발생요인과 같다.
- 적조현상은 주로 근거리 바다(근해)에서 발생한다.
- 정체수역, 수온상승, 영양염류의 증가 시 발생한다.
- 황산동, 활성탄, 황토 등을 뿌려 방지한다.

52 BOD(생물학적 산소요구량)
- 시료를 20℃에서 5일간 배양할 때 호기성 미생물에 의해 유기물을 분해시키는 데 소모되는 산소량을 BOD_5라 하며 보통 BOD 값으로 사용된다.

53 유기수은 중독 사고의 예
- 일본 미나마타에서 1952년에 발생한 중독 사고는 하천 상류에 위치한 신일본 질소주식회사에서 방류한 공장폐수에 수은이 함유되어 해수를 오염시킨 결과 메틸수은으로 오염된 어패류를 섭취한 주민들에게 심한 수은 축적성 중독을 일으킨 예이다.

54 비소(As)가 인체에 미치는 영향
- 사지의 색소유발, 피부암, 흑피증, 인두염 등을 유발한다.

55 침사지
- 비중이 큰 물질인 grit(사석), 즉 모래, 자갈 등을 제거하는 장치이다.

56 활성슬러지법(활성오니법) 계통도
- 스크린→침사지→1차 침전지→폭기조→2차 침전지→소독→방류
  ↓ ↑ ↓
  폐슬러지(오니) 반송슬러지 폐슬러지(오니)
- 1차 처리(물리적처리=예비처리) : 스크린 ~ 1차 침전지
- 2차 처리(본처리) : 폭기조 ~ 2차 침전지
- 활성오니법 : 도시하수의 2차 처리 공정으로 이용된다.

57 산소요구량(폭기량)을 결정하는 요인
- 유입수와 처리수의 BOD
- BOD 제거량
- 폭기시간과 고형물 체류시간
- 폭기조 내의 MLSS 중 미생물농도(혼합액 중 활성 슬러지량)

> 폭기조에 공기를 공급하는 목적
> 1. 폭기조 : 산소를 공급하는 것
> 2. 폭기조에 공기를 공급하는 목적
>   - 산소를 공급하여 미생물의 성장 도모
>   - 원활한 혼합 도모
>   - 처리수의 부패 방지

58 F/M비(Food to Microorganism)
- 유입 유기물량과 제거하려는 미생물과의 비를 말한다.
- MLSS : 포기조 혼합액의 부유물질, 즉 포기조의 미생물을 말한다.

59 팽화(bulking)를 일으키기 쉬운 고농도 유기성 폐수 배출원
- 양조장 폐수, 펄프제지 공장폐수, 제당폐수 등

60 하수처리 과정
- 혐기성처리 : 혐기성소화, 부패조, 임호프탱크 방식 등
- 호기성처리 : 활성오니법, 살수여상법, 관계법, 산화지법, 회전원판법 등

61 슬러지의 안정화(소화)
- 농축된 슬러지에 포함된 유기물을 소화하여 안정화시키고 슬러지의 양을 감소시키는 것이다.
- 일반적으로 혐기성 소화와 같다.

62 혐기성분해 시 메탄발효를 위한 최적 환경 조건
- 휘발산(유기산) 농도 : 2,000mg/L 이하(1,700mg/L)
- pH : 6 ~ 8(7.5)

- 알칼리도 : 1,500 ~ 5,000mg CaCO$_3$/L
- CH$_4$ 가스비율 : 65~70%

63 분뇨 정화조의 일반적인 구조
- 부패조 → 예비 여과조 → 산화조 → 소독조

64 분뇨처리
분뇨처리는 경제적이고, 간편해야 하며 도시미관을 해치지 않아야 한다.

65 분뇨를 위생적으로 처리하는 목적
- 수인성 감염병 관리
- 세균성 감염병 관리
- 소화기계 감염병 관리
- 기생충 질환관리
- 하수의 오염 방지

66 「폐기물관리법 시행령」 제5조 [별표 3] 폐기물처리시설의 종류

1. 중간처분시설

소각시설	• 일반 소각시설 • 열분해 소각시설 • 열처리 조합시설	• 고온 소각시설 • 고온 용융시설
기계적 처분시설	• 압축시설 • 절단시설 • 증발·농축 시설 • 정제시설(분리·증류·추출·여과 등의 단위시설 포함) • 유수 분리시설 • 멸균분쇄 시설	• 파쇄·분쇄 시설 • 용융시설 • 탈수·건조 시설
화학적 처분시설	• 고형화·고화·안정화 시설 • 반응시설(중화·산화·환원·중합·축합·치환 등 단위시설을 포함) • 응집·침전 시설	
생물학적 처분시설	• 소멸화 시설(1일 처분능력 100킬로그램 이상인 시설) • 호기성·혐기성 분해시설	

그 밖에 환경부장관이 폐기물을 안전하게 중간 처분할 수 있다고 인정하여 고시하는 시설

2. 최종 처분시설

매립시설	• 차단형 매립시설 • 관리형 매립시설(침출수 처리시설, 가스 소각·발전·연료화 시설 등 부대시설을 포함)

그 밖에 환경부장관이 폐기물을 안전하게 최종처분할 수 있다고 인정하여 고시하는 시설

67 식품제조공장에서 발생된 폐기물
- 식품제조공장에서 발생된 쓰레기는 유기물 함량이 많으므로 주로 퇴비화시킨다.

68 폐기물의 처리방법(소각 후 매립)
- 소각은 매우 안전하고 깨끗한 방법으로 오염물질을 최소화 할 수 있다.
- 매립은 비용이 비교적 저렴하면서 대규모 폐기물 처리가 가능하므로 많이 이용되고 있다.

69 폐기물 소각법

장점	• 남은 열의 회수가 가능하다. • 매립에 비해 넓은 토지를 필요로 하지 않는다. • 기후의 영향을 거의 받지 않는다. • 도시의 중심부에 설치가 가능하다. • 감염성 폐기물의 처리에 좋다 • 폐기물의 부피가 감소한다. • 폐열을 이용할 수 있다.
단점	• 건설비가 비싸고, 운전관리비가 비싸다. • 대기 오염물질이 발생한다.

70 「폐기물관리법」 제34조(기술관리인)
① 대통령령으로 정하는 폐기물처리시설을 설치·운영하는 자는 그 시설의 유지·관리에 관한 기술업무를 담당하게 하기 위하여 기술관리인을 임명(기술관리인의 자격을 갖추어 스스로 기술관리하는 경우를 포함한다)하거나 기술관리 능력이 있다고 대통령령으로 정하는 자와 기술관리 대행계약을 체결하여야 한다.

71 도수율
- 재해발생 상황을 파악하기 위한 표준적 지표이다.
- 1,000,000 근로시간당 재해발생 건수를 말한다.
- 도수율 = $\dfrac{\text{재해건수}}{\text{연근로시간수}} \times 10^6 = \dfrac{\text{재해건수}}{\text{연근로일수}} \times 10^3$

72 강도율
- 근로시간 합계 1,000시간당 요양재해로 인한 근로손실일수를 말한다.
- 강도율 = $\dfrac{\text{근로손실일수}}{\text{연근로시간수}} \times 1,000$

※ 건수율 = $\dfrac{\text{재해건수}}{\text{평균실근로자수}} \times 1,000$

※ 도수율 = $\dfrac{\text{재해건수}}{\text{연근로시간수}} \times 1,000$

73 열경련
- 탈수로 인한 수분부족과 NaCl의 감소가 원인이다.

74 잠함병(잠수병)
- 깊은 바닷속 같이 높은 압력의 환경(이상 고압)에 있다가 갑자기 보통 기압의 환경(정상 기압)으로 되돌아올 때 기압의 급격한 감소로 몸안에 녹아있던 공기 중의 질소가 기포화하여 혈관, 뼈 등에 기포가 발생하여 일어난다.

75 REM(roentgen equivalent in man)
- 방사선이 인체에 미치는 영향을 기본으로 선정한 단위이다.
- 생식기관, 조혈기관 등에 대한 방사선 취급자의 연간 최대 허용량은 연간 5REM(50mSv)이고, 3개월 동안의 허용량은 3REM(30mSv)이며, 5년간 누적 선량은 10REM(100mSv)이다.

제1교시 위생곤충학

76 기피제(repellent)
- 곤충이 싫어하거나 기피하는 화학물질로서 적당한 방법으로 제제하여 곤충의 접근, 공격, 침입 등을 방어하기 위해 사용한다.
- 살충력이 없으므로 살충제는 아니다.
- 종류 : benzyl benzoate(벤질벤조에이트), dimethyl phthalate(DMP), ethyl hexanediol(Rutgers 612), dimethyl carbate(Dimelone) 등

※ 기피제들 중에는 살충 작용을 하는 것도 있다.

77 수화제(W.D.P Water Dispersible Powder)
- 살충제 원제에 증량제(규조토, 고령토, 벤토나이트, 점토성 물질)와 친수제 및 계면활성제를 가미한 분말이다.
- 원체 + 증량제 + 친수제 + 계면활성제
- 잔류분무용, 유충구제
- 흡수력이 강한 벽면(시멘트, 흙벽, 석회벽)에 효과가 좋다.

78 야행성 곤충
- 야행성 곤충에는 바퀴, 빈대, 깔따구, 독나방 등이 있다.

79 이질바퀴(Periplaneta americana, 미국바퀴)
1. **분포** : 세계적 분포, 우리나라에서는 목포, 광주, 여수, 부산 등 남부지방에 분포되어 있다.
2. **형태**
- 전흉배판 가장자리에 현저한 황색 윤상(띠)무늬가 있고, 가운데는 흑색이며, 약충은 동일한 크기의 전흉, 중흉 및 후흉이 뚜렷하다.
- 우리나라 옥내서식 종 가운데 가장 대형바퀴(35 ~ 40mm)이다.
- 자충탈피횟수는 7 ~ 13회(평균 11회)이다.
3. **생활사 및 습성** : 온도와 습도가 높은 곳에서 잘 서식하고, 최적온도는 23 ~ 33℃이고, 20℃ 이하에서 활동을 정지한다.

80 LC_{50}
- 한 무리의 실험동물의 50%를 죽이게 하는 독성물질의 농도이다.
- 균일하다고 생각되는 모집단 동물의 반수를 사망하게 하는 공기 중의 가스농도 및 액체 중의 물질의 농도이다.
- LC_{50}의 값이 크면 클수록 그 독성이 낮다.

81 이 매개 감염병
- 겨울에 많이 발생한다.
- 발진티푸스, 재귀열, 참호열 등이다.

82 한타바이러스(Hantavirus)
- 한타바이러스는 한탄바이러스가 속한 속의 이름이다.
- 유행성출혈열(신증후군출혈열)을 일으키는 바이러스이다.
- 유행성출혈열은 등줄쥐가 매개하여 발생한다.
- 유럽과 동북아시아 일대에서 발생하였다.
- 국내에서는 1976년 이호왕 박사가 병원체를 분리해내고 "한탄바이러스(HTNV, Hantaan Virus)"라고 명명하였다.

83 생물학적 전파

증식형	• 곤충 체내에서 수적으로 증식한 후 전파 예 뇌염, 황열, 뎅기열 – 모기, 유행성재귀열 – 이, 흑사병(페스트) – 벼룩
발육형	• 곤충 체내에서 수적 증식은 없고 단지 발육한 후 전파(숙주에 의하여 감염) 예 사상충병 – 모기, 로아사상충 – 등에
발육증식형	• 곤충 체내에서 생활환의 일부를 거치며 수적 증식을 한 후 전파 예 말라리아 – 모기, 수면병 – 체체파리, 텍사스우열 – 진드기
경란형	• 진드기의 난소를 통해 다음 세대까지 전달되어 전파 예 로키산 홍반열 – 진드기, 양충병(쯔쯔가무시병) – 털진드기
배설형	• 곤충 체내에서 증식한 후 장관을 거쳐 배설물과 함께 배출되어 전파 예 발진티푸스 – 이, 발진열 – 벼룩

84 뇌염모기
- 작은빨간집모기(*Culex tritaeniorhynchus*)가 일본뇌염 바이러스를 매개하는 모기이다.

85 참진드기(hard tick)
- 세계적으로 널리 분포하고, 소에 기생하며, 크기는 1～9mm이다.
- 유충은 흡혈 후에 지상의 토양에서 서식한다.
- 참진드기는 사람을 공격하므로 자교에 의한 자극증과 2차 감염을 일으킨다.
- 라임병, Q열, 진드기매개 뇌염, 진드기매개 티푸스(로키산 홍반열), 진드기매개 재귀열, 야토병 등을 전파한다.

86 침개미(*Ponera japonica*)
- 몸길이는 2～2.5mm 정도이다.
- 머리는 광택이 없고 섬세한 점각이 많이 나있고 가슴과 배는 광택이 있고 점각은 섬세하다.
- 털은 회황색이며 몸의 윗면에 있는 것이 가장 길고 뚜렷하다.
- 적갈색이나 몸의 윗면은 암갈색이고 큰턱, 머리방패, 더듬이, 다리 등은 황색이다.
- 독침으로 먹이를 찔러 잡거나 방어를 한다.

87 독나방 유충이 발생하는 장소
- 잡목이 무성한 곳이나 풀숲에 대량으로 발생하기 때문에 발생하는 장소를 확인하기 위해서는 정원숲을 조사해야 한다.

88 벼룩의 분류(협즐치와 전흉즐치의 유무에 따라)
1. 무즐치 벼룩
- 사람벼룩 : 중흉측선이 없다. 흑사병 전파에 부분적으로 관여한다.
- 모래벼룩 : 평생 숙주피부에 묻혀(암놈) 지낸다(2차적 감염).
- 닭벼룩
- 열대벼룩 : 흑사병, 발진열 매개의 가장 중요한 종이다.

2. 즐치벼룩
- 개벼룩과 고양이 벼룩 : 협즐치와 전흉즐치가 발달되어 있다.
- 유럽쥐벼룩 : 전흉즐치는 있으나 협즐치는 없다. 흑사병과 발진열 전파한다.
- 생쥐벼룩 : 전흉즐치와 협즐치 모두 있으나 협즐치는 후방으로 향하여 있다.

89 일본뇌염모기(작은빨간집모기)가 잘 서식하는 곳
- 논, 늪, 호수, 고인 웅덩이 등 비교적 깨끗한 물에서 서식하나, 오염된 물에서도 발생 가능하다.

90 빈대
- 노린재목(반시목)에 속하며 사람을 흡혈하는 것과 동물에 기생하는 것이 있다.
- 노린재목에는 매미, 노린재, 멸구 등 농림 해충이 많다.

91 소화배설계

전장	입, 식도, 소낭·맹낭(먹이 일시 저장), 전위(섭취먹이 역행방지, 고체먹이 분쇄)로 구성되어 있다.
중장	위의 역할, 먹이의 소화작용을 한다.
후장	회장, 직장, 항문, 배설기관(체벽, 소화기관, 말피기씨관)으로 구성되어 있다.
말피기관	• 곤충의 체내에서 생기는 탄산염, 염소, 인, 염, 등 노폐물을 여과하여 후장을 통해 변과 함께 배설한다. • 곤충의 종류에 따라 1～150개로 차이가 크다. • 체강에 떠 있으며 중장과 후장 사이에 연결되어 있다.

92 몸이(*Pediculus humanus*)와 머릿이(*Pediculus capitis*)

1. 형태
- 구기 : 흡혈에 적합함
- 한 번에 흡혈량 : 1～2mg 정도
- 하루 2회 정도 흡혈하며, 암수 모두 흡혈한다.

2. 생활사 및 습성
- 불완전변태
- 유충과 성충의 서식처는 같다.
- 이의 자충 : 3회 탈피한다.
- 숙주선택성이 엄격하다.
- 고온과 고습에 부적당하며, 빛을 싫어한다.
- 사람의 이가 심하게 만연되는 때 : 불결한 위생, 기근 시, 전쟁 시, 내의를 오랫동안 입을 때

93 체체파리
- 성충은 1개의 알을 자궁에서 부화하고 자궁 속에서 유충을 발육시켜 배출한다.
- 1세대에 1개체를 생산하는 증식속도가 느린 특이한 곤충이다.
- 아프리카 수면병을 매개한다.

94 딸집파리(아기집파리)
- 약간 소형으로 흉부 순판에 흑색 종선이 3개가 있으며, 촉각극모는 단모이다.
- 유충은 각 체절에 현저하게 돌출되어 있는 여러 쌍의 육질 돌기가 있다.

95 질병과 곤충을 결부시킨 과학자
- Simond : 1898년 벼룩이 페스트(흑사병)를 전파시킨다는 것을 입증함
- Dutton : 1905년 진드기가 재귀열을 전파시킨다는 것을 입증함
- Nicoil : 1909년 이가 발진티푸스를 전파시킨다는 것을 입증함
- Cleland : 1916년 Aedes 모기가 뎅귀열을 전파시킨다는 사실을 밝힘

96 곤충강의 특징
- 몸 : 머리, 가슴, 배의 3부분, 다리 3쌍
- 더듬이 : 두부에는 1쌍의 더듬이
- 가슴 : 3절로 되어 있고 각각에 다리가 1쌍씩 있다.
- 날개 : 날개는 있는 것도 있고(1쌍 또는 2쌍) 없는 것도 있다.
- 파리, 모기, 이, 벼룩, 바퀴 등

97 곤충의 외피
- 표피, 진피, 기저막 3부분으로 되어 있다.

표피층	• 외표피 : 시멘트층, 왁스층(지질층), 단백성 외표피 • 원표피 : 외원표피층, 중원표피층, 내원표피층, 슈미트층(아큐티클층)
진피층	• 상피세포 : 탈피용액 분비, 표피재생 기능 • 피부선 • 특수세포 : 감각세포, 인편, 모생세포, 와생세포, 편도 세포
기저막	• 곤충의 근육과 연결, 점액성 다당류 함유

98 부절(tarsus)
- 곤충다리의 맨 마지막 마디이며 말단에는 1쌍의 발톱, 1쌍의 욕반(pulvilli), 1개의 조간반(empodium)이 있다.
- ※ 욕반(pulvilli) : 곤충의 다리 부절에서 볼 수 있는 욕반은 매끄러운 표면을 걸을 때 도움을 준다.

99 절지동물의 분류
- 갑각강 : 십각목(가재, 게) 등
- 곤충강 : 파리목, 이목, 벼룩목, 바퀴목 등
- 거미강 : 거미목, 전갈목, 진드기목 등
- 지네강(순각강) : 왕지네목, 땅지네목, 들지네목 등
- 노래기강 : 띠노래기목, 질삼노래기목, 각시노래기목, 땅노래기목 등

100 집파리
- 집파리가 먹이를 먹을 때 먹이의 형태에 따라 아랫입술 밑에 있는 먹이 섭취 기구인 순판(labellum)의 모양을 바꾼다.

101 훈증제
- 미세한 살충제 입자로 공기 중에 부유하다가 곤충이 호흡할 때 공기와 함께 기문을 통해 곤충의 체내로 들어가 중독 치사시키는 약제를 말한다.

102 곤충의 변태 양상
1. 완전변태
- 4단계의 형태적 변화를 거쳐 성충이 되는 곤충
- 발육단계 : 알 → 유충 → 번데기 → 성충
- 종류 : 모기, 파리, 벼룩, 나방, 등에 등

2. 불완전변태
- 알에서 나온 유충이 번데기 과정을 거치지 않고 성충이 되는 곤충
- 발육단계 : 알 → 유충 → 성충
- 종류 : 이, 빈대, 바퀴, 진드기, 잠자리, 진딧물 등

103 위생곤충 매개 질병
- 뎅기열 : 이집트숲모기
- 발진티푸스 : 이
- 발진열 : 벼룩
- 라임병 : 참진드기
- 샤가스병 : 흡혈노린재

104 곤충이 매개하는 주요 질병의 구제방법

물리적 방법	환경관리(곤충의 서식, 휴식장소 제거), 트랩이용(trap), 끈끈이줄(접착물질), 유문등(빛, 광선이용), 살문등(빛에 유인되는 날벌레에 고압전류 감전), 방사선
화학적 방법	살충제, 발육억제제, 불임제, 유인제, 기피제
생물학적 방법	불임충의 방산, 포식동물(천적), 병원성 기생생물(모기유충에 기생하는 선충, 원생동물)
통합적 방법	물리, 화학적, 생물학적 방법 중 두 가지 이상의 방제 방법을 동시에 적용한 것

105 침파리(쇠파리)
- 동물을 흡혈한다.
- 흉부에 4개의 흑색종선이 있다.
- 수명은 3 ~ 4주 정도이다.

제2교시 공중보건학

01 세계보건기구(WHO) 건강의 정의
- 단순히 질병이 없거나 허약하지 않은 상태만을 의미하는 것이 아니고, 신체적·정신적·사회적으로 완전히 안녕한 상태를 말한다.

02 생태학적 모형(역학적 모형, Ecological 모형)
- 질병과 건강은 인간을 포함하는 생태계의 각 요소들 간의 상호작용의 결과로 나타난다는 개념
- 건강은 질병 발생의 3요소인 병인, 환경, 숙주가 평형을 이루고 있는 상태
- 전염성 질환의 설명에 적합
- 한계점 : 환경이 갖는 복잡성을 설명하지 못함
  - 환경 요인은 동시에 작용하기 때문에 어느 환경 요인이 가장 강하게 작용하는지 규명하기 어려움
  - 환경은 질병 발생에 직접적이기보다는 간접적으로 작용하는 경향이 있음
  - 환경은 다양하고 복잡해 그 작동기전을 정확하게 규명하는 것이 불가능

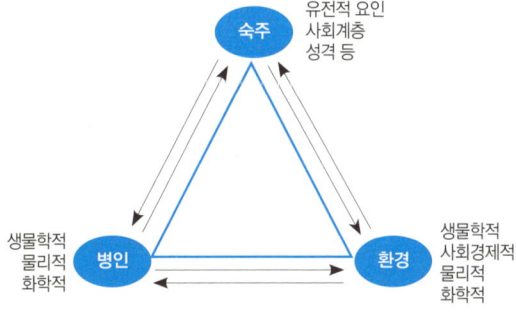

[생태학적 모형]

03 국민건강증진종합계획의 정의
- 국민의 건강증진을 위해 5년마다 수립하는 정책, 2021년에 수립(보건복지부장관은 국민건강증진정책심의위원회의 심의를 거쳐 국민건강증진종합계획을 5년마다 수립하여야 한다. 이 경우 미리 관계중앙행정기관의 장과 협의를 거쳐야 한다.)

04 역학의 정의
- 역학(Epidemiology) : 인구집단에서 발생하는 질병의 분포상태를 관찰하고, 그 질병과 연관된 원인을 규명하여 앞으로의 질병발생을 예측하는 보건학의 한 분야로 목적은 질병의 관리와 예방
- 질병에 대한 빈도와 분포를 기술하고 결정요인을 연구하여 질병예방과 건강증진에 활용하는 학문
- 대상 : 인구집단(환자는 물론 지역사회의 모든 주민, 즉 건강인도 포함)
- 인구집단에서 발생하는 질병의 분포는 관심대상이 광범위한 인구집단이므로 이러한 현상을 분석하기 위해서는 통계학적인 방법의 활용이 필수적

05 전향적 코호트 연구
- 연구자가 위험요인에의 노출자와 비노출자로 코호트를 구축한 후 시간의 흐름에 따른 추적관찰을 통해 질병 발생을 확인하는 연구
- 추적조사하여 위험요인에의 노출과 질병발생의 연관성을 규명
- 해당 문제에서 흡연자와 비흡연자를 20년간 추적 조사한 것은 전향적 코호트 연구에 해당함

06 실험연구
- 역학적 연구가설을 규명하기 위한 연구로 연구자에 의해 인위적으로 어떤 실험적 자극이나 조건을 준 상태에서 실험군과 대조군 간의 차이를 비교, 평가, 분석하는 연구방법
- 원인과 결과의 연관성, 인과관계가 가장 높은 연구가 됨
- 환자를 대상으로 할 때 인위적인 개입으로 윤리적인 문제가 발생할 수 있음
- 예를 들어 신약 개발 시 두 개의 군으로 나누어 신약의 효과를 알아볼 때 사용
- 실험역학의 분류 : 무작위 배정 임상 시험, 건강 주민 대상 임상 시험, 지역사회 임상 시험

07 감염병 발생 양상에 따른 분류

지방성 (풍토성, 토착성, endemic)	일부 지역에 특수하게 발생하는 경우로 오랜기간 동안 발생수준이 일정한 질병 예 낙동강 유역의 간디스토마, 아프리카의 풍토병 등
유행성 (전국적, epidemic)	한 지역사회나 집단에 평소에 나타나던 수준 이상으로 많이 발생하는 상태의 질병, 한 국가에서 전반적으로 질병이 발생하는 양상 예 독감, 홍역, 콜레라 등
범유행성 (범발적, 범세계적, pandemic)	두 개 대륙 이상 또는 전 세계 등과 같이 광범위하게 유행하는 질병 예 사스(SARS), covid-19, 신종인플루엔자, 지카바이러스, AIDS 등
산발성(sporadic)	질병 유행이 아니면서 시간이나 지역에 따라서도 어떠한 경향성에 대한 예측을 할 수 없이 발생하는 질병 예 렙토스피라증, 사상충증 등

주기변동(순환 변화)	수년을 주기로 집단유행이 재현되는 현상(집단면역과 관련) 예 증유행성이하선염(3 ~ 4년 주기), 홍역(2 ~ 3년 주기), 백일해(2 ~ 4년 주기) 등

08 감염병 발생설

종교설 → 점성설 → 장기설 → 접촉감염설 → 미생물병인설

09 감수성 지수(접촉감염 지수)

- 특정한 질환에 폭로된 경험이 없는 미감염자의 체내에 병원체가 침입했을 때 발병하는 비율로 대부분 호흡기계 감염병에 적용
- 루더(De Rudder)의 감수성 지수

두창, 홍역 (95%) > 백일해 (60~80%) > 성홍열 (40%) > 디프테리아 (10%) > 폴리오 (0.1%)

10 인공수동면역

- 인공수동면역에는 항혈청에 의한 면역, 항독소에 의한 면역, 글로불린에 의한 면역이 있으며, 인공 수동 접종은 감염의 위험이 높거나 또는 진행되고 있는 질병의 증상을 완화시킬 시간이 부족할 때 이용된다.
- 수동 면역은 즉각적인 효과를 제공하지만, 신체는 항원을 기억하지 못하므로 환자는 이후에도 동일한 병원체에 의해 감염될 위험이 있다.

11 인수공통감염병

- 동물과 사람 간에 서로 전파되는 병원체에 의하여 발생되는 감염병임

> 장출혈성대장균감염증, 일본뇌염, 브루셀라증, 탄저, 공수병, 동물인플루엔자 인체감염증, 중증급성호흡기증후군(SARS), 변종크로이츠펠트-야콥병(vCJD), 큐열, 결핵, 중증열성혈소판감소증후군(SFTS), 장관감염증(살모넬라균 감염증, 캠필로박터균 감염증)

12 풍진 - 2급, 바이러스

- 병원체 : 풍진 바이러스(Rubella Virus)
- 병원소 : 사람(환자 및 보균자)
- 전파경로 : 호흡기 분비물을 통한 비말감염, 비말핵 감염, 수직감염(태반을 통한 감염), 오염된 물건을 통한 간접전파, 직접 접촉전파
- 특성
  - 임신 초기의 임부가 풍진에 감염될 경우 : 90%에서 선천성 풍진[선천성 난청, 선천성 백내장, 선천성 심장기형(동맥관 개존증, 말초 폐동맥 협착 등), 소두증, 정신지체, 자반증, 간비종대 등을 보임]을 초래
  - 감염 후 영구 면역 형성
- 예방 : MMR(홍역, 볼거리, 풍진)접종 - 기초접종 : 생후 12 ~ 15개월(1회), 추가접종 : 만 4 ~ 6세(1회)
- 생백신이므로 임부에게 접종 금지(임신 초기에 이환 시 감마글로불린 접종)

13 디프테리아 - 1급, 세균

- 병원체 : 독소형 디프테리아균(Corynebacterium diphtheriae)
- 병원소 : 사람(환자 및 보균자)
- 잠복기 : 2 ~ 5일
- 전파경로 : 주로 환자나 보균자의 콧물, 인후 분비물, 기침 등을 통한 호흡기로 배출되는 균과의 접촉에 의해 전염되지만, 간혹 피부병변 접촉이나 비생물학적 매개체(non biological fomites)에 의한 전파가 일어나기도 함
- 예방 : DTaP(디프테리아, 파상풍, 백일해 혼합백신) 접종

14 만성질환의 특징

- 대부분의 만성질환은 감염이 되지 않는 비감염성질환이지만 일부 만성질환은 감염에 의해 질병이 발생할 수 있음
- 여러 건강 위험 요인들이 복잡하게 연관되어 있고, 질병의 원인이 불명확함
- 질병 발생 시점을 정확히 알기 어려울 뿐 아니라 증상이 나타나기 전까지 오랜기간이 소요됨
- 장기간(3개월 이상)에 걸친 치료와 검사 필요
- 합병증의 예방과 증상을 조절할 수 있을 뿐 완치는 어려움(퇴행성)
- 증상의 호전과 악화를 반복하며 불가역적인 병리 변화와 기능장애를 동반(후유증)
- 대체로 연령의 증가와 함께 증가하는 경향 있음(성인병)
- 집단발병이 아닌 개인적, 산발적이며 발생률보다 유병률이 높게 나타남

15 2차성 고혈압(속발성 고혈압)

- 다른 질병에 의해 발생(10 ~ 15% 차지), 원인이 치료되면 함께 치료 가능
- 명확한 원인 : 동맥경화증, 심혈관 질환, 신장 질환, 내분비계통 질환 등

16 대사증후군 진단기준

- 복부비만, 고중성지방혈증, 낮은 고밀도 지단백 콜레스테롤, 높은 혈당, 고혈압 항목 중 3가지 이상이 있는 경우를 대사증후군으로 정의하며, 복부비만은 허리둘레를 측정함으로써 알 수 있음

17 보건행정의 특성 중 봉사성

- 보건행정은 본질적으로 서비스 행정이며 국민의 행복과 복지를 위해 직접 개입하고 적극적으로 지원하는 봉사행정의 성격을 가짐

18 앤더슨의 공중보건사업 수행의 3대 요소

3대 요소에는 보건행정활동에 의한 봉사행정, 보건법규에 의한 통제행정, 보건교육에 의한 조장행정이 있음

19 조선시대 공중보건

- 내의원 : 왕실의료 담당(고려 때 상약국)
- 전의감 : 의료행정과 의학교육을 관장, 보건행정 담당
- 활인서 : 가난한 사람들의 의료와 의식 제공을 맡아 보던 관청으로 일반의료활동 이외에도 무의탁환자를 수용, 감염병 환자의 치료 담당
- 혜민서 : 서민의료 담당
- 광혜원 : 선교사 알렌이 설립한 최초의 서양식 병원

20 중앙보건행정조직

- 중앙보건행정조직에는 보건복지부, 행정안전부, 교육부, 고용노동부, 환경부, 식품의약품안전처, 질병관리청이 있고 그 중 행정안전부는 지방보건의료조직의 일반 행정지도 및 조직구성, 인사권, 예산집행권이 있다.
- 보건복지부는 지방보건행정조직에 대한 인사권, 예산집행권이 없는 정책결정 기관으로서 지방보건의료조직에 대한 기술지도 및 협조의 업무를 담당한다.

21 세계보건기구(WHO ; World Health Organization)

- 1948년 세계 인류가 가능한 한 최고의 건강 수준에 도달하는 것을 목적으로 하여 설립된 유엔 산하 보건전문기구로 전 세계에 6개의 지역사무소가 있다.
- 우리나라는 1949년에 65번째 WHO 회원국으로 가입(우리나라는 서태평양 지역(필리핀, 마닐라)에 속해 있으며, 북한은 1973년에 138번째로 가입하며 동남아시아 지역에 속한다.

22 사회보장의 유형

- 우리나라 최초의 「사회보장법」 : 1963년 제정·공포

구분	시행일	주무부처	운영	보장내용
산재보험	1964년	고용노동부	근로복지공단	의료, 소득
건강보험	1977년	보건복지부	국민건강보험공단	의료
국민연금	1988년	보건복지부	국민연금공단	소득
고용보험	1995년	고용노동부	고용노동부	소득
노인장기요양보험	2008년	보건복지부	국민건강보험공단	의료

23 인두제(capitation) – 사전 결정방식

- 일정한 수의 가입자가 특정 의료공급자에게 등록하고, 의료공급자는 진료비를 등록자당 일정금액을 지불받는 방식으로 등록기간 동안 의료공급자는 정해진 급여 범위 안에서 모든 보건의료서비스를 가입자에게 제공하고 등록자가 실제 진료를 받았는지 여부와 관계없이 진료비를 지급(영국, 덴마크, 이탈리아 등)
- 기본적이고 비교적 단순한 1차 보건의료에 적용되며, 의료전달체계의 확립이 선행되어야 함
- 장점 및 단점

장점	치료보다는 예방에 집중, 진료의 계속성 증대, 의료남용을 줄일 수 있고 상대적으로 저렴
단점	환자의 선택권 제한, 과소치료의 경향(고위험·고비용 환자 기피), 상급병원으로 환자 후송, 의뢰의 증가 경향

24 성비의 정의

- 남녀 인구의 균형상태를 나타내는 지수로서 보통 여자 100명에 대한 남자 수로 표시하며 남성 성비라고도 한다.
  - 1차 성비 : 태아의 성비(남 > 녀)
  - 2차 성비 : 출생 시의 성비, 장래 인구를 추정하는 자료가 됨(남 > 녀)
  - 3차 성비 : 현재 인구의 성비(고령에서는 남 < 녀)

25 총부양비

- 경제활동 연령인구(생산연령 인구)에 대한 비경제활동연령 인구의 비
- ① 노령화지수, ② 유년부양비, ③ 노년부양비이다.

26 비타민 결핍증

- 비타민 B_1 : 각기병
- 비타민 B_6 : 피부염, 신경장애
- 비타민 C : 괴혈병, 빈혈
- 비타민 D : 구루병, 골연화증
- 비타민 E : 불임, 노화

27 「모자보건법」 제2조(정의)

- 임산부 : 임신 중이거나 분만 후 6개월 미만인 여성
- 모성 : 임산부와 가임기 여성
- 영유아 : 출생 후 6년 미만인 사람
- 신생아 : 출생 후 28일 이내의 영유아
- 미숙아 : 신체의 발육이 미숙한 채로 출생한 영유아

- 선천성이상아 : 선천성 기형 또는 변형이 있거나 염색체에 이상이 있는 영유아
- 인공임신중절수술 : 태아가 모체 밖에서는 생명을 유지할 수 없는 시기에 태아와 그 부속물을 인공적으로 모체 밖으로 배출시키는 수술
- 모자보건사업 : 모성과 영유아에게 전문적인 보건의료서비스 및 그와 관련된 정보를 제공하고, 모성의 생식건강 관리와 임신·출산·양육 지원을 통하여 이들이 신체적·정신적·사회적으로 건강을 유지하게 하는 사업

28

- 고령화 사회 : 전체 인구 중 65세 이상 인구 비율이 7% 이상
- 고령 사회 : 전체 인구 중 65세 이상 인구 비율이 14% 이상
- 초고령 사회 : 전체 인구 중 65세 이상 인구 비율이 20% 이상

29 분단토의(버즈세션)

- 전체를 소그룹으로 나누어서 토의를 한 후 다시 전체 회의에서 종합하는 방법으로 각 분단은 6 ~ 8명이 적당함

30 평가 시기에 따른 분류

진단평가	사전평가라고도 불리며 교육 시작 전 대상자들의 지식, 태도, 기술의 수준을 파악하여 대상자의 특성을 확인하고 이에 맞는 수업 내용과 전략을 마련하기 위한 평가
형성평가	교육이 진행되는 동안 학습의 진행정도, 교육 내용에 대한 이해정도, 참여정도를 파악하고, 수업 태도 및 학습방법 등을 확인함으로써 교육과정이나 수업방법을 개선하기 위한 평가
총괄평가	교육 종료 후 목표도달 여부를 알아보는 평가

31 「학교보건법 시행령」 제23조(보건교사의 직무)

- 학교보건계획 수립
- 학교 환경위생의 유지·관리 및 개선에 관한 사항
- 학생과 교직원에 대한 건강진단의 준비, 실시에 관한 협조
- 각종 질병의 예방처치 및 보건지도
- 학생과 교직원의 건강관찰, 학교의사의 건강상담, 건강평가 등의 실시에 관한 협조
- 신체가 허약한 학생에 대한 보건지도
- 보건지도를 위한 학생가정 방문
- 교사의 보건교육 협조와 필요시의 보건교육
- 보건실의 시설·설비 및 약품 등의 관리
- 보건교육자료의 수집·관리
- 학생건강기록부의 관리
- 다음의 의료행위(간호사 면허를 가진 사람만 해당)

> a. 외상 등 흔히 볼 수 있는 환자의 치료
> b. 응급을 요하는 자에 대한 응급처치
> c. 부상과 질병의 악화를 방지하기 위한 처치
> d. 건강진단결과 발견된 질병자의 요양지도 및 관리
> e. a부터 d까지의 의료행위에 따르는 의약품 투여

- 그 외 학교의 보건관리

32 외부적 원인(정신·사회적 요인)

- 취약성 모델(스트레스 취약성 모델) : 위험요소인 스트레스원에는 빈곤, 주요 생활 스트레스, 물질남용과 기타 환경, 대인관계 등
- 대인관계 요인 : 설리번은 초기 대인관계 특히 모자관계의 이상 때문에 발생한다고 봄

33 α-index가 1인 경우

- α-index가 1인 경우 그 해 사망한 영아는 모두 생후 28일 이내에 사망했음을 의미, α-index는 1보다 작을 수는 없음
- α-index 1에 근접할수록 예방 가능한 사망이 신생아 이후의 사망이 적은 것이므로, 그 지역의 모자보건 수준이 높은 것을 의미, α-index 값이 클수록 신생아 이후의 영아 사망률이 높기 때문에 영아 사망에 대한 예방대책이 필요함
- $\alpha\text{-index} = \dfrac{\text{같은 연도의 영아 사망수}}{\text{어느 연도의 신생아 사망수}}$

34 2차 발병률

- 환자를 가진 가구의 감수성이 있는 가구원 중에서 이 병원체의 최장 잠복기간 내에 발병하는 환자의 비율
- 2차 발병률 = $\dfrac{\text{환자와 접촉으로 인하여 이차적으로 발병한 환자 수}}{\text{발단환자와 접촉한 사람 수}} \times 100$

35 생물테러무기의 특징

- 값싼 비용, 생산 및 은닉·운반이 용이하지만 테러 방지 및 발생 시 대처의 어려움이 크다.

제2교시 식품위생학

36 「식품위생법」 제2조 정의

- 식품위생이란 식품, 식품첨가물, 기구 또는 용기·포장을 대상으로 하는 음식에 관한 위생을 의미함

37 식품보존방법 – 화학적보존법

절임법	식품에 소금, 설탕, 식초를 넣어 삼투압 또는 pH를 조절하여 부패 미생물의 발육을 억제

염장법	10% 정도의 소금에 절임
당장법	50% 이상의 설탕에 절임
산저장법	초산, 젖산, 구연산을 이용하여 pH를 조절하여 미생물의 번식 억제 - 훈연법 : 참나무, 떡갈나무를 불완전 연소시켜 나오는 연기 중의 알데히드, 석탄산 같은 물질을 어류의 조직에 침투 - 가스 저장법 : 이산화탄소, 질소가스를 이용하여 호기성 부패균을 억제 - 훈증 가스법 : 훈증 가스를 곡류 등에 적용 - 화학물질첨가
방부제	데히드로초산(DHA), 안식향산나트륨, 프로피온산나트륨 등
산화방지제	디부틸히드록시톨루엔(BHT), 부틸히드록시아니솔(BHA), 몰식자산프로필, DL-α-토코페롤

38

- ① 버섯독, ② 복어독, ③ 시안배당체, ⑤ 식물알칼로이드는 내인성 위해요소이다.

39 대표적 내분비계 교란물질

DDT	농약, 합성 살충제 등
다이옥신	주로 염소화합물의 연소 시 발생
비스페놀A	플라스틱(합성수지) 용기, 음료캔의 코팅, 병마개, 수도관 내장코팅제, 치과 치료에 사용되는 코팅제 등
프탈레이트	플라스틱 가소제, 접착제, 전기용품, 어린이 장난감, 의약품, 페인트, 프린트 잉크, 코팅제, 합성세제 등
스티렌다이머	발포성 컵라면 용기

※ 폐건전지에서는 수은이 검출된다.

40 수분활성도

- 수분활성도는 미생물이 이용 가능한 수분으로 미생물의 생육에 필요한 최저 수분활성도를 가지고 있다.
- 미생물의 생육을 저지할 수 있는 수분함량은 14% 이하, 수분활성도(Aw)는 0.6 이하이다.

41

*Vibrio*속	편모를 가진 그람음성, 통성혐기성, 만곡형, 간균으로 비브리오패혈증을 일으킨다. 물에 서식하며 식중독을 일으키는 것과 콜레라를 일으키는 것이 있다.
*Bacillus*속	편모를 그람양성, 호기성 또는 통성혐기성, 간균으로 내열성 포자(아포)를 형성하며 자연에 가장 많이 분포되어 있어 주로 토양의 표층에서 서식한다. 탄수화물과 단백질의 분해력이 강하며 가열식품의 주요 부패균이다. Bacillus natto는 청국장 제조에 이용된다.
*Salmonella*속	가축, 가금류, 쥐 등의 장내에 서식하며 그람음성, 통성혐기성 간균, 무포자균이다. 식중독을 일으키는 균은 Sal. enteritidis, 장티푸스를 일으키는 것은 Sal. thyphi이다.
*Escherichia*속	그람음성, 무포자성, 호기성 또는 통성혐기성균, 간균으로 동물의 대장 내에서 서식한다. 분변을 통해 토양이나 물, 식품등을 오염시키므로 식품위생의 지표(병원성 미생물의 존재 가능성)로 삼는다. • 식중독의 원인이 되는 것(E. coil 0157)도 있다.
*Enterococcus*속	그람양성, 구균으로 냉동식품과 건조식품의 오염지표군이다.

42 일반생균검사

- 일반생균검사 초기 부패 판정 $10^7 \sim 10^8$ CFU/g 이상이며 이는 생물학적 검사이다.

43

- 부패 : 식품 중의 단백질이 세균에 의해 분해되어 악취, 독성물질이 생성되는 현상
- 발효 : 탄수화물 같은 유기물이 산소가 없는 상태에서 미생물에 의해 분해되어 사람에게 유용한 성분이 생성되는 현상
- 변패 : 식품 중의 당질, 지질이 미생물에 의해 분해되어 비정상적인 맛과 냄새가 나는 현상
- 산패 : 식품 중의 지질이 미생물, 산소, 광선, 금속 등에 의해 산화·분해되는 현상
- 갈변 : 식품의 효소나 비효소적인 영향으로 갈색으로 변하는 현상

44

소독	이화학적 방법으로 병원성 미생물을 사멸시키거나 사멸시키지 못하더라도 병원성을 약화시켜 감염력을 상실시키는 조작
살균	물리·화학적 방법으로 세균, 효모, 곰팡이 등 미생물의 영양세포를 사멸시키는 것
멸균	미생물의 영양세포 및 포자를 사멸시켜 무균상태로 만드는 것

45 소독약의 종류

- 3 ~ 5% 석탄산 : 실내벽, 실험대, 기차, 선박, 축사, 배설물 등의 소독 등
- 3% 크레졸 : 오물, 배설물 소독, 석탄산에 비해 2배의 효과
- 생석회(CaO) : 화장실 소독, 습기가 많은 하수, 오물, 가축 분뇨 등
- 0.1% 승홍수 : 손소독
- 2.5 ~ 3.5% 과산화수소 : 상처소독, 구내염, 인두염, 입안 세척 등
- 70 ~ 75% 에탄올(에틸알코올) : 건강한 피부
- 역성비누 : 조리자의 손소독, 식기 소독 등에 사용하며 비누나 중성세제와 함께 사용하거나 단백질과 공존 시 효력이 감소, 4급 암모늄염으로 된 계면활성제로 보통 비누와 반대로 물속에서 양이온이 살균작용을 나타내나 세척력은 약함

46 식중독 분류

- 감염독소형 : *Clostridium perfringens*

47 장염비브리오

- 원인균 : *Vibrio parahaemolyticus*
- 그람음성 무포자 간균, 통성혐기성, 단모성 편모
- 3% 호염군으로 주원인식품은 해산 어패류이며 날것으로 섭취 시 식중독 발생
- 60℃에서 5분 이상 가열 시 사멸

48 캠필로박터 식중독

- 원인균 : *Campylobacter jejuni*
- 그람음성 간균(나선형, S자형), 무포자, 미호기성, 인수공통 병원균
- 긴 편모를 가지고 있어 특유의 나선형 운동
- 건조나 가열에 약해 60℃ 30분 가열로 사멸
- 발육최적온도는 42℃(냉장온도에서 증식 억제)
- 수백정도의 수량균수(10^3 이하로 미량)에서도 식중독 유발
- 원인식품 : 오염된 식육, 살균되지 않은 우유, 햄버거, 닭고기
- 잠복기 : 잠복기는 평균 2~5일로 길랭바레증후군(Guillain-Barre syndrome) 증상을 동반하기도 함

49 리스테리아 모노사이토제니스 식중독

- 원인균: *Listeria monocytogenes*, 그람양성, 무포자 단간균, 통성혐기성, 주모성 편모, 인수공통병원균
- 내염성(6 ~ 10%)이 강해 식염첨가 육즙배지에서도 생육 가능
- 적정 발육온도는 30 ~ 37℃이지만 발육온도 영역은 0 ~ 4℃로 광범위하고, -4.5℃에서도 서서히 증식, -18℃에서는 증식억제
- 원인식품 : 원유, 살균처리 안 된 우유 및 치즈와 아이스크림, 식육제품 등
- 임산부 감염 시 유산이나 조산 가능성 증가, 면역력이 저하된 사람에게 패혈증, 수막염 등 유발

50 보툴리누스 식중독

- 원인균 : *Clostridium botulinum*
- 그람양성 간균, 내열성의 포자 형성, 주모성 편모, 편성혐기성
- 세균성 식중독 중 치명률이 가장 높다.
- 식중독의 원인이 되는 신경독소(neurotoxin)를 생성 – 열에 약해 100℃ 1~2분, 80℃에서 20분 가열에 파괴
- 원인식품 : 불충분하게 가열 후 밀봉 저장한 식품(병조림, 통조림, 소시지, 햄 등의 식육제품, 어패류의 훈제품)
- 잠복기 : 12 ~ 36시간으로 신경증상(두통, 복시, 광선자극에 대한 무반응, 타액분비 저하, 언어장애, 연하곤란, 호흡근과 횡경막 마비) 발생

51 웰치균 식중독 : 감염독소형, 중간형 식중독

- 원인균 : *Clostridium perfringens*
- 그람양성, 간균, 포자 형성, 편성혐기성, 무편모, 비운동성, 가스괴저균
- A, B, C, D, E, F형 중 A, F형이 식중독의 원인균
- 가열조리 후에도 식품에 증식하기 쉬움
- 원인식품 : 단백질성 식품

52 알레르기성 식중독

- 원인균 : *Morganella morganii*
- 사람이나 동물의 장내에 상주
- 어육 등에 번식해 히스티딘 탈산산효소를 생성하여 히스티딘 분해, 히스타민 생성하여 알레르기 유발

53

- ①, ③, ⑤는 유해 감미료, ②는 유해표백제이다.

54 유기인제 농약

- 콜린에스터라아제(Cholinesterase)의 저해제로 독성이 강해 주로 급성중독을 일으킴, 체내에서 분해가 잘되어 만성중독은 거의 일으키지 않음
- 중독증상 : 부교감 신경증상(메스꺼움, 구토, 발한, 동공축소), nicotine 증상(근력감퇴, 전신경련, 중추신경마비 증상
- 종류 : 파라티온(parathion), 마라티온(malathion), 다이아지논(diazinon), DDVP, EPN 등

55 벤조피렌

- 훈연제품, 숯불구이의 탄 부분, 커피 등과 같은 볶은 식품에서 가장 강력한 다환방향족탄화수소인 벤조피렌 생성, 탄수화물, 지방, 단백질의 탄화에 의해 생성되며 특히 지방

에서 많이 생성

56 카드뮴
- 아연 제련 공장 등의 폐수, 광산폐수에 함유
- 이타이이타이병 유발
- 중독증상 : 요통, 보행불능, 골연화증, 단백뇨 등

57 복어독
- 독소 : 테트로도톡신(tetrodotoxin)으로 복어의 알과 생식선(난소, 고환), 간, 내장, 피부 순으로 많이 함유되어 있으며 독성이 강하고 물에 녹지 않으며 열에 안정적이며 내인성이다.
- 중독증상 : 식후 30분 ~ 5시간 만에 발병하며 단계적으로 진행(혀의 지각마비, 구토, 감각둔화, 보행곤란, 의식저하, 호흡 정지)되어 사망

58 시안배당체 함유물질

아미그달린(amygdalin)	청매, 살구씨, 복숭아씨 등
파세오루나틴(리나마린) (phaseolunatin, linamarin)	버마콩(오색두), 카사바
듀린(dhurrin)	수수
택시필린(taxihyllin)	죽순

- 팔린(phaline), 콜린(choline) : 무스카린 외의 독버섯
- 리코린(lycorine) : 꽃무릇
- 고시폴(gossypol) : 목화씨(면실류)

59 아플라톡신의 독성
- 아플라톡신의 독성은 $B_1 > M_1 > G_1 > M_2 > B_2 > G_2$ 순이다.

60
- 솔라닌 : 감자
- 베네루핀 : 모시조개, 바지락, 굴
- 무스카린 : 독버섯
- 아미그달린 : 청매

61 경구감염병 분류

세균	장티푸스, 파라티푸스, 콜레라, 세균성이질, 성홍열, 디프테리아, 파상열
바이러스	폴리오(급성회백수염), A형간염(유행성간염), E형간염, 유행성이하선염, 홍역, 일본뇌염
원생동물	아메바성이질
리케차	Q열, 발진열, 발진티푸스, 쯔쯔가무시증

62 콜레라균
- 병원체(원인균) : *Vibrio cholerae*, 그람음성, 간균, 무포자, 단모성 편모, 통성혐기성, 콤마 또는 바나나 모양
- 제2급감염병으로 전파가능성을 고려하여 발생 또는 유행 시 24시간 이내 신고해야 하는 감염병
- 감염경로 : 환자 및 보균자의 대변과 구토물로 오염된 물과 음식물(특히 어패류)에 의해 경구적으로 감염, 환자나 보균자의 손, 파리등에 의한 간접감염
- 잠복기 : 수시간 ~ 5일(평균 24시간 이내)
- 증상 : 쌀뜨물 같은 수양성 설사(심한 설사), 구토, 탈수, 피부건조, 맥박 저하, 청색증 등

63 파라티푸스
- 병원체 : *Salmonella paratyphi* A, B, C
- 그람음성, 간균, 편모가 있어 운동성이 있음
- 감염경로 : 환자나 보균자의 분변과 직접·간접 접촉할 때
- 증상 : 장티푸스와 유사하지만 대체로 경미한 편
- 제2급감염병으로 발생 또는 유행 시 24시간 이내에 신고

64 디프테리아
- 병원체 : *Corynebacterium diphtheriae*
- 그람양성, 무포자, 간균
- 감염경로 : 비발감염(인후분비물, 기침 등), 환자나 보균자의 배설물에 의한 경구감염, 상처를 통한 접촉감염
- 제1급감염병으로 발생 또는 유행 즉시 신고해야 함
- *Coxiella burnetii* : Q열
- *Hepatitis A virus* : A형 간염
- *Bacillus anthracis* : 탄저
- *Mycobacterium tuberculosis* : 인형결핵

65 탄저(Anthrax)
- 인수공통감염병으로 제1급감염병
- 원인균 : *Bacillus anthracis*
- 그람양성의 호기성 간균, 내열성 포자 형성
- 감염경로
  - 감염된 고기를 섭취할 때(경구감염)와 상처(경피감염) 및 호흡기도(경기도)로 감염
  - 목축업자, 도살업자, 피혁업자 등은 피부 상처를 통해 감염

66 결핵(Tuberculosis)
- 제2급감염병
- 병원체
  - 편성호기성, 무포자, 간균, 편모 없음
  - 인형결핵균(*Mycobacterium tuberculosis*)
  - 우형결핵균(*Mycobacterium bovis*)
  - 조형결핵균(*Mycobacterium avium*)

- 감염경로 : 우형결핵균은 살균이 되지 않은 우유를 통해 사람에게 쉽게 감염
- 예방 : 정기적으로 투베르쿨린검사(PPD test) 실시, 예방접종(BCG) 실시, 우유의 완전살균 등

67 채소류에 의한 기생충
- 회충, 십이지장충(구충), 편충, 요충, 동양모양선충

68 무구조충(민촌충)
- 소고기를 생식하거나 불충분하게 가열하여 섭취 시 감염
- 증상 : 대부분 감염증상이 없음, 복통, 오심, 구토, 소화불량 등의 소화기계 장애, 장폐색증이 나타나기도 함
- 예방 : 소고기를 충분히 익혀먹기, 소가 먹는 분뇨의 오염 방지

69 습윤제
- 식품이 건조되는 것을 방지
- 종류 : 글리세린, 락티톨 등

70
- 알긴산 : 호료(증점제) – 식품의 점도를 높이고 유화 안정성을 향상
- D-소르비톨 : 감미료 – 식품에 단맛을 주고 기호성을 향상시키기 위해 사용
- 캐러멜색소 : 착색료 – 간장을 양조할 때 흔히 사용, 고추장에는 사용 금지
- 탄산수소나트륨 : 팽창제 – 빵, 과자 등을 만드는 과정에서 가스를 발생시켜 부풀도록 사용

71
- 거품 억제 : 소포제(거품제거제)
- 기호성 향상 : 감미료
- 균질하게 혼합 : 유화제(물과 기름 등을 균질하게 섞어주거나 유지)
- 식품 자체의 색을 고정 : 발색제(색소고정제)

72 안정제
- 두 가지 또는 그 이상의 성분을 일정한 분산 형태로 유지시키기 위해 사용(종류 : 글리세린, 프로필렌글리콜 등)

73 방사성 물질 반감기
- ^{133}Xe : 9시간
- ^{131}I : 8일, 갑상선에 축적, 갑상선기능장애 유발
- ^{60}Co : 5.3년
- ^{90}Sr : 물리적 반감기 28년, 체내반감기 35년, 뼈 50년, 뼈에 축적되어 조혈기능장애, 백혈병, 골수암 등 유발
- ^{134}Cs : 2년

74 식품안전관리인증기준(HACCP) 용어의 정의 – 식품 및 축산물 안전관리인증기준 제2조

위해요소 분석	식품·축산물 안전에 영향을 줄 수 있는 위해요소와 이를 유발할 수 있는 조건이 존재하는지 여부를 판별하기 위하여 필요한 정보를 수집하고 평가하는 일련의 과정을 말한다.
중요 관리점	안전관리인증기준(HACCP)을 적용하여 식품·축산물의 위해요소를 예방·제어하거나 허용 수준 이하로 감소시켜 당해 식품·축산물의 안전성을 확보할 수 있는 중요한 단계·과정 또는 공정을 말한다.
한계기준	중요관리점에서의 위해요소 관리가 허용범위 이내로 충분히 이루어지고 있는지 여부를 판단할 수 있는 기준이나 기준치를 말한다.
모니터링	중요관리점에 설정된 한계기준을 적절히 관리하고 있는지 여부를 확인하기 위하여 수행하는 일련의 계획된 관찰이나 측정하는 행위 등을 말한다.
개선조치	모니터링 결과 중요관리점의 한계기준을 이탈할 경우에 취하는 일련의 조치를 말한다.
선행요건	「식품위생법」, 「건강기능식품에 관한 법률」, 「축산물 위생관리법」에 따라 안전관리인증기준(HACCP)을 적용하기 위한 위생관리프로그램을 말한다.
안전관리 인증기준 관리계획	식품·축산물의 원료 구입에서부터 최종 판매에 이르는 전 과정에서 위해가 발생할 우려가 있는 요소를 사전에 확인하여 허용 수준 이하로 감소시키거나 제어 또는 예방할 목적으로 안전관리인증기준(HACCP)에 따라 작성한 제조·가공·조리·선별·처리·포장·소분·보관·유통·판매 공정 관리문서나 도표 또는 계획을 말한다.
검증	안전관리인증기준(HACCP) 관리계획의 유효성(Validation)과 실행(Implementation) 여부를 정기적으로 평가하는 일련의 활동(적용 방법과 절차, 확인 및 기타 평가 등을 수행하는 행위를 포함한다)을 말한다.

75 HACCP의 12절차
- 준비단계 5단계와 실행단계 7원칙으로 구성된다.

준비(예비)단계	HACCP팀 구성 → 제품설명서 작성 → 제품의 용도 확인 → 공정흐름도 작성 → 공정흐름도 현장 확인
실행단계 7원칙	위해요소분석(원칙1) → 중요관리점(HACCP) 결정(원칙2) → HACCP 한계기준 설정(원칙3) → HACCP 모니터링체계 확립(원칙 4) → 개선조치방법 수립(원칙 5) → 검증절차 및 방법 수립(원칙 6) → 문서화, 기록유지방법 설정(원칙 7)

02 위생사 필기 실전모의고사 • 정답 및 해설

1교시

위생관계법령

01	⑤	02	③	03	④	04	③	05	⑤
06	①	07	④	08	③	09	③	10	①
11	⑤	12	①	13	②	14	⑤	15	④
16	④	17	⑤	18	⑤	19	⑤	20	①
21	①	22	②	23	⑤	24	⑤	25	②

환경위생학

26	④	27	②	28	⑤	29	②	30	③
31	⑤	32	⑤	33	②	34	④	35	②
36	④	37	⑤	38	③	39	②	40	③
41	②	42	①	43	⑤	44	④	45	②
46	①	47	②	48	④	49	④	50	⑤
51	②	52	②	53	②	54	⑤	55	②
56	①	57	①	58	①	59	③	60	⑤
61	③	62	①	63	①	64	②	65	②
66	②	67	①	68	⑤	69	⑤	70	②
71	②	72	①	73	⑤	74	①	75	④

위생곤충학

76	④	77	⑤	78	⑤	79	②	80	①
81	①	82	③	83	④	84	③	85	③
86	③	87	④	88	④	89	④	90	⑤
91	③	92	①	93	④	94	④	95	④
96	③	97	②	98	④	99	②	100	①
101	②	102	⑤	103	③	104	③	105	④

2교시

공중보건학

01	⑤	02	④	03	②	04	②	05	③
06	③	07	⑤	08	③	09	③	10	④
11	④	12	①	13	⑤	14	②	15	③
16	④	17	①	18	②	19	③	20	①
21	③	22	③	23	⑤	24	②	25	②
26	②	27	①	28	①	29	②	30	④
31	③	32	③	33	②	34	①	35	③

식품위생학

36	①	37	②	38	③	39	④	40	②
41	②	42	①	43	⑤	44	①	45	②
46	③	47	④	48	②	49	③	50	②
51	④	52	③	53	②	54	④	55	④
56	⑤	57	④	58	①	59	⑤	60	①
61	④	62	②	63	②	64	④	65	③
66	④	67	④	68	④	69	⑤	70	③
71	②	72	⑤	73	⑤	74	④	75	③

제1교시 위생관계법령

01 「공중위생관리법」 제6조의2(위생사의 면허 등)
⑦ 다음 각 호의 어느 하나에 해당하는 사람은 위생사 면허를 받을 수 없다.
1. 「정신건강증진 및 정신질환자 복지서비스 지원에 관한 법률」 제3조 제1호에 따른 정신질환자. 다만, 전문의가 위생사로서 적합하다고 인정하는 사람은 그러하지 아니하다.
2. 「마약류 관리에 관한 법률」에 따른 마약류 중독자
3. 이 법, 「감염병의 예방 및 관리에 관한 법률」, 「검역법」, 「식품위생법」, 「의료법」, 「약사법」, 「마약류 관리에 관한 법률」 또는 「보건범죄 단속에 관한 특별조치법」을 위반하여 금고 이상의 실형을 선고받고 그 집행이 끝나지 아니하거나 그 집행을 받지 아니하기로 확정되지 아니한 사람

02 「공중위생관리법」 제11조(공중위생영업소의 폐쇄 등)
① 시장·군수·구청장은 공중위생영업자가 다음 각 호의 어느 하나에 해당하면 6월 이내의 기간을 정하여 영업의 정지 또는 일부 시설의 사용중지를 명하거나 영업소폐쇄 등을 명할 수 있다. 다만, 관광숙박업의 경우에는 해당 관광숙박업의 관할행정기관의 장과 미리 협의하여야 한다.
1. 영업신고를 하지 아니하거나 시설과 설비기준을 위반한 경우
2. 변경신고를 하지 아니한 경우
3. 지위승계신고를 하지 아니한 경우
4. 공중위생영업자의 위생관리의무 등을 지키지 아니한 경우
4의2. 카메라나 기계장치를 설치한 경우
5. 영업소 외의 장소에서 이용 또는 미용 업무를 한 경우
6. 보고를 하지 아니하거나 거짓으로 보고한 경우 또는 관계공무원의 출입, 검사 또는 공중위생영업 장부 또는 서류의 열람을 거부·방해하거나 기피한 경우
7. 개선명령을 이행하지 아니한 경우
8. 「성매매알선 등 행위의 처벌에 관한 법률」, 「풍속영업의 규제에 관한 법률」, 「청소년 보호법」, 「아동·청소년의 성보호에 관한 법률」, 「의료법」 또는 「마약류 관리에 관한 법률」을 위반하여 관계 행정기관의 장으로부터 그 사실을 통보받은 경우
② 시장·군수·구청장은 제1항에 따른 영업정지처분을 받고도 그 영업정지 기간에 영업을 한 경우에는 영업소 폐쇄를 명할 수 있다.

03 「공중위생관리법 시행규칙」 제21조(위생관리등급의 구분 등)
① 법 제13조 제4항의 규정에 의한 위생관리등급의 구분은 다음 각호와 같다.
1. 최우수업소 : 녹색등급
2. 우수업소 : 황색등급
3. 일반관리대상 업소 : 백색등급

04 「공중위생관리법」 제15조(공중위생감시원)
① 관계공무원의 업무를 행하게 하기 위하여 특별시·광역시·도 및 시·군·구(자치구에 한한다)에 공중위생감시원을 둔다.

05 「공중위생관리법 시행령」
[별표 2] 과태료의 부과기준

위반행위	근거 법조문	과태료
법 제19조의3을 위반하여 위생사의 명칭을 사용한 경우	법 제22조 제3항	50만 원

06 「식품위생법」 제1조(목적)
식품으로 인하여 생기는 위생상의 위해를 방지하고 식품영양의 질적 향상을 도모하며 식품에 관한 올바른 정보를 제공함으로써 국민보건의 증진에 이바지함을 목적으로 한다.

07 「식품위생법」 제9조(기구 및 용기·포장에 관한 기준 및 규격)
① 식품의약품안전처장은 국민보건을 위하여 필요한 경우에는 판매하거나 영업에 사용하는 기구 및 용기·포장에 관하여 다음 각 호의 사항을 정하여 고시한다.
1. 제조 방법에 관한 기준
2. 기구 및 용기·포장과 그 원재료에 관한 규격

08 「식품위생법」 제33조(소비자식품위생감시원)
② 제1항에 따라 위촉된 소비자식품위생감시원의 직무는 다음 각 호와 같다.
1. 식품접객업을 하는 자에 대한 위생관리 상태 점검
2. 유통 중인 식품 등이 표시·광고의 기준에 맞지 아니하거나 부당한 표시 또는 광고행위의 금지 규정을 위반한 경우 관할 행정관청에 신고하거나 그에 관한 자료 제공
3. 식품위생감시원이 하는 식품 등에 대한 수거 및 검사 지원
4. 그 밖에 식품위생에 관한 사항으로서 대통령령으로 정하는 사항

09 「감염병의 예방 및 관리에 관한 법률」 제27조(예방접종증명서)
① 질병관리청장, 특별자치시장·특별자치도지사 또는 시장·군수·구청장은 필수예방접종 또는 임시예방접종을 받은 사람 본인 또는 법정대리인에게 보건복지부령으로 정하는 바에 따라 예방접종증명서를 발급하여야 한다.

10 「식품위생법」 제80조(면허취소 등)

① 식품의약품안전처장 또는 특별자치시장·특별자치도지사·시장·군수·구청장은 조리사가 다음 각 호의 어느 하나에 해당하면 그 면허를 취소하거나 6개월 이내의 기간을 정하여 업무정지를 명할 수 있다. 다만, 조리사가 제1호 또는 제5호에 해당할 경우 면허를 취소하여야 한다.
1. 제54조 각 호의 어느 하나에 해당하게 된 경우
2. 제56조에 따른 교육을 받지 아니한 경우
3. 식중독이나 그 밖에 위생과 관련한 중대한 사고 발생에 직무상의 책임이 있는 경우
4. 면허를 타인에게 대여하여 사용하게 한 경우
5. 업무정지기간 중에 조리사의 업무를 하는 경우

11 「식품위생법」 제86조(식중독에 관한 조사 보고)

① 다음 각 호의 어느 하나에 해당하는 자는 지체 없이 관할 특별자치시장·시장·군수·구청장에게 보고하여야 한다. 이 경우 의사나 한의사는 대통령령으로 정하는 바에 따라 식중독 환자나 식중독이 의심되는 자의 혈액 또는 배설물을 보관하는 데에 필요한 조치를 하여야 한다.
1. 식중독 환자나 식중독이 의심되는 자를 진단하였거나 그 사체를 검안(檢案)한 의사 또는 한의사
2. 집단급식소에서 제공한 식품 등으로 인하여 식중독 환자나 식중독으로 의심되는 증세를 보이는 자를 발견한 집단급식소의 설치·운영자

② 특별자치시장·시장·군수·구청장은 제1항에 따른 보고를 받은 때에는 지체 없이 그 사실을 식품의약품안전처장 및 시·도지사(특별자치시장은 제외한다)에게 보고하고, 대통령령으로 정하는 바에 따라 원인을 조사하여 그 결과를 보고하여야 한다.

12 「식품위생법」 제88조(집단급식소)

① 집단급식소를 설치·운영하려는 자는 총리령으로 정하는 바에 따라 특별자치시장·특별자치도지사·시장·군수·구청장에게 신고하여야 한다.

13 「감염병의 예방 및 관리에 관한 법률」 제2조(정의)

3. "제2급감염병"이란 전파가능성을 고려하여 발생 또는 유행 시 24시간 이내에 신고하여야 하고, 격리가 필요한 다음 각 목의 감염병을 말한다. 다만, 갑작스러운 국내 유입 또는 유행이 예견되어 긴급한 예방·관리가 필요하여 질병관리청장이 보건복지부상관과 협의하여 지정하는 감염병을 포함한다.

가. 결핵	나. 수두	다. 홍역
라. 콜레라	마. 장티푸스	바. 파라티푸스
사. 세균성이질	아. 장출혈성대장균감염증	
자. A형간염	차. 백일해	카. 유행성이하선염
타. 풍진	파. 폴리오	하. 수막구균 감염증
거. b형헤모필루스인플루엔자		너. 폐렴구균 감염증
더. 한센병	러. 성홍열	
머. 반코마이신내성황색포도알균(VRSA) 감염증		
버. 카바페넴내성장내세균목(CRE) 감염증		
서. E형간염		

14 「감염병의 예방 및 관리에 관한 법률」 제2조(정의)

9. "생물테러감염병"이란 고의 또는 테러 등을 목적으로 이용된 병원체에 의하여 발생된 감염병 중 질병관리청장이 고시하는 감염병을 말한다.

[감염병의 예방 및 관리에 관한 시행규칙 제20조의 7(생물테러감염병병원체의 종류) 별표 4 생물테러감염병병원체의 종류]
1. 세균
가. 페스트균
나. 탄저균(다만, 탄저균 중 탄저균 스턴은 제외한다.)
다. 보툴리눔균
라. 야토균

2. 바이러스
가. 에볼라 바이러스
나. 라싸 바이리스
다. 마버그 바이러스
라. 두창 바이러스

※ 장티푸스는 제2급감염병이다.

15 「감염병의 예방 및 관리에 관한 법률」 제24조(필수예방접종)

① 특별자치시장·특별자치도지사 또는 시장·군수·구청장은 다음 각 호의 질병에 대하여 관할 보건소를 통하여 필수예방접종을 실시하여야 한다.

1. 디프테리아 2. 폴리오 3. 백일해
4. 홍역 5. 파상풍 6. 결핵
7. B형간염 8. 유행성이하선염
9. 풍진 10. 수두 11. 일본뇌염
12. b형헤모필루스인플루엔자
13. 폐렴구균 14. 인플루엔자 15. A형간염
16. 사람유두종바이러스 감염증
17. 그룹 A형 로타바이러스 감염증
18. 그 밖에 질병관리청장이 감염병의 예방을 위하여 필요하다고 인정하여 지정하는 감염병

16 「감염병의 예방 및 관리에 관한 법률」 제26조(예방접종의 공고)

특별자치시장·특별자치도지사 또는 시장·군수·구청장은 임시예방접종을 할 경우에는 예방접종의 일시 및 장소, 예방접종의 종류, 예방접종을 받을 사람의 범위를 정하여 미리 인터넷 홈페이지에 공고하여야 한다. 다만, 예방접종의 실시기준 등이 변경될 경우에는 그 변경 사항을 미리 인터넷 홈페이지에 공고하여야 한다.

17 「감염병의 예방 및 관리에 관한 법률 시행규칙」 제12조(감염병환자 등의 명부 작성 및 관리)

① 보건소장은 감염병환자 등의 명부를 작성하고 이를 3년간 보관하여야 한다.
② 보건소장은 예방접종 후 이상반응자의 명부를 작성하고 이를 10년간 보관하여야 한다.

18 「감염병의 예방 및 관리에 관한 법률」 제42조(감염병에 관한 강제처분)

① 질병관리청장, 시·도지사 또는 시장·군수·구청장은 해당 공무원으로 하여금 다음 각 호의 어느 하나에 해당하는 감염병환자 등이 있다고 인정되는 주거시설, 선박·항공기·열차 등 운송수단 또는 그 밖의 장소에 들어가 필요한 조사나 진찰을 하게 할 수 있으며, 그 진찰 결과 감염병환자등으로 인정될 때에는 동행하여 치료받게 하거나 입원시킬 수 있다.
1. 제1급감염병
2. 제2급감염병 중 결핵, 홍역, 콜레라, 장티푸스, 파라티푸스, 세균성이질, 장출혈성대장균감염증, A형간염, 수막구균 감염증, 폴리오, 성홍열 또는 질병관리청장이 정하는 감염병
3. 제3급감염병 중 질병관리청장이 정하는 감염병
4. 세계보건기구 감시대상 감염병

19 「먹는물관리법」 제15조(환경영향조사 대행자의 등록)

환경영향조사의 실시를 대행하려는 자는 환경부령으로 정하는 바에 따라 기술능력, 시설, 장비를 갖추어 시·도지사에게 등록하여야 한다. 등록한 사항 중 환경부령으로 정하는 중요한 사항을 변경하려는 때에도 또한 같다.

20 「먹는물관리법 시행규칙」 제2조(먹는물공동시설의 관리)

① 먹는물 공동시설의 관리대상은 다음 각 호와 같다.
1. 상시 이용인구가 50명 이상으로서 먹는물공동시설 소재지의 특별자치시장·특별자치도지사·시장·군수 또는 구청장이 지정하는 시설
2. 상시 이용인구가 50명 미만으로서 시장·군수·구청장이 수질관리가 특히 필요하다고 인정하여 지정하는 시설

21 「먹는물관리법 시행규칙」 제33조 [별표 6] 먹는샘물 등 제조업자의 자가품질 검사기준의 검사기준

1. 먹는샘물 등의 제조업자의 경우

구분	검사항목	검사주기
1. 먹는샘물·먹는염지하수	냄새, 맛, 색도, 탁도, 수소이온농도(5개항목)	매일 1회 이상
	일반세균(저온균·중온균), 총대장균군, 녹농균(4개 항목)	매주 2회 이상 3~4간격으로 실시
	분원성연쇄상구균, 아황산환원혐기성포자형성균, 살모넬라, 쉬겔라(4개 항목)	매월 1회 이상
	「먹는물 수질기준 및 검사 등에 관한 규칙」 별표 1에서 정하는 모든 항목	매반기 1회 이상
2. 샘물·염지하수	일반세균(저온균·중온균), 총대장균군, 분원성연쇄상구균, 녹농균, 아황산환원혐기성포자형성균(6개 항목)	매주 1회 이상
	「먹는물 수질기준 및 검사 등에 관한 규칙」 별표 1에서 정하는 모든 항목	매반기 1회 이상

22 「먹는물관리법 시행령」 제3조(샘물 또는 염지하수의 개발허가 대상)

① "대통령령으로 정하는 규모 이상의 샘물 또는 염지하수를 개발하려는 자"란 다음 각 호의 자를 말한다.
1. 먹는샘물 또는 먹는염지하수의 제조업을 하려는 자[식품의약품안전처장이 고시한 식품의 기준과 규격 중 음료류에 해당하는 식품을 제조하기 위하여 먹는샘물 등의 제조설비를 사용하는 자를 포함한다]
2. 1일 취수능력 300톤 이상의 샘물 등[원수(原水)의 일부를 음료류·주류 등의 원료로 사용하는 샘물 등을 말한다]을 개발하려는 자

23 「먹는물관리법」 제50조(청문)

환경부장관이나 시·도지사는 다음 각 호의 어느 하나에 해당하는 처분을 하려면 청문을 하여야 한다.
1. 샘물 등의 개발허가의 취소
2. 환경영향조사 대행자의 등록의 취소 또는 제43조(검사기관의 지정) 제8항에 따른 지정취소
3의2. 검사기관의 지정취소

4. 먹는물 관련 영업자의 영업허가나 등록의 취소 또는 영업장의 폐쇄

24 「폐기물관리법 시행령」 제5조 [별표 3] 폐기물처리시설의 종류

1. 중간처리시설

가. 소각시설	• 일반 소각시설　• 고온 소각시설 • 열 분해시설　• 고온 용융시설 • 열처리 조합시설 • 시멘트 소성로 및 용광로
나. 기계적 처리시설	• 압축시설　• 파쇄·분쇄 시설 • 절단시설　• 용융시설 • 연료화시설　• 증발·농축 시설 • 정제시설(분리·증류·추출·여과 등의 처리시설) • 유수 분리시설　• 탈수·건조 시설 • 멸균·분쇄 시설
다. 화학적 처리시설	• 고형화·고화·안정화 시설 • 반응시설(중화·산화·환원·중합·축합·치환 등의 화학반응을 이용) • 응집·침전 시설
라. 생물학적 처리시설	• 사료화·퇴비화·소멸화 시설 • 호기성·혐기성 분해시설
마.	그 밖에 환경부장관이 폐기물을 안전하게 중간처리할 수 있다고 인정한 시설

2. 최종 처리시설

가. 매립시설	• 차단형 매립시설 • 관리형 매립시설(침출수 처리시설, 가스 소각·발전·연료화 처리시설 등)
나.	그 밖에 환경부장관이 폐기물을 안전하게 최종 처리할 수 있다고 인정한 시설

25 「하수도법 시행령」 제35조(원인자부담금 등)

① 법 제61조 제1항에서 "대통령령으로 정하는 양 이상 증가되는 경우"란 하루에 10세제곱미터 이상 증가되는 경우를 말한다.

제1교시　환경위생학

26 건조한 공기 중의 산소와 이산화탄소의 양
• 건조한 공기는 질소(N_2) 79.02%, 산소(O_2) 20.94%, 이산화탄소(CO_2) 0.03%로 구성되어 있다.

27 실내·외의 이산화탄소(CO_2)의 허용량
• 실내·외의 이산화탄소(CO_2)의 허용량은 0.1%(1,000ppm)이다.

28 일산화탄소(CO) 중독 시 후유증
• 중추신경계의 장애 즉, 운동장애, 언어장애, 시력저하, 시야협착, 지능저하 등을 유발한다.

29 복사열(Rediant heat)
• 적외선에 의한 열이며 태양에너지의 약 5%는 적외선이다.
• 발열체 주위나 모래사장에서 직사광선하에 있을 때 실제 기온과 달리 높은 온감을 느끼게 되는 현상 – 측정시간 : 15 ~ 20분간 방치 후 측정
• 복사열 측정 : 흑구온도계(globe thermometer)

30 실내온도 및 조도
• 거실, 사무실, 학교, 작업실 : 적정온도 18 ~ 20℃
• 조도 : 책상면을 기준으로 300lux

31 피부를 통해 방출되는 체열의 양
• 전체 방열량의 80 ~ 90%로 가장 많다.

32 적외선의 장애
• 피부온도의 상승, 혈관확장, 출혈, 피부홍반, 두통, 현기증, 열경련, 열사병, 백내장 등
※ 비타민 D 형성, 색소침착 : 자외선의 장애

33 대류권(지표면~11Km)
• 대기권에 분포하는 공기의 약 70 ~ 80%가 존재한다.
• 높이 올라갈수록 기온이 낮아진다.
• 공기의 대류 운동과 기상현상이 일어난다.
• 대기오염이 문제되는 대기권이다.

34 대기오염 사건이 일어난 도시
• 뮤즈계곡 사건(1930년), 도쿄요코하마 사건(1946년), 도노라 사건(1948년), 포자리카 사건(1950년), 런던 스모그 사건(1952년), 로스앤젤레스 스모그 사건(1954년)

35 광화학반응
• NOx, HC, 유기물 등이 연소하면서 자외선과 반응하여 O_3, PAN, H_2O_2, HCHO, NOCl, PBN 등 2차성 오염물질을 생성한다.

36 다이옥신(Dioxine)
• 다이옥신(Dioxine)은 소각 시 발생되는 가장 유해한 환경호르몬(내분비 장애물질)이다.

37 대기안정도

1. 환상형(파상형)
- 대기의 상태 : 절대 불안정
- 맑은 날 오후나 풍속이 매우 강하여 상하층 간에 혼합이 크게 일어날 때 발생한다.
- 풍하측 지면에 심한 오염의 영향을 미친다(지표농도 최대).

2. 원추형
- 대기의 상태 : 중립
- 플룸의 단면도가 전형적인 가우시안 분포를 이룬다.

3. 부채형
- 대기의 상태 : 안정
- 역전층 내에서 잘 발생한다.
- 오염농도 추정이 곤란하다.
- 강한 역전을 형성하며, 대기가 매우 안정된 상태이고, 아침과 새벽에 잘 발생한다.

4. 상승형(지붕형, 처마형) : 역전이 연기의 아래에만 존재해서 하향 방향으로 혼합이 안 되는 경우에 일어난다.

5. 훈증형(끌림형)
- 대기의 상태 : 하층이 불안정(공기가 아래쪽으로만 이동함)
- 오염물질이 지면에까지 영향을 미치면서 지표 부근을 심하게 오염시킨다.

6. 함정형(구속형) : 침강역전과 복사역전이 있는 경우 양 역전층 사이에서 오염물이 배출될 때에 발생한다.

38 37번 해설 참조

39 오존 물 소독 시
- 오존(O_3)은 물 소독 시 잔류효과가 없어 2차 오염을 일으킬 수 있는 것이 가장 큰 단점이다.

40 지하수와 지표수의 특징

1. 지하수(천층수, 심층수, 용천수, 복류수)의 특징
- 연중 수온이 일정하다.
- 경도가 높다.
- 오염물이 적다.
- 유속이 적다.
- 자정속도가 느리다.

2. 지표수(하천수, 강물, 호소수 등)의 특징
- 원수는 우수에 의존한다.
- 부식성, 유기물이 많다.
- 오염되기 쉽다.
- 용존산소의 농도가 높다.
- 경도가 낮고, 탁도가 높다.
- 수질변동이 비교적 심하다.

41 지하수와 지표수의 비교

지하수 (천층수, 심층수, 용천수, 복류수)	• 경도가 높고, 유기물이 적다. • 먹는샘물의 원수로 사용한다.
지표수 (하천수, 강물, 호소수 등)	• 탁도, 유기물, 용존산소량, 미생물이 많으며, 경도가 낮다. • 수돗물(상수)의 원수로 사용한다. • 지하수와 다르게 연중 수온의 변화가 크다. • 광화학반응이 일어난다.

42 상수처리 과정
- 취수 → 도수 → 정수 → 송수 → 배수 → 급수

43 생물학적 처리법
- 호기성 처리 : 활성오니법(활성슬러지법), 살수여상법, 산화지법, 회전원판법 등
- 혐기성 처리 : 혐기성소화(메탄발효법), 임호프조, 부패조 등
※ 중화법은 화학적 처리방법이다.

44 살균력이 강한 순서
- 염소의 살균력은 $HOCl > OCl^- > NHCl_2$(Chloramine)
- $HOCl$이 OCl^-보다 약 80배 이상 강하다.

45 소독약품의 양

$$\text{소독약품의 양} = 2{,}000m^3 \times 2mg \times \frac{100}{50} \times 10^{-3} kg/g = 8kg$$

46 수질오염도를 판단하는 생물등급의 생물지표종

생물등급	생물지표종
매우 좋음 ~좋음	가재, 옆새우, 민하루살이, 강도래, 물날도래, 광택날도래, 산천어, 금강모치, 열목어, 버들치, 띠무늬우묵날도래
좋음 ~보통	다슬기, 넓적거머리, 강하루살이, 동양하루살이, 등줄하루살이, 물삿갓벌레, 큰줄날도래, 쉬리, 은어, 쏘가리
보통 ~약간 나쁨	물달팽이, 턱거머리, 물벌레, 밀잠자리, 피라미, 끄리, 모래무지, 참붕어
약간 나쁨 ~매우 나쁨	실지렁이, 왼돌이물달팽이, 붉은깔따구, 나방파리, 꽃등에, 붕어, 잉어, 미꾸라지

47 수중 DO의 농도증가 조건
- 온도, BOD농도, 염소이온(Cl^-) 등은 낮을수록 증가한다.
- 유량, 유속, 난류, 기압 등은 높을수록 증가한다.

48 음료수의 대장균군의 검출 의의
- 대장균의 생존여부로 다른 병원균의 존재여부를 확인할 수 있기 때문이다.

49 성층현상
- 호수에서는 수심에 따른 온도의 변화로 물의 밀도차가 발생하여 표층, 변천대, 정체층 등으로 층이 발생한다.
- 겨울이나 여름에 주로 발생한다.

50 수온 상승
- 수온 상승은 부영양화를 촉진시킨다.

51 생물농축(Bioaccumulation)
- 수중에 저농도로 있는 비분해성 물질이 먹이 사슬(food chain)을 거치는 동안에 어느 개체에서 농축되어 함량이 많아지는 현상을 말한다.
- 생물농축이 일어나는 물질 : DDT, PCB, Hg, Cd, Pb, 방사능 물질, Cr, Zn 등
- 생물농축이 되지 않는 물질 : 영양염류(N, P), ABS, Na 등
※ Na은 농축되지 아니하고 수중에 분해된다.

52 비소와 카드뮴
- 비소(As) : 흑피증, 사지의 색소침착, 피부암 등
- 카드뮴(Cd) : 폐기종, 신장장애, 단백뇨

53 하수처리

예비처리	• 스크린(screen) : 비교적 큰 부유물질은 펌프나 기계설비 등에 손상을 주므로 스크린을 이용하여 제거한다. 스크린은 보통 침사지 전방에 유속 0.75m/sec 이하, 경사각 45~60°로 설치한다. • 침사지(grit chamber) : 모래, 자갈, 기타 금속물질 등을 제거해서 펌프나 기계의 마모를 막고, 침전지나 슬러지 소화조 내에 축적되는 것을 방지하기 위해 설치한다. • 침전지 : 물보다 비중이 큰 부유물을 중력에 의해 가라앉혀 제거한다. 입자의 침강 속도는 Stokes의 법칙에 적용된다. • 부상지 : 부유물을 물의 표면에 부상시켜 분리하는 방법이다.
본처리	• 호기성 처리 : 실수여상법, 활성오니법, 산화지법, 회전원판법 • 혐기성 처리 : 부패조, 임호프탱크, 메탄발효법
오니처리	• 농축 → 안정화 → 개량 → 탈수 → 처분

54 부유물질 제거 방법
- 부유물질을 제거하는 방법에는 자연침전, 약품응집, 부상분리, 여과 등의 방법을 사용한다.

55 유기물의 호기성 분해
- 유기물 + O_2 → CO_2 + H_2O + energy

56 BOD : N : P의 비
- BOD : N : P의 비는 100 : 5 : 1

57 활성오니법에 이용되는 미생물
- 활성오니법에 이용되는 미생물은 중온균(적온 20 ~ 35℃)이다.

58 살수여상법
- 폐·하수를 호기성 세균에 의해서 유기물을 제거하는 방법이다.

59 혐기성처리 시 미생물의 온도와 소화일수
- 저온(냉온성)소화 : 10℃ 정도(0 ~ 20℃)에서 40 ~ 60일 정도
- 중온(친온성)소화 : 30 ~ 35℃에서 25 ~ 30일 정도
- 고온(친열성)소화 : 60 ~ 70℃에서 15 ~ 20일 정도
※ 우리나라에서는 중온소화를 많이 이용한다.

60 방류수 수질기준 측정항목
- 하수종말처리 시설 방류수 수질기준 측정항목(5종류) : BOD, COD, SS, 총질소, 총인
- 산업폐수 방류수 수질기준 측정항목(5종류) : BOD, COD, SS, 총질소, 총인

61 장티푸스
- 장티푸스는 수인성감염병으로 분뇨소독 및 위생처리로 예방될 수 있는 질병이다.

62 하수처리 방식
1. 합류식 : 우수와 오수를 합쳐서 처리하는 방식이다.

장점	• 건설비가 적게 든다. • 관이 크므로 보수·점검·청소를 하기에 용이하다. • 하수관이 우수에 의해 자연적으로 청소가 된다.
단점	• 강우 시 하수량이 많아져 수처리가 어렵다. • 강우 시 큰 유량에 대비하여 단면적을 크게 하므로 가뭄이 계속되는 여름철에는 침전물이 생겨 부패하기 쉽다. • 폭우에는 범람의 우려가 있다.

2. 분리식 : 우수와 오수를 분리하는 것으로서, 장·단점은 합류식의 반대가 된다.

63 폐기물 관리체계 공정
- 발생원 → 배출 → 수거 → 적환 및 수송 → 중간처리(압축, 파쇄, 선별, 소각, 퇴비화) → 최종처리

- 쓰레기 수거에 드는 비용이 전체의 60% 이상이 소요된다.

64 폐기물 수거 계통도
- 발생원 → 저장용기(쓰레기통) → 손수레 → 적환장 → 수거차 → 최종처리(매립)

65 위생적 매립방법

경사식	• 경사면에 폐기물을 쌓은 후에 그 위에 흙을 덮는 방법이다. • 경사식 매립 시 표면은 30° 경사가 좋다.
도랑식	• 도랑을 2.5~7m 정도 파고 폐기물을 묻은 후 다시 흙을 덮는 방식이다. • 복토할 흙을 다른 장소로부터 가지고 오지 않아도 된다.
지역식 (저지대 매립법)	• 다른 장소로부터 복토할 흙을 가지고 와야 한다.

66 위생적 매립방법의 단점
- 많은 토지를 필요로 한다.

67 바젤협약
- 유해폐기물의 국가 간 이동 및 처리에 관한 국제협약으로 1989년 유엔환경계획(UNEP) 후원하에 스위스 바젤에서 채택된 협약이다.

68 연소근로자
- 기본체력이 약하므로 화학물질에 대한 이환율이 크다.
- 보호연령 : 15 ~ 18세
- 15세 미만자 : 근로에 고용할 수 없다.

69 위생 보호구의 선택
- 사용목적에 알맞을 것
- 품질이 좋을 것
- 쓰기 쉽고, 손질하기 쉬울 것
- 사용자에게 적합할 것
- 포집효율이 높고 흡·배기저항이 낮은 것

70 전리방사선의 종류

전리 방사선	태양광선의 전리복사선은 지표에 도달하지 않은 중성자 또는 우주선, α선, β선, γ선, x선을 말한다.
비전리 방사선	태양광선의 비전리복사선은 자외선, 가시광선, 적외선을 말하며, 비전리복사선 중 단파장은 오존층에서 흡수한다.

71 규폐증
- 주로 유리규산(SiO_2)의 흡입으로 폐에 만성섬유증식을 일으키는 질환이다.
- 규폐증을 일으키는 입자의 크기는 0.5 ~ 5.0μm이다.

72 납중독의 주요 증상
- 복통, 구토, 설사, 적혈구 감소, 신경증상, 신부전 등

73 소음의 장애요인
- 소음의 장애요인은 소음의 크기와 강도이다.

74 음역의 범위
- 건강한 사람이 들을 수 있는 음역 : 20 ~ 20,000Hz
- 소음성 난청의 초기증상 음역 : 4,000Hz(C_5-dip)
- 소음성 난청 음역 : 3,000 ~ 6,000Hz(C_5-dip)
- 청력장애(난청)를 일으키기 시작할 수 있는 음압의 최저치 : 90 ~ 95dB

75 주택부지의 조건
- 남향이나 동남향이 좋다.
- 모래지(사적지)가 좋다.
- 지하수위는 3m 이상이 좋다.
- 공해발생이 인근에 없는 곳이 좋다.
- 폐기물 매립 후 30년이 경과되어야 주택지로 사용한다.
- 택지는 작은 언덕의 중간이 좋다.
- 단층주택의 공지와 전대지와의 비는 3 : 10이 좋다.

제1교시 위생곤충학

76 효력증강제(synergist 또는 activator, 협력제)
- 자체로는 살충력이 전혀 없으나 살충제와 혼용하면 단독 시보다 효력이 현저하게 증강시키는 약제를 말한다.
- 곤충체내에서 분비하여 무독화작용을 하는 효소를 공격한다.
- 종류 : piperonyl butoxide(피페로닐브톡사이드), sesamin(세사민), sesamex(세사멕스), sulfoxide(썰폭사이드), DMC(디엠씨), piperonyl cyclonene(피페로닐사이크로닌) 등

77 쥐의 급성독성에 의한 살충제 분류

독성등급	경구 LD_{50}(mg/kg)	경피 LD_{50}(mg/kg)
6 : 맹독성	< 5	< 20
5 : 고독성	5 ~ 50	20 ~ 200
4 : 중독성	50 ~ 500	200 ~ 1,000

독성등급	경구 LD_{50}(mg/kg)	경피 LD_{50}(mg/kg)
3 : 저독성	500 ~ 5,000	1,000 ~ 2,000
2 : 경미독성	5,000 ~ 15,000	2,000 ~ 20,000
1 : 실질적인 무독성	〉15,000	〉20,000

78 카바메이트계 살충제
- aldicarb(알디캅), bendiocarb(벤디오캅), carbaryl(카르바릴, Sevin), propoxur(프로폭서, baygon), benfuracarb(벤프라캅), carbonfuran(카보후린) 등

79 독일바퀴(*Blattella germanica*)
1. 분포 : 세계적으로 가장 널리 분포, 우리나라에서도 전국적으로 분포하고 있다.

2. 형태
- 가주성 중 가장 소형이다.
- 암수 모두 밝은 황갈색이고 암컷은 약간 검다.
- 전흉배판에 2줄의 흑색 종대가 있으며, 약충의 2줄은 흑색 종대가 전흉, 중흉 및 복부에 걸쳐 뚜렷하게 있다.

80 지카바이러스
- 지카바이러스는 이집트모기와 흰줄숲모기가 주로 매개한다.

81 거미강(주형강)
- 몸은 두흉부와 복부의 2부분으로 구성, 촉각은 없고 두흉부에는 6쌍의 부속기가 있다.
- 진드기, 거미, 전갈 등이 여기에 속한다.

82 집파리 형태
- 두부는 난형이고, 복안1쌍, 단안 3개, 촉각 1쌍으로 구부가 이루어져 있다.
- 흉부는 진한 회색을 띠고 4개의 흑색 종선을 중흉배판에 가지고 있다.
- 시맥은 제4종맥이 심하게 굴곡되어 제3군맥과 근접하고 있다.

83 띠금파리속
- 검정파리과에 속한다.
- 금속성 녹색 또는 청록색 광택이 나는 중형의 파리이다.

84 평균곤
- 평균곤은 주로 파리목(Diptera)의 곤충에서 발견되는 기관으로, 원래 뒷날개였으나 구조가 퇴화해 작은 곤봉 모양이 된 흔적기관이다.
- 파리목은 뒷날개가 평균곤으로 바꾸어져 비행 중 평형을 유지하는 역할을 한다.

85 소화배설계

전장	• 입, 식도, 소낭·맹낭(먹이 일시 저장), 전위(섭취먹이 역행방지, 고체먹이 분쇄)로 구성
중장	• 위의 역할, 먹이의 소화작용
후장	• 회장, 직장, 항문, 배설기관(체벽, 소화기관, 말피기씨관)으로 구성
말피기관	• 곤충의 체내에서 생기는 탄산염, 염소, 인, 염, 등 노폐물을 여과하여 후장을 통해 변과 함께 배설 • 곤충의 종류에 따라 1 ~ 150개로 차이가 큼 • 체강에 떠 있으며 중장과 후장사이에 연결되어 있음

86 기계적 전파
- 단순히 곤충의 체내외에서 병원체 운반의 역할
- 위생곤충 : 집파리, 바퀴, 이, 벼룩 등
- 질병 : 장티푸스, 파라티푸스, 살모넬라증, 이질, 결핵, 흑사병, 나병, 회충, 편충 등

87 먹파리(Blackflies, 곱추파리)
- 심하게 굽은 등, 뾰족한 모양의 촉각, 짧은 다리 때문에 측면에서 보면 미국산 들소처럼 보인다.
- 먹파리(곱추파리)가 옮기는 질병은 회선사상충이다.
- 병원체가 눈에 기생하거나 망막을 손상시키는 경우 실명할 수도 있다.
- 현재 국내에서 먹파리가 매개하는 감염병은 보고된 바는 없지만 아프리카와 중남미 지역에 분포하는 먹파리는 회선사상충을 매개한다.

88 집파리에 의하여 전파되는 질병
- 콜레라, 아메바성이질, 장티푸스, 세균성이질, 결핵, 살모넬라 등

89 곤충의 변태 양상
1. 완전변태
- 4단계의 형태적 변화를 거쳐 성충이 되는 곤충
- 발육단계 : 알 → 유충 → 번데기 → 성충
- 종류 : 모기, 파리, 벼룩, 나방, 등에 등

2. 불완전변태
- 알에서 나온 유충이 번데기 과정을 거치지 않고 성충이 되는 곤충
- 발육단계 : 알 → 유충 → 성충
- 종류 : 이, 빈대, 바퀴, 진드기, 잠자리, 진딧물

90 파리
- 파리는 간접적인 피해(기계적 전파)를 가하는 위생곤충이다.

91 곤충의 파악기(clasper)
- 복부말단에 있으며 수컷이 교미 시 암컷을 붙잡는 기관이다.

92 기저막(basement membrane)
- 기저막은 진피 밑에 얇은 막으로 되어 있다.
- 표피세포층을 체강과 분리시켜 주는 결합조직이다.

93
- 리케치아성 질환(발진열, 쯔쯔가무시병)을 매개하는 동물 : 열대쥐벼룩, 털진드기, 들쥐

94 곤충의 내부 형태
- 타액선 : 피를 빨때 혈액의 응고를 방지한다.
- 중장 : 위의 역할을 하므로 효소를 분비하여 소화, 흡수작용이 일어난다.
- 말피기관 : 중장과 후장에 위치하며 노폐물을 여과한다.
- 혈림프액 : 노폐물을 운반, 수분유지, 탈피과정을 돕는다.
- 후장 : 노폐물을 배설한다.

95 생물학적 전파

증식형	• 곤충 체내에서 수적으로 증식한 후 전파 예 뇌염, 황열, 뎅기열 – 모기, 유행성재귀열 – 이, 흑사병(페스트) – 벼룩, 발진열 – 벼룩
발육형	• 곤충 체내에서 수적 증식은 없고 단지 발육한 후 전파(숙주에 의하여 감염) 예 사상충병 – 모기, 로아사상충 – 등에
발육증식형	• 곤충 체내에서 생활환의 일부를 거치며 수적 증식을 한 후 전파 예 말라리아 – 모기, 수면병 – 체체파리, 텍사스우열 – 진드기
경란형	• 진드기의 난소를 통해 다음 세대까지 전달되어 전파 예 로키산 홍반열 – 진드기, 양충병(쯔쯔가무시병) – 털진드기
배설형	• 곤충 체내에서 증식한 후 장관을 거쳐 배설물과 함께 배출되어 전파 예 발진티푸스 – 이, 발진열·흑사병 – 벼룩

96 절지동물문의 분류
- 갑각강 : 십각목(가재, 게) 등
- 곤충강 : 파리목, 이목, 벼룩목, 바퀴목 등
- 거미강 : 거미목, 전갈목, 진드기목 등
- 지네강(순각강) : 왕지네목, 땅지네목, 들지네목 등
- 노래기강 : 띠노래기목, 질삼노래기목, 각시노래기목, 땅노래기목 등

97 뉴슨스(Nuisance)
- 사람에게 불쾌감과 혐오감을 주는 위생곤충
- 귀뚜라미, 깔따구, 노린재, 노래기, 나방파리 등이다.
- 질병을 매개하지는 않으나 뉴슨스 또는 알레르기 질환의 원인이 되고 있다.

98 피레스로이드계 살충제의 특징
- 식물에서 추출한 식물성 살충제이다.
- 인축에 저독성인 반면, 강력한 살충력을 가지고 있는 살충제이다.
- 속효성이 있고, 잔류성이 없어, 실내·항공기내의 공간살포용으로 적합하다.
- 살충력을 높이기 위하여 효력증강제와 혼용한다.
- 독작용은 중추신경절을 공격한다.

99 DEET(디에틸톨루아미드)
- 세계적으로 널리 사용되고 있는 기피제이다.
- 해충 퇴치효과가 뛰어나지만 안전성 논란이 있어 사용함량 등을 제한하고 있다.
- 모기, 진드기, 이, 벼룩, 파리 빈대 등에 유효하다.

100 parathion(파라치온)
- 급성중독을 일으킨다.
- 포유동물에 대한 독성이 살충제 중 가장 높다.
- 지정된 사람의 감독하에서만 사용하도록 규정되어 있다.
- 방역용 살충제로 사용할 수 없다.

101 곤충의 저항성
- 살충제에 감수성을 보이던 곤충이 해당 살충제로 방제가 불가능한 경우

생리적 저항성	치사량 이상의 살충제가 작용했음에도 방제가 안 되는 경우
생태적 저항성	살충제에 대한 습성적 반응이 변화 시 치사하지 않을 능력
교차 저항성	어떠한 약제에 대해 이미 저항성일 때 다른 약제에도 자동적으로 저항성을 나타내는 현상
대사 저항성	살충제가 해충 체내에서 효소의 작용으로 분해되어 독성을 잃게 되는 것

102 디크로보스(Dichlorvos)
- 상품명은 DDVP 또는 Vapona로 알려져 있다.
- 유상액체이고, 강한 훈증작용을 하므로 훈증제로 사용된다.
- 잔효성이 없어 잔류 분무에는 부적당하다.
- 속효성이 있으므로 공간살포용으로 널리 사용되고 있다.
- 강력한 살충력이 있다.

- 경피독성이 높아 중독위험이 있으므로 살포 시 주의하여야 한다.

103 가주성 쥐의 방제방법 중 효과적이고 영구적인 방법
- 발생원 및 서식처를 제거하는 환경개선이다.
- 환경개선 방법은 아래와 같다.
  - 쥐의 먹이와 서식처를 없앤다(청결).
  - 주택, 식당, 창고 등 모든 장소를 철저히 청소한다.
  - 창고 기타 건물에 쥐의 침입구를 막는다.

104 DDT(디디티)
- 살균력이 강하고 포유류에 상대적으로 저독성으로 많은 해충에 사용되어 왔으며, 비교적 값이 싸다.
- 화학적으로 안정되어 장기간 분해하지 않고 환경을 오염시키며, 환경오염 성분을 소비자 체내에 축적하여 사용금지하고 있다.

105 효력증강제(synergist 또는 activator, 협력제)
- 자체로는 살충력이 전혀 없으나 살충제와 혼용하면 단독 시 보다 효력이 현저하게 증강시키는 약제를 말한다.
- 곤충체내에서 분비하여 무독화작용을 하는 효소를 공격한다.
- 종류 : piperonyl butoxide(피페로닐브톡사이드), sesamin(세사민), sesamex(세사멕스), sulfoxide(쎌폭사이드), DMC(디엠씨), piperonyl cyclonene(피페로닐사이크로닌) 등
※ hydrogen cyanide, methyl bromide : 훈증세
※ paradichlorobenzene : 파리유충 구제용 약제
※ benzyl benzoate : 기피제

제2교시 공중보건학

01 세계보건기구
- 사회적 안녕 : 개개인의 기능과 역할을 충분히 수행하면서 사회생활을 영위할 수 있는 상태로 사회에 도움이 되는 역할을 하는 것이다.

02 질병의 예방활동 중 일차예방
- 일차예방은 질병이 발병하기 전에 예방하는 데 중점을 둔다. 비교적 건강한 상태에서의 예방조치, 건강상태를 최고 수준으로 향상시키는 활동이다. 일차예방의 예는 다음과 같다.

건강증진	보건교육을 통한 균형 잡힌 식사, 규칙적인 운동, 충분한 수면, 흡연 및 과도한 음주 자제와 같은 건강한 생활 습관, 위험한 성행위 등 건강의 위해요인 피함, 보호구의 착용으로 손상 방지, 산모 교육, 쾌적한 생활환경과 작업환경 조성 등
질병예방	예방접종, 개인위생관리, 안전한 식수 공급과 하수처리 등 환경위생관리, 소음과 분진과 화학물질이나 방사능 유해 작업환경으로부터 보호, 추락이나 익수나 화재를 방지할 수 있도록 시설 또는 제도적 장치를 통한 손상 예방, 특수 영양소 보충, 발암물질로부터 보호, 혼전 상담을 통한 유전질환 예방 등

03 장기설
- 그리스의 히포크라테스는 "히포크라테스 전집"을 통하여 나쁜 공기로 인하여 감염병이 발생한다는 장기설(질병관리 방법으로 오염된 공기를 정화시키기 위해 대포발사, 불을 지르는 방법 및 연기소독법을 사용)과 인체는 혈액, 점액, 황담즙, 흑담즙을 가지고 있다는 4액체술을 주장

04 수레바퀴모형
- 중심에 있는 유전적 소인을 가진 숙주와 그를 둘러싼 생물학적·물리적·사회경제적 환경과의 상호작용에 의해 질병이 발생한다고 해석하는 모형으로 인간은 유전적 소인을 갖고 있으며, 서로 다른 유전적 소인으로 인해 질병이 발생
- 질병의 종류에 따라 바퀴를 구성하는 각 부분의 크기는 변화됨
  > 예 풍진과 같은 감염성 질환에서는 숙주의 면역과 생물학적 환경 부분이 커지고, 유전질환에서는 유전적 환경 부분이 커진다.
- 유전적 질환과 만성질환 설명에 적합 – 환경은 인간에게 만성병 발생의 원인을 제공하며 질병에 따라 한 가지 환경이 질병을 일으키는 원인이 되기도 하고, 두 가지 이상의 환경이 복합적으로 작용하여 질병 발생
- 숙주와 환경을 명확하게 구분하고, 질병발생의 원인 요소들의 기여 정도에 중점을 두어 질병의 역학적 분석에 도움을 줌

05 분석역학
- 제2단계 역학으로 가설을 검정하기 위한 역학적 연구방법, 기술역학의 결정인자를 토대로 질병발생 요인들에 대하여 어떤 가설을 설정하고, 실제로 얻은 관측자료를 분석하여 그 가설이 옳은지 그른지 가려내는 것이다.

06 역학의 종류
- 보건서비스 운영 평가 : 작전역학
- 신약과 위약의 효과 평가 : 실험역학
- 질병 발생 양상으로 수식화 : 이론역학
- 질병의 발생에서 종결까지 기술 : 기술역학
- 특정질병과 특정요인 간의 인과관계 규명 : 분석역학

07 환자 - 대조군 연구의 장점
- 코호트 연구에 비해 비용 및 필요한 연구대상의 수가 적음
- 비교적 단기간 내에 연구를 수행할 수 있음
- 드물게 발생하거나 잠복기간이 긴 질병을 연구할 수 있음 (희귀질환 연구에 적합)
- 의심되는 여러 가설을 동시에 검증 가능 : 하나의 질병과 관련이 있는 여러 위험요인을 동시에 조사할 수 있음

08 질병발생의 3대 요인 중 숙주 요인(host)
- 체질적 요인 : 숙주의 건강 상태, 면역상태, 저항력, 영양 상태 등
- 생물학적 요인 : 감염에 대한 숙주의 저항력을 감소 혹은 증가시키는 요소 예 연령, 성별, 인종, 가족력 등
- 행태요인 : 병인과의 접촉을 억제하거나 용이하게 하는 요소 예 식습관, 취미, 개인위생, 성생활, 흡연, 음주 등

09 검역감염병 및 최대잠복기
- 검역감염병 접촉자에 대한 감시 또는 격리 기간은 해당 검역감염병의 최대 잠복기간을 초과할 수 없음

- 콜레라 : 5일   • 페스트 : 6일   • 황열 : 6일
- 중증 급성호흡기 증후군(SARS) : 10일
- 동물인플루엔자 인체감염증 : 10일
- 신종인플루엔자 : 검역전문위원회에서 정하는 최대 잠복기간
- 중동 호흡기 증후군(MERS) : 14일
- 에볼라바이러스병 : 21일

10 자연수동면역
- 신생아가 태반을 통해 어머니로부터 받은 면역

11 장티푸스
- 2급, 세균감염, 병원체 : 살모넬라 타이피균(Salmonella Typhi)

12 결핵
- 2급, 세균, 병원체 : *Mycobacterium tuberculosis complex*
- 전파경로
  - 결핵환자의 재채기에 의한 비말감염, 비말핵에 의한 공기감염
  - 결핵에 걸린 소의 저온살균하지 않은 우유 및 유제품 섭취로 인해 발생

13 제1급감염병
- 발생 또는 유행 즉시 신고하여야 하며, 음압격리와 같은 높은 수준의 격리가 필요한 감염병은 제1급감염병으로 중증급성호흡기증후군(SARS)가 해당됨

14 만성질환의 특징
- 증상의 호전과 악화를 반복하며 불가역적인 병리 변화와 기능장애를 동반하며 장기간의 치료가 필요. 여러 건강 위험 요인들이 복잡하게 연관되어 있고, 질병의 원인이 불명확하며 발생률보다 유병률이 높다.
- 질병 발생 시점을 정확히 알기 어려울 뿐 아니라 증상이 나타나기 전까지 오랜기간이 소요되며 질병의 진행과정에는 개인차가 있다.

15 복합적인 위험요인에 의한 만성질환의 과정

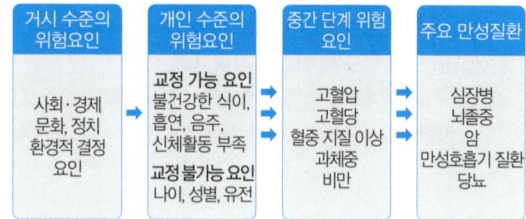

16 고혈압
- 우리나라 통계에 의하면 만 30세 이상 인구의 약 30%가 고혈압을 가지고 있다. 특히 고혈압 발생률은 연령 증가와 비례하는데 우리나라 65세 이상 노인 인구의 고혈압 유병률은 계속 증가한다.
- 고혈압은 특별한 증상이 없는 경우가 대부분이기 때문에 소리 없이 병을 만드는 '침묵의 살인자'라고 불린다. 치료를 받지 않고 방치하면 심근경색증, 뇌졸중, 콩팥병, 시력 손실과 같은 심각한 합병증을 일으킬 수 있다. 하지만 고혈압은 건강한 생활습관을 실천함으로써 예방할 수 있고, 초기에 발견해 꾸준히 치료하고 관리하면 건강한 삶을 유지할 수 있다.
- 고혈압이란, 적절한 방법으로 측정한 평균 수축기혈압이 140 mmHg 이상이거나 이완기혈압이 90 mmHg 이상인 경우를 말한다. 고혈압은 복잡하고 다양한 원인에 의해 발생하는데 주요 원인은 유전적 요인, 흡연, 과도한 음주, 부적절한 식습관, 운동 부족, 과도한 스트레스 등이다.

17 보건행정의 특성 중 조장성 및 교육성
- 국민들이 자발적인 참여를 할 수 있도록 분위기를 조성하고 여건을 마련하여 국민들이 건강향상 행위를 할 수 있도록 교육적 방법을 활용

18 앤더슨의 공중보건행정 3가지

보건행정활동에 의한 봉사행정	보건문제를 해결하기 위해 다양한 제도와 장치를 개발하고 보건관련법규를 집행하는 보건행정활동을 통한 간섭과 개입

보건법규에 의한 통제행정	보건에 관한 국민적 약속이라 할 수 있는 보건관련법규를 제정하고 적용하는 규제와 관리활동(후진국에서는 강력한 법을 적용한 통제행정이 효과적)
보건교육에 의한 조장행정	보건교육에 의해 지식을 전달하여 태도를 변화시키고, 최종적으로 건강행위를 하도록 돕는 활동(가장 효과적인 공중보건 사업의 접근 방법)

19 활인서

- 조선시대 공중보건으로 활인서는 감염병 환자의 치료를 담당하였다.

20 보건소「지역보건법」보건소의 설치

a. 지역주민의 건강을 증진하고 질병을 예방·관리하기 위하여 시·군·구에 1개소의 보건소(보건의료원을 포함한다.)를 설치한다. 다만, 시·군·구의 인구가 30만 명을 초과하는 등 지역주민의 보건의료를 위하여 특별히 필요하다고 인정되는 경우에는 대통령령으로 정하는 기준에 따라 해당 지방자치단체의 조례로 보건소를 추가로 설치할 수 있다.
b. 동일한 시·군·구에 2개 이상의 보건소가 설치되어 있는 경우 해당 지방자치단체의 조례로 정하는 바에 따라 업무를 총괄하는 보건소를 지정하여 운영할 수 있다.
c. 보건소를 추가로 설치할 수 있는 경우

> 1. 해당 시·군·구의 인구가 30만 명을 초과하는 경우
> 2. 해당 시·군·구의「보건의료기본법」에 따른 보건의료기관 현황 등 보건의료 여건과 아동·여성·노인·장애인 등 보건의료 취약계층의 보건의료 수요 등을 고려하여 보건소를 추가로 설치할 필요가 있다고 인정되는 경우

d. 보건소를 추가로 설치하려는 경우에는 해당 지방자치단체의 장은 보건복지부장관과 미리 협의해야 한다.

21

- 세계보건기구의 6개 지역 사무소와 본부 중 우리나라는 서태평양 지역 사무소(필리핀, 마닐라)에 소속한다.

22 5대 사회보험제도 시행순서

- 산업보험(1964) → 건강보험(1977) → 국민연금(1988) → 고용보험(1995) → 노인장기요양보험(2008)

23 진료비 지불방법 중 행위별수가제

- 진료에 소요되는 약제 또는 재료비를 별도로 산정하고, 의료인이 제공한 진료행위 마다 항목별로 가격을 책정하여 진료비를 지불하는 제도

장점	의료의 양과 질 확대, 의사의 생산성 증가, 첨단 의료의 발달, 의료인의 재량권, 자율권 보장
단점	과잉진료의 위험성, 의료남용과 의료비 상승의 우려(보건교육보다는 의약품이나 고가의 진료재료에 더 의존하게 되어 국민의료비 상승의 원인이 됨), 의료인과 보험자 간 갈등, 행정적으로 복합적인 문제 발생(행해진 모든 의료행위에 대해 청구해야하므로 진료비 산정 시 행정적 절차가 복잡하여 행정비용이 증가함, 진료비를 청구·심사하는 절차가 복잡해져 보험자의 관리운영비가 증가됨), 기술 지상주의로 예방보다 치료에 집중

24 WHO의 3대 보건지표

평균수명	0세인 사람이 향후 생존할 것으로 기대되는 평균 생존 연수('0세'의 평균여명)
비례사망지수	해당 연도의 총 사망자 수에 대한 50세 이상의 연간 총사망자 수의 비를 백분율(%)로 나타낸 것
조사망률	인구 1,000명당 1년간 발생한 총 사망자수

25 순재생산율 및 총재생산율

순재생산율	여아의 연령별사망률과 동시에 가임연령에 몇 명의 여아를 낳는가를 계산하는 것으로, 순재생산율이 1이면 이론상 완전한 대체 수준에 이르는 것으로 보고, 1보다 크면 인구의 증가, 1보다 작으면 인구의 감소를 의미한다. 어머니의 사망률을 고려한다는 점이 총재생산율과 다르다.
총재생산율	한 여성이 일생 동안 낳은 여아의 총수(어머니 사망률은 무시)

26 단백질

- 인체의 주 구성 물질, 효소와 호르몬의 성분, 세포의 핵과 원형질의 필수구성 성분, 피부·모발·손·발톱의 원료, 면역체와 항독물질의 성분, 체내 생리작용 조절, 탄수화물과 지방의 대부분이 소비되면 열량공급원으로 작용 등
- 결핍 : 체중 감소, 피로, 발육정지, 신체소모증, 부종, 빈혈, 면역력 감소 등

콰시오커 (Kwashiorkor)	단백 결핍성 소아영양 실조증(발육부진, 부종, 복수, 빈혈, 설사, 피부염, 지방간 등)으로 에너지 섭취는 적당한데 단백질, 특히 필수아미노산이 부족해서 나타나는 질환
마라스무스 (Marasmus)	모든 영양소, 단백질·탄수화물·지질의 심한 결핍으로 나타나는 영양성 소모증(저체중, 신체소모증, 근육위축 등)

27 임산부 정기 건강 검진(모자보건법에 의한 산전관리 횟수)
- 임신 7개월(임신 28주)까지 : 4주에 한 번
- 임신 8 ~ 9개월(29주 ~ 36주) : 2주에 한 번
- 임신 10개월(37주 이후) : 매주 한 번

28 노인주거복지시설
- 「노인복지법」에 따른 노인복지시설의 종류 중 노인주거복지시설 : 양로시설, 노인공동생활가정, 노인복지주택

29 패널토의(배심토의)
- 어떤 주제에 대해 상반된 견해를 가진 4 ~ 7명의 전문가가 다수의 청중 앞에서 토의를 하는 방법으로, 발표자는 전문가이며 청중은 일반인으로 구성된다.

30 총괄평가
- 평가 시기에 따른 분류 중 총괄평가는 교육 종료 후 목표도달 여부를 알아보는 평가이다.

31 교육감
- 학생건강증진시행계획의 수립·시행(「학교보건법」 제7조의2) : 교육감은 기본계획에 따라 매년 지역의 여건 및 특색을 고려하여 학생의 신체 및 정신건강 증진을 위한 학생건강증진 시행계획을 수립·시행하여야 한다.
- 교육환경보호구역의 설정(「교육환경 보호에 관한 법률」 제8조) : 교육감은 학교경계 또는 학교설립예정지 경계로부터 직선거리 200미터의 범위 안의 지역을 교육환경보호구역으로 설정·고시하여야 한다.

32 정신건강증진시설

정신재활시설	• 정신질환자의 사회적응을 위한 각종 훈련과 생활지도를 하는 시설 • 종류 : 생활시설, 재활훈련시설, 생산품판매시설, 중독자재활시설, 종합시설 등
정신요양시설	• 대상 : 만성 정신질환자 • 정신질환자를 입소시켜 요양서비스를 제공하는 시설
정신의료기관	• 대상 : 급성 정신질환자 • 종류 : 의원, 정신병원, 병원급 의료기관에 설치된 정신건강의학과

33 대푯값
- 대푯값은 자료 전체의 경향을 대표하는 값으로 관찰된 자료가 어느 위치에 집중되어 있는가를 의미하며 평균(산술평균, 기하평균, 조화평균), 중위수(중앙치), 최빈치(유행치), 사분위수가 대푯값에 해당된다.

34 유병률
- 유병률 : 어느 시점의 인구 집단에서 질병에 이환되어 있는 사람 수
- 유병률 $= \dfrac{\text{모든 환자 수}}{\text{중앙인구 수}} \times 10^n$

35 질병관리청장이 고시하는 감염병
- 생물테러감염병(고의 또는 테러 등을 목적으로 이용된 병원체에 의하여 발생된 감염병으로 탄저, 보툴리눔독소증, 페스트, 마버그열, 에볼라열, 라싸열, 두창, 야토병이 있다.

제2교시　식품위생학

36 WHO 환경위생전문위원회의 정의(1955년)
- 식품위생이란 식품의 생육, 생산, 제조로부터 최종적으로 사람에게 섭취될 때까지의 모든 단계에 있어서 식품의 안전성, 건전성, 완전무결성을 확보하기 위한 모든 수단을 의미한다.

37 식품의 초기부패의 판정
- 일반생균검사 초기 부패 판정은 식품 1g당 $10^7 \sim 10^8$ CFU/g 이상이며 이는 생물학적 검사이다.

38 부패의 판정기준
- 물리적 검사 : 식품의 경도, 점성, 탄성, 전기저항 등을 측정

39

최기형성시험	피시험물질이 태아의 발생에 미치는 영향을 조사하는 시험으로, 기관 형성기에 모체에 피시험물질을 투여하여 태생 말기에 모체를 부검하여 기형뿐만 아니라 태아의 사망이나 발육지연을 검사
변이원성시험	세포 및 유전자 변이를 일으키는 요인의 특성을 조사하기 위한 시험

급성독성실험	시험물질을 1회만 투여하여 단기간에 독성의 영향 및 급성 중독증상 등을 시험
만성독성시험	시험물질을 장기간 투여했을 때 실험대상 동물에게 어떠한 영향도 주지 않는 최대의 투여량인 최대무작용량을 결정하는 시험
아급성독성시험	실험대상 동물 수명의 10분의 1 정도의 기간에 거쳐 치사량 이하의 여러 용량으로 연속 경구투여하여 사망률 및 중독증상을 관찰하는 시험

40 수분활성도
- 수분활성도는 미생물이 이용 가능한 수분으로 미생물에 생육에 필요한 최저 수분활성도는 세균(0.91이상), 효모(0.88이상), 곰팡이(0.80 이상), 내삼투압성 효모(0.60 이상)이다.

41 *Bacillus*속
- 편모가 있는 그람양성, 호기성 또는 통성혐기성, 간균으로 내열성 포자(아포)를 형성하며 자연에 가장 많이 분포되어 있어 주로 토양의 표층에서 서식한다. 탄수화물과 단백질의 분해력이 강하며 가열식품의 주요 부패균이다.

42 분변오염지표균
- 분변오염지표균 : 대장균군, 장구균

43
- ①, ④ : 변패, ② : 산패, ③ : 발효

44 탈수건조법
- 미생물의 생육에 반드시 필요한 수분을 제거하여 건조시킴으로써 부패를 방지하는 보존방법이며 자연건조와 인공건조가 있다.
- 배건법 : 인공건조법으로 직접 불로 건조시키므로 특수한 향기를 낼 때 이용[차(茶), 깨]

45 자외선 살균법 – 물리적소독법 중 비가열 살균법
- 물이나 공기의 소독 시, 무균실, 수술실 및 제약실 등의 구조물 소독
- 살균력이 강한 파장 : 2,400 ~ 2,800Å (253.7nm의 살균 등)
- 15W 살균등은 20cm 직하에서 대장균이 1분 이내 사멸
- 모든 균종에 효과적이며 균에 내성을 주지 않으며 사용방법이 간단
- 식품의 품질에 영향을 거의 미치지 않음
- 침투력이 약해서 표면 살균만 가능하며 잔류효과가 없음
- 단백질 공존 시 흡수당하여 효과가 현저히 떨어짐

46 세균성 식중독의 특징
- 다량의 균을 섭취해야만 발생하며 2차 감염은 거의 발생하지 않는다.
- 잠복기가 비교적 짧고 식품에서 사람으로 종말감염된다.
- 균증식 억제로 예방이 가능하다.
- 면역이 없다.

47 병원성 대장균 식중독
- 원인균 : *Escherichia coli* 중에서 인체에 감염되어 나타나는 균주
- 그람음성 간균, 무포자, 주모성 편모, 호기성 또는 통성혐기성
- 유당을 분해하여 산과 가스를 생성

48 캠필로박터 식중독
- 원인균 : *Campylobacter jejuni*
- 그람음성 간균(나선형, S자형), 무포자, 미호기성, 인수공통병원균
- 긴 편모를 가지고 있어 특유의 나선형 운동
- 건조나 가열에 약해 60℃ 30분 가열로 사멸
- 발육최적온도는 42℃(냉장온도에서 증식 억제)
- 수백정도의 수량균수(10^3 이하로 미량)에서도 식중독 유발
- 원인식품 : 오염된 식육, 살균되지 않은 우유, 햄버거, 닭고기
- 잠복기 : 평균 2 ~ 5일로 길랭바레증후군(Guillain-Barre syndrome) 증상을 동반하기도 힘

49 리스테리아 모노사이토제니스 식중독
- 원인균 : *Listeria monocytogenes*, 그람양성, 무포자 단간균, 통성혐기성, 주모성 편모, 인수공통병원균
- 내염성(6 ~ 10%)이 강해 식염첨가 육즙배지에서도 생육 가능
- 적정 발육온도는 30 ~ 37℃이지만 발육온도 영역은 0 ~ 4℃로 광범위하고, -4.5℃에서도 서서히 증식, -18℃에서는 증식억제
- 원인식품 : 원유, 살균처리가 안 된 우유 및 치즈와 아이스크림, 식육제품 등
- 임산부 감염 시 유산이나 조산 가능성 증가, 면역력이 저하된 사람에게 패혈증, 수막염 등 유발

50 보툴리누스 식중독
- 원인균 : *Clostridium botulinum*
- 그람양성 간균, 내열성의 포자 형성, 주모성 편모, 편성혐기성
- 세균성 식중독 중 치명률이 가장 높다.
- 식중독의 원인이 되는 신경독소(neurotoxin)을 생성 – 열에 약해 100℃ 1 ~ 2분, 80℃에서 20분 가열에 파괴
- 원인식품 : 불충분하게 가열 후 밀봉 저장한 식품(병조림, 통조림, 소시지, 햄 등의 식육제품, 어패류의 훈제품)

- 잠복기 : 12 ~ 36시간으로 신경증상(두통, 복시, 광선자극에 대한 무반응, 타액분비 저하, 언어장애, 연하곤란, 호흡근과 횡경막 마비) 발생

51 장관출혈성 대장균
- 장관출혈성 대장균 *Escherichia coli* O157 : H7이 해당되며 *Verotoxin* 생성, 용혈성요독증후군, 혈변과 심한복통 유발

52 장구균 식중독
- 원인균 : *Enterococcus faecalis*
- 원인식품 : 치즈, 우유, 소시지, 햄, 분유, 두부가공품 등
- 냉동식품과 건조식품의 오염지표균

53
- ① 둘신(dulcin), ③ 페릴라르틴(perillartine), ⑤ 시클라메이트(cyclamate) : 유해 감미료
- ④ 로다민 B(rhodamine-B) : 유해 착색료

54 유기불소제
- 구연산회로 중에서 아코니타제(aconitase)를 저해하여 체내에 구연산 축적 : 심장장애와 중추신경증상을 일으킴
- 종류 : 프라톨(fratol), 퓨솔(fussol), 니솔(nissol) 등

55

메탄올	• 과실주와 정제가 불충분한 증류주에 함유되어 있으며 알코올 발효 시 펙틴으로부터 생성, 메탄올은 체외로 배출하는 데 시간이 오래 걸리고 독성이 큰 포름산을 생성하여 시신경손상이나 과다섭취 시 실명을 가져옴 • 메탄올 함량 : 일반주류 – 0.5 mg/mL 이하, 과실주 – 1.0mg/mL 이하
벤조피렌	훈연제품, 숯불구이의 탄 부분, 커피 등과 같은 볶은 식품에서 가장 강력한 다환방향족탄화수소인 벤조피렌 생성, 탄수화물, 지방, 단백질의 탄화에 의해 생성되며 특히 지방에서 많이 생성
트리할로메탄	수돗물의 염소 소독 시 발생하는 소독 부산물로 생성되는 발암물질
니트로사민	소시지, 햄의 발색제인 아질산염과 식품 중의 2급 아민이 반응하여 발암성 물질인 니트로사민(Nitrosamine) 생성
아크릴아마이드	탄수화물 함량이 높은 식품(감자나 식빵)을 굽거나 튀길 때 발생, 일반적으로 120℃ 이상

56

미강유사건	내분비교란물질인 PCB(polychlorinated biphenyl)에 의해 발생, 인체의 지방조직에 축적되어 피부발진, 관절통 등의 증상 발현
미나마타병	유기수은제의 생물농축으로 인해 발생한 질병으로 지각이상, 시야협착, 보행곤란 등이 발생
힝클리 사건	크롬-6(6가 크롬)에 의한 토양과 지하수 오염이 원인, 급성 중독[피부 및 점막 자극(화상, 궤양), 흡입 시 호흡기 손상(코 중격 천공, 폐 손상)], 만성 중독(폐암, 비강암, 신장 및 간 손상 등)
산분해간장사건	MCPD 발암물질 포함된 간장
이타이이타이병	아연 제련 공장 등의 폐수, 광산폐수에 함유, 중독증상으로 요통, 보행불능, 골연화증, 단백뇨 등이 발생

57
- 듀린(dhurrin) : 수수
- 셉신(sepsin) : 부패된 감자
- 고시풀(gossypol) : 목화씨, 정제가 불충분한 면실류
- 프타퀼로사이드(ptaquiloside): 고사리

58
- 버섯 : 무스카린(muscarine)
- 조개 : 모시조개 – 베네루핀(venerupin) / 대합조개, 섭조개 – 삭시톡신(saxitoxin)
- 맥각 : 에르고톡신(ergotoxin)
- 청매 : 아미그달린(amygdalin, 시안배당체)

59
- 리시닌(ricinine) : 피마자
- 아코니틴(aconitine) : 바꽃(오두, 바곳, 부자)
- 아트로핀(atropine) : 미치광이풀
- 시큐톡신(cicutoxin) : 독미나리

60 파툴린(patulin)
- *Penicillium*속 푸른곰팡이 *Penicillium patulum*에서 생산, 신경독소 유발, 국내 사과주스 및 사과주스 농축액에 대한 기준치가 설정되어 있는 독소, 염색체 이상 유발, 신경독소 작용, 뇌와 중추신경에 출혈반 등

제랄레논 (zearalenone)	붉은곰팡이가 생성하는 독소로 발정증후군을 유발

루브라톡신 (rubratoxin)	푸른곰팡이가 생성하는 독소로 간장독
오크라톡신 (ochratoxin)	*Aspergillus ochraceus*가 생산하는 간장독
스테리그마토시스틴 (Sterigmatocystin)	*Aspergillus versicolor*가 생성하는 독소로 간장독

61 경구감염병 분류

세균	장티푸스, 파라티푸스, 콜레라, 세균성이질, 성홍열, 디프테리아, 파상열
바이러스	폴리오(급성회백수염), A형간염(유행성간염), E형간염, 유행성이하선염, 홍역, 일본뇌염
원생동물	아메바성이질
리케차	Q열, 발진열, 발진티푸스, 쯔쯔가무시증

62 원인균
- *Salmonella typhi* : 장티푸스 원인균
- *Vibrio parahaemolyticus* : 비브리오 식중독 원인균
- *Mycobacterium tuberculosis* : 결핵의 원인균
- *Corynebacterium diphtheriae* : 디프테리아 원인균

63 파라티푸스
- 병원체 : *Salmonella paratyphi* A, B, C
- 그람음성, 간균, 편모가 있어 운동성이 있음
- *Bacillus* : 탄저균의 속명
- *Poliomyelitis* : 급성회백수염의 속명
- *Mycobacterium* : 결핵균의 속명
- *Corynebacterium* : 독소형 디프테리아균의 속명

64 디프테리아
- 병원체 : *Corynebacterium diphtheriae*, 그람양성, 무포자, 간균
- 감염경로 : 비말감염(인후분비물, 기침 등), 환자나 보균자의 배설물에 의한 경구감염, 상처를 통한 접촉감염
- 제1급감염병으로 발생 또는 유행 즉시 신고
- DTap으로 예방접종 가능

65 탄저(Anthrax)
- 인수공통감염병으로 제1급감염병이다.
- 병원체 : *Bacillus anthracis*
- 그람양성의 호기성 간균, 내열성 포자 형성
- 감염경로 : 감염된 고기를 섭취할 때(경구감염)와 상처(경피감염) 및 호흡기(경기도)로 감염 / 목축업자, 도살업자, 피혁업자 등은 피부 상처를 통해 감염

66 야토병
- 제1급감염병
- 병원체 : *Francisella tularensis*
- 그람음성 호기성 간균, 편모 없음
- 감염경로 : 감염된 산토끼나 동물에 기생하는 진드기, 벼룩, 이 등을 통해 사람에게 감염, 병에 걸린 토끼고기를 통한 경구감염 등
- 증상 : 두통, 오한, 발열, 피부농포 및 궤양, 악성결막염 등

67
- 육류에 의한 기생충 : 무구조충(민촌충), 유구조충(갈고리촌충), 선모충, 톡소플라즈마

68 간디스토마(간흡충)
- 충란 → 제1중간숙주(왜우렁이) → 제2중간숙주(담수어 : 잉어, 붕어, 참붕어, 모래무지, 피라미 등) → 피낭유충(metacercaria)에 감염된 민물고기를 생식 → 장관을 통해 담관에 기생
- 예방 : 민물고기 생식금지, 조리기구 오염방지, 인분관리 철저

69
- 식품의 기호성 향상을 위한 식품첨가물 : 착색료, 발색제, 표백제, 감미료, 조미료, 산미료 등이 있다.
- 감미료 : 당질을 제외한 감미를 지닌 화학적 제품의 총칭, 식품에 단맛을 주고 식욕을 돋우기 위하여 사용하는 첨가물로 식품의 기호성을 향상

70
- 식품에 사용이 허가된 감미료 : 아스파탐, 사카린나트륨, D-소비톨, 자일리톨, 만니톨, 말티톨, 글리실리진산2나트륨 등
- 인산 : 산미료 - 식품의 신맛을 부여하고 미각에 청량감과 상쾌한 자극을 주기 위해 사용
- 알긴산 : 호료(증점제) - 식품의 점도를 높이고 유화 안정성을 향상
- D-소르비톨 : 감미료 - 식품에 단맛을 주고 기호성을 향상시키기 위해 사용
- 캐러멜색소 : 착색료 - 간장을 양조할 때 흔히 사용, 고추장에는 사용 금지
- 탄산수소나트륨 : 팽창제 - 빵, 과자 등을 만드는 과정에서 가스를 발생시켜 부풀게 하기 위해 사용

71 피막제
- 과일이나 채소류의 신선도를 오랫동안 유지하기 위해 표면에 피막을 만들어 호흡작용과 증산작용을 억제
- 종류 : 모르폴린지방산염, 초산비닐수지 등

72 보존료
- 식품 저장 중 미생물의 증식에 의해 일어나는 부패나 변질을 방지하기 위해 사용되는 물질로 살균작용보다는 부패 미생물에 대하여 정균작용 및 효소의 발효 억제 작용(소브산, 안식향산, 데히드로초산나트륨, 파라옥시안식향산에틸 등)
- β-카로틴 : 착색료
- 이산화염소 : 밀가루개량제
- 폴리아크릴산나트륨 : 호료(증점제)
- 글리실리진산2나트륨 : 감미료

73 흡수 선량 단위
- 허용대상 식품별 흡수선량의 단위는 킬로그레이(kGy)

74 1회 74번 해설 참조

75 1회 75번 해설 참조

03 위생사 필기 실전모의고사 • 정답 및 해설

1교시

위생관계법령

01	⑤	02	③	03	④	04	④	05	①
06	⑤	07	⑤	08	②	09	④	10	⑤
11	①	12	①	13	③	14	②	15	④
16	⑤	17	⑤	18	①	19	②	20	①
21	①	22	②	23	④	24	⑤	25	⑤

환경위생학

26	④	27	②	28	③	29	②	30	④
31	③	32	③	33	①	34	②	35	④
36	③	37	⑤	38	③	39	①	40	①
41	①	42	①	43	④	44	④	45	②
46	②	47	⑤	48	④	49	④	50	⑤
51	①	52	④	53	④	54	②	55	③
56	③	57	③	58	⑤	59	④	60	④
61	④	62	④	63	④	64	①	65	①
66	③	67	②	68	⑤	69	④	70	④
71	④	72	⑤	73	④	74	③	75	⑤

위생곤충학

76	②	77	③	78	⑤	79	③	80	①
81	①	82	③	83	②	84	④	85	④
86	④	87	④	88	②	89	①	90	②
91	⑤	92	③	93	④	94	⑤	95	④
96	②	97	③	98	③	99	⑤	100	①
101	④	102	⑤	103	②	104	②	105	④

2교시

공중보건학

01	①	02	②	03	④	04	①	05	③
06	⑤	07	①	08	②	09	②	10	⑤
11	④	12	③	13	③	14	④	15	④
16	②	17	②	18	②	19	①	20	③
21	①	22	④	23	⑤	24	⑤	25	①
26	⑤	27	⑤	28	④	29	③	30	①
31	③	32	⑤	33	①	34	④	35	②

식품위생학

36	③	37	①	38	③	39	⑤	40	③
41	②	42	④	43	③	44	④	45	③
46	③	47	③	48	④	49	③	50	①
51	④	52	③	53	⑤	54	②	55	⑤
56	④	57	④	58	①	59	①	60	②
61	③	62	⑤	63	④	64	⑤	65	④
66	④	67	⑤	68	⑤	69	④	70	⑤
71	①	72	⑤	73	③	74	①	75	①

제1교시 위생관계법령

01 「공중위생관리법 시행규칙」 제4조 [별표 2] 목욕장 목욕물의 수질기준과 수질검사 방법 등

목욕장 목욕물의 수질기준과 수질검사방법 등은 별표 2와 같다.
3. 해수를 목욕물로 하는 경우

화학적 산소 요구량 (COD)(mg/L)		수소이온농도 (pH)	총대장균군 (총대장균군수/100mL)
원수	욕조수		
2 이하	4 이하	7.8 ~ 8.3	1,000 이하

02 「공중위생관리법 시행규칙」 제23조(위생교육)

⑩ 위생교육 실시단체의 장은 위생교육을 수료한 자에게 수료증을 교부하고, 교육실시 결과를 교육 후 1개월 이내에 시장·군수·구청장에게 통보하여야 하며, 수료증 교부대장 등 교육에 관한 기록을 2년 이상 보관·관리하여야 한다.

03 「공중위생관리법 시행령」 제7조의5(위반사실의 공표)

① 법 제11조의6에 따른 공표 사항은 다음 각 호와 같다.
1. 「공중위생관리법」 위반사실의 공표라는 내용의 표제
2. 공중위생영업의 종류
3. 영업소의 명칭 및 소재지와 대표자 성명
4. 위반 내용(위반행위의 구체적 내용과 근거 법령을 포함한다)
5. 행정처분의 내용, 처분일 및 처분기간
6. 그 밖에 보건복지부장관이 특히 공표할 필요가 있다고 인정하는 사항

04 「공중위생관리법」 제7조의2(위생사 면허의 취소 등)

① 보건복지부장관은 위생사가 다음 각 호의 어느 하나에 해당하는 경우에는 그 면허를 취소한다.
1. 제6조의2 제7항 각 호의 어느 하나에 해당하게 된 경우
2. 면허증을 대여한 경우
※ 「공중위생관리법」 제6조의2

⑦ 다음 각 호의 어느 하나에 해당하는 사람은 위생사 면허를 받을 수 없다.
1. 「정신건강증진 및 정신질환자 복지서비스 지원에 관한 법률」 제3조제1호에 따른 정신질환자. 다만, 전문의가 위생사로서 적합하다고 인정하는 사람은 그러하지 아니하다.
2. 「마약류 관리에 관한 법률」에 따른 마약류 중독자
3. 이 법, 「감염병의 예방 및 관리에 관한 법률」, 「검역법」, 「식품위생법」, 「의료법」, 「약사법」, 「마약류 관리에 관한 법률」 또는 「보건범죄 단속에 관한 특별조치법」을 위반하여 금고 이상의 실형을 선고받고 그 집행이 끝나지 아니하거나 그 집행을 받지 아니하기로 확정되지 아니한 사람

05 「공중위생관리법」 제8조의2(위생사의 업무범위)

1. 공중위생영업소, 공중이용시설 및 위생용품의 위생관리
2. 음료수의 처리 및 위생관리
3. 쓰레기, 분뇨, 하수, 그 밖의 폐기물의 처리
4. 식품·식품첨가물과 이에 관련된 기구·용기 및 포장의 제조와 가공에 관한 위생관리
5. 유해 곤충·설치류 및 매개체 관리
6. 그 밖에 보건위생에 영향을 미치는 것으로서 대통령령으로 정하는 업무

06 「식품위생법」 제4조(위해식품 등의 판매 등 금지)

누구든지 다음 각 호의 어느 하나에 해당하는 식품 등을 판매하거나 판매할 목적으로 채취·제조·수입·가공·사용·조리·저장·소분·운반 또는 진열하여서는 아니 된다.
1. 썩거나 상하거나 설익어서 인체의 건강을 해칠 우려가 있는 것
2. 유독·유해물질이 들어 있거나 묻어 있는 것 또는 그러할 염려가 있는 것
3. 병을 일으키는 미생물에 오염되었거나 그러할 염려가 있어 인체의 건강을 해칠 우려가 있는 것
4. 불결하거나 다른 물질이 섞이거나 첨가된 것 또는 그 밖의 사유로 인체의 건강을 해칠 우려가 있는 것
5. 안전성 심사 대상인 농·축·수산물 등 가운데 안전성 심사를 받지 아니하였거나 안전성 심사에서 식용(食用)으로 부적합하다고 인정된 것
6. 수입이 금지된 것 또는 수입신고를 하지 아니하고 수입한 것
7. 영업자가 아닌 자가 제조·가공·소분한 것

07 「식품위생법 시행규칙」 제5조의4(식품 등의 기준 및 규격 관리 기본계획 등의 수립·시행)

① 식품 등의 기준 및 규격 관리 기본계획에 포함되는 노출량 평가·관리의 대상이 되는 유해물질의 종류는 다음 각 호와 같다.
1. 중금속
2. 곰팡이 독소
3. 유기성오염물질
4. 제조·가공 과정에서 생성되는 오염물질
5. 그 밖에 식품등의 안전관리를 위하여 식품의약품안전처장이 노출량 평가·관리가 필요하다고 인정한 유해물질

08 「식품위생법 시행규칙」 제31조(자가품질검사기준)

① 자가품질검사는 [별표 12]의 자가품질검사기준에 따라 하여야 한다.
④ 자가품질검사에 관한 기록서는 2년간 보관하여야 한다.

> [별표 12(자가품질검사기준)]
> 6. 식품 등의 자가품질검사는 다음의 구분에 따라 실시하여야 한다.
>   가. 식품제조가공업
>   나. 즉석판매제조 · 가공업
>   다. 식품첨가물
>   라. 기구 또는 용기 · 포장

09 「식품위생법 시행령」 제23조(허가를 받아야 하는 영업 및 허가관청)

허가를 받아야 하는 영업 및 해당 허가관청은 다음 각 호와 같다.
1. 식품조사처리업 : 식품의약품안전처장
2. 식품접객업 중 단란주점영업과 유흥주점영업 : 특별자치시장 · 특별자치도지사 또는 시장 · 군수 · 구청장

10 「식품위생법」 제51조(조리사)

① 집단급식소 운영자와 대통령령으로 정하는 식품접객업자는 조리사를 두어야 한다. 다만, 다음 각 호의 어느 하나에 해당하는 경우에는 조리사를 두지 아니하여도 된다.
1. 집단급식소 운영자 또는 식품접객영업자 자신이 조리사로서 직접 음식물을 조리하는 경우
2. 1회 급식인원 100명 미만의 산업체인 경우
3. 영양사가 조리사의 면허를 받은 경우. 다만, 총리령으로 정하는 규모 이하의 집단급식소에 한정한다.

> [식품위생법 시행령 제36조 및 식품위생법 제2조]
> 1. 「식품위생법 시행령」 제36조(조리사를 두어야 하는 식품접객업자)
>   "대통령령으로 정하는 식품접객업자"란 식품접객업 중 복어독 제거가 필요한 복어를 조리 · 판매하는 영업을 하는 자를 말한다. 이 경우 해당 식품접객업자는 복어 조리 자격을 취득한 조리사를 두어야 한다.
> 2. 「식품위생법」 제2조(정의)
>   집단급식소란 영리를 목적으로 하지 아니하면서 특정 다수인에게 계속하여 음식물을 공급하는 다음 각 목의 어느 하나에 해당하는 곳의 급식시설로서 대통령령으로 정하는 시설을 말한다(기숙사, 학교, 유치원, 어린이집, 병원, 사회복지시설, 산업체, 공공기관, 그 밖의 후생기관 등).

11 「식품위생법」 제56조(교육)

① 식품의약품안전처장은 식품위생 수준 및 자질의 향상을 위하여 필요한 경우 조리사와 영양사에게 교육(조리사의 경우 보수교육을 포함한다. 이하 이 조에서 같다)을 받을 것을 명할 수 있다. 다만, 집단급식소에 종사하는 조리사와 영양사는 1년마다 교육을 받아야 한다.

12 「식품위생법」 제82조(영업정지 등의 처분에 갈음하여 부과하는 과징금 처분)

① 식품의약품안전처장, 시 · 도지사 또는 시장 · 군수 · 구청장은 영업자가 제75조 제1항 각 호 또는 제76조 제1항 각 호의 어느 하나에 해당하는 경우에는 대통령령으로 정하는 바에 따라 영업정지, 품목 제조정지 또는 품목류 제조정지 처분을 갈음하여 10억 원 이하의 과징금을 부과할 수 있다.

13 「감염병의 예방 및 관리에 관한 법률」 제2조(정의)

4. "제3급감염병"이란 그 발생을 계속 감시할 필요가 있어 발생 또는 유행 시 24시간 이내에 신고하여야 하는 다음 각 목의 감염병을 말한다. 다만, 갑작스러운 국내 유입 또는 유행이 예견되어 긴급한 예방 · 관리가 필요하여 질병관리청장이 보건복지부장관과 협의하여 지정하는 감염병을 포함한다.

> | 가. 파상풍 | 나. B형간염 | 다. 일본뇌염 |
> | 라. C형간염 | 마. 말라리아 | 바. 레지오넬라증 |
> | 사. 비브리오패혈증 | | 아. 발진티푸스 |
> | 자. 발진열 | 차. 쯔쯔가무시증 | 카. 렙토스피라증 |
> | 타. 브루셀라증 | 파. 공수병 | 하. 신증후군출혈열 |
> | 거. 후천성면역결핍증(AIDS) | | |
> | 너. 크로이츠펠트-야콥병(CJD) 및 변종크로이츠펠트-야콥병(vCJD) | | |
> | 더. 황열 | 러. 뎅기열 | 머. 큐열 |
> | 버. 웨스트나일열 | 서. 라임병 | 어. 진드기매개뇌염 |
> | 저. 유비저 | 처. 치쿤구니야열 | |
> | 커. 중증열성혈소판감소증후군(SFTS) | | |
> | 터. 지카바이러스 감염증 | | |
> | 퍼. 매독 | | |

※ 장티푸스는 제2급감염병이다.

14 공중위생관리법 제2조(정의)

1. "공중위생영업"이라 함은 다수인을 대상으로 위생관리서비스를 제공하는 영업으로서 숙박업 · 목욕장업 · 이용업 · 미용업 · 세탁업 · 건물위생관리업을 말한다.

15 「감염병의 예방 및 관리에 관한 법률」 제11조(의사 등의 신고)

① 의사, 치과의사 또는 한의사는 다음 각 호의 어느 하나에 해당하는 사실(제16조 제6항에 따라 표본감시 대상이 되는 제4급감염병으로 인한 경우는 제외한다)이 있으면 소속 의료기관의 장에게 보고하여야 하고, 해당 환자와 그 동거인에게 질병관리청장이 정하는 감염 방지 방법 등을 지도하여야 한다. 다만, 의료기관에 소속되지 아니한 의사, 치과의사 또는 한의사는 그 사실을 관할 보건소장에게 신고하여야 한다.
1. 감염병환자 등을 진단하거나 그 사체를 검안한 경우
2. 예방접종 후 이상반응자를 진단하거나 그 사체를 검안한 경우
3. 감염병환자 등이 제1급감염병부터 제3급감염병까지에 해당하는 감염병으로 사망한 경우
4. 감염병환자로 의심되는 사람이 감염병병원체 검사를 거부하는 경우

16 「감염병의 예방 및 관리에 관한 법률」 제29조(예방접종에 관한 역학조사)

질병관리청장, 시·도지사 또는 시장·군수·구청장은 다음 각 호의 구분에 따라 조사를 실시하고, 예방접종 후 이상반응 사례가 발생하면 그 원인을 밝히기 위하여 제18조에 따라 역학조사를 하여야 한다.
1. 질병관리청장 : 예방접종의 효과 및 예방접종 후 이상반응에 관한 조사
2. 시·도지사 또는 시장·군수·구청장 : 예방접종 후 이상반응에 관한 조사

17 「감염병의 예방 및 관리에 관한 법률」 제46조(건강진단 및 예방접종 등의 조치)

질병관리청장, 시·도지사 또는 시장·군수·구청장은 보건복지부령으로 정하는 바에 따라 다음 각 호의 어느 하나에 해당하는 사람에게 건강진단을 받거나 감염병 예방에 필요한 예방접종을 받게 하는 등의 조치를 할 수 있다.
1. 감염병환자 등의 가족 또는 그 동거인
2. 감염병 발생지역에 거주하는 사람 또는 그 지역에 출입하는 사람으로서 감염병에 감염되었을 것으로 의심되는 사람
3. 감염병환자 등과 접촉하여 감염병에 감염되었을 것으로 의심되는 사람

18 「감염병의 예방 및 관리에 관한 법률 시행규칙」 제33조(업무 종사의 일시 제한)

① 일시적으로 업무 종사의 제한을 받는 감염병환자 등은 다음 각 호의 감염병에 해당하는 감염병환자 등으로 하고, 그 제한 기간은 감염력이 소멸되는 날까지로 한다.

1. 콜레라 2. 장티푸스
3. 파라티푸스 4. 세균성이질
5. 장출혈성대장균감염증 6. A형간염

② 업무 종사의 제한을 받는 업종은 다음 각 호와 같다.

1. 집단급식소 2. 식품접객업

19 「먹는물관리법」 제5조(먹는물 등의 수질 관리)

① 환경부장관은 먹는물, 샘물 및 염지하수의 수질 기준을 정하여 보급하는 등 먹는물, 샘물 및 염지하수의 수질 관리를 위하여 필요한 시책을 마련하여야 한다.
② 환경부장관 또는 특별시장·광역시장·특별자치시장·도지사·특별자치도지사는 먹는물, 샘물 및 염지하수의 수질검사를 실시하여야 한다.
③ 먹는물, 샘물 및 염지하수의 수질 기준 및 검사 횟수는 환경부령으로 정한다.

20 「먹는물관리법 시행령」 제2조(먹는물 수질 감시원)

② 먹는물 수질 감시원의 직무 범위는 다음 각 호와 같다.
1. 먹는물의 수질관리에 관한 조사·지도 및 감시
2. 먹는물 관련 영업에 대한 조사·지도 및 감시

21 「먹는물관리법」 제9조(샘물 또는 염지하수의 개발허가 등)

① 대통령령으로 정하는 규모 이상의 샘물 또는 염지하수(이하 "샘물 등"이라 한다)를 개발하려는 자는 환경부령으로 정하는 바에 따라 시·도지사의 허가를 받아야 한다.

22 「먹는물관리법 시행규칙」 제33조 [별표 6 먹는샘물 등 제조업자의 자가품질 검사기준]

1. 먹는샘물 등의 제조업자의 경우

구분	검사항목	검사주기
1. 먹는샘물·먹는염지하수	냄새, 맛, 색도, 탁도, 수소이온농도(5개 항목)	매일 1회 이상
	일반세균(저온균·중온균), 총대장균군, 녹농균(4개 항목)	매주 2회 이상 3~4회 간격으로 실시
	분원성연쇄상구균, 아황산환원혐기성포자형성균, 살모넬라, 쉬겔라(4개 항목)	매월 1회 이상
	「먹는물 수질기준 및 검사 등에 관한 규칙」 별표 1에서 정하는 모든 항목	매반기 1회 이상

2. 샘물·염지하수	일반세균(저온균·중온균), 총대장균군, 분원성연쇄상구균, 녹농균, 아황산환원혐기성포자형성균(6개 항목)	매주 1회 이상
	「먹는물 수질기준 및 검사 등에 관한 규칙」 [별표 1]에서 정하는 모든 항목	매반기 1회 이상

23 「먹는물관리법 시행규칙」 제35조(검사기관의 지정 등)

⑥ 다음 각 호의 어느 하나에 해당하는 기관은 먹는물 수질검사기관(바이러스 및 원생동물검사 분야는 제외한다) 및 수처리제 검사기관으로 지정된 것으로 본다. 이 경우 법 제36조 제2항에 따른 자가기준과 자가규격에 관한 검사는 제1호의 기관에서만 할 수 있다.
1. 국립환경과학원
2. 유역환경청 또는 지방환경청
3. 시·도 보건환경연구원
4. 특별시·광역시의 상수도연구소·수질검사소

24 「폐기물관리법 시행규칙」 제14조 [별표 5] 폐기물의 처리에 관한 구체적 기준 및 방법

5. 지정폐기물 중 의료폐기물의 기준 및 방법
다. 보관의 경우
1) 의료폐기물을 위탁처리하는 배출자는 의료폐기물의 종류별로 다음의 구분에 따른 보관기간을 초과하여 보관하여서는 아니 된다.

가) 격리의료폐기물	7일	라) 위해의료폐기물 중 조직물류폐기물(치아만 해당한다)	60일
나) 위해의료폐기물 중 조직물류폐기물(치아는 제외한다), 병리계폐기물, 생물·화학폐기물 및 혈액오염폐기물과 바)를 제외한 일반의료폐기물	15일	마) 나목 6)에 따라 혼합 보관된 의료폐기물	혼합 보관된 각각의 의료폐기물의 보관 기간 중 가장 짧은 기간
다) 의료폐기물 중 손상성폐기물	30일	바) 일반의료폐기물	30일

25 「하수도법」 제34조(개인하수처리시설의 설치)

② 개인하수처리시설을 설치하거나 그 시설의 규모·처리방법 등 대통령령으로 정하는 중요한 사항을 변경하려는 자는 환경부령으로 정하는 바에 따라 미리 특별자치시장·특별자치도지사·시장·군수·구청장에게 신고하여야 한다. 개인하수처리시설을 폐쇄하려는 경우에도 또한 같다.

제1교시　환경위생학

26 공기의 성분과 농도(표준상태)
- 질소(N_2, 78.09v/v%), 산소(O_2, 20.95v/v%), 아르곤(Ar, 0.93v/v%), 탄산가스(CO_2, 0.032v/v%), 네온(N_2, 0.0018v/v%), 기타

27 이산화탄소(CO_2)
- 무색, 무취이며, 공기 중의 농도는 0.03~0.035% 정도이다.

28 군집독
- 환기가 되지 않는 실내에 다수인이 장시간 밀집되어 있을 경우 실내 공기의 물리적·화학적 조성의 변화로 두통, 구토, 메스꺼움, 현기증, 불쾌감, 식욕부진 등을 유발하는 것을 말한다.
- 물리적 변화 : 실내온도 증가, 습도 증가
- 화학적 변화 : CO_2 증가, O_2 감소, 악취 증가, 기타 가스의 증가

29 기류의 분류
- 무풍 0.1m/sec, 불감기류 0.2~0.5m/sec, 쾌적기류(실외) 1m/sec 정도이다.

30 가시광선의 직접적인 피해
- 안구 진탕증, 망막변성, 안정피로, 시력저하, 작업능률 저하

31 SO_2의 특징
- 황산제조공장, 석탄 연소 시 많이 배출된다.
- 무색, 자극성이 강하다.
- 대기오염지표이다.
- 산성비의 원인이 된다.
- 금속 부식력이 강하다.
- 액화성이 강하다.

32 진폐증
1. **원인** : 먼지의 흡입으로 발생되며, 입자의 크기 0.5~5.0μm가 가장 침착률이 크다.
2. **종류** : 규폐증, 탄폐증, 석면폐증, 흑연폐증, 면폐증, 농부폐증 등

33 산성비의 원인물질
- 황산(65%), 질산(30%), 염산(5%) 등

34 지하수
- 빗물, 지표수가 땅속으로 유입된 것으로 토양의 자정작용에 의해 여과, 흡착되며, 지표수에 비하여 오염기회가 적으며 지질의 영향과 경도가 높은 편이다.
- ※ 상수도에 주로 사용되는 수원은 지표수이다.

35 완속여과와 급속여과
1. 완속여과
- 물이 모래판 내를 천천히 흘러가면서 틈 사이 불순물을 제거한다.
- 화학적 전처리가 요구되지 않는 저탁도 원수에서 사용된다.
- 여과속도는 3m(6 ~ 7m)/day 정도이다.
- 여과, 흡착, 생물학적 응결 작용 등으로 이루어진다.
- 박테리아, 탁도, 색깔 등이 효과적으로 제거된다.
- 시공비가 높고 토지소요가 많다.

2. 급속여과
- 완속여과에 비해 빠른 속도로 여과되기 때문에 약품침전을 한다.
- 여재에는 모래, 자갈, 인트라사이트, 무연탄, 규조토, 세밀한 섬유 등이 사용된다.
- 여과속도는 120m/day 정도이다.
- 도시급수를 위해 사용되는 여과시설이다.
- 여과, 응결, 침전에 의해 이루어진다.
- 수질이 탁도와 색도가 높을 때 효과적이다.
- 유지관리비가 많이 든다.
- ※ 완속여과는 철, 망간 등은 일부 제거되지만 경도 유발물질의 제거는 어렵다.
- ※ 경도를 유발하는 물질은 Ca^{++}, mg^{++}, Mn^{++}, Fe^{++}, Sr^{++} 등이 있으나 주로 Ca^{++}, mg^{++}이 경도를 일으킨다.

36 우물물의 소독제
- 우물물의 소독제는 클로로칼키(차아염소산칼슘)를 많이 사용한다.

37 염소주입량 = 염소요구량 + 잔류염소량
- 염소요구량 : 수중 유기물질의 산화에 필요한 염소의 양
- 잔류염소량 : 물속에 남아 있는 유리형 잔류염소량

38 THM(trihalomethane)의 먹는물 기준치
- 0.1mg/L 이하이다.

39 용존산소(DO)의 농도를 증가시키는 조건
- 포화 DO 농도와 현재 DO 농도차가 클수록, 공기방울이 작을수록, 비표면적이 클수록, 기압이 높을수록, 수압은 낮을수록, 수온이 낮을수록, 접촉 시간이 길수록, 물과 공기와의 접촉표면의 흐트러짐이 크게 일어날수록(즉, 수면의 교란 상태가 클수록), 난류일수록, 염분이 낮을수록 등

40 BOD 측정 시 시료의 전처리
- 산성 또는 알칼리성 시료 : pH가 6.5~8.5의 범위를 벗어나는 시료는 염산(1+11) 또는 4% 수산화나트륨 용액으로 시료를 중화하여 pH 7로 한다. 다만, 이때 넣어주는 산성 또는 알칼리성 시료의 알칼리성 시료의 양이 0.5%가 넘지 않도록 하여야 한다.
- 잔류염소가 함유된 시료 : 아황산나트륨 용액(0.025N)을 넣어 준다.
- 용존산소가 과포화된 시료 : 수온이 20℃ 이하이거나 20℃일 때의 용존산소 함유량이 포화량 이상으로 과포화되어 있을 때에는 수온을 23~25℃로 하여 15분간 통기하고 방냉하여 수온을 20℃로 한다.

41 BOD 측정용 희석수
- 생물의 증식을 방해하는 물질(동, 잔류염소, 수산화알칼리)이 함유되어서는 안 된다.
- 용존산소(DO)가 포화되어 있어야 한다.
- pH값이 7.2로 완충되어 있어야 한다(배양 중에 발생하는 탄산, 질산 또는 다른 산에 의해 값이 변할 수 있으므로 완충제 첨가).
- 호기성 미생물의 정상적 발육에 필요한 미량성분(칼슘, 마그네슘, 철, 질소, 인산 등)을 포함해야 한다.
- 식종(seeding)희석수 : 검수에 호기성 미생물이 존재하지 않을 경우 또는 충분하지 않을 경우는 희석수에 호기성 미생물을 첨가한 것을 사용한다.

42 최확수(MPN ; Most Probable Number)
- 검수 1mL 중 또는 1g 중 존재하는 대장균군 수이다.
- 1mL 중에 대장균이 100일 가능성이 가장 크다.

43 물의 자정작용
- 물리적 자정작용 : 침강, 확산, 휘산, 운반, 희석, 혼합, 여과, 자외선에 의한 살균작용 등
- 화학적 자정작용 : 산화작용, 환원작용, 중화, 응집 등
- 생물학적 자정작용 : 유기물 분해작용, 수중 생물에 의한 식균작용 등

44 조류(algae)
- 조류가 광합성 작용을 하는 데 중요한 것은 햇빛, CO_2 등이다.
- 조류는 햇빛이 있는 낮에는 광합성 시 물속의 CO_2를 섭취하고 산소를 과포화시킨다.
- 햇빛은 수심 1.5m 정도밖에 투과하지 못하므로 산화지법으로 폐수나 하수 처리 시 면적이 많이 든다.
- 조류제거에는 황산동($CuSO_4$)이나 염소가 사용된다.

45 농약
- 유기염소계 : DDT, BHC, Aldrin, Dieldrin 등
- 유기인제 : DDVP, malathion, parathion, EPN 등

46 화력발전소, 원자력발전소의 온수유출
- DO(용존산소)를 감소시킨다.

47 폐수처리에 이용되는 산화제
- 염소가스(Cl_2), 염소화합물($NaClO$, $CaOCl_2$ 등), 오존(O_3) 등이 있다.
- ※ 환원제 : 아황산염($NaSO_2$, $NaHSO_2$), 아황산가스(SO_2), 황산제1철($FeSO_4$) 등

48 활성탄 흡착공정으로 제거 가능한 오염물질
- 총체적인 유기오염 물질(BOD, COD, TOC 등)
- THMFP, THM
- 세제(음이온 계면활성제), 페놀류
- 맛, 냄새, 색도
- 유기인계 농약(다이아지논, 파라치온, 말라치온 등)
- 카바마이트계 농약
- 유기염소계 농약(엔드린, 2,4-DHC 등)
- 휘발성 유기오염물질
- 다핵방향족탄화수소(PAH, 벤조피렌 등)
- 무기물(불소, 수은, 납 등)
- NH_3-N

49 살수여상법

장점	• 슬러지벌킹(sludge bulking)의 문제가 없다. • 하·폐수의 수질이나 수량의 변동에 민감하지 않다. • 분해가 잘되어 안정된 처리수를 얻을 수 있다. • 유지비가 비교적 싸다(폭기하지 않는다). • 건설비가 적게 든다.
단점	• 생물막이 탈락된다. • 여상의 폐쇄가 일어난다. • 파리가 번식한다. • 악취가 발생한다. • BOD와 SS제거율은 활성오니법보다 낮다.

50 산화지법
- 수중의 유기물은 호기성 세균에 의해 산화·분해되어 CO_2, H_2O 등을 생성한다.
- 생성된 CO_2을 조류가 광합성에 이용하여 산소를 생성한다.
- 조류는 햇빛과 이산화탄소를 이용(탄소동화작용)하여 산화지에 산소를 공급한다.

51 혐기성 소화에 적당한 폐수
1. BOD 농도가 높은(10,000ppm) 경우
- 식품가공 폐수
- 제지펄프 폐수
- 증류주 제조공장의 폐수
- 모 방적공장의 세모폐수
- 유기성 폐수의 활성슬러지 처리에서의 폐슬러지

52 슬러지 세척의 주된 목적
- 소화 슬러지는 알칼리성이 강한데 이것을 세척함으로써 슬러지의 알칼리도를 낮추어 탈수를 좋게 한다.
- 세척함으로써 탈수에 사용하는 응집제의 사용량을 줄일 수 있다.

53 분뇨의 악취발생 원인
- 분뇨의 악취발생 원인이 되는 가스는 NH_3와 H_2S이다.

54 활성슬러지법
- 활성슬러지법은 하수처리 방법이다.

55 폐기물 분쇄 또는 절단
- 폐기물을 분쇄 또는 절단하는 것은 매립효과와는 관계가 없다.

56 폐기물을 위생적으로 매립할 때 복토재료
- 폐기물을 위생적으로 매립할 때 복토재료로 실트(silt)가 쓰인다.
- 실트(silt)는 모래보다 잘고 진흙보다 거친 침점토(흙)이다.

57 산업재해지표
- 산업재해 발생빈도와 작업에 미치는 손실을 산출하기 위한 지수이다.

건수율	• 산업재해 발생상황을 총괄적으로 파악할 수 있는 지표이다. • 건수율 = $\dfrac{재해건수}{평균실근로자수} \times 10^3$
강도율	• 재해의 상해지수 • 강도율 = $\dfrac{손실작업일수(근로손실일수)}{연근로시간수} \times 10^3$
도수율	• 재해발생 상황을 파악하기 위한 표준적 지표이다. • 도수율 = $\dfrac{재해건수}{연근로시간수} \times 10^6$ = $\dfrac{재해건수}{연근로일수} \times 10^3$
중독률	• 평균손실일수 • 중독율 = $\dfrac{손실근로일수}{재해건수} \times 10^3$

| 재해일수율 | • 재해일수율 = $\dfrac{연재해일수}{연근로시간수} \times 10^3$ |

58 산업장 안전관리대책

- 안전관리조직을 활성화하고, 작업환경의 정비 및 정기적 점검을 엄격히 수행하며, 작업복 및 보호구의 착용을 지도하고, 안전에 관한 제 규정의 준수를 철저히 하여야 한다.
- 근로자의 적정배치, 안전교육과 훈련실시(신규채용자, 일반근로자, 간부요원 등을 구분하여 실시)한다.
- 안전사고의 표지판 표시·포스터 부착 및 계몽활동, 작업장의 정리·정돈·청결지도와 재해방지목표의 설정과 이를 실천하도록 지도(무재해일, 무재해주간)하여야 한다.

59 잠함병(caison disease)

- 고압상태에서 질소(N_2)가 혈액이나 지방조직에 용해되었다가 급격히 감압(정상기압)되면서 N_2 가스가 기포를 형성하여 발생되는 병이다.

60 방사선

- 투과력의 순서 : γ선 > β선 > α선
- 살균력이 강한 순서 : γ선 > β선 > α선
- 전리도의 순서 : α선 > β선 > γ선

61 면폐증

- 면폐증은 섬유폐증을 일으킨다.

62 고엽제

- 고엽제의 주성분 : 다이옥신
- 다이옥신 배출원 : 제초제, 오염된 육류나 채소, 소각로 등

63 산업피로

1. 산업피로의 인자
- 외부적 인자 : 작업의 강도, 작업의 양, 작업의 속도, 작업시간, 작업환경 등
- 신체적 인자 : 체력부족, 약한 체력, 작업적성의 결함, 작업의욕상실 등
- 인간관계 및 사회경제적 양상 등
2. 산업피로의 대책 : 충분한 수면, 적당한 영양섭취, 음주나 약제남용 억제, 적재적소에 배치 등

64 진동·소음유발 직업

- 진동 발생 : 착암공, 병타공, 재단공, 연마공 등
- 소음 발생 : 조선공, 제판공, 금속공, 직포공 등
※ 연마공장 : 진동발생, 석탄·석면 등의 분진 발생
※ 주물공장 : 쇠로 그릇 등을 만드는 공장을 말하며, 자극성 가스·고열·유해광선 등이 발생

65 「공중위생관리법 시행규칙」 제4조 [별표 2] 목욕장 목욕물의 수질기준과 수질검사방법 등

Ⅰ. 목욕물의 수질기준

1. 원수

가. 색도는 5도 이하로 하여야 한다.
나. 탁도는 1NTU(Nephelometric Turbidity Unit) 이하로 하여야 한다.
다. 수소이온농도는 5.8 이상 8.6 이하로 하여야 한다.
라. 과망간산칼륨 소비량은 10mg/L 이하가 되어야 한다.
마. 총대장균군은 100mL 중에서 검출되지 아니하여야 한다.

2. 욕조수

가. 탁도는 1.6NTU 이하로 하여야 한다. 이 경우 다른 법령에 의하여 목욕장에서 사용할 수 있도록 허가받은 제품을 첨가한 때에는 당해 제품에서 발생한 탁도는 계산하지 아니한다.
나. 과망간산칼륨 소비량은 25mg/L 이하가 되어야 한다.
다. 대장균군은 1mL 중에서 1개를 초과하여 검출되지 아니하여야 한다. 이 경우 평판마다 30개 이하의 균체의 군락이 형성되었을 때는 원액을 접종한 평판의 균체의 군락을 평균하며, 기재는 반드시 1mL중 몇 개라고 표시한다.
라. 욕조수를 순환하여 여과시키는 경우에는 다음의 구분에 따른 기준에 따라야 한다.
1) 염소소독을 실시하지 않는 경우 : 레지오넬라균은 1,000CFU/L를 초과해 검출되지 않아야 한다.
2) 염소소독을 실시하는 경우 : 레지오넬라균은 1,000CFU/L를 초과해 검출되지 않아야 하고, 유리잔류염소 농도는 0.2mg/L 이상 1mg/L 이하가 되어야 한다.

66 「온천법 시행규칙」 제11조 [별표 3] 온천목욕장 목욕물의 수질기준 및 수질검사방법

1. 목욕물의 수질기준

가. 원수 : 총대장균군은 100mL 중에서 검출되지 아니하여야 한다.

나. 욕조수

1) 총대장균군은 1mL 중에서 1개를 초과해서 검출되지 않아야 한다.
2) 욕조수를 순환해 여과시키고 염소소독을 실시하는 경우 레지오넬라균은 1,000CFU/L를 초과해서 검출되지 않아야 하고, 유리잔류염소 농도는 0.2mg/L이상 0.4mg/L 이하가 되어야 한다.
3) 욕조수를 순환해 여과시키고 염소소독 외의 소독을 실시하는 경우 레지오넬라균은 1,000CFU/L를 초과해서 검출되지 않아야 한다.

67 실내환기의 작용
- 실내·외의 온도차(주로 작용)
- 기체의 확산
- 외기의 통풍력 등

68 채광효율을 높이기 위한 방법
- 창의 방향은 남향이 좋다.
- 창의 높이는 채광과 환기를 위해 창문의 위치는 세로로 된 높은 창이 좋다.
- 창의 면적은 바닥면적의 1/5 ~ 1/7 이상 되는 것이 좋다.
- 개각(가시각)은 4 ~ 5°, 입사각(앙각)은 27 ~ 28° 정도가 좋다.
- 거실의 안쪽길이는 바닥에서 창틀 위 부분의 1.5배 이하인 것이 좋다

69 실내온도
- 난방은 10℃이하 일 경우, 냉방은 26℃ 이상일 경우 하여야 한다.

70 소요 환기량 구하는 공식
- $Q = \dfrac{H}{K_2 - K_1}$ (m³/hr)
- Q : 소요 환기량
- H : 실내 CO₂량[1시간 기준 1인당 CO₂ 호출량 × 사람수 (m³/hr)]
- K_2 : 실내 CO₂ 허용농도(0.1%)
- K_1 : CO₂의 실외 정상농도(0.03%)
- CO₂ 호출량 : 개인차에 따라 다르나 보통 20 ~ 22L, 수면 시 12L(0.012m³/hr)

71 방한력 : 열차단 단위(CLO)
- 기온 21℃, 기습 50%, 기류 0.1m/sec, 피부온도 92°F 유지 시 1CLO
- 최적 방한력 : 4.5CLO,
- 방한화 2.5CLO, 방한장갑, 방한양말 2CLO, 보통작업복 1.0CLO, 방한복 4 ~ 4.5CLO

72 실내 공기질 측정항목 및 측정대상 오염물질
- 신축 공동주택의 실내 공기질 측정항목 : 포름알데히드, 벤젠, 톨루엔, 에틸벤젠, 자일렌, 1,4-디클로로벤젠, 스티렌
- 실내 공기질의 측정대상 오염물질(실내공간 오염물질) : 이산화탄소(CO₂), 일산화탄소(CO), 이산화질소(NO₂), 오존(O₃), 미세먼지(PM-10), HCHO(포름알데히드), 석면, 라돈(Rn), 총부유세균, 휘발성유기화합물(VOC)

73 소독작용에 영향을 주는 인자
- 세균과의 접촉, 청결, 수분, 시간, 온도, 농도 등

74 자외선에서 가장 살균력이 있는 파장
- 2,400 ~ 2,800Å(2,500 ~ 2,900Å)이다.

75 소독약의 살균력 측정
- 소독약의 살균력을 비교하기 위해서는 석탄산 계수가 이용된다.
- 석탄산 계수 = $\dfrac{\text{소독약의 희석배수}}{\text{석탄산의 희석배수}}$

제1교시   위생곤충학

76 구기

저작형 구기	• 고형식품을 씹어 먹는다. 상하순, 1쌍의 소악, 1쌍의 대악, 1개의 하인두(소화효소분비) 예 바퀴, 흰개미, 풍뎅이, 나방의 유충, 잠자리
천공흡수 구기	• 피부나 표피를 뚫고 혈액이나 즙액을 흡취한다. 예 모기, 진딧물, 매미, 빈대, 몸이, 머릿이, 깍지벌레
스폰지형 구기	• 표피를 뚫지 못하고 액상물질을 흡수한다(타액관, 섭취통로) 예 집파리
흡관형 구기	• 노출된 물이나 화즙을 빨아 먹는다. 가늘고 긴 구기 예 나비, 나방
저작흡수형 구기	• 씹어 먹거나(고형식품), 빨거나 핥아 먹는다(액상식품) 예 벌

77 몸이(*Pediculus humanus*)와 머릿이(*Pediculus capitis*)
1. 형태
- 구기 : 흡혈에 적합함
- 1번에 흡혈양 : 1~2mg정도
- 하루 2회 정도 흡혈하며, 암수 모두 흡혈한다.

2. 생활사 및 습성
- 불완전변태
- 유충과 성충의 서식처는 같다.
- 이의 자충 : 3회 탈피한다.
- 숙주선택성이 엄격하다.
- 고온과 고습에 부적당하며, 빛을 싫어한다.
- 사람의 이가 심하게 만연되는 때 : 불결한 위생, 기근 시, 전쟁 시, 내의를 오랫동안 입을 때

78 벼룩의 생활사 및 습성
- 완전변태를 한다.

- 성충의 수명은 약 6개월이다.
- 암수 모두 흡혈한다.
- 체장에 약 100배 정도 점프를 한다.
- 숙주 선택이 엄격하지 않다(쥐벼룩은 사람도 흡혈한다).
- 흑사병균에 감염된 벼룩은 정상적인 벼룩보다 자주 흡혈한다.
- 흑사병균에 감염된 벼룩은 수명이 짧다.
- 숙주가 죽으면 재빨리 떨어져 다른 동물로 옮긴다.
- 마루의 갈라진 틈, 먼지 속, 부스러기, 숙주동물의 둥지에 산란한다.

79 곤충의 변태 양상

1. 완전변태
- 4단계의 형태적 변화를 거쳐 성충이 되는 곤충
- 발육단계 : 알 → 유충 → 번데기 → 성충
- 종류 : 모기, 파리, 벼룩, 나방, 등에 등

2. 불완전변태
- 알에서 나온 유충이 번데기 과정을 거치지 않고 성충이 되는 곤충
- 발육단계 : 알 → 유충 → 성충
- 종류 : 이, 빈대, 바퀴, 진드기, 잠자리, 진딧물

80 위생곤충의 분류 - 목(Order)
- 파리목(쌍시목) : 파리, 모기, 등에, 깔따구
- 벌목(막시목) : 말벌, 꿀벌, 개미
- 나비목(인시목) : 나비, 나방
- 이목 : 이
- 벼룩목(은시목) : 벼룩

81 절지동물의 분류
- 거미강(주형강) : 진드기, 거미, 전갈 등
- 곤충강 : 파리, 모기, 이, 벼룩, 바퀴 등
- 지네강 : 왕지네, 땅지네, 들지네 등
- 노래기강 : 띠노래기, 질삼노래기, 각시노래기, 땅노래기 등
- 갑각강 : 가재, 게, 물벼룩 등

82 빈대의 베레제기관
- 암컷이 정자를 일시 보관하는 장소이다.
- 빈대만 가지고 있다.

83 진드기 매개 질병
- 털진드기 : 양충병, 유행성출혈열
- 참진드기 : 라임병, Q열, 진드기매개 뇌염, 진드기매개 티푸스(로키산 홍반열), 진드기매개 재귀열, 야토병

84 살충제의 입자의 크기
- 공간살포 : 1 ~ 50μm
  - 에어로솔 : 30μm - 가열연무(가열연막) : 0.1 ~ 40μ(5 ~ 15μ)
  - 극미량연무(ULV) : 5 ~ 50μ(50μ 이하)
- 미스트(mist) : 50 ~ 100μ
- 잔류분무 : 100 ~ 400μ
- 분제와 입제 살포 : 10μ 내외

85 효력증강제(synergist 또는 activator, 협력제)
- 자체로는 살충력이 전혀 없으나 살충제와 혼용하면 단독 시보다 효력이 현저하게 증강되는 약제를 말한다.
- 곤충체내에서 분비하여 무독화작용을 하는 효소를 공격한다.
- 종류 : piperonyl butoxide(피페로닐브톡사이드), sesamin(세사민), sesamex(세사멕스), sulfoxide(썰폭사이드), DMC(디엠씨), piperonyl cyclonene(피페로닐사이크로닌) 등
※ dimethyl carbate(디메틸카바이트)는 기피제이다.

86 극미량연무(ultra low volume)의 장점
- 살충제 원제를 분사하기 때문에 증발시간을 지연시키는 가장 좋은 방법이다.
- 석유나 경유와 같은 희석용매가 필요 없어 경비가 절약된다.
- 작업시간과 운행경비가 절감된다.
- 고열에 의한 살충제 손실이 없고, 살충효과가 높다.
- 연막에 의한 교통사고 우려가 적다.

87 교차저항성
- 어떤 약제에 저항성이 있을 때 화학적 구조가 유사한 다른 약제에 대하여 자동적으로 저항성이 생기는 것을 교차저항성이라 한다.

88 모기매개 질병
- 말라리아 : 중국얼룩날개모기가 매개
- 일본뇌염 : 작은빨간집모기(*Culex tritaeniorhynchus*)가 매개
- 사상충 : 토고숲모기(*Aedes togoi*)가 매개
- 황열병 : 이집트숲모기(*Aedes aegypti*)가 매개
- 뎅기열 및 뎅기출혈열 : 이집트숲모기(*Aedes aegypti*)가 매개

89 중앙치사량(LD$_{50}$)
- 공시동물의 50%를 치사시킬 수 있는 살충제의 양을 표시한다.
- 살충제의 인체독성을 비교평가 한다.
- LD$_{50}$은 수치가 낮을수록 독성이 강한 것이다.

90 기피제(repellent)
- 곤충이 싫어하거나 기피하는 화학물질로서 적당한 방법으로 제제하여 곤충의 접근, 공격, 침입 등을 방어하기 위해 사용한다.

- 살충력이 없으므로 살충제는 아니다.
- 종류 : benzyl benzoate(벤질벤조에이트), dimethyl phtalte(DMP), ethyl hexamediol(Rutger 612), dimethyl carbate(Dimelone) 등

※ 기피제들 중에는 살충 작용을 하는 것도 있다.

91 곤충의 순환계
- 개방혈관계(개방순환계)이다.
- 9개의 심장이 있다.
- 체강의 상단에 위치하고 있는 1개의 긴 배관이다.
- 전반부에는 대동맥을, 후반부에는 여러 심장을 형성하고 있다.
- 항문 쪽의 끝은 막혀 있다.

92 곤충의 혈림프액(haemolymph)의 역할
- 영양분을 각 조직에 공급한다.
- 노폐물을 배설기관으로 운반한다.
- 체내의 수분유지를 한다.
- 혈압을 이용하여 호흡작용을 돕는다.
- 탈피과정을 원활하게 한다.
- 곤충의 발육을 돕는다.

93 참진드기 매개질병
- 진드기매개 티프스(일명 로키산 홍반열 ; 경란형, 토끼 등 설치류), Q열(소의 우유, 고기 섭취), 진드기 매개 뇌염, 튜레미아(Tularemia), 라임병(독감증세와 비슷), 수막염, 안면신경마비

※ 중국얼룩날개모기 – 말라리아
※ 이 – 발진티푸스
※ 벼룩 – 페스트
※ 작은빨간집모기 – 일본뇌염

94 생물학적 전파

증식형	• 곤충 체내에서 수적으로 증식한 후 전파 예 뇌염, 황열, 뎅기열 – 모기, 유행성재귀열 – 이, 흑사병(페스트) – 벼룩
발육형	• 곤충 체내에서 수적 증식은 없고 단지 발육한 후 전파(숙주에 의하여 감염) 예 사상충병 – 모기, 로아사상충 – 등에
발육증식형	• 곤충 체내에서 생활환의 일부를 거치며 수적 증식을 한후 전파 예 말라리아 – 모기, 수면병 – 체체파리, 텍사스우열 – 진드기
경란형	• 진드기의 난소를 통해 다음 세대까지 전달되어 전파 예 로키산 홍반열 – 진드기, 양충병(쯔쯔가무시병) – 털진드기
배설형	• 곤충 체내에서 증식한 후 장관을 거쳐 배설물과 함께 배출되어 전파 예 발진티푸스 – 이, 발진열 – 벼룩

※ 황열모기로 알려진 이집트숲모기는 뎅기열을 옮긴다.

95 질병과 곤충을 결부시킨 과학자
- Ross : 1898년 학질모기(중국 얼룩날개모기)가 말라리아를 전파시킨다는 사실을 밝힘
- Mercurialis : 1577년 질병과 곤충의 관계를 정립(파리 : 흑사병 전파)
- Walter Reed : 1900년 황열을 이집트숲모기($Aedes\ aegypti$ 모기)가 전파시킨다는 사실을 밝힘
- David Livingstone : 1857년 체체파리가 나가다병을 전파시킨다는 사실을 밝힘
- Manson : 1878년 반크로프티 사상충이 모기 체내에서 감염상태까지 발육함을 처음으로 증명

96 훈증법(fumigation)
- 밀폐 전 공간에 유독물질을 호흡각, 기공 → 체내 흡입 치사하게 하는 방법
- 창고의 곡물, 목재, 선박 내의 쥐, 바퀴 구제

> 예 시안산(HCN), 인(PH_3), 메칠브로마이트(CH_3Br)
> – 곡물해충 구제용 : ethylene oxide
> – 가구, 목재해충 구제용 : methyl bromide

- 가정용 훈증제 : DDVP, 나프탈렌, Empenthrin, 모기향(piresrodrmy), 매트, 전자모기향 : 가열온도 유지(PTC 반도체 내장)

97 파리목(쌍시목)
- 날개가 1쌍으로 막질이고 후시는 퇴화되어 평균곤으로 변형되었다.
- 구부는 흡수형이다.
- 종류 : 등에, 모기, 파리 등

98 등에
- 등에는 쌍시목(파리목)이다.

99 단각아목과 장각아목의 특징

단각아목	• 성충의 촉각이 짧고, 기부의 3절만 잘 발달되어 대형이고 나머지 수개절은 작다. • 구기는 흡혈성이다. • 종류 : 등에과, 노랑등에과

장각아목 (긴뿔파리아목)	• 촉각이 두부와 흉부보다 길고 다수의 절로 되어 있다. • 성충은 긴 촉각을 갖는다. • 모기과, 등에모기과, 나방파리과, 먹파리과 등

100 살서제를 청색이나 흑색으로 염색하는 이유
• 사람이 먹는 음식물과 구분하기 위하여 살서제를 청색이나 흑색 등 적당한 색으로 염색한다.

101 잔류분무
• 입자의 크기 : 100 ~ 400μ
• 효과가 오래 지속되는 약제를 표면에 뿌려 대상 해충이 접촉할 때마다 치사시키는 방법이다.
• 잔류분무 시 가장 중요한 것은 희석농도에 관계없이 희석액이 벽면에 $40cc/m^2$가 되도록 살포되어야 한다.

102 곤충의 생식기
• 수정낭(spermatheca) : 암컷이 정자를 보관하는 암컷의 생식기이다.
• 저장낭(seminal vesicle) : 수정관의 일부가 팽대되어 정자를 사정할 때까지 보관하는 수컷의 생식기이다.

103 불쾌곤충(뉴슨스)
• 질병을 직접전파하지는 않으나 사람에게 불쾌감, 혐오감, 공포감을 주거나 일상생활에 불편을 야기하는 곤충을 말한다.
• 뉴슨스 종류 : 깔따구, 노린재, 노래기, 곱등이, 나방파리, 귀뚜라미 등

104 생물학적 전파

증식형	• 곤충 체내에서 수적으로 증식한 후 전파 예 뇌염, 황열, 뎅기열 – 모기, 유행성재귀열 – 이, 흑사병(페스트)
발육형	• 곤충 체내에서 수적 증식은 없고 단지 발육한 후 전파(숙주에 의하여 감염) 예 사상충병 – 모기, 로아사상충 – 등에
발육증식형	• 곤충 체내에서 생활환의 일부를 거치며 수적 증식을 한 후 전파 예 말라리아 – 모기, 수면병 – 체체파리, 텍사스우열 – 진드기
경란형	• 진드기의 난소를 통해 다음 세대까지 전달되어 전파 예 로키산 홍반열 – 진드기, 양충병(쯔쯔가무시병) – 털진드기
배설형	• 곤충 체내에서 증식한 후 장관을 거쳐 배설물과 함께 배출되어 전파 예 발진티푸스 – 이, 발진열 – 벼룩

105 모기의 촉수(촉빈)
• 촉각과 주둥이 사이에 있는 기관이다.
• 감각기관 중 CO_2를 가장 예민하게 느낄 수 있는 기관이다.

제2교시 공중보건학

01 세계보건기구(WHO ; World Health Organization)
• 국제연합(UN)전문기구로 1948년 정식 발족
• 본부 : 스위스 제네바, 세계 각지에 6개 지역기구로 구분되어 있으며, 우리나라는 서태평양 지역에 속함
• 설립목적 : 세계 온 인류의 건강을 가능한 한 최고수준에 도달하게 하기 위함

02 질병의 자연사 과정
• John W. Leavell과 Edward M. Clark는 질병의 초기 단계부터 최종 결과까지의 진행을 비병원성기, 초기병원성기, 불현성 질병기, 현성질병기, 회복기의 5단계로 나누었다.
• 그 중 비병원성기는 질병에 걸리지 않는 시기로 건강증진(적극적 예방)과 보건교육, 생활양식개선, 환경위생개선이 필요한 시기이다.

03

프랭크(J.P.Frank)	최초의 공중보건학 저서인 '전의사경찰체계(위생행정)' 출간
존 스노우(J. Snow)	콜레라에 대한 역학조사 보고서로 장기설을 뒤집고 감염병 감염설을 입증
채드윅(E. chadwick)	열병 보고서 발표
레벤후크 (Leeuwenhoek)	현미경으로 미생물을 최초 발견

04 역학
• 인구집단에서 발생하는 질병의 분포상태를 관찰하고, 그 질병과 연관된 원인을 규명하여 앞으로의 질병발생을 예측하는 보건학의 한 분야로 목적은 질병의 관리와 예방이다.

05 분석역학
• 제2단계 역학으로 가설을 검정하기 위한 역학적 연구방법으로 기술역학의 결정인자를 토대로 질병발생 요인들에 대하여 어떤 가설을 설정하고, 실제로 얻은 관측자료를 분석하여 그 가설이 옳은지 그른지 가려내는 것이다.

06 전향성 조사

장점	• 여러 요인에 대한 통제가 가능 • 속성, 요인에 편이이 들어가는 경향이 적음 • 상대위험도, 귀속위험도, 발병률 산출 가능 • 부수적으로 다른 질환과의 속성 파악 가능
단점	• 질병분류에 착오발생 가능 • 많은 대상자 필요 • 오랜 기간 동안 계속 관찰 필요 • 대상자의 탈락 가능 • 진단 방법과 기준에 변동 가능 • 비용이 많이 듦 • 윤리적인 문제가 대두되어 연구설계에 영향을 미침

07 기술역학
- 제1단계 역학으로 질병이나 건강에 관련된 사건의 발생과 분포를 찾고자 하거나 질병의 원인에 대한 기초 연구나 데이터가 없어 원인을 유추하기가 어려울 때에 시행되는 연구방법이며 있는 그대로의 상황을 기술하기 위해 관찰을 기록하고 질병 발생의 원인에 대한 가설을 얻기 위해 시행되는 연구방법이다.

08 기술역학의 시간적 변수 중 순환변화(주기변화)
- 질병발병 양상이 수년(2 ~ 4년) 주기로 반복 유행하는 것은 집단면역 수준이 떨어지기 때문이다.
  예 홍역(2 ~ 3년), 백일해(2 ~ 4년), 유행성 독감(3 ~ 6년), 유행성 일본뇌염(3 ~ 4년)

09 병원력(병원성)
- 병원체가 감염된 숙주에게 현성 질병을 일으키는 능력으로 감염자 중 증상을 나타내는 환자의 비율로 나타냄
- 병원력(%) = 현성감염자수 / 전체 감염자수 × 100

10 기계적 탈출
- 병원소로부터 병원체 탈출 중 기계적 탈출은 모기, 이, 벼룩 등의 흡혈성 곤충에 의한 탈출, 주사기를 통한 탈출이 있다. 예 일본뇌염, B형간염, C형간염, 말라리아, 발진티푸스 등

11 소화기계 감염병
- 환자 또는 병원체 보유자의 토사물과 분변을 통해 배출되어진 병원체에 의해 식수나 음식이 오염되고 그것이 경구로 침입되어 일어나는 감염병으로 관리 방법으로는 철저한 환경위생이 가장 이상적임

병원체	감염병 종류
세균	장티푸스, 콜레라, 파라티푸스, 세균이질, 장출혈성대장균감염증
바이러스	소아마비, A형간염

12 백일해-2급, 세균감염
- 전파경로 : 호흡기 분비물을 통한 비말감염, 비말핵 감염
- 특성 : 발작적이고 경련성 기침이 특징, 격리필요, 감염 후 영구 면역 형성
- 예방 : DTaP(디프테리아, 파상풍, 백일해 혼합백신) 접종

13 디프테리아 - 1급, 세균
- 병원체 : 독소형 디프테리아균(*Corynebacterium diphtheriae*)
- 병원소 : 사람(환자 및 보균자)
- 전파경로 : 주로 환자나 보균자의 콧물, 인후 분비물, 기침 등을 통한 비말감염, 간혹 피부병변 접촉이나 비생물학적 매개체(non biological fomites)에 의한 전파가 일어나기도 함
- 특성
  - 진단 : Schick(쉬크) 테스트
  - 증상 : 발열, 인후·편도 발적, 감염 초기 인후부위를 뒤덮는 위막을 형성, 호흡기 폐색 유발 가능
- 예방 : DTaP(디프테리아, 파상풍, 백일해 혼합백신) 접종
  - 예방접종은 순화독소(Toxoid), 감염이 의심될 경우에는 항독소(Antitoxin) 접종

14 교정 가능요인 및 불가능요인
- 교정 가능요인 : 식이습관, 흡연, 음주, 신체활동
- 교정 불가능요인 : 나이, 성별, 유전, 가족력

15 고혈압 기준
- 고혈압합동위원회(JNC)가 발표한 JNC 8(2014 Evidence-Based Guideline for the Management of High Blood Pressure in Adults ; 근거에 기반을 둔 성인에서의 고혈압 관리 가이드라인)에서는 60세 이상 노인환자를 제외하고 140/90mmHg 이상일 때를 고혈압이라고 정의
- 우리나라 대한고혈압학회 기준
  - 정상혈압 : 수축기혈압과 이완기혈압 모두 120mmHg 미만 그리고 80mmHg 미만일 때로 정의
  - 고혈압 : 수축기혈압 140mmHg 이상 또는 이완기혈압 90mmHg 이상으로 정의

16 암의 발생원인 중 숙주요인
- 유전적요인 : 동일한 발암원에 노출되더라도 개인차가 있음
- 면역 : 면역기능이 저하될 때 암세포가 제거되기 어려움
- 호르몬 : 에스트로겐에 장기간 노출 시 유방암, 난소암의 위험증가

- 감염 : 세균이나 바이러스, 기생충 감염은 발암과정 촉진

17 보건행정의 특성 중 교육성
- 국민들이 건강향상 행위를 할 수 있도록 교육적 방법을 활용

18 공식 조직 및 비공식 조직

	공식 조직	비공식 조직
대인관계	• 구성원 간의 관계가 사전에 규정	• 상호욕구나 필요성에 의해 자연발생적으로 맺어진 자생 집단
리더십	• 리더 임명	• 리더가 자연적으로 부상하거나 선출
형태	• 제도적으로 명문화, 가시적, 외면적, 인위적	• 비제도적, 비가시적, 내면적, 자연적
장점	• 권한, 의사소통, 책임이 분명 • 직무, 지위체계가 문서화 • 의도적으로 구성된 조직 • 조직의 수명이 긺	• 사회문화적 가치를 영속화 • 조직 구성원에게 소속감, 만족감 제공 • 의사소통 촉진 • 문제해결에 도움
단점	• 경직된 분위기 조성 • 의사소통 부족	• 부당한 정보와 소문의 유포로 사기 저하

19 근대기 공중보건
- 일제강점기(1910~1945년) : 조선총독부 경찰국 내 위생과 신설
- 미군정시대(1945~1948년) : 위생국 → 보건후생국 → 보건후생부
- 대한민국 정부 수립 이후 : 1948년 사회부 산하 보건국, 노동국, 후생국, 부녀국, 주택국 및 비서실 설치

20 보건의료원
- 보건소 중 의료법에 따른 병원의 요건을 갖춘 보건소는 보건의료원이라는 명칭을 사용할 수 있음
- 의료시설이 부족하고 지역적으로 열세에 있는 군과 시를 통합하여 1개씩의 보건의료원을 설치하여 농촌지역의 의료서비스 격차를 줄이기 위하여 설치

21 우리나라의 산업보건조직
- **고용노동부** : 산업보건의 목적을 달성하기 위해 정책의 수립과 집행, 조정과 통제의 책임을 가지며 직업성질환과 재해예방의 지원, 지도, 감독을 하며 홍보교육과 연구, 통계유지 등의 책임이 있음

2. 산업보건 관련 고용노동부 산하기관

산업안전보건공단(예방 담당)	근로자의 안전유지·보건증진과 사업주의 재해예방활동을 촉진하기 위한 기관
근로복지공단(보상 담당)	산업재해보상보험법에 따라 근로자의 업무상 재해에 대한 신속하고 공정한 보상과 재해 근로자의 재활 및 사회 복귀 촉진을 위한 보험 시설의 설치·운영, 재해 예방, 기타 근로자의 복지 증진을 위한 사업 시행을 위해 설립

22
- 1963.11 사회보장에 관한 법률 제정 → 1977.07 최초 국민의료보험실시, 500인 이상 사업장 근로자와 공업단지 근로자 강제 적용 → 1987.10 한방의료보험 실시 → 1989.07 전국민의료보험 실시, 도시지역 의료보험 실시로 전 국민의료보험이 강제로 실시(직장의료보험, 공무원 및 사립학교 교직원의료보험, 지역의료보험으로 운영), 약국의료보험 전면 실시 → 2000.07 의약분업 시행, 공단 및 139개 직장조합이 통합되어 국민건강보험공단 및 건강보험심사평가원 업무 개시

23 본인일부 부담금 제도
- 의료, 의약, 입원서비스를 제공받는 사람이 실제로 이러한 의료보장의 혜택을 받게 될 당시에, 의료비용의 일부를 혜택받는 의료기관에 지불하는 것을 의미한다.
- 도덕적 해이의 방지를 막고 추가재원을 확보하기 위한 제도이지만 빈곤층의 의료 접근을 제한할 수 있다는 단점이 있다.

24 인구동태통계
- 동태통계(Movement of Population)] 신고에 의한 자료 : 출생률, 사망률, 전·출입률, 혼인·이혼률
- 일정 기간에 인구가 변동하는 상황을 나타내는 통계

25 인구피라미드 중 종형
- 출생률·사망률이 모두 낮음 → 인구 정지, 0 ~ 14세 인구가 65세(50세) 이상 인구의 2배와 같음, 선진국형, 노령화 현상으로 노인복지 문제가 대두되기 시작

26 비타민 결핍증

지용성비타민	결핍증	수용성비타민	결핍증
비타민 A (레티놀)	야맹, 각막건조	비타민 B_1 (티아민)	각기병, 다발성 신경염
비타민 D (칼시페롤)	구루병, 골연화증	비타민 B_2 (리보플라빈)	구각염, 구순염, 설염

지용성비타민	결핍증	수용성비타민	결핍증
비타민 E (토코페롤)	불임, 노화, 유산	비타민 B_3 (니아신)	펠라그라(설사, 치매, 피부염 3D 증상)
비타민 K	혈액응고 지연	비타민 B_6 (피리독신)	피부염, 신경장애
비타민 F (리놀레산)	발육지연, 피부건조	비타민 B_9 (엽산)	태아의 신경계 결함
		비타민 B_{12} (코발라민)	악성빈혈
		비타민 C (아스코르브산)	괴혈병

27 영유아
- 「모자보건법」상 영유아 정의 : 출생 후 6년 미만인 사람

28 노인인구비
- 고령화사회(aging society) : 총인구 대비 65세 이상 인구 비율이 7% 이상
- 고령사회(aged society) : 총인구 대비 65세 이상 인구 비율이 14% 이상
- 초고령사회(super-aged society) : 총인구 대비 65세 이상인구 비율이 20% 이상

29 보건교육 중 역할극
- 대상자들이 직접 실제상황 중의 한 인물로 연기하면서 그 인물의 입장이나 처지를 이해하고, 건강문제나 상황을 분석하여 해결방안을 모색하도록 한다.

30 보건교육 중 시범
- 교육내용이 말이나 토의로 불가능한 기술의 습득인 경우 시각적으로 볼 수 있는 실제 물건이나 자료를 가지고 실시해 보임으로써 현실적인 실천을 가능하게 하는 효과적인 방법이다.

31 「학교보건법」 제2조 학생 건강검사
- 신체의 발달상황 및 능력, 정신건강 상태, 생활습관, 질병의 유무 등에 대하여 조사하거나 검사하는 것이다.

신체의 발달상황	키, 몸무게, 비만도 측정
건강조사	예방접종 및 병력, 식생활, 건강생활 행태 등에 대해 실시
건강검진	병원검진으로 근·골격, 척추, 눈, 귀 등의 상태, 병리검사
신체의 능력	심폐지구력, 근력·근지구력, 순발력, 유연성, 체지방 등
정신건강상태검사	정신상태, 사회성 및 정신건강 조사

32 정신건강복지센터의 설치 및 운영
- 보건복지부장관은 필요한 지역에서의 제12조 제1항에 따른 소관 정신건강증진사업 등의 제공 및 연계 사업을 전문적으로 수행하게 하기 위하여 정신건강복지센터를 설치·운영할 수 있다
- 시·도지사는 관할 구역에서의 제12조제2항에 따른 소관 정신건강증진사업등의 제공 및 연계 사업을 전문적으로 수행하게 하기 위하여 광역정신건강복지센터를 설치·운영할 수 있다.
- 시장·군수·구청장은 관할 구역에서의 제12조 제3항에 따른 소관 정신건강증진사업 등의 제공 및 연계 사업을 전문적으로 수행하게 하기 위하여 「지역보건법」에 따른 보건소(이하 "보건소"라 한다)에 기초정신건강복지센터를 설치·운영할 수 있다.

33 보통사망률
- 보통사망률(조사망률) $= \dfrac{\text{같은연도 총 사망수}}{\text{연 중앙인구}} \times 1,000$

34 치명률
- 치명률 : 일정 기간 동안의 현성감염자 중 그 질병에 의해 사망한 사람이 얼마나 되는지를 백분율로 나타낸 지표
- 치명률(%) $= \dfrac{\text{사망자}}{\text{현성감염자수}} \times 100$

35 생물테러감염병 – 탄저
- 생물테러에 가장 많이 사용
- 병원체 : 세균
- 다양한 경로(피부, 위장, 구인두, 흡입 등)를 통해 발생하고 예후도 다름

제2교시   식품위생학

36 식품보존방법

절임법	식품에 소금, 설탕, 식초를 넣어 삼두압 또는 pH를 조절하여 부패 미생물의 발육을 억제
염장법	10% 정도의 소금에 절임
당장법	50% 이상의 설탕에 절임

산저장법	초산, 젖산, 구연산을 이용하여 pH를 조절하여 미생물의 번식 억제

37 식품의 위해요소
- 내인성 : 식품 자체에 함유되어 있는 유해·유독 물질
- 자연독
  - 동물성 : 복어독, 패류독, 시구아테라독 등
  - 식물성 : 버섯독, 시안배당체, 식물성 알칼로이드 등
- 생리작용 성분 : 식이성 알레르겐, 항비타민 물질, 항효소성 물질 등

38 부패의 판정기준 – 화학적 검사
- 휘발성 염기질소(VBN) : 단백질 식품은 신선도 저하와 함께 Amine이나 NH_3 등을 생성(30 ~ 40mg%)
- 트리메틸아민(TMA) : 어패류의 비린내 원인물질로 어패류의 Trimethylamine Oxide가 환원되어 생성
- 히스타민 : 세균에 의해서 생성된 히스티딘이 탈탄산작용에 의해 히스타민으로 되어 어육 중에 축적
- pH(수소이온농도): 부패로 인해 염기성 물질이 생성되어 중성 또는 알칼리성으로 이행(pH 6.0 ~ 6.2)
- K값 : 어패류의 초기 조사를 위해 사용, 뉴클레오티이드의 분해 생성물(ATP, ADP, AMP, IMP, Hypoxanthine 등)

39
- 반수치사량(LD_{50})의 수치가 낮을수록 독성이 강하다 : 실험대상 동물 50%가 사망할 때의 투여량을 의미하며 이 값이 낮을수록 독성이 높음을 의미함
- 최소치사량(MLD) : 실험동물 한 무리(10마리 또는 그 이상)에서 한 마리를 치사시키는 최소의 용량
- 최대무작용량(MNEL) : 실험대상 동물에 시험물질을 장기간 투여했을 때 어떤 중독증상도 나타나지 않는 최대용량
- 최대내성용량(MTD) : 시험물질을 시험동물에 투여하였을 때 대조군에 비하여 10% 이내의 체중증가 억제 또는 상승을 나타내면서 사망에 영향을 미치지 않는 독성증상이 나타날 것으로 기대되는 최소용량
- 일일섭취허용량(ADI) : 사람이 일생 동안 매일 섭취하더라도 아무런 독성이 나타나지 않을 것으로 예상되는 1일 섭취허용량

40
- 세균의 증식곡선 : 세균은 환경 조건에 따라 유도기 → 대수기 → 정지기 → 사멸기의 단계를 거치며 증식 속도는 영양분, 온도, 산소 농도 등 다양한 요인에 의해 영향을 받음
- 정지기 : 세포수가 최대를 유지하며 분열균과 사멸균이 균형을 이루는 단계 – 시간이 지나면서 영양분이 점차 고갈되고, 대사산물이 축적되면서 증식 속도가 둔화, 이때 세균의 개체 수는 일정한 수준을 유지하며, 새로운 세포의 생성 속도와 사멸 속도가 균형을 이루게 되는데, 이러한 상태를 정지기(stationary phase)라고 함

41
- Penicillium : 과일과 건조식품을 변패시키고 독소를 만들며 페니실린·항생물질·유지 제조·치즈 발효 등에 이용
- *Penicillium expansum* : 과일의 연부병의 원인
- *Penicillium citrinium* : Mycotoxin인 Citrinin을 생성
- *Penicillium islandicum* : Islanditoxin과 Luteoskyrin을 생성

42 대장균군
- 그람음성, 무포자성, 단간균, 호기성 또는 통성혐기성균, 유당(젖당)을 분해하여 산과 가스를 생성, 분변오염지표로 이용(대장균이 검출되는 음료수는 오염수)

43 산패
- 식품 중의 지질이 미생물, 산소, 광선, 금속 등에 의해 산화·분해되는 현상으로 알데하이드, 케톤, 알코올 등이 생성

44 물리적소독법
- 비가열살균법 : 일광소독, 자외선살균법, 방사선 살균법
- 열처리법

건열멸균법	화염멸균법, 건열멸균법
습열멸균법	자비멸균법(열탕소독법), 고압증기멸균법, 간헐멸균법, 저온살균법, 초고온순간멸균법

45 방사선살균법 – 물리적소독법 중 비가열 살균법
- 동위원소에서 방사되는 전리방사선을 식품에 조사하여 미생물을 살균
- 저온살균법(방사선 동위원소에서 나오는 방사선을 이용)
- 살균력·투과력이 강한 순서: γ선 〉 β선 〉 α선
- 이용 핵종 : ^{60}Co-γ선, ^{137}Cs-γ선, ^{90}Sr-γ선 등(식품에 ^{60}Co-γ선을 이용해 10kGy 이하로 조사)
- 침투력이 강해 밀봉된 식품 그대로 조사하며 대량으로 처리 가능
- 살균, 살충, 생육억제, 품질 개량을 위해 사용
- 단위 : 그레이(Gy)이고, 국내는 10kGy(10,000Gy)로 규정

46 *Staphylococcus aureus*
화농성 질환의 대표적인 원인균으로 무포자 그람양성 구균, 통성혐기성, 포자 없음, 내염성균(15% 염분에서 생육가능), 건조상태에서 저항성이 강해 장시간 생존, 내열성이 강함, 식중독의 원인이 되는 엔테로톡신(Enterotoxin, 장독소) 생성하는 세균성 식중독 중 독소형에 해당

47 비브리오 식중독
- 원인균 : *Vibrio parahaemolyticus*
- 감염형 식중독, 해수균의 일종으로 3 ~ 5% 소금물에서 생육
- 그람음성 무포자 간균, 통성혐기성, 단모성 편모
- 3% 호염군으로 주원인식품은 해산 어패류이며 날것으로 섭취 시 식중독 발생
- 비브리오균은 바닷물의 온도가 15 ~ 17℃ 이상되는 시기에 활발하게 증식하고, 담수에 의해 사멸되며 내열성이 약해 60℃에서 5분간 가열하면 예방 가능

48 여시니아 식중독
- 원인균 : *Yersinia enterocolitica*
- 돼지장염균으로 알려진 인수공통병원균
- 장내세균과로 무포자, 그람음성 단간균, 통성혐기성, 주모성 편모
- 저온세균(발육최적온도 : 25 ~ 30℃, 4℃에서도 잘 발육)으로 저온조건 및 진공포장 상태에서도 증식 가능

49 황색포도상구균 식중독
- 원인균 : *Staphylococcus aureus*, 무포자 그람양성 구균, 통성혐기성, 편모없음, 비운동성
- 아포를 형성하지 않는 균 중 저항성이 가장 강함
- 화농균으로 화농성질환의 대표적인 원인균
- 내염성균 : 15% 염분에서 생육 가능, 건조상태에서도 저항성이 강해 식품이나 가검에서 장시간 생존 가능
- 식중독의 원인이 되는 엔테로톡신(장독소, enterotoxin)을 생산
- 원인식품 : 유가공품, 김밥, 도시락, 식육제품 등
- *Staphylococcus aureus*은 80℃에서 10분 가열로 사멸하지만 엔테로톡신은 내열성이 커서 일반적인 조리가열로는 예방이 어려움, 엔테로톡신은 120℃에서 20분 가열해도 활성을 잃지 않으며 220 ~ 250℃로 30분 이상 가열해야 파괴됨

50 신경독(neurotoxin)
- *Clostridium botulinum*에서 생산, 열에 약해 100℃ 1 ~ 2분, 80℃에서 20분 가열에 파괴

51 웰치균(가스괴저균) 식중독 – 감염독소형, 중간형 식중독
- 원인균 : *Clostridium perfringens*, 그람양성, 간균, 내열성 포자 형성, 편성혐기성, 편모 없음, 비운동성, 동물의 장관에 상주

52 노로바이러스 식중독
- 원인균 : 노로바이러스(*Norovirus*) 그룹
- 열저항성이 커 60℃로 가열 시 사멸되지 않으며 냉장에서도 생존가능
- 겨울철 설사 바이러스
- 10^2 이하의 입자로도 감염, 사람에서 사람으로 감염되기 때문에 2차 감염이 가능하며 구토나 설사 증상 없이도 바이러스를 배출하는 무증상 감염도 발생
- 노로바이러스에 대한 항바이러스 백신등이 개발되어 있지 않으므로 개인위생관리 철저, 85℃에서 1분 이상 가열 시 예방가능

53
- 아우라민(auramine), 로다민 B(rhodamine-B) : 유해 착색료
- 롱갈리트(rongalite) : 유해 표백제
- 포름알데히드(HCHO) : 유해 보존료

54 유기염소제
- 독성이 약한 반면 잔류성이 커서 만성중독을 일으킴
- 지질과 친화성이 커서 지방조직과 신경조직에 축적
- 신경독성물질로 중추신경계에 작용하여 독작용 유발: 식욕부진, 구토, 두통, 이상감각, 운동마비, 경련 등 중추신경마비 증상
- 종류 : DDT, BHC, Aldrin 등

55 아크릴아마이드
- 탄수화물 함량이 높은 식품(감자나 식빵)을 굽거나 튀길 때, 커피등에서 발생, 일반적으로 120℃ 이상

56
- ①, ②, ③, ⑤ : 납중독의 증상

57
- 삭시톡신(saxitoxin) : 대합조개, 섭조개, 홍합

58
- 리신(ricin) : 피마자
- 듀린(dhurrin) : 수수
- 테물린(temuline) : 독맥(독보리)
- 아코니틴(aconitine) : 오디, 부자, 초오
- 에르코톡신(ergotoxin) : 맥각

59 아플라톡신 중독
- 아스퍼질러스 플라버스(*aspergillus flavus*) 곰팡이가 쌀·보리 등의 탄수화물이 풍부한 곡류와 땅콩 등의 콩류에 침입하여 생성, 인체에 간장독(간암) 발병, 아플라톡신의 독성은 $B_1 > M_1 > G_1 > M_2 > B_2 > G_2$ 순, 아세톤이나 클로로포름에 녹고, 강산과 강알칼리에 의해 분해됨

60 붉은곰팡이(Fusarium) 독소
- 푸모니신(fumonisin)에 의한 중독 : 말의 뇌백질연화증, 돼지의 폐수종, 사람의 식도암유발, 발암물질로 분류
- 제랄레논(zearalenone)에 의한 중독 : 가축의 발정증후군, 암컷에서 불임 및 유선종대, 수컷에서 고환위축 및 유선확대 등 생식기계통의 독성 유발, 오염된 옥수수 및 보리등에서 검출
- 식중독성 무백혈구증(alimentary toxic aleukia) : sporofu sariogenin, Fagicladosporic acid
- 트리코데신(Trichothecene) : T-2 toxin, 데옥시니발레놀(deoxyivalenol), 소화기관의 문제를 유발

61 장티푸스
- 병원체 : *Salmonella typhi*, 그람음성, 통성혐기성, 무아포, 간균, 주모성 편도(운동성이 있음)

62 세균성이질
- 원인균 : 이질균(*Shigella dysenteriae*), 그람음성의 간균으로 호기성, 편모가 없어 운동성이 없고 포자와 협막 없음
- 감염경로
  - 환자와 보균자의 분변이 식품, 음료수에 오염되어 경구감염
  - 파리를 매개로 해서 감염
  - 소량으로도 감염 가능
  - 환자와 보균자의 직접·간접적인 접촉에 의해 감염
- 잠복기 : 1~7일(평균 1~3일)
- 증상 : 38~39℃의 고열, 혈액·점액·고름을 수반한 잦은 설사, 오한, 구토, 복통 등
- 제2급감염병으로 발생 또는 유행 시 24시간 이내에 신고
- 현재 국내에 사용화된 예방접종은 없음

63 A형 간염
- 병원체 : A형 간염 바이러스(Hepatitis A virus)
- 감염경로 : 환자의 분변에 오염된 식품이나 물을 통한 경구감염 / 주사기를 통한 감염이나 혈액제제를 통한 전파
- 증상 : 발열, 두통, 설사 위장장애 등의 전신증상을 거쳐 그 후 황달, 간비대 등
- 특징 : 소아기(6세 미만은 대부분이 무증상)의 감염은 성인에 비해 경증이거나 증상 없이 면역을 획득
- 예방접종을 통해 예방 가능
- 제2급감염병으로 발생 또는 유행 시 24시간 이내에 신고

64 세균성 식중독과 경구감염병 비교

구분	세균성 식중독	경구감염병
발병원인	대량의 증식된 균	미량의 균으로도 감염가능
독력	병원균의 독력이 약함	병원균의 독력이 강함
잠복기	비교적 짧다	일반적으로 길다
2차감염	거의 일어나지 않음	2차 감염이 일어남
면역	면역이 안된다	면역이 된다
음용수	수인성의 발생이 적음	수인성 발생이 큼

65 브루셀라증(Brucella, 파상열)
- 제3급감염병
- 병원체 : 그람음성, 호기성, 무포자, 간균, 편모 없음
  - *Brucella melitensis* : 양, 염소에 유산 발생
  - *Brucella abortus* : 소에게 유산
  - *Brucella suis* : 돼지에게 유산 일으킴
- 감염경로 : 유즙, 유제품, 고기에 의한 경구감염, 상처 통한 경피감염

66 리스테리아증(Listeriosis)
- 병원체 : *Listeria monocytogenes*, 4~5℃ 이하에서도 생존·번식
- 감염경로 : 감염된 동물과 직접 접촉하거나 오염된 식육, 유제품 등을 섭취하거나 오염된 먼지를 흡입하여 감염
- 증상 : 뇌척수막염, 임산부의 자궁 내 패혈증, 태아 사망, 신생아는 감염되면 높은 사망률을 보임

67 십이지장충(구충)
- 경구 또는 경피감염(손, 발, 피부를 통해 침입)
- 분변탈출 → 경구침입(충란형태), 경피침입(사상유충형태) → 체내순환 → 소장(공장 상부에 주로 기생) → 성충
- 증상 : 심한빈혈, 식욕감퇴, 피부건조, 부종, 이미증, 채독증(오심, 구통, 기침)

68
- 간흡충 : 제1중간숙주가 왜우렁이, 제2중간숙주가 담수어
- 폐흡충 : 제1중간숙주가 다슬기, 제2중간숙주가 게나 가재 등의 갑각류
- 유극악구충 : 제1중간숙주가 물벼룩, 제2중간숙주가 민물어류
- 아니사키스 : 제1중간숙주가 크릴새우 등 해산갑각류, 제2중간숙주가 해산어류(오징어, 고등어, 대구, 청어 등)

69 팽창제
- 빵, 과자 등을 만드는 과정에서 가스를 발생시켜 밀가루를 부풀게 함으로써 맛을 향상시키고, 소화되기 쉬운 상태가 되도록 사용

- 종류: 이스트(효모), 탄산수소나트륨, 염화암모늄, 황산암모늄 등

70
- 과산화벤조일 → 밀가루(소맥분)개량제 : 제분된 밀가루의 표백과 숙성기간을 단축시키고 제빵 효과의 저해 물질(카로티노이드계 색소와 단백분해 효소)을 파괴시켜 분질을 개량하는 데 사용

71 표백작용
- 식품 본래의 색을 없애거나 퇴색·변색 또는 잘못 착색된 식품에 대하여 화학 분해로 무색이나 백색으로 만들기 위해 사용
- 종류 : 산화표백제 – 과산화수소(최종 식품 완성 전에 분해,제거) / 환원표백제 – 메타중아황산칼륨, 메타중아황산나트륨, 무수아황산, 아황산나트륨, 산성아황산나트륨, 차아황산나트륨

72 산화방지제
- 유지의 산패 및 식품의 변색이나 퇴색을 방지하기 위해 사용하는 첨가물
- 지용성산화방지제 : 부틸히드록시아니솔(BHA), 디부틸히드록시톨루엔(BHT) → 모조치즈와 식물성크림에 사용불가
- 수용성산화방지제 : 에리소르브산, 에리소르브산나트륨

73
- ^{60}Co: 감마선(γ) 방출, 식품 살균에 주로 이용

74 1회 74번 해설 참조

75 HACCP의 12절차 중 준비단계 5단계
- HACCP팀 구성 → 제품설명서 작성 → 제품의 용도확인 → 공정흐름도 작성 → 공정흐름도 현장확인

04 위생사 필기 실전모의고사 • 정답 및 해설

1교시

위생관계법령

01	④	02	②	03	①	04	③	05	①
06	⑤	07	⑤	08	③	09	⑤	10	②
11	③	12	②	13	①	14	②	15	⑤
16	①	17	③	18	①	19	②	20	③
21	②	22	①	23	⑤	24	②	25	④

환경위생학

26	②	27	⑤	28	⑤	29	②	30	④
31	①	32	③	33	④	34	③	35	①
36	①	37	④	38	①	39	②	40	③
41	②	42	③	43	③	44	④	45	①
46	②	47	③	48	⑤	49	⑤	50	①
51	③	52	②	53	②	54	④	55	②
56	⑤	57	③	58	⑤	59	②	60	⑤
61	③	62	③	63	③	64	⑤	65	④
66	②	67	③	68	①	69	②	70	⑤
71	③	72	①	73	④	74	①	75	①

위생곤충학

76	④	77	③	78	④	79	④	80	⑤
81	①	82	②	83	⑤	84	⑤	85	④
86	①	87	②	88	②	89	④	90	④
91	④	92	③	93	④	94	②	95	③
96	④	97	③	98	①	99	③	100	⑤
101	②	102	④	103	⑤	104	③	105	①

2교시

공중보건학

01	④	02	④	03	④	04	④	05	④
06	②	07	①	08	②	09	③	10	③
11	⑤	12	②	13	②	14	②	15	③
16	①	17	③	18	④	19	②	20	③
21	⑤	22	⑤	23	①	24	③	25	⑤
26	②	27	③	28	④	29	④	30	②
31	⑤	32	⑤	33	④	34	②	35	①

식품위생학

36	②	37	③	38	③	39	③	40	④
41	①	42	③	43	①	44	②	45	④
46	①	47	④	48	②	49	③	50	①
51	①	52	③	53	①	54	③	55	①
56	④	57	③	58	②	59	⑤	60	②
61	①	62	④	63	④	64	④	65	③
66	④	67	①	68	⑤	69	⑤	70	⑤
71	④	72	③	73	②	74	④	75	③

제1교시 위생관계법령

01 「공중위생관리법」 제6조의2(위생사의 면허 등)
① 위생사가 되려는 사람은 다음 각 호의 어느 하나에 해당하는 사람으로서 위생사 국가시험에 합격한 후 보건복지부장관의 면허를 받아야 한다.
1. 전문대학이나 이와 같은 수준 이상에 해당된다고 교육부장관이 인정하는 학교에서 보건 또는 위생에 관한 교육과정을 이수한 사람
2. 「학점인정 등에 관한 법률」 제8조에 따라 전문대학을 졸업한 사람과 같은 수준 이상의 학력이 있는 것으로 인정되어 같은 법 제9조에 따라 보건 또는 위생에 관한 학위를 취득한 사람
3. 외국의 위생사 면허 또는 자격(보건복지부장관이 정하여 고시하는 인정기준에 해당하는 면허 또는 자격을 말한다)을 가진 사람

02 「공중위생관리법」 제9조의2(영업의 제한)
시·도지사는 공익상 또는 선량한 풍속을 유지하기 위하여 필요하다고 인정하는 때에는 공중위생영업자 및 종사원에 대하여 영업시간 및 영업행위에 관한 필요한 제한을 할 수 있다.

03 「공중위생관리법」 제11조(공중위생영업소의 폐쇄 등)
① 시장·군수·구청장은 공중위생영업자가 다음 각 호의 어느 하나에 해당하면 6월 이내의 기간을 정하여 영업의 정지 또는 일부 시설의 사용중지를 명하거나 영업소폐쇄 등을 명할 수 있다. 다만, 관광숙박업의 경우에는 해당 관광숙박업의 관할행정기관의 장과 미리 협의하여야 한다.
1. 영업신고를 하지 아니하거나 시설과 설비기준을 위반한 경우
2. 변경신고를 하지 아니한 경우
3. 지위승계신고를 하지 아니한 경우
4. 공중위생영업자의 위생관리의무 등을 지키지 아니한 경우
4의2. 카메라나 기계장치를 설치한 경우
5. 영업소 외의 장소에서 이용 또는 미용 업무를 한 경우
6. 보고를 하지 아니하거나 거짓으로 보고한 경우 또는 관계공무원의 출입, 검사 또는 공중위생영업 장부 또는 서류의 열람을 거부·방해하거나 기피한 경우
7. 개선명령을 이행하지 아니한 경우
8. 「성매매알선 등 행위의 처벌에 관한 법률」, 「풍속영업의 규제에 관한 법률」, 「청소년 보호법」, 「아동·청소년의 성보호에 관한 법률」, 「의료법」 또는 「마약류 관리에 관한 법률」을 위반하여 관계 행정기관의 장으로부터 그 사실을 통보받은 경우

② 시장·군수·구청장은 제1항에 따른 영업정지처분을 받고도 그 영업정지 기간에 영업을 한 경우에는 영업소 폐쇄를 명할 수 있다.

04 「공중위생관리법」 제12조(청문)
보건복지부장관 또는 시장·군수·구청장은 다음 각 호의 어느 하나에 해당하는 처분을 하려면 청문을 하여야 한다.
2. 이용사와 미용사의 면허취소 또는 면허정지
3. 위생사의 면허취소
4. 영업정지명령, 일부 시설의 사용중지명령 또는 영업소 폐쇄명령

05 「공중위생관리법」 제17조(위생교육)
① 공중위생영업자는 매년 위생교육을 받아야 한다.
② 제3조 제1항 전단의 규정에 의하여 신고를 하고자 하는 자는 미리 위생교육을 받아야 한다. 다만, 보건복지부령으로 정하는 부득이한 사유로 미리 교육을 받을 수 없는 경우에는 영업개시 후 6개월 이내에 위생교육을 받을 수 있다.
※「공중위생관리법」 제3조(공중위생영업의 신고 및 폐업신고)

> ① 공중위생영업을 하고자 하는 자는 공중위생영업의 종류별로 보건복지부령이 정하는 시설 및 설비를 갖추고 시장·군수·구청장에게 신고하여야 한다. 보건복지부령이 정하는 중요사항을 변경하고자 하는 때에도 또한 같다.

06 「식품위생법 시행령」 제4조(위해평가의 대상 등)
② 위해평가에서 평가하여야 할 위해요소는 다음 각 호의 요인으로 한다.
1. 잔류농약, 중금속, 식품첨가물, 잔류 동물용 의약품, 환경오염물질 및 제조·가공·조리과정에서 생성되는 물질 등 화학적 요인
2. 식품 등의 형태 및 이물 등 물리적 요인
3. 식중독 유발 세균 등 미생물적 요인

07 「식품위생법 시행규칙」 제20조(수거량 및 검사의뢰 등)
① 식품 등을 수거한 관계 공무원은 그 수거한 식품 등을 그 수거 장소에서 봉함하고 관계 공무원 및 피수거자의 인장 등으로 봉인하여야 한다.

08 「식품위생법 시행규칙」 제36조 [별표 14] 업종별 시설기준
「식품위생법 시행규칙」 제36조에 따른 업종별 시설기준은 별표 14와 같다.

> 2) 단란주점영업 : 주된 객장 안에서는 높이 1.5미터 미만의 칸막이(이동식 또는 고정식)를 설치할 수 있다. 이 경우 2면 이상을 완전히 차단하지 아니하여야 하고, 다른 객석에서 내부가 서로 보이도록 하여야 한다.

09 「식품위생법 시행령」 제23조(허가를 받아야 하는 영업 및 허가관청)

허가를 받아야 하는 영업 및 해당 허가관청은 다음 각 호와 같다.
1. 식품조사처리업 : 식품의약품안전처장
2. 식품접객업 중 단란주점영업과 유흥주점영업 : 특별자치시장·특별자치도지사 또는 시장·군수·구청장

10 「식품위생법」 제47조의2(식품접객업소의 위생등급 지정 등)

⑤ 위생등급의 유효기간은 위생등급을 지정한 날부터 2년으로 한다. 다만, 총리령으로 정하는 바에 따라 그 기간을 연장할 수 있다.

11 「식품위생법」 제48조의2(인증 유효기간)

① 인증의 유효기간은 인증을 받은 날부터 3년으로 하며, 같은 항 후단에 따른 변경 인증의 유효기간은 당초 인증 유효기간의 남은 기간으로 한다.

12 「식품위생법 시행규칙」 제89조[별표 23] 행정처분기준

4. 조리사(면허취소가 되는 경우)
- 「식품위생법」 제54조 각 호의 어느 하나에 해당하는 경우
  - 정신질환자(다만, 전문의가 조리사로서 적합하다고 인정하는 자는 그러하지 아니하다)
  - 감염병환자(B형간염제외)
  - 마약이나 그 밖의 약물 중독자
  - 면허의 취소처분을 받고 그 취소된 날부터 1년이 지나지 아니한 자
  - 조리사 면허의 취소처분을 받고 그 취소된 날부터 1년이 지나지 아니한 자
- 식중독이나 그 밖에 위생과 관련한 중대한 사고 발생에 직무상의 책임이 있는 경우
- 면허를 타인에게 대여하여 사용하게 한 경우
- 업무정지 기간 중에 조리사의 업무를 하는 경우

13 「감염병의 예방 및 관리에 관한 법률」 제2조(정의)

제1급감염병	생물테러감염병 또는 치명률이 높거나 집단 발생의 우려가 커서 발생 또는 유행 즉시 신고하여야 하고, 음압격리와 같은 높은 수준의 격리가 필요한 감염병
제2급감염병	전파가능성을 고려하여 발생 또는 유행 시 24시간 이내에 신고하여야 하고, 격리가 필요한 감염병. 다만, 갑작스러운 국내 유입 또는 유행이 예견되어 긴급한 예방·관리가 필요하여 질병관리청장이 보건복지부장관과 협의하여 지정하는 감염병
제3급감염병	그 발생을 계속 감시할 필요가 있어 발생 또는 유행 시 24시간 이내에 신고하여야 하는 감염병
제4급감염병	제1급감염병부터 제3급감염병까지의 감염병 외에 유행 여부를 조사하기 위하여 표본감시 활동이 필요한 감염병
생물테러감염병	고의 또는 테러 등을 목적으로 이용된 병원체에 의하여 발생된 감염병 중 질병관리청장이 고시하는 감염병

14 13번 해설 참조

15 「감염병의 예방 및 관리에 관한 법률」 제46조(건강진단 및 예방접종 등의 조치)

질병관리청장, 시·도지사 또는 시장·군수·구청장은 보건복지부령으로 정하는 바에 따라 다음 각 호의 어느 하나에 해당하는 사람에게 건강진단을 받거나 감염병 예방에 필요한 예방접종을 받게 하는 등의 조치를 할 수 있다.
1. 감염병환자 등의 가족 또는 그 동거인
2. 감염병 발생지역에 거주하는 사람 또는 그 지역에 출입하는 사람으로서 감염병에 감염되었을 것으로 의심되는 사람
3. 감염병환자 등과 접촉하여 감염병에 감염되었을 것으로 의심되는 사람

16 「감염병의 예방 및 관리에 관한 법률 시행규칙」 제15조(실태조사의 방법 및 절차 등)

① 실태조사에 포함되어야 할 사항은 다음 각 호와 같다.
2. 감염병 실태조사
  가. 감염병환자 등의 연령별·성별·지역별 분포 등에 관한 사항
  나. 감염병환자 등의 임상적 증상 및 경과 등에 관한 사항
  다. 감염병환자 등의 진단·검사·처방 등 진료정보에 관한 사항
  라. 감염병의 진료 및 연구와 관련된 인력·시설 및 장비 등에 관한 사항
  마. 감염병에 대한 각종 문헌 및 자료 등의 조사에 관한 사항
  바. 그 밖에 감염병의 관리를 위하여 질병관리청장이 특히 필요하다고 인정하는 사항

[감염병의 예방 및 관리에 관한 법률 제17조(실태조사)]
① 질병관리청장, 시·도지사 및 시장·군수·구청장은 감염병의 관리 및 감염 실태와 내성균 실태를 파악하기 위하여 실태조사를 실시하고, 그 결과를 공표하여야 한다.

17 「감염병의 예방 및 관리에 관한 법률」 제47조(감염병 유행에 대한 방역 조치)

질병관리청장, 시·도지사 또는 시장·군수·구청장은 감염병이 유행하면 감염병 전파를 막기 위하여 다음 각 호에 해당하는 모든 조치를 하거나 그에 필요한 일부 조치를 하여야 한다.
1. 감염병환자 등이 있는 장소나 감염병병원체에 오염되었다고 인정되는 장소에 대한 다음 각 목의 조치

   가. 일시적 폐쇄
   나. 일반 공중의 출입금지
   다. 해당 장소 내 이동제한
   라. 그 밖에 통행차단을 위하여 필요한 조치

2. 의료기관에 대한 업무 정지
3. 감염병의심자를 적당한 장소에 일정한 기간 입원 또는 격리시키는 것
4. 감염병병원체에 오염되었거나 오염되었다고 의심되는 물건을 사용·접수·이동하거나 버리는 행위 또는 해당 물건의 세척을 금지하거나 태우거나 폐기처분하는 것
5. 감염병병원체에 오염된 장소에 대한 소독이나 그 밖에 필요한 조치를 명하는 것
6. 일정한 장소에서 세탁하는 것을 막거나 오물을 일정한 장소에서 처리하도록 명하는 것

18 「감염병의 예방 및 관리에 관한 법률」 제81조(벌칙)

다음 각 호의 어느 하나에 해당하는 자는 200만 원 이하의 벌금에 처한다.
3. 신고를 게을리한 자
4. 세대주, 관리인 등으로 하여금 신고를 하지 아니하도록 한 자
6. 해부명령을 거부한 자
7. 예방접종증명서를 거짓으로 발급한 자
8. 역학조사를 거부·방해 또는 기피한 자
※ 이하생략

19 「먹는물관리법」 제2조(책무)

① 국가와 지방자치단체는 모든 국민이 질 좋은 먹는물을 공급받을 수 있도록 합리적인 시책을 마련하고, 먹는물 관련 영업자에 대하여 알맞은 지도와 관리를 하여야 한다.
② 먹는물 관련 영업자는 관계 법령으로 정하는 바에 따라 질 좋은 먹는물을 안전하고 알맞게 공급하도록 하여야 한다.

20 「먹는물관리법 시행규칙」 제20조(먹는물관련영업자 준수사항)[별표 5]

1. 먹는샘물 등의 제조업자의 경우 : 최종 기재한 날부터 3년간 보존
2. 수처리제 제조업자의 경우 : 최종 기재한 날부터 1년간 보존
3. 먹는샘물 등의 수입판매업자, 유통전문판매업자의 경우 : 최종 기재한 날부터 3년간 보존
4. 정수기 제조업자 및 수입판매업자의 경우 : 1년간 보존

21 「먹는물관리법」 제21조(영업의 허가 등)

② 수처리제 제조업을 하려는 자는 환경부령으로 정하는 바에 따라 시·도지사에게 등록하여야 한다. 환경부령으로 정하는 중요한 사항을 변경하려는 때에도 또한 같다.

22 「먹는물관리법」 제36조(기준과 규격)

① 환경부장관은 먹는샘물 등, 수처리제, 정수기 또는 그 용기의 종류, 성능, 제조방법, 보존방법, 유통기한, 사후관리 등에 관한 기준과 성분에 관한 규격을 정하여 고시할 수 있다.
② 환경부장관은 제1항에 따른 기준과 규격이 정하여지지 아니한 먹는샘물 등, 수처리제, 정수기 또는 그 용기는 그 제조업자에게 자가기준과 자가규격을 제출하게 하여, 지정된 검사 기관의 검사를 거쳐 이를 그 제품의 기준과 규격으로 인정할 수 있다.

23 「먹는물관리법」 제57조(벌칙)

다음 각 호의 어느 하나에 해당하는 자는 5년 이하의 징역이나 5천만원 이하의 벌금에 처한다. 이 경우 징역과 벌금을 병과할 수 있다.
1. 제19조(판매 등의 금지) 제1호 또는 제2호를 위반한 자
2. 제21조(영업의 허가 등) 제1항에 따른 허가 또는 변경허가를 받지 아니하고 먹는샘물 등의 제조업을 하거나 거짓이나 그 밖의 부정한 방법으로 허가 또는 변경허가를 받은 자

[제19조(판매 등의 금지)]
누구든지 먹는 데 제공할 목적으로 다음 각 호의 어느 하나에 해당하는 것을 판매하거나 판매할 목적으로 채취, 제조, 수입, 저장, 운반 또는 진열하지 못한다.
1. 먹는샘물등 외의 물이나 그 물을 용기에 넣은 것
2. 허가를 받지 아니한 먹는샘물등이나 그 물을 용기에 넣은 것
3. 수입신고를 하지 아니한 먹는샘물등이나 그 물을 용기에 넣은 것

24 폐기물관리법 시행규칙 제14조 [별표 5] 폐기물의 처리에 관한 구체적 기준 및 방법

5. 지정폐기물 중 의료폐기물의 기준 및 방법
라. 수집·운반의 경우
6) 의료폐기물의 수집·운반차량의 차체는 흰색으로 색칠하여야 한다.
7) 의료폐기물의 수집·운반차량의 적재함의 양쪽 옆면에는 의료폐기물의 도형, 업소명 및 전화번호를, 뒷면에는 의료폐기물의 도형을 붙이거나 표기하되, 그 크기는 가로 100센티미터 이상, 세로 50센티미터 이상(뒷면의 경우 가로·세로 각각 50센티미터 이상)이어야 하며, 글자의 색깔은 녹색으로 하여야 한다.

25 「하수도법 시행규칙」 제3조 [별표 2] 분뇨처리시설의 방류수 수질기준

2. 분뇨처리시설의 방류수 수질기준은 별표 2와 같다.

항목 구분	생물화학적 산소요구량 (BOD) (mg/L)	총유기 탄소량 (TOC) (mg/L)	부유물질 (SS) (mg/L)	총대장균 군수 (개수/mL)	총질소 (T-N) (mg/L)	총인 (T-P) (mg/L)
분뇨 처리 시설	30 이하	30 이하	30 이하	3,000 이하	60 이하	8 이하

제1교시 환경위생학

26 공기량과 산소(O_2)량
- 성인 한 사람이 1일 필요한 공기량 : 약 13kL(12 ~ 14kL)
- 성인 한 사람이 1일 필요한 산소량 : 약 600 ~ 700L

27 군집독이란
- 환기가 되지 않는 실내에 다수인이 장시간 밀집되어 있을 경우 실내 공기의 물리적·화학적 조성의 변화로 두통, 구토, 메스꺼움, 현기증, 불쾌감, 식욕부진 등을 유발하는 것을 말한다.
- 물리적 변화 : 실내온도 증가, 습도 증가
- 화학적 변화 : CO_2 증가, O_2 감소, 악취 증가, 기타 가스의 증가

28 카타온도계
- 풍속이 작고 풍향이 일정하지 않은 실내기류 측정에 쓰인다.
- 최상눈금 – 100℉, 최하눈금 – 95℉

29 온열요소(온열조건 4인방)
- 기온, 기습(습도), 기류, 복사열 등이 있다.

30 실내의 난방과 냉방이 필요한 실내온도
- 10℃ 이하일 때 난방을, 26℃ 이상일 때 냉방을 필요로 한다.

31 자외선의 생물학적 작용
- 살균작용, 홍반형성 작용, 색소침착 작용(tanning), 설안염, 피부박리, 결막염, 광회복 작용, 암회복(dark repair), 비타민 D 생성작용 등
※ 온열작용 : 적외선

32 대기권의 기온변화
- 대류권은 고도에 따라 기온이 점점 낮아진다.
- 성층권은 고도에 따라 기온이 올라간다.
- 중간권은 기온이 하강하기 시작한다.
- 열권은 온도가 상승한다.

33 대기오염에 따른 질병
- 오염물질의 유입 : 호흡기, 피부, 경구(소화기)
- 대기오염 물질은 주로 호흡기에 피해를 준다.

34 산성 강우
- 대기 중에 다량 방출된 황산화물(SO_x)과 질소산화물(NO_x)이 수분과 결합하여 황산(H_2SO_4)과 질산(NHO_3)으로 되고 이들이 우수에 용해되어 pH 5.6 이하의 강수가 되는 것을 산성비라 한다.
- pH 5.6은 지구상의 탄산가스(CO_2) 약 330ppm과 평형을 이루었을 때의 산도를 나타낸 것이다.

35 대기 오염물질 처리방법
- 가스상 물질 제거방법 : 연소법, 흡수법, 흡착법 등
- 입자상 물질 제거방법 : 중력 집진장치, 관성력 집진장치, 원심력 집진장치, 세정 집진장치, 여과 집진장치, 전기 집진장치
※ 세정 집진장치는 입자상물질과 가스상 물질을 동시에 제거할 수 있는 장점이 있다.

36 지표수의 특징
- 원수는 우수에 의존한다.
- 상수도의 원수로 이용된다.
- 부식성, 유기물이 많다.
- 오염되기 쉽다.
- 용존산소의 농도가 높다.
- 경도가 낮고, 탁도가 높다.
- 수질변동이 비교적 심하다.

37 침사지의 사석

- 침사지의 사석(grit)은 건조, 탈수 후 최종적으로 매립처분한다.

38 염소 소독 시 수중의 반응

- 낮은 pH(pH 5~6) : $Cl_2 + H_2O \rightarrow HOCl + H^+ + Cl^-$
- 높은 pH(pH 9~10) : $HOCl \rightarrow OCl^- + H^+$

39 오존(O_3) 처리법

장점	• 강력한 살균력을 발휘한다. • THM이 생성되지 않는다. • 공기와 전력만 있으면 필요량을 쉽게 만들 수 있다. • 침전물, 맛, 냄새가 거의 없다.
단점	• 전력소모가 크다.(비경제적) • 소독의 잔류 효과가 없다(미생물에 2차 오염의 위험). • 가격이 비싸다. • 고도의 운전기술이 필요하다.

40 염소주입량

- 염소주입량 = 염소요구량 + 잔류염소량
- $(10 + 0.5)\text{mg/L} \times 60{,}000\text{m}^3 \times 10^{-3}\text{kg/g} = 630\text{kg}$

41 상수처리 응집제

- 염화제2철, 황산제1철, 황산제2철, 황산알루미늄(황산반토), PAC 등

42 「먹는물 수질기준 및 검사 등에 관한 규칙」 제2조 [별표 1] 먹는물의 수질기준

2. 건강상 유해영향 무기물질에 관한 기준
    가. 납은 0.01mg/L를 넘지 아니할 것
    나. 불소는 1.5mg/L(샘물·먹는샘물 및 염지하수·먹는염지하수의 경우에는 2.0mg/L)를 넘지 아니할 것
    다. 비소는 0.01mg/L(샘물·염지하수의 경우에는 0.05mg/L)를 넘지 아니할 것
    라. 셀레늄은 0.01mg/L(염지하수의 경우에는 0.05mg/L)를 넘지 아니할 것
    마. 수은은 0.001mg/L를 넘지 아니할 것
    바. 시안은 0.01mg/L를 넘지 아니할 것
    사. 크롬은 0.05mg/L를 넘지 아니할 것
    아. 암모니아성 질소는 0.5mg/L를 넘지 아니할 것
    자. 질산성 질소는 10mg/L를 넘지 아니할 것
    차. 카드뮴은 0.005mg/L를 넘지 아니할 것

5. 심미적 영향물질에 관한 기준
    라. 구리(동)는 1mg/L를 넘지 아니할 것

43 표면장력

- 액체표면의 분자가 액체 내부의 당기는 힘에 의해 액체표면에 움추리는 힘이 생기는 것으로 온도가 상승함에 따라 감소한다.

44 물의 포화용존산소량

- 20℃에서 물의 포화용존산소량은 9.17ppm이다.

45 NH_3-N(암모니아성 질소)

- 간접으로 분뇨성분 및 대장균의 수질오염을 측정하는 지표이다.
- 분뇨 또는 하수 등의 질소화합물을 함유하는 오염물에 의하여 오염된 시간이 많이 경과하지 않았고 산화작용이 진행 중임을 의미한다.

46 회복지대

- DO가 증가함에 따라 물이 차츰 깨끗해진다.
- 아질산염, 질산염의 농도가 증가한다.
- 원생동물, 윤충류(rotifer), 갑각류가 번식하기 시작한다.
- 생무지, 황어, 은빛담수어 등의 물고기가 살기 시작한다.

47 TLM(Tolerance Median Limit)

- 일정한 시간을 경과시킨 후 실험생물 중 50%가 살아남는 농도를 말한다.
- TLM 실험방법은 실험하기 전에 대상 폐수에서 10~30일 동안 물고기를 적응시킨다(96hr TLM, 48hr TLM, 24hr TLM 등으로 표기).

48

- PCB는 지용성이므로 생체 내에 들어가 지방조직에 축적된다.

49 Stokes 법칙

- $Vs = \dfrac{g(P_s - P_w)d^2}{18\mu}$

- Vs : 입자의 침강속도(cm/sec)
- g : 중력가속도(980cm/sec^2)
- P_s : 입자의 밀도(g/cm^3)
- P_w : 물의 밀도(g/cm^3)
- d : 입자의 직경(cm)
- μ : 점성계수(동점성계수, g/cm·sec)

50 독성이 가장 강한 크롬

- 독성이 가장 강한 크롬의 형태는 6가크롬이다.
- 6가크롬은 3가크롬보다 독성이 강하다.

51 무기응집제의 종류
- 황산알루미늄($Al_2(SO_4)_3 \cdot 18H_2O$), 염화제2철($FeCl_3 \cdot 6H_2O$), 황산제1철($FeSO_4 \cdot 7H_2O$), 황산제2철($Fe_2(SO_4)_3$), 폴리염화알루미늄(P.A.C)

52 미생물의 성장단계
- 유도기 → 대수성장단계 → 감소성장단계 → 내생성장단계
- 유도기 → 대수기(대수성장기) → 정지기(감소성장단계) → 사멸기(내호흡단계)

대수성장단계	충분한 영양으로 미생물에 의한 분해율이 최대가 된다.
감소성장단계	살아 있는 미생물의 무게보다 미생물 원형질의 전체무게가 더 크게 된다.
내생성장단계 (내호흡단계)	슬러지 침강성이 양호하므로 침전효율이 가장 좋은 단계로서, 하수처리에 이용되는 미생물은 내호흡단계(내생성장단계)를 이용한다.

53 폐수·하수 처리 시 분해생성물
- 혐기성 처리 분해생성물 : CH_4, NH_3, H_2S, Indol, merkcaptan 등
- 호기성 처리 분해생성물 : CO_2, NO_3, SO_2 등

54 BOD값
- $200 \times (1 - 0.8) = 40ppm$

55 분뇨의 퇴비화 과정 시 문제점
- 분뇨가 완전한 퇴비화 과정을 거칠 때 문제가 되는 것은 악취이다.

56 「폐기물 관리법 시행령」 제4조 [별표 2] 의료폐기물의 종류

격리의료 폐기물	감염병으로부터 타인을 보호하기 위하여 격리된 사람에 대한 의료행위에서 발생한 일체의 폐기물
위해의료 폐기물	• 조직물류폐기물 : 인체 또는 동물의 조직·장기·기관·신체의 일부, 동물의 사체, 혈액·고름 및 혈액생성물(혈청, 혈장, 혈액제제) • 병리계폐기물 : 시험·검사 등에 사용된 배양액, 배양용기, 보관균주, 폐시험관, 슬라이드, 커버글라스, 폐배지, 폐장갑 • 손상성폐기물 : 주사바늘, 봉합바늘, 수술용 칼날, 한방침, 치과용침, 파손된 유리재질의 시험기구 • 생물·화학폐기물 : 폐백신, 폐항암제, 폐화학치료제 • 혈액오염폐기물 : 폐혈액백, 혈액투석 시 사용된 폐기물, 그 밖에 혈액이 유출될 정도로 포함되어 있어 특별한 관리가 필요한 폐기물

일반의료 폐기물	• 혈액이 함유되어 있는 탈지면, 붕대, 거즈, 일회용 기저귀, 생리대, 일회용 주사기 또는 수액세트
	• 혈액이 함유되지 않은 다음의 폐기물
	  – 체액
	  – 분비물
	  – 체액·분비물·배설물이 함유되어 있는 탈지면, 붕대, 거즈, 일회용 기저귀, 생리대, 일회용 주사기 또는 수액세트

57 폐기물의 퇴비화 시 적정온도
- 폐기물을 퇴비화시킬 때에는 65~75℃의 고온균을 이용한다.

58 도수율
- 재해발생 상황을 파악하기 위한 표준적 지표이다.
- 도수율 = 재해건수 / 연근로시간수 × 10 = 재해건수 / 연근로일수 × 10

59 Hypoxia
- 저산소증(10% 이하 호흡곤란, 7% 이하 질식사)

60 방사선 장애
- 주증상 : 골수에 가장 민감, 생식기능 저하, 불임 유발
- 피해 : 골수, 생식기, 임파계 > 피부 > 근육 > 뼈 > 신경 등

61 REM(roentgen equivalent in man)
- 방사선이 인체에 미치는 영향을 기본으로 선정한 단위이다.
- 생식기관, 조혈기관 등에 대한 방사선 취급자의 연간 최대 허용량은 연간 5REM(50mSv)이고, 3개월 동안의 허용량은 3REM(30mSv)이며, 5년간 누적 선량은 10REM(100mSv)이다.

62 Corprophyrin(코프로필린)
- 소변성분의 하나로서 납 노출여부를 평가하는 데 사용한다.
- 소변 중에 Corprophyrin 물질이 검출되면 납중독이 되었다고 판정한다.

63 음역의 범위
- 건강한 사람이 들을 수 있는 음역 : 20 ~ 20,000Hz
- 소음성 난청의 초기증상 음역 : 4,000Hz(C_5-dip)
- 소음성 난청 음역 : 3,000 ~ 6,000Hz(C_5-dip)
- 청력장애(난청)를 일으키기 시작할 수 있는 음압의 최저치 : 90~95dB

64 레이노드병(Raynaud's phenomenom)
- 국소진동 증상이다.
- 사지, 특히 손가락의 혈관이 수축하고 피가 잘 흐르지 않아

피부가 청색으로 변하면서 통증을 느낀다.

65 수영장의 수질기준
- 잔류염소량 0.4 ~ 1.0ppm
- 일반세균 1mL당 200개 이하
- 수온 22℃ 내외
- 발생한 조류제거를 위해 황산동($CuSO_4$) 투입
- 탁도의 경우 2°(원수), 5°(욕조수)

66 공중 목욕장 오염원
- 감염병균 : 피부병, 안질, 트리코모나스 등이 있으며, 대장균 또는 일반세균도 적지않다.
- ※ 성병은 성 접촉에 의해 전파되는 감염병이다.
- ※ 트리코모나스는 질분비물의 오염에 의해 수영장 등에서 감염될 수 있다.

67 실내 자연환기
- 자연환기는 실내·외 공기의 밀도차로 인해 이루어진다.
- 중성대가 천정 가까이 있을 때 실내 자연환기가 잘된다.
- 창문은 바닥면적의 1/20 이상이어야 환기가 잘된다.

68 난방의 형태

국소난방	난로, 화로 등을 이용한 난방
중앙난방	한 곳에서 발생한 열을 각 방으로 보내는 난방 예 증기난방, 온수공기난방 등
지역난방	아파트, 학교, 병원 등의 지역 내 건물에서 증기나 온수를 열원으로 보내는 방법이며, 앞으로 도시에서 할 난방 화력발전의 폐열 이용방식을 채택하여 유럽에서 보급

69 의복의 방한력
- 의복의 방한력의 단위 : CLO
- 보통 작업복 1CLO, 방한장갑 2CLO, 방한화 2.5CLO

70 학교위생의 대상
- 조명도, 환경위생 관리, 온도 관리, 먹는물 관리 등

71 소독, 멸균, 방부
- 소독은 병원 미생물의 증식을 억제 또는 사멸시키는 것이다.
- 멸균은 아포를 포함한 모든 미생물을 완전히 사멸시키는 것이다.
- 방부는 부패미생물의 증식을 억제하는 것이다.

72 물리적 소독법
1. 무가열 멸균법

일광소독	1 ~ 2시간, 의류 및 침구소독에 쓰인다.
자외선 살균법	물, 공기의 소독에 적합하다. 살균력이 강한 파장은 2,400~2,800 Å 이다.
방사선 살균법	살균력이 강한 순서 : γ선 〉 β선 〉 α선

2. 열처리법

건열멸균법	화염멸균법 : 알코올 램프, 가스버너 등을 이용하여 백금이, 유리소독에 이용한다. 건열멸균법 : 160~170℃의 건열멸균기로 1 ~ 2시간 처리하여 미생물을 완전히 사멸시킨다.
습열멸균법	자비멸균법(자비소독법) : 식기 및 도마, 주사기 등 고압증기멸균법 : autoclave에서 121℃, 15Lb, 20분간 실시하므로 아포형성균의 멸균에 사용된다.

73 석탄산 계수
- 석탄산 계수 = $\dfrac{소독약의 희석배수}{석탄산의 희석배수} = \dfrac{270}{90} = 3$

74 석탄산수

장점	유기물에 약화되지 않는다. 살균력이 안정하다.
단점	취기와 독성이 강하다. 금속제품에 대하여 자극성이 있다. 피부점막을 자극한다. 피부점막에 마비성이 있다.

75 소독약
- 3 ~ 5% 석탄산(phenol)수 : 객담, 토물, 배설물, 실내벽, 실험대, 기차, 선박 등에 이용한다.
- 70 ~ 75% 알코올 : 피부 소독
- 포르말린 : 훈증소독
- 생석회(CaO) : 변소소독
- 승홍수 : 손소독

제1교시 위생곤충학

76 개조충
- 개벼룩은 개의 장내 기생충인 개조충의 중간숙주이다.
- 국내에서 개조충은 실내견보다는 옥외 사육견에서 감염이 많이 발생하는데 이 조충을 매개하는 중간숙주가 개에 감염하는 벼룩의 유충이기 때문이다.

77 진드기의 분류
- 호흡계의 특징, 기문의 위치별로 후기문아목, 중기문아목, 전기문아목, 무기문아목으로 각각 분류한다.

78 구기

저작형 구기	고형식품을 씹어 먹는다. 상하순, 1쌍의 소악, 1쌍의 대악, 1개의 하인두(소화효소분비) 예 바퀴, 흰개미, 풍뎅이, 나방의 유충, 잠자리
천공흡수 구기	피부나 표피를 뚫고 혈액이나 즙액을 흡취한다. 예 모기, 진딧물, 매미, 빈대, 몸이, 머릿이, 깍지벌레
스폰지형 구기	표피를 뚫지 못하고 액상물질을 흡수한다(타액관, 섭취통로) 예 집파리
흡관형 구기	노출된 물이나 화즙을 빨아 먹는다. 가늘고 긴 구기 예 나비, 나방
저작흡수형 구기	씹어 먹거나(고형식품), 빨거나 핥아 먹는다(액상식품). 예 벌

79 곤충의 변태 양상
1. 완전변태
- 4단계의 형태적 변화를 거쳐 성충이 되는 곤충
- 발육단계 : 알 → 유충 → 번데기 → 성충
- 종류 : 모기, 파리, 벼룩, 나방, 등에 등

2. 불완전변태
- 알에서 나온 유충이 번데기 과정을 거치지 않고 성충이 되는 곤충
- 발육단계 : 알 → 유충 → 성충
- 종류 : 이, 빈대, 바퀴, 진드기, 잠자리, 진딧물

80 거미강의 특징
- 몸은 두흉부와 복부의 2부분으로 되어 있다.
- 촉각이 없다.
- 두흉부에는 6쌍의 부속지가 있는데 2쌍은 구부의 일부이고 4쌍은 다리이다.
- 다리가 4쌍이다.
- 거미강의 종류는 거미목, 진드기목, 전갈목 등이다.

81 일본뇌염모기 흡혈활동 시간
- 일본뇌염모기가 활발하게 흡혈활동을 하는 시간은 저녁 8~10시이다.

82 곤충이 매개하는 주요 질병의 구제방법

물리적 방법	환경관리(곤충의 서식, 휴식장소 제거), 트랩 이용(trap), 끈끈이줄(접착물질), 유문등(빛, 광선이용), 살문등(빛에 유인되는 날벌레에 고압전류 감전), 방사선
화학적 방법	살충제, 발육억제제, 불임제, 유인제, 기피제
생물학적 방법	불임웅충의 방산, 포식동물(천적), 병원성 기생생물(모기유충에 기생하는 선충, 원생동물)
통합적 방법	물리, 화학적, 생물학적 방법 중 두 가지 이상의 방제 방법을 동시에 적용한 것

※ 에어컨은 출입구 상단에 설치하여 상부에서 하부로 공기를 강하게 토출시켜 내부공기와 외부공기의 흐름을 차단하므로써 날파리, 모기, 하루살이 등 작은 곤충의 유입을 차단시키는 장치이다.

83 살충제 라벨의 안전 정보
- 위험-독극물(DANGER-POISON) : 고독성, 가장 치명적, 해골기호
- 위험(DANGER) : 고독성, 피부와 눈에 심각한 손상
- 경고(WARNING) : 보통 독성
- 주의(CAUTION) : 저독성

84 구충, 구서의 가장 근본적인 대책
- 환경관리에 의한 매개종 방제 : 발생원을 제거하거나 감소시킨다는 점에서 가장 이상적이고 항구적인 방법이다.
- 환경의 물리적 변경 및 조정 : 매개종의 서식처를 제거하는 것. 저지대의 매몰, 웅덩이 제거 등

85 파라티온(Parathion)
- 황갈색 액체, 마늘냄새가 난다.
- 속효성이며 훈증제로 사용할 수 있다.
- 모든 곤충에 살충력 대단히 높다(DDT의 10배).
- 포유동물에 대한 독성이 유기성 살충제 중 가장 높다(맹독성).
- 방역용 살충제로 부적합하다.

86 살충제의 생리적 저항성(resistance)
- 대다수의 해충을 치사시킬 수 있는 농도에서 대다수가 생존할 수 있는 능력이 발달되었을 때를 말한다.
- 저항성은 후천적 적응이 아니고 선천적인 단일 유전자에

의한 것이므로 저항성 발전요인은 살충제 사용 이전에 이미 개체군의 일부 개체에 존재하고 있다.
- 저항성이 생기는 정도나 속도는 개체군의 크기, 접촉빈도, 곤충의 습성이나 유전인자의 성격 등 여러 요인에 의하여 결정된다.
- 살충제 자체가 저항성을 나타내는 유전자의 돌연변이를 유발하지 않으며, 정상적으로 일어나는 돌연변이 발생비율이 증가하지도 않는다.

87 살충제의 입자의 크기

공간살포	• 1 ~ 50μm - 에어로솔 : 30μm - 가열연무(가열연막) : 0.1 ~ 40μ(5~15μ) - 극미량연무(ULV) : 5 ~ 50μ(50μ 이하)	잔류 분무	100 ~ 400μ
미스트 (mist)	• 50 ~ 100μ	분제와 입제 살포	10μ 내외

88 유기인계 살충제
- 대체로 액상이고 특이한 냄새가 난다.
- 현재 가장 많이 사용되는 살충제이다.
- 아세틸콜린에스터라제(acetylcholinesterase) 활성을 억제하는 살충제이다.
- 가수분해가 용이하여 휘발성이 크고 잔효기간이 짧다(자연계 분해력이 빠르다).
- 인축에 대한 독성이 비교적 강하다.

89 쥐 방제시 미끼먹이(사전미끼)를 사용하는데 필요한 지식
- 사전미끼는 4 ~ 8일간 설치한다.
- 급성살서제는 1 ~ 2일 후에 수거한다(독먹이를 3일 이상 두는 것은 무의미함).
- 섭취율이 좋지 않을 때는 새로운 형의 미끼 먹이를 시도한다(급성살서제는 미끼먹이에 대한 기피성이 생길 수 있다).
- 물이 귀한 곳에서 물미끼를 사용하는 것이 효과적이다.
- 하수구 같이 습기가 많은 곳에는 파리핀을 섞어 덩어리를 매단다.
- 사용 전에 설명서를 잘 읽고 사용한다.

90 집합페로몬
- 집단생활하는 동물에 있어서 그 집단의 형성 및 유지에 관여하는 페로몬이다.
- 바퀴벌레는 집합페로몬을 분비함으로써 은신처에서 군서생활을 한다.
- 바퀴의 집합페로몬은 전 세대에 걸쳐 생산된다.

91 지하집모기(Culex pipiens molestus)
- 대부분의 모기와 달리 흡혈하지 않아도 산란이 가능한 특징이 있다.
- 도심의 지하공간, 정화조 등에서 서식한다.
- 지하공간에서는 월동하지 않아 1년 내내 방제를 해야 한다.

92 모기의 생물학적 구제방법

포식동물 (천적)	• 성충 : 새, 거미, 잠자리 • 유충 : 물고기(송사리 등), 플라나리아, 히드라, 잠자리, 왕모기 등
기생충 및 병원체	• 모기에 선충, 원충, 곰팡이, 박테리아, 바이러스 등의 생물이 기생하고 있는데, 그중에 모기에게 치명적인 종류를 이용하는 방법이다.
불임웅충의 방산	• 성충 : 수컷모기에 방사선조사를 조사하여 불임을 시킨다. • 유충 : 방사선화합물질을 유충에 섭취시킨다.

93 토고숲모기(Aedes togoi)의 유충 서식장소
- 해변가의 바위에 고인물(염분이 섞인 물)에 주로 서식한다.
- 해변지역이면 담수와 염분 어느 곳에서나 서식한다.

94 먹파리(Blackflies, 곱추파리)
- 심하게 굽은 등, 뾰족한 노앙의 촉각, 짧은 다리 때문에 측면에서 보면 미국산 들소처럼 보인다.
- 먹파리(곱추파리)가 옮기는 질병은 회선사상충이다.
- 병원체가 눈에 기생하거나 망막을 손상시키는 경우 실명할 수도 있다.
- 현재 국내에서 먹파리가 매개하는 감염병은 보고된 바는 없지만 아프리카와 중남미 지역에 분포하는 먹파리는 회선사상충을 매개한다.

95 파리목(쌍시목)
- 환봉아목 : 집파리과, 검정파리과, 쉬파리과, 체체파리과 등
- 장각아목 : 모기과, 등에모기과, 나방파리과, 곱추파리과, 깔따구과
- 단각아목 : 등에과, 노랑등에과

96 환봉아목
- 집파리과 : 집파리, 큰집파리, 딸집파리(아기집파리), 침파리
- 검정파리과 : 띠금파리속, 금파리속, 검정파리속 등
- 쉬파리과 : 쉬파리속
- 체체파리과 : 체체파리속

97 malathion(말라티온)
- 황갈색 액체로 유기인계 중 포유동물에 대한 독성이 가장

낮다.
- 잔효성은 유기인계 중 가장 길다(4개월).
- 개미, 거미 및 진드기에 살충력이 있으나 곤충이 저항성을 나타내고 있어 사용이 감소추세에 있다.

98 분무살포
- 잔효성 살충제 입자를 잔존시켜 장시간 살충효과
- 이, 벼룩, 진드기, 독나방 구제용 : 사람의 옷, 가축의 몸, 또는 곤충의 서식 장소에 살포, 특히 파리구제, 벌집공격, 바퀴에 효과적
- 입자의 부착력은 입자가 클수록 크고 10μ 내외가 적당

99 빈대의 생활사 및 습성
- 불완전변태를 한다.
- 자충은 5회 탈피(6~7주)를 하는데 각 영기마다 흡혈이 필요하다.
- 자충은 5령기를 거쳐 성충이 된다.
- 발육기간은 6~8주이다.
- 주로 어둡고 틈이 난 곳에서 군서생활을 한다.
- 주로 야간에 활동한다.
- 발육최저기온은 13℃(이하일 경우 발육 정지)이다.
- 약충과 성충의 형태와 습성은 비슷하다.

100 벼룩이 사람에게 주는 피해
- 물리면 가려우므로 수면을 방해한다.
- 흡혈을 하므로 자극적이고 불쾌하다.
- 성충이 되면 사람과 동물에 기생하며 흡혈하면서 흑사병(페스트), 발진열을 옮긴다.
- 기생충(개조충, 축소조충)의 중간숙주 역할을 한다.

101 독나방 구제방법
- 실내 침입 시 젖은 휴지나 천으로 싸서 잡는다.
- 주광성이 있으므로 밤에는 실내등을 끄고, 외부를 밝게 하여 옥외로 유인한다.
- 대량으로 발생 시 살충제를 분무하거나 공간살포한다.

102 개미의 생태 및 생활사
- 완전변태를 한다.
- 군서생활을 한다.
- 몸은 머리, 가슴, 배로 나뉘어져 있으며 더듬이가 있고 다리는 3쌍이다.
- 먹이 특성은 잡식성이다.
- 환경변화에 대한 적응력이 강하다.
- 여왕개미는 일개미, 수개미보다 크기가 크다.

103 참진드기(hard tick)
- 세계적으로 널리 분포하고, 소에 기생하며, 크기는 1~9mm이다.
- 유충은 흡혈 후에 지상의 토양에서 서식한다.
- 참진드기는 사람을 공격하므로 자교에 의한 자극증과 2차 감염을 일으킨다.
- 라임병, Q열, 진드기매개 뇌염, 진드기매개 티푸스(로키산 홍반열), 진드기매개 재귀열, 야토병 등을 전파한다.

104 파리가 옮기는 질환
- 장티푸스, 파라티푸스, 이질, 콜레라 등

105 곤충이 매개하는 주요 질병의 구제방법

물리적 방법	환경관리(곤충의 서식, 휴식장소 제거), 트랩이용(trap), 끈끈이줄(접착물질), 유문등(빛, 광선이용), 살문등(빛에 유인되는 날벌레에 고압전류 감전), 방사선
화학적 방법	살충제, 발육억제제, 불임제, 유인제, 기피제
생물학적 방법	불임웅충의 방산, 포식동물(천적), 병원성 기생생물(모기유충에 기생하는 선충, 원생동물)
통합적 방법	물리, 화학적, 생물학적 방법 중 두 가지 이상의 방제 방법을 동시에 적용한 것

제2교시   공중보건학

01 윈슬로우의 공중보건학 정의
- "공중보건은 질병을 예방하고 수명을 연장하며 신체 건강과 효율을 증진하는 과학과 기술이다".

02 1차·2차·3차 보건의료

1차 보건의료	• 질병을 예방하고 조기진단 및 조기치료로 사회적 재활이 가능하도록 체계화된, 지역의료와 제일 먼저 접촉하는 일차적 의료 및 공중보건 부문 • 대표적 사업 : 예방적 보건의료 사업으로 예방접종, 식수위생관리, 모자보건, 보건교육, 풍토병 관리, 질병의 일차적 치료, 주민의 영양개선 등
2차 보건의료	• 응급처치를 요하는 질병이나 급성질환의 관리사업과 병,의원에서 입원치료를 받아야하는 환자관리사업
3차 보건의료	• 회복기 환자가 재가 치료사업이나 재활을 요하는 환자 및 노인 간호등 장기요양, 만성질환자의 관리사업

03 공중보건의 발달사
- 근세(1500 ~ 1850) : 여명기(요람기)
- 프라카스토로 : 미생물병인설
- 레벤후크 : 현미경으로 미생물 최초 발견
- 라마찌니 : 직업병에 관한 저서 출간
- 그랜트 : 보건통계 도입
- 스웨덴(1749년) : 세계최초의 국세조사 실시
- 포트 : 최초의 직업병인 음낭암 발견
- 제너 : 천연두 접종법 개발
- 프랭크 : 최초의 공중보건학 저서 「전의사경찰체계(위생행정)」출간

04
- 기술역학의 3가지 변수에는 지역적, 시간적, 인적변수가 있으며 이 중 지역적 변수에는 세계성·산발성·유행성·토착성 변수가 있다.
- 단기간 내에 빠른 속도로 전파되는 감염병의 역학적 유형은 "④ 유행성"에 해당, "특정 지역"이라는 단어로 보아 "세계성"은 답으로 할 수 없고, "단기간 내에 빠른 속도로 전파"된다는 것은 평상시 수준을 넘어선 유행으로 "토착성"에 해당하지 않음
- 토착성은 한정된 지역에 어떠한 형태건 항상 존재하면서 시간적으로 비교적 오랜 기간 동안 발생수준이 일정한 질병을 말함

05 기술역학
- 역학의 1단계로서 집단의 특성을 사실적 현상 그대로 기술하는 것으로 기술 시 공통되는 특성을 발견할 수 있어 가설을 제시하게 된다.
- 인간집단에서 발생하는 질병의 자연사를 역학적인 변수에 따라 사실 그대로 정리하고 요약하는 역학이다.
- 질병이나 건강에 관련된 사건의 발생과 분포를 찾고자 하거나 질병의 원인에 대한 기초 연구나 데이터가 없어 원인을 유추하기가 어려울 때에 시행되는 연구방법이다.

06 분석역학
- 기술역학의 결정인자를 토대로 질병발생 요인들에 대하여 어떤 가설을 설정하고, 실제로 얻은 관측
- 자료를 분석하여 그 가설이 옳은지 그른지 가려내는 것

07

이중맹검	실험자, 피실험자 둘 다 누가 실험군이고 누가 대조군인지 모르는 상태에서 실험하는 방법
단일맹검	연구 대상이 되는 피실험자가 조작의 사실을 인지함으로써 발생할 수 있는 편견을 최소화하기 위해 자신이 실험군에 속하는지, 대조군에 속하는지 모르게 한 상태에서 실험하는 방법
삼중맹검	실험자, 피실험자, 제3자인 판정자(통계자) 역시 정보를 모르게 하는 실험방법
무작위배정	치료군 배정 시 연구자의 의지가 개입되지 않도록 연구자가 실험군과 대조군에 연구대상자를 무작위로 배정하는 기법
시계열분석법	시간의 순서에 따라 기록된 자료를 분석하는 방법

08
- 독력 : 발병된 증상의 심각한 정도를 나타내는 미생물의 능력, 현성 감염으로 인한 사망이나 후유증을 나타내는 정도

09
- 간접 전파는 중간 매개체를 통한 전파로 간접 전파가 성립되려면, 병원체를 옮기는 전파체가 있어야 하며, 병원체가 병원소 밖으로 탈출하여 일정 기간 생존 가능해야 함.
- 공기전파는 비말핵에 붙어있는 병원체가 공기를 중간 매개체로 운반이 되어지는 간접전파
- 기침·재채기 또는 대화를 할 때 분비되는 콧물이나 침(직경 5μm 이상의 입자)에 부착된 병원체에 의한 감염인 비말전파는 직접전파에 해당

10
- 자연수동면역 : 모체의 태반 또는 모유수유를 통한 면역

11 소아마비 – 2급, 바이러스
- 전파경로 : 입이나 코를 통한 비말감염, 구강을 통한 경구감염(우유, 음식물, 분변에 오염된 물)
- 특성
  - 증상 : 90~95%는 증상이 없는 불현성 감염, 나머지 1~5%에서 급성 이완성 마비 발생
  - 국내 1983년 이래 신고된 환자 없음
  - 세계보건기구(WHO)는 두창에 이어 두 번째로 폴리오 박멸을 목표로 하고 있음
  - 감염 후 영구 면역 형성
- 예방: 예방접종 시행

12 홍역 – 2급, 바이러스
- 전파경로 : 호흡기 분비물을 통한 비말감염, 비말핵 감염, 환자의 비인두 분비물과 직접 접촉을 통해 전파 가능, 태반을 통한 선천적 홍역 가능

- 특성 : 감염 후 영구 면역 형성, 2~3년을 간격으로 주기적으로 유행, 감염성이 강하여 접촉자의 90% 이상이 발병
- 증상 : 발열, 기침, koplik 반점, 홍반성 구진성 발진을 동반
- 예방 : MMR접종(홍역, 볼거리, 풍진)

13 신증후군출혈열(유행성출혈열) – 3급, 바이러스, 인수공통감염병

- 병원체 : 한탄 바이러스(Hantaan virus), 서울 바이러스(Seoul virus)
- 병원소 : 설치류인 등줄쥐, 집쥐(시궁쥐)
- 전파경로 : 등줄쥐(한탄 바이러스), 집쥐(서울 바이러스)가 한탄바이러스 속 바이러스에 감염되면 무증상 상태로 타액, 소변, 분변을 통해 바이러스를 체외로 분비, 이것이 건조되어 먼지와 함께 공중에 떠다니다가 호흡기를 통해 사람에게 감염되는 것으로 추정(공기전파), 사람 간 전파는 없는 것으로 추정
- 3대 주 증상 – 발열, 출혈, 신부전

14

- 만성질환의 종류 : 심혈관질환, 당뇨병, 암, 만성호흡기질환(주로 chronic obstructive pulmonary disease와 asthma)과 위험요인이면서 동시에 질병에 포함되는 고혈압, 고콜레스테롤증, 비만 등
- 세계보건기구(WHO)는 고혈압을 관상동맥질환, 허혈성 및 출혈성 뇌혈관질환의 주요 위험요인으로 규정

15 악성신생물(암) 사망률 추이

- 암 사망률은 폐암(36.5명), 간암(19.8명), 대장암(18.3명), 췌장암(15.0명), 위암(14.1명) 순으로 높다.
- 2023년에 암(C00–C97)으로 사망한 사람은 총 85,271명으로 전체 사망자(352,511명)의 24.2%가 암으로 사망, 사망률이 가장 높은 암은 폐암(전체 암사망자의 21.9%인 18,646명)이었으며, 다음으로는 간암(11.9%), 대장암(11.0%), 췌장암(9.0%), 위암(8.5%) 순이다(폐암 〉 간암 〉 대장암 〉 췌장암 〉 위암).

16 당뇨

- 췌장에서의 인슐린 분비 부족 또는 인슐린 작용의 부족에 의한 당대사 질환
- 당뇨병 진단검사와 기준

혈당 정상 기준	• 공복상태 혈당 검사 : 100mg/dL 미만 • 75g 경구 당부하 검사 : 140mg/dL 미만 • 당화 혈색소 검사 : 5.7% 미만
당뇨병 기준	• 공복상태 혈당 검사 : 126mg/dL 이상 • 75g 경구 당부하 검사 : 200mg/dL 이상 • 식후 2시간 혈당 : 200mg/dL 이상 • 당화 혈색소 검사 : 6.5% 이상 • 당뇨병의 전형적인 증상(다뇨, 다음, 설명되지 않는 체중감소)과 임의혈당 : 200mg/dL 이상

17 보건행정조직의 원리

조정의 원리 (통합의 원리)	중복성과 낭비 배제, 혼선 방지, 조직간 갈등 해소를 위해 업무를 조정해야 한다는 원칙(행동 통일의 수단이자 과정)
목적의 원리	모든 사업은 장·단기 목적이 설정되어야 함
명령통일의 원리	조직 내의 혼란방지 및 책임소재의 명확화, 조직적·능률적 업무수행을 위하여 조직 내 구성원은 한 사람의 상급자에 의해서만 지시나 명령을 받아야 한다는 원칙
통솔범위의 원리	1인의 상관 또는 감독자가 직접 효과적으로 관리·감독할 수 있는 부하의 수를 통솔범위(span of control)라 하며 한 사람의 상급자가 효과적으로 감독할 수 있는 이상적인 하위자의 수에 대한 설정이 이루어져야 함

18 앤더슨의 공중보건행정 3가지

- 보건봉사, 보건법규, 보건교육

19 내의원

- 왕실의료 담당(고려 때 상약국)

20 질병관리청

- 보건복지부 소속 중앙행정기관
- 과학적 근거에 기반하여 공중 보건 정책을 수립, 감염병·만성질환·건강위해 요인에 관한 연구 및 예방관리 정책을 수행
- 정책방향 : 감염병으로부터 국민보호 및 안전사회 구현, 효율적 만성질환 관리로 국민질병부담 감소, 질병 위험에 대비·대응한 보건의료 연구개발 역량 확보

21 「농어촌 등 보건의료를 위한 특별조치법」 제15조 보건진료소의 설치·운영

- 시장(도농복합형태의 시의 시장을 말하며, 읍·면 지역에서 보건진료소를 설치·운영하는 경우만 해당한다) 또는 군수는 보건의료 취약지역의 주민에게 보건의료를 제공하기 위하여 보건진료소를 설치·운영한다.
- 다만, 시·구의 관할구역의 도서지역에는 해당 시장·구청장이 보건진료소를 설치·운영할 수 있으며, 군 지역에 있는 보건진료소의 행정구역이 행정구역의 변경 등으로 시

또는 구 지역으로 편입된 경우에는 보건복지부장관이 정하는 바에 따라 해당 시장 또는 구청장이 보건진료소를 계속 운영할 수 있다.

22 우리나라 사회보장제도

사회보험	산업보험, 건강보험, 국민연금, 고용보험
공공부조	의료급여, 기초생활보장, 재해구호, 보훈사업 등
사회서비스	노인돌봄종합서비스, 장애인활동 지원사업, 산모 신생아 건강관리사업 등

23 포괄수가제

- 환자에게 제공되는 의료서비스의 양과 질에 관계없이 환자의 요양일수별 혹은 질병군별 DRG(Diagnosis Related Group)로 보수단가를 설정하여 진료건당 미리 정해진 진료비를 의료기관에 보상하는 제도로 2013년부터 모든 의료기관에서 확대 시행되어지고 있다.
- 우리나라에서 적용하는 포괄수가제 질병군[4개 진료과 7개 질병군 : 수정체 수술(백내장), 편도 및 아데노이드 수술, 제왕절개 분만, 자궁 및 자궁 부속기 수술(악성종양 제외), 충수 절제술, 항문 및 항문 주위 수술, 서혜 및 대퇴부 탈장 수술]

장점	과잉 진료 억제, 총 진료비 억제, 행정적 간편함(진료비 청구 및 심사의 간소화), 의료기관의 생산성 증대(입원기간단축 → 병상회전율 증가)
단점	서비스양의 최소화, 규격화, 의료의 질 저하 우려, 진단코드 조작을 통한 부당청구의 가능성, 합병증의 증가 및 발생 시 적용 곤란, 신의료기술의 적용 어려움

24 인구주택총조사

- 정의 : UN(United Nation)에 따르면 인구주택총조사는 특정한 시점에 한 국가 또는 일정한 지역의 모든 사람, 가구, 거처와 관련된 인구·경제·사회학적 자료를 수집, 평가, 분석, 제공하는 전 과정이다.
- 국가인구조사를 최초로 실시한 나라 : 스웨덴(1749년)
- 우리나라는 삼국시대에 인구조사의 기록이 있으며, 14세기말 조선시대 초기부터 정기적인 인구조사(호구조사)가 실시되어 조선왕조실록에 실렸다.
- 근대적 의미의 인구조사는 1925년 간이인구조사가 처음으로 실시된다.
- 현재 5년(11월 1일, 0시 기준)마다 통계청이 주관하여 대한민국 영토 내에 상주하는 모든 내·외국인과 이들이 살고 있는 거처에 대한 인구주택총조사를 시행하고 이를 주요 정책의 수립과 개발을 위한 기초자료로 활용하고 있다.

25 피라미드형

- 다산다사, 고출생, 고사망 → 인구 지속적 증가, 0 ~ 14세 인구가 65세(50세) 이상 인구의 2배를 초과, 저개발국가형으로 유년부양비의 증가 및 아동복지와 교육에 대한 정책이 필요하다.

26 비타민B_6(피리독신) 결핍 시 질환

- 피부염, 신경장애

27

- 임산부 정기 건강 검진(「모자보건법」에 의한 산전관리 횟수) : 임신 7개월(임신 28주)까지 4주에 한 번

28 일상생활능력 조사도구

일상생활 수행 능력 (ADL ; Activities of Daily Living)	건강 수준을 질병의 유·무가 아닌 기능수준에 기초하여 노인의 건강 상태를 나타내는 지표, 평소 일상생활을 하는데 꼭 필요한 기본동작들을 대상자가 혼자 힘으로 수행할 수 있는 능력을 의미(3점 척도로 구성) • 7개 문항으로 구성 : 옷 입기, 세수하기, 목욕하기, 식사하기, 이동(걷기), 화장실 사용, 대소변 조절
수단적(도구적) 일상생활 수행 능력 (IADL ; Instrumental ADL)	• ADL보다 높은 차원의 기능상태를 평가 • 10개 문항으로 구성 : 몸단장, 집안일, 식사준비, 빨래하기, 근거리 외출, 금전관리, 약 챙겨먹기, 교통수단 이용, 물건사기, 전화사용

29 앤더슨(G.Anderson)

- 보건봉사(보건행정), 보건법규(보건통제), 보건교육(보건인식)으로 대별하고 가장 중요하고 효과적인 접근은 보건교육임을 강조하였다.

30 평가도구가 갖추어야 할 조건

타당도	측정하려고 의도하는 것을 어느 정도로 충실히 측정하고 있느냐의 정도
신뢰도	평가도구가 평가 대상을 얼마나 잘 평가하는가, 평가하고자 하는 내용을 얼마나 오차없이 측정하는가의 정도("측정 도구의 변덕"에 의해 결정)
객관도	평가를 위해 작성된 도구로 여러 교육자에 의해 평가를 받을 때, 측정결과에 대해 평가자들 간 어느 정도로 일치된 평가를 하는지를 의미하며, 채점자 신뢰도라고도 함('채점자의 변덕'에 의해 결정)

실용도	평가도구 혹은 평가방법이 얼마나 쉽게 대상자에게 적용될 수 있는가 하는 경제성, 간편성, 편의성의 정도

31 「학교보건법」 제5조(대기오염대응매뉴얼의 작성 등)
- 교육부장관은 대기오염에 효과적으로 대응하기 위하여 환경부장관과의 협의를 거쳐 「대기환경보전법」 대기오염도 예측결과에 따른 대응 매뉴얼을 작성·배포하여야 한다.
- 대기오염대응매뉴얼에는 대응 단계별 전파요령, 실외수업에 대한 점검 및 조치, 실내 공기질 관리를 위한 조치사항 등 「대통령령」으로 정하는 내용이 포함되어야 한다.
- 학교의 장은 대기오염대응매뉴얼에 따라 학생 및 교직원의 세부 행동요령을 수립하고 학생 및 교직원에게 세부 행동요령에 관한 교육을 실시하여야 한다.
- 그 밖에 대기오염대응매뉴얼의 작성·배포, 세부 행동요령의 수립에 필요한 사항은 대통령령으로 정한다.

32 정신건강복지센터의 설치 및 운영
- 보건복지부장관은 필요한 지역에서의 제12조 제1항에 따른 소관 정신건강증진사업 등의 제공 및 연계 사업을 전문적으로 수행하게 하기 위하여 정신건강복지센터를 설치·운영할 수 있다
- 시·도지사는 관할 구역에서의 제12조 제2항에 따른 소관 정신건강증진사업등의 제공 및 연계 사업을 전문적으로 수행하게 하기 위하여 광역정신건강복지센터를 설치·운영할 수 있다.
- 시장·군수·구청장은 관할 구역에서의 제12조 제3항에 따른 소관 정신건강증진사업등의 제공 및 연계 사업을 전문적으로 수행하게 하기 위하여 「지역보건법」에 따른 보건소(이하 "보건소"라 한다)에 기초정신건강복지센터를 설치·운영할 수 있다.

33 상대위험도
- 위험에 노출된 사람의 질병에 걸릴 위험도가 위험에 노출되지 않은 사람의 질병에 걸릴 위험도보다 몇 배가 되는지를 나타내는 것

34 도수분포의 최빈값
- 자료 중에서 가장 많이 나타난 값으로 없거나 둘 이상일 수 있음

35 생물테러감염병 중 야토병
- 병원체가 세균이며 인수공통질환으로 매개체나 동물병원소 접촉이 주 원인

제2교시　식품위생학

36
- 당장법은 50% 이상의 설탕에 저장하는 방법이다.
- 냉장법은 0 ~ 10℃ 사이에 보관하는 방법이다.
- 건조법은 수분 15% 이하로 보관하는 방법이다.
- 식품은 냉장고의 전체 용량의 80% 정도만 저장한다.
- 저온살균법은 63 ~ 65℃로 30분간 가열하는 방법이다.

37 식품보관법
- 냉동실(영하 18℃) : 육류, 건조한 김
- 냉장실 상단(0 ~ 3℃) : 육류, 어류
- 냉장실 중간(5℃ 이하) : 유지가공품
- 냉장실 하단(7 ~ 10℃) : 과일, 채소류

38 비스페놀 A(bisphenol A)
- 통조림 캔, 수도관 내장 코팅제, 종이영수증, 치과레진, 생수용기 등에 포함된 물질

39 급성독성시험
- 실험대상 동물에게 시험물질을 1회만 투여하여 단기간에 독성의 영향 및 급성 중독증상 등을 관찰하는 시험방법으로 LD_{50}의 수치가 낮을수록 독성이 강하다. LD_{50}이란 실험대상 동물 50%가 사망할 때의 투여량을 말한다.

40 세균 측정방법
- 총균수 측정 : 직접현미경법
- 세균 총균수 측정법 : Breed법, 프트로프 하우저 계산기
- 효모 총균수 측정법 : 혈구계수기
- 곰팡이 총균수 측정법 : Haward법

41 미생물 생육에 영향을 주는 요소
- 미생물 생육에 영향을 주는 요소로 물리적 요인은 온도, 광선, 압력이다.

42 유당배지법
- 유당배지법 순서는 추정 → 확정 → 완전이다.

43 부패
- 식품 중의 단백질이 세균에 의해 분해되어 악취, 독성물질이 생성되는 현상이다.

44 자비소독
- 100℃의 끓는 물을 이용해 5 ~ 30분간 소독, 조리기구나 식기, 도마, 용기 등의 살균, 아포형성균은 완전히 사멸시키지 못하기 때문에 완전멸균은 아님

45 자외선 살균법
- 자외선 살균법은 물리적 소독법 중 비가열 살균법이다.

46 살모넬라 식중독
- 원인균 : *Salmonella typhimurium, Salmonella enteritidis*
- 그람음성, 무포자, 간균, 주모성 편모, 통성혐기성
- 원인식품 : 육류 및 가공품, 우유 및 유제품, 채소, 샐러드, 달걀 등

47 병원성 대장균 식중독
- 원인균 : *Escherichia coli* 중에서 인체에 감염되어 나타나는 균주
- 그람음성 간균, 무포자, 주모성 편모, 호기성 또는 통성혐기성
- 유당을 분해하여 산과 가스를 생성
- 장관출혈성 대장균(Escherichia coli O157 : H7이 해당되며 Verotoxin 생성, 용혈성요독증후군, 혈변과 심한복통 유발)
- 원인식품 : 완전히 조리되지 않은 오염된 쇠고기 분쇄육, 칠면조, 샌드위치 등

48 캠필로박터 식중독
- 원인균 : *Campylobacter jejuni*
- 그람음성 간균(나선형, S자형), 무포자, 미호기성, 인수공통 병원균
- 긴 편모를 가지고 있어 특유의 나선형 운동
- 수백정도의 수량균수(10^3 이하로 미량)에서도 식중독 유발
- 원인식품 : 오염된 식육, 살균되지 않은 우유, 햄버거, 닭고기
- 잠복기 : 평균 2 ~ 5일로 길랭바레증후군(Guillain-Barre syndrome) 증상을 동반하기도 함

49
- 원인균 : *Staphylococcus aureus*
- 무포자 그람양성 구균, 통성혐기성, 편모없음, 비운동성
- 아포를 형성하지 않는 균 중 저항성이 가장 강함
- 화농균으로 화농성질환의 대표적인 원인균
- 내염성균 : 15% 염분에서 생육 가능, 건조상태에서도 저항성이 강해 식품이나 가검에서 장시간 생존 가능
- 식중독의 원인이 되는 엔테로톡신(장독소, enterotoxin)을 생산
- *Staphylococcus aureus* : 80℃에서 10분 가열로 사멸하지만 엔테로톡신은 내열성이 커서 일반적인 조리가열로는 예방이 어려움, 엔테로톡신은 120℃에서 20분 가열해도 활성을 잃지 않으며 220 ~ 250℃로 30분 이상 가열해야 파괴

50 바실러스 세레우스 식중독
- 원인균 : *Bacillus cereus*, 그람양성, 간균, 내열성 아포형성, 호기성·통성혐기성, 주모성 편모
- 장독소(Enterotoxin) 생성에 의해 설사형 유발, 구토형은 식품 중에 구토독을 생성하여 유발
- 자연계에 널리 분포되어 있으며 전분이나 단백질 분해력이 강하다.
- 원인식품 : 동·식물성 단백질 식품, 수프, 소스(설사형), 전분성 식품(구토형)

51 웰치균(가스괴저균) 식중독 – 감염독소형, 중간형 식중독
- 원인균 : Clostridium perfringens
- 그람양성, 간균, 내열성 포자 형성, 편성혐기성, 편모 없음, 비운동성, 동물의 장관에 상주
- 생체 내 독소형(중간형, 감염독소형)으로 분류되며 식품 중에서 독소를 생성하지 않고 장내에서 독소를 생성하여 식중독을 유발

52 알레르기성 식중독
- 원인균 : Morganella morganii
- 사람이나 동물의 장내에 상주
- 어육 등에 번식해 히스티딘 탈탄산효소를 생성하여 히스티딘 분해, 히스타민 생성하여 알레르기 유발

53
- 아우라민(auramine), 로다민 B(rhodamine-B) : 유해 착색료
- 롱갈리트(rongalite) : 유해 표백제
- 시클라메이트(cyclamate) : 유해 감미료

54 카바메이트제
- 유기인제보다 배설과 회복속도가 빠르고 잔류성이 낮다.

55 메탄올
- 과실주와 정제가 불충분한 증류주에 함유되어 있으며 알코올 발효 시 펙틴으로부터 생성, 메탄올은 체외로 배출하는데 시간이 오래 걸리고 독성이 큰 포름산을 생성하여 시신경손상이나 과다섭취 시 실명을 가져옴
- 메탄올 함량 : 일반주류 – 0.5 mg/mL 이하, 과실주 – 1.0mg/mL 이하

56 구리
- 조리용 기구 및 식기에서 용출되는 구리녹에 의한 식중독(녹청 = 연록), 녹색채소 가공품의 발색제로 사용하는 황산구리가 남용되어 중독
- 중독증상 : 구강의 작열감, 구역, 구토, 복통, 간세포의 괴사, 간에 색소침착 등

57
- 솔라닌(solanine) : 감자
- 시큐톡신(cicutoxin) : 대합조개, 섭조개, 홍합/ 마비성 조개독
- 아미그달린(amygdalin) : 청매
- 네오수루가톡신(neosurugatoxin) : 수랑(고둥류 연체동물)

58 피마자
- 피마자 : 유독성 단백질인 리신(ricin), 유독 알칼로이드인 리시닌(ricinine), allergen

59 황변미 독소
- 수분이 14 ~ 15% 이상 함유된 쌀에 Penicillium 속 곰팡이가 번식하여 황색으로 변질
- 시트리닌(citrinin) – 신장독, 시트레오비리딘(citreoviridin) – 신경독, 루테오스카이린(luteoskyrin) – 간장독, 이슬란디톡신(islanditoxin) – 간장독

60 붉은곰팡이(Fusarium) 독소
- 제랄레논(zearalenone)에 의한 중독 : 가축의 발정증후군, 암컷에서 불임 및 유선종대, 수컷에서 고환위축 및 유선확대 등 생식기계통의 독성 유발, 오염된 옥수수 및 보리 등에서 검출

61 장티푸스
- 병원체 : Salmonella typhi
- 그람음성, 통성혐기성, 무아포(무포자), 간균, 주모성 편도(운동성이 있음)

62 급성회백수염, 소아마비, 급성척수전각염, 폴리오
- 병원체 : 폴리오 바이러스(Poliomyelitis virus)

63 A형간염(유행성간염)
- 병원체 : A형간염 바이러스(Hepatitis A virus)
- 감염경로 : 환자의 분변에 오염된 식품이나 물을 통한 경구감염/주사기를 통한 감염이나 혈액제제를 통한 전파
- 제2급감염병으로 발생 또는 유행 시 24시간 이내에 신고

64
- 결핵 : 소의 결핵균은 살균이 되지 않는 우유를 통해 전파, 제2급감염병
- 콜레라 : 오염된 음식물이나 물을 통해 전파, 제2급감염병
- 성홍열 : 비말감염과 인후두 분비물에 오염된 우유 등의 음식을 통해 전파, 제2급감염병
- 유행성간염 : 오염된 음식물이나 물, 혈액을 통해 전파, 제2급감염병

65 브루셀라증(Brucella, 파상열)
- 제3급감염병
- 병원체
  - *Brucella melitensis* : 양, 염소에 유산 발생
  - *Brucella abortus* : 소에게 유산
  - *Brucella suis* : 돼지에게 유산 일으킴
  - 그람음성, 호기성, 무포자, 간균, 편모 없음
- 감염경로 : 유즙, 유제품, 고기에 의한 경구감염, 상처 통한 경피감염
- 증상 :
  - 동물에게는 유산이나 태막염
  - 사람에겐 열성질환, 파상열(불규칙한 발열), 오한 두토, 근육통, 피로감 등이 있으며 사람에게는 불현성감염이 많다.

66 공수병
- 병원체: *Lyssavirus rabies*
- 증상: 뇌염, 신경 증상 등 중추 신경계 이상을 일으켜 발병 시 대부분 사망
- 이 바이러스가 사람에게 침투하여 질병을 일으키면 공수병, 동물에게 침투하여 질병을 일으키면 광견병이라고 한다.
- 제3급감염병이면서 인수공통감염병

67 요충
- 채소에 의한 기생충
- 성충은 장에서 나와 항문 주위에 산란, 주로 밤에 출몰
- 항문근처를 긁어 오염된 손 또는 충란으로 오염된 음식물, 식기를 통한 경구감염 → 소장에서 부화, 맹장에서 기생
- 증상 : 항문가려움증(소양증), 불면증, 신경불안, 야뇨증 등
- 특징 : 가족 내 감염을 일으킴(집단감염), 자가감염, 어린이에게 감염이 많이 발생
- 진단검사 : Scotch tape 검출법을 이용

68
- 간흡충 : 제1중간숙주가 왜우렁이, 제2중간숙주가 담수어
- 폐흡충 : 제1중간숙주가 다슬기, 제2중간숙주가 게나 가재 등의 갑각류
- 아니사키스 : 제1중간숙주가 크릴새우 등 해산갑각류, 제2중간숙주가 해산어류(오징어, 고등어, 대구, 청어 등)
- 요코가와흡충 : 제1중간숙주가 다슬기, 제2중간숙주가 담수어

69 소포제(거품제거제)
- 식품의 제조공정에서 발생하는 거품이 품질이나 작업에 지장을 주는 경우에 거품생성을 억제하거나 방지, 감소시키기 위해 사용

- 종류 : 규소수지

70 글리세린지방산에스테르
- 유화제 : 물과 기름 등 섞이지 않는 두 가지 또는 그 이상의 상을 균질하게 섞어주거나 유지시키기 위해 사용한다.

71 산화방지제
1. 정의
- 산화방지제는 유지의 산패 및 식품의 변색이나 퇴색을 방지하기 위해 사용하는 첨가물이다.

2. 종류
- 지용성 산화방지제 : 부틸히드록시아니솔(BHA), 디부틸히드록시톨루엔(BHT) → 모조치즈와 식물성크림에 사용불가
- 수용성 산화방지제 : 에리소르브산, 에리소르브산나트륨

72 살균제
- 식품의 부패 미생물 및 감염병 등의 병원균을 사멸시키기 위해 사용
- 종류 : 치아염소산나트륨(과일·채소류에 사용, 최종 식품의 완성 전에 제거해야 함)

73
- ^{60}Co: 감마선(γ) 방출, 식품 살균에 주로 이용

74 1회 74번 해설 참조

75 HACCP원칙 12절차 중 실행단계 7원칙
- 위해요소분석(원칙1) → 중요관리점(HACCP) 결정(원칙2) → HACCP 한계기준 설정(원칙3) → HACCP 모니터링체계 확립(원칙4) → 개선조치방법 수립(원칙5) → 검증절차 및 방법 수립(원칙6) → 문서화, 기록유지방법 설정(원칙7)

05 위생사 필기 실전모의고사 • 정답 및 해설

1교시

위생관계법령

01	②	02	⑤	03	①	04	③	05	⑤
06	②	07	④	08	③	09	⑤	10	⑤
11	③	12	⑤	13	①	14	⑤	15	⑤
16	③	17	③	18	①	19	③	20	②
21	①	22	②	23	④	24	③	25	⑤

환경위생학

26	③	27	⑤	28	①	29	⑤	30	①
31	④	32	③	33	④	34	④	35	③
36	②	37	④	38	⑤	39	②	40	④
41	①	42	④	43	①	44	③	45	⑤
46	③	47	①	48	②	49	⑤	50	⑤
51	③	52	②	53	①	54	②	55	④
56	④	57	①	58	③	59	②	60	③
61	⑤	62	②	63	③	64	①	65	②
66	⑤	67	②	68	④	69	⑤	70	③
71	④	72	①	73	⑤	74	②	75	④

위생곤충학

76	④	77	⑤	78	①	79	②	80	⑤
81	③	82	②	83	⑤	84	①	85	③
86	④	87	④	88	①	89	②	90	①
91	③	92	①	93	②	94	②	95	④
96	②	97	⑤	98	③	99	③	100	③
101	③	102	④	103	④	104	⑤	105	②

2교시

공중보건학

01	④	02	③	03	④	04	③	05	⑤
06	②	07	⑤	08	②	09	②	10	③
11	①	12	②	13	①	14	①	15	②
16	②	17	①	18	③	19	④	20	④
21	①	22	①	23	④	24	④	25	①
26	②	27	①	28	③	29	⑤	30	②
31	①	32	⑤	33	⑤	34	②	35	①

식품위생학

36	③	37	④	38	④	39	①	40	②
41	①	42	②	43	④	44	④	45	④
46	⑤	47	②	48	①	49	②	50	⑤
51	①	52	③	53	⑤	54	③	55	②
56	②	57	④	58	④	59	①	60	②
61	③	62	③	63	①	64	①	65	③
66	②	67	⑤	68	③	69	②	70	④
71	⑤	72	⑤	73	④	74	②	75	④

제1교시 위생관계법령

01 「공중위생관리법」 제6조의2(위생사의 면허 등)
④ 위생사 국가시험에서 대통령령으로 정하는 부정행위를 한 사람에 대하여는 그 시험을 정지시키거나 합격을 무효로 한다.

02 「공중위생관리법」 제7조의2(위생사 면허의 취소 등)
① 보건복지부장관은 위생사가 다음 각 호의 어느 하나에 해당하는 경우에는 그 면허를 취소한다.
1. 제6조의2 제7항 각 호의 어느 하나에 해당하게 된 경우
2. 면허증을 대여한 경우

② 위생사가 제1항 제1호에 따라 면허가 취소된 후 그 처분의 원인이 된 사유가 소멸된 때에는 보건복지부장관은 그 사람에 대하여 다시 면허를 부여할 수 있다.

[공중위생관리법 제6조의2]
⑦ 다음 각 호의 어느 하나에 해당하는 사람은 위생사 면허를 받을 수 없다.
1. 「정신건강증진 및 정신질환자 복지서비스 지원에 관한 법률」 제3조제1호에 따른 정신질환자. 다만, 전문의가 위생사로서 적합하다고 인정하는 사람은 그러하지 아니하다.
2. 「마약류 관리에 관한 법률」에 따른 마약류 중독자
3. 이 법, 「감염병의 예방 및 관리에 관한 법률」, 「검역법」, 「식품위생법」, 「의료법」, 「약사법」, 「마약류 관리에 관한 법률」 또는 「보건범죄 단속에 관한 특별조치법」을 위반하여 금고 이상의 실형을 선고받고 그 집행이 끝나지 아니하거나 그 집행을 받지 아니하기로 확정되지 아니한 사람

03 「공중위생관리법 시행령」 제8조(공중위생감시원의 자격 및 임명)
① 특별시장·광역시장·도지사 또는 시장·군수·구청장은 다음 각 호의 어느 하나에 해당하는 소속 공무원 중에서 공중위생감시원을 임명한다.
1. 위생사 또는 환경기사 2급 이상의 자격증이 있는 사람
2. 고등교육법에 따른 대학에서 화학·화공학·환경공학 또는 위생학 분야를 전공하고 졸업한 사람 또는 법령에 따라 이와 같은 수준 이상의 학력이 있다고 인정되는 사람
3. 외국에서 위생사 또는 환경기사의 면허를 받은 사람
4. 1년 이상 공중위생 행정에 종사한 경력이 있는 사람

04 「공중위생관리법」 제12조(청문)
보건복지부장관 또는 시장·군수·구청장은 다음 각 호의 어느 하나에 해당하는 처분을 하려면 청문을 하여야 한다.
2. 이용사와 미용사의 면허취소 또는 면허정지
3. 위생사의 면허취소
4. 영업정지명령, 일부 시설의 사용중지명령 또는 영업소 폐쇄명령

05 「공중위생관리법」 제17조(위생교육)
① 공중위생영업자는 매년 위생교육을 받아야 한다.
② 제3조 제1항 전단의 규정에 의하여 신고를 하고자 하는 자는 미리 위생교육을 받아야 한다. 다만, 보건복지부령으로 정하는 부득이한 사유로 미리 교육을 받을 수 없는 경우에는 영업개시 후 6개월 이내에 위생교육을 받을 수 있다.
③ 제1항 및 제2항의 규정에 따른 위생교육을 받아야 하는 자 중 영업에 직접 종사하지 아니하거나 2 이상의 장소에서 영업을 하는 자는 종업원 중 영업장별로 공중위생에 관한 책임자를 지정하고 그 책임자로 하여금 위생교육을 받게 하여야 한다.
④ 제1항부터 제3항까지의 규정에 따른 위생교육은 보건복지부장관이 허가한 단체 또는 공중위생영업자 단체가 실시할 수 있다.

06 「식품위생법」 제2조(정의)
12. 집단급식소란 영리를 목적으로 하지 아니하면서 특정 다수인(상시 1회 50인 이상)에게 계속하여 음식물을 공급하는 다음 각 목의 어느 하나에 해당하는 곳의 급식시설로서 대통령령으로 정하는 시설을 말한다.
가. 기숙사
나. 학교, 유치원, 어린이집
다. 병원
라. 사회복지시국가, 지방자치단체 및 공공기관
마. 산업체
바. 그 밖의 후생기관 등

07 「식품위생법」 제14조(식품 등의 공전)
식품의약품안전처장은 다음 각호의 기준을 실은 식품 등의 공전을 작성·보급하여야 한다.
1. 식품 또는 식품첨가물의 기준과 규격
2. 기구 및 용기·포장의 기준·규격

08 「식품위생법 시행령」 제17조(식품위생감시원의 직무)
식품위생감시원의 직무는 다음 각 호와 같다.
1. 식품등의 위생적인 취급에 관한 기준의 이행 지도
2. 수입·판매 또는 사용 등이 금지된 식품등의 취급 여부에 관한 단속
3. 표시 또는 광고기준의 위반 여부에 관한 단속
4. 출입·검사 및 검사에 필요한 식품등의 수거
5. 시설기준의 적합 여부의 확인·검사

6. 영업자 및 종업원의 건강진단 및 위생교육의 이행 여부의 확인·지도
7. 조리사 및 영양사의 법령 준수사항 이행 여부의 확인·지도
8. 행정처분의 이행 여부 확인
9. 식품등의 압류·폐기 등
10. 영업소의 폐쇄를 위한 간판 제거 등의 조치
11. 그 밖에 영업자의 법령 이행 여부에 관한 확인·지도

09 「식품위생법」 제43조(영업 제한)

① 특별자치시장·특별자치도지사·시장·군수·구청장은 영업 질서와 선량한 풍속을 유지하는 데에 필요한 경우에는 영업자 중 식품접객영업자와 그 종업원에 대하여 영업시간 및 영업행위를 제한할 수 있다.

10 「식품위생법」 제48조(식품안전관리인증기준)

① 식품의약품안전처장은 식품의 원료관리 및 제조·가공·조리·소분·유통의 모든 과정에서 위해한 물질이 식품에 섞이거나 식품이 오염되는 것을 방지하기 위하여 각 과정의 위해요소를 확인·평가하여 중점적으로 관리하는 기준을 식품별로 정하여 고시할 수 있다.

11 「식품위생법」 제46조(식품등의 이물 발견보고 등)

② 「소비자기본법」에 따른 한국소비자원 및 소비자단체와 「전자상거래 등에서의 소비자보호에 관한 법률」에 따른 통신판매중개업자로서 식품접객업소에서 조리한 식품의 통신판매를 전문적으로 알선하는 자는 소비자로부터 이물 발견의 신고를 접수하는 경우 지체 없이 이를 식품의약품안전처장에게 통보하여야 한다.

12 「식품위생법」 제56조(결격사유)

다음 각 호의 어느 하나에 해당하는 자는 조리사 면허를 받을 수 없다.
1. 정신질환자. 다만, 전문의가 조리사로서 적합하다고 인정하는 자는 그러하지 아니하다.
2. 감염병의 예방 및 관리에 관한 법률」 제2조 제13호에 따른 감염병환자 다만, 같은 조 제4호 나목에 따른 B형간염환자는 제외한다.
3. 마약이나 그 밖의 약물 중독자
4. 조리사 면허의 취소처분을 받고 그 취소된 날부터 1년이 지나지 아니한 자

13 「감염병의 예방 및 관리에 관한 법률」 제2조(정의)

4. "제3급감염병"이란 그 발생을 계속 감시할 필요가 있어 발생 또는 유행 시 24시간 이내에 신고하여야 하는 다음 각 목의 감염병을 말한다. 다만, 갑작스러운 국내 유입 또는 유행이 예견되어 긴급한 예방·관리가 필요하여 질병관리청장이 보건복지부장관과 협의하여 지정하는 감염병을 포함한다.

가. 파상풍	나. B형간염	다. 일본뇌염
라. C형간염	마. 말라리아	바. 레지오넬라증
사. 비브리오패혈증		아. 발진티푸스
자. 발진열		차. 쯔쯔가무시증
카. 렙토스피라증		타. 브루셀라증
파. 공수병		하. 신증후군출혈열
거. 후천성면역결핍증(AIDS)		
너. 크로이츠펠트–야콥병(CJD) 및 변종크로이츠펠트–야콥병(vCJD)		
더. 황열		러. 뎅기열
머. 큐열		버. 웨스트나일열
서. 라임병		어. 진드기매개뇌염
저. 유비저		처. 치쿤구니야열
커. 중증열성혈소판감소증후군(SFTS)		
터. 지카바이러스 감염증		퍼. 매독

※ 디프테리아는 제1급감염병이다.

14 「감염병의 예방 및 관리에 관한 법률」 제8조의3(내성균 관리대책)

① 보건복지부장관은 내성균 발생 예방 및 확산 방지 등을 위하여 감염병관리위원회의 심의를 거쳐 내성균 관리대책을 5년마다 수립·추진하여야 한다.

15 「감염병의 예방 및 관리에 관한 법률」 제11조(의사 등의 신고)

① 의사, 치과의사 또는 한의사는 다음 각 호의 어느 하나에 해당하는 사실(제16조 제6항에 따라 표본감시 대상이 되는 제4급감염병으로 인한 경우는 제외한다)이 있으면 소속 의료기관의 장에게 보고하여야 하고, 해당 환자와 그 동거인에게 질병관리청장이 정하는 감염 방지 방법 등을 지도하여야 한다. 다만, 의료기관에 소속되지 아니한 의사, 치과의사 또는 한의사는 그 사실을 관할 보건소장에게 신고하여야 한다.
1. 감염병환자 등을 진단하거나 그 사체를 검안한 경우
2. 예방접종 후 이상반응자를 진단하거나 그 사체를 검안한 경우
3. 감염병환자 등이 제1급감염병부터 제3급감염병까지에 해당하는 감염병으로 사망한 경우
4. 감염병환자로 의심되는 사람이 감염병병원체 검사를 거부하는 경우

16 「감염병의 예방 및 관리에 관한 법률」 제33조(예방접종약품의 계획 생산)

① 질병관리청장은 예방접종약품의 국내 공급이 부족하다고 판단되는 경우 등 보건복지부령으로 정하는 경우에는 예산의

범위에서 감염병의 예방접종에 필요한 수량의 예방접종약품을 미리 계산하여 의약품 제조업자에게 생산하게 할 수 있으며, 예방접종약품을 연구하는 자 등을 지원할 수 있다.

17 「감염병의 예방 및 관리에 관한 법률」 제49조(감염병의 예방 조치)

① 질병관리청장, 시·도지사 또는 시장·군수·구청장은 감염병을 예방하기 위하여 다음 각 호에 해당하는 모든 조치를 하거나 그에 필요한 일부 조치를 하여야 하며, 보건복지부장관은 감염병을 예방하기 위하여 제2호, 제2호의2부터 제2호의4까지, 제12호 및 제12호의2에 해당하는 조치를 할 수 있다.
1. 관할 지역에 대한 교통의 전부 또는 일부를 차단하는 것
2. 흥행, 집회, 제례 또는 그 밖의 여러 사람의 집합을 제한하거나 금지하는 것
3. 건강진단, 시체 검안 또는 해부를 실시하는 것
4. 감염병 전파의 위험성이 있는 음식물의 판매·수령을 금지하거나 그 음식물의 폐기나 그 밖에 필요한 처분을 명하는 것
5. 인수공통감염병 예방을 위하여 살처분에 참여한 사람 또는 인수공통감염병에 드러난 사람 등에 대한 예방조치를 명하는 것
※ 이하 생략

18 「감염병의 예방 및 관리에 관한 법률 시행령」 제24조(소독을 해야 하는 시설)

감염병 예방에 필요한 소독을 해야 하는 시설은 다음 각 호와 같다.
1. 숙박업소(객실 수 20실 이상인 경우만 해당한다), 관광숙박업소
2. 식품접객업 업소 중 연면적 300제곱미터 이상의 업소
3. 시내버스·농어촌버스·마을버스·시외버스·전세버스·장의자동차, 항공기 및 공항시설, 여객선, 연면적 300제곱미터 이상의 대합실, 여객운송 철도차량과 역사 및 역 시설
4. 대형마트, 전문점, 백화점, 쇼핑센터, 복합쇼핑몰, 그 밖의 대규모 점포와 전통시장
5. 병원급 의료기관
6. 집단급식소(한 번에 100명 이상에게 계속적으로 식사를 공급하는 경우만 해당한다)
6의2. 위탁급식영업을 하는 식품접객업소 중 연면적 300제곱미터 이상의 업소
7. 기숙사
7의2. 합숙소(50명 이상을 수용할 수 있는 경우만 해당한다)
8. 공연장(객석 수 300석 이상인 경우만 해당한다)
9. 학교
10. 연면적 1천제곱미터 이상의 학원
11. 연면적 2천제곱미터 이상의 사무실용 건축물 및 복합용도의 건축물
12. 어린이집 및 유치원(50명 이상을 수용하는 어린이집 및 유치원만 해당한다)
13. 공동주택(300세대 이상인 경우만 해당한다)

19 먹는물 수질기준 및 검사 등에 관한 규칙 제2조

[별표 1] 먹는물의 수질기준
2. 건강상 유해영향 무기물질에 관한 기준
가. 납은 0.01mg/L를 넘지 아니할 것
나. 불소는 1.5mg/L(샘물·먹는샘물 및 염지하수·먹는염지하수의 경우에는 2.0mg/L)를 넘지 아니할 것
다. 비소는 0.01mg/L(샘물·염지하수의 경우에는 0.05mg/L)를 넘지 아니할 것
라. 셀레늄은 0.01mg/L(염지하수의 경우에는 0.05mg/L)를 넘지 아니할 것
마. 수은은 0.001mg/L를 넘지 아니할 것
바. 시안은 0.01mg/L를 넘지 아니할 것
사. 크롬은 0.05mg/L를 넘지 아니할 것
아. 암모니아성 질소는 0.5mg/L를 넘지 아니할 것
자. 질산성 질소는 10mg/L를 넘지 아니할 것
차. 카드뮴은 0.005mg/L를 넘지 아니할 것
카. 붕소는 1.0mg/L를 넘지 아니할 것(염지하수의 경우에는 적용하지 아니한다)
타. 브롬산염은 0.01mg/L를 넘지 아니할 것(수돗물, 먹는샘물, 염지하수·먹는염지하수, 먹는해양심층수 및 오존으로 살균·소독 또는 세척 등을 하여 먹는물로 이용하는 지하수만 적용한다)
파. 스트론튬은 4mg/L를 넘지 아니할 것(먹는염지하수 및 먹는해양심층수의 경우에만 적용한다)
하. 우라늄은 30㎍/L를 넘지 않을 것[수돗물(지하수를 원수로 사용하는 수돗물을 말한다), 샘물, 먹는샘물, 먹는염지하수 및 먹는물공동시설의 물의 경우에만 적용한다)]

20 「먹는물관리법 시행령」 제3조(샘물 또는 염지하수의 개발허가 대상)

① "대통령령으로 정하는 규모 이상의 샘물 또는 염지하수를 개발하려는 자"란 다음 각 호의 자를 말한다.
1. 먹는샘물 또는 먹는염지하수의 제조업을 하려는 자[식품의약품안전처장이 고시한 식품의 기준과 규격 중 음료류에 해당하는 식품을 제조하기 위하여 먹는샘물등의 제조설비를 사용하는 자를 포함한다]
2. 1일 취수능력 300톤 이상의 샘물등[원수(原水)의 일부를 음료류·주류 등의 원료로 사용하는 샘물등을 말한다]을 개발하려는 자

21 「먹는물관리법」제12조(샘물 등의 개발허가의 유효기간)
① 샘물 등의 개발허가의 유효기간은 5년으로 한다.
② 시·도지사는 샘물 등의 개발허가를 받은 자가 유효기간의 연장을 신청하면 허가할 수 있다. 이 경우 매 회의 연장기간은 5년으로 한다.

22 「먹는물관리법 시행규칙」제33조(자가 품질 검사)
① 법 제41조 제1항에 따른 자가 품질 검사는 다음 각 호의 구분에 따른다.
1. 먹는샘물 등의 제조업자의 경우 : 별표 6의 검사기준
2. 수처리제 제조업자의 경우 : 생산품목별 월 1회 이상
3. 정수기의 제조업자의 경우 : 별표 7의 검사기준
② 제1항에 따른 검사성적서는 2년간 보존하여야 한다.

> [먹는물관리법 제41조(자가 품질 검사의 의무)]
> ① 먹는샘물 등, 수처리제, 정수기 또는 그 용기의 제조업자는 환경부령으로 정하는 바에 따라 그가 제조하는 제품이 기준과 규격에 적합한지를 자가 검사하고 그 기록을 보존하여야 한다.

※ 별표 6 : 먹는샘물 등 제조업자의 자가 품질 검사 기준
※ 별표 7 : 정수기의 제조업자의 자가 품질 검사 기준

23 「먹는물관리법」제51조(과징금 처분)
① 환경부장관 또는 시·도지사는 검사기관이 제43조 제8항에 해당하거나 먹는물 관련 영업자가 제48조 제1항에 해당하면 대통령령으로 정하는 바에 따라 업무정지 또는 영업정지를 갈음하여 2억원 이하의 과징금을 부과할 수 있다.

24 「폐기물관리법 시행규칙」제14조 [별표 5] 폐기물의 처리에 관한 구체적 기준 및 방법
5. 지정폐기물 중 의료폐기물의 기준 및 방법
라. 수집·운반의 경우
6) 의료폐기물의 수집·운반차량의 차체는 흰색으로 색칠하여야 한다.
7) 의료폐기물의 수집·운반차량의 적재함의 양쪽 옆면에는 의료폐기물의 도형, 업소명 및 전화번호를, 뒷면에는 의료폐기물의 도형을 붙이거나 표기하되, 그 크기는 가로 100센티미터 이상, 세로 50센티미터 이상(뒷면의 경우 가로·세로 각각 50센티미터 이상)이어야 하며, 글자의 색깔은 녹색으로 하여야 한다.

25 「하수도법」제20조(기술진단 등)
① 공공하수도관리청은 5년마다 소관 공공하수도에 대한 기술진단을 실시하여 공공하수도의 관리상태를 점검하여야 한다.

제1교시 환경위생학

26 산소의 중량백분율

- 산소의 중량백분율 $= \dfrac{O_2 \times 0.21}{공기 분자량} \times 100$

$= \dfrac{16 \times 2 \times 0.21}{29} \times 100 = 23\%$

27 일산화탄소(CO)의 특징
- 무색, 무취, 무자극
- 공기보다 가벼우며 물체가 불완전연소 할 때 발생
- 중독 시 혈중의 헤모글로빈과 결합하여 혈중 산소농도를 저하시켜서 무산소증 유발
- 혈색소와의 친화력이 산소보다 200 ~ 300배 높다.
- 일산화탄소 중독 일어날 수 있는 농도는 0.05 ~ 0.1%
- 시야협착, 뇌장애, 신경장애, 지각기능 장애

28 감각온도(체감온도 = 실효온도)
- 온도, 습도(100%), 기류(무풍)의 3가지 인자에 의해 이루어지는 체감을 감각온도라 한다.
- 온도 18℃, 습도 100%, 무풍에서의 감각온도는 18℃이다.
- 온도 66°F, 습도 100%, 무풍에서의 감각온도는 66°F이다.
- 겨울철의 최호적 감각온도는 66°F이고, 여름철의 최호적 감각온도는 71°F이다.

29 등가온도(등온)지수
- 기습이 100%, 무풍, 주위의 물체 표면온도가 기온과 동일한 t°F일 때를 기준으로 하여 이것과 등온감각을 주는 기온, 기류, 기습, 복사열의 종합상태를 등가온도 지수라 한다.

30 체온발산 작용 및 비율
- 체온발산 작용 : 열전도, 열대류, 열복사, 증발 등
- 체열발산 비율 : 피부전도·복사(73%) 〉 피부증발(14.5%) 〉 폐증발(7.2%) 〉 흡기기온(3.5%) 〉 분뇨(1.8%)

31 냉각력
- 냉각력 단위 : $cal/(cm^2 \cdot sec)$, $cal/cm^2/sec$
- 측정 : 카타온도계(카타한란계)

32 로스앤젤레스 스모그사건 원인물질
- 자동차 연료 연소 시 발생한 올레핀계 탄화수소(HC), 질소산화물(NO_x), 황산화물(SO_x) 등이 태양광선 중 자외선과 반응하여 생성된 2차 오염물질(O_3, PAN, H_2O_2, NOCl)을 생성했다.

33 「환경정책기본법 시행령」 제2조 [별표 1] 환경기준
- 아황산가스(SO_2), 일산화탄소(CO), 이산화질소(NO_2), 미세먼지(PM-10), 오존(O_3), 납(Pb), 벤젠

34 SO_2의 특징
- 황산제조공장, 석탄 연소 시 많이 배출된다.
- 무색, 자극성이강하다.
- 대기오염지표이다.
- 산성비의 원인이 된다.
- 금속 부식력이 강하다.
- 액화성이 강하다.

35 일산화질소(NO)
- 고온으로 연소 시 발생하거나 또는 질소 성분이 많은 연료 연소 시 발생한다.
- 배출원 : 화학비료 공장, 냉동공장, 질산공장 등

36 대기오염의 피해
- 비소(As) : 위궤양, 빈혈, 비중격천공 등 유발
- 납(Pb) : 빈혈, 즉 조혈기능, 중추신경 장애 등 유발
- 벤젠(Benzene) : 빈혈, 백혈병 즉 조혈기능 장애 유발
- 톨루엔(Toluene) : 신경장애, 신장장애 등 유발
- 구리(Cu) : 위장 카타르성 혈변, 혈뇨 유발
- 크롬(Cr) : 만성 카타르성 비염, 폐기종, 폐암 등 유발

37 온실효과
- 이산화탄소(CO_2) 증가로 적외선부근의 복사열을 흡수하기 때문으로 기온상승, 생태계의 파괴, 해수면상승등으로 기후변화의 요인으로 작용되고 있다.

38 「실내 공기질관리법 시행규칙」 제3조 [별표 2] 실내공기질 유지기준
- 지하역사, 지하도상가, 철도역사의 대합실, 여객자동차터미널의 대합실, 항만시설 중 대합실, 공항시설 중 여객터미널, 장례식장, 영화상영관, 전시시설, 인터넷컴퓨터게임시설제공업의 영업시설, 목욕장의 영업시설
- 도서관, 박물관, 미술관, 대규모점포, 학원
- 의료기관, 산후조리원, 노인요양시설, 어린이집, 실내 어린이놀이시설
- 실내 주차장
- 실내 체육시설, 실내 공연장, 업무시설, 둘 이상의 용도에 사용되는 건축물

39 수인성 감염병의 특징
- 환자가 폭발적으로 발생한다.
- 치명률과 발병률이 낮다.
- 2차 감염이 적다.
- 환자발생은 급수지역에 한정되며 경계가 명확하다.
- 소독하면 유행을 막을 수 있다.
- 음료수에 동일 병원체가 검출된다.
- 계층과 무관하게 발생한다.
- 가족 집적성은 낮은 편이다.

40 밀스 – 라인케(Mills-Reincke) 현상
- 상수를 처리함으로써 수인성 감염병이 감소되고 일반사망률이 현저히 저하되는 현상이다.

41 완속여과와 급속여과의 차이점

구분	완속여과	급속여과
여과속도	3~5m/day	120~150m/day
예비처리	보통침전법(중력침전)	약품침전
제거율	98~99%	95~98%
모래층 청소	사면대치(표면층 삭제)	역류세척
경상비	적다.	많다.
건설비	많다.	적다.
부유물질 제거	모래층 표면	
장점	세균 제거율이 높다.	탁도·색도가 높은 물에 좋다. 수면동결이 쉬운 곳에 좋다.

42 트리할로메탄(THM)
- 물이 함유하고 있는 유기물질과 정수과정에서 살균제로 사용되는 염소가 서로 반응하여 생성되는 물질이다.
- THM은 정수 처리시 염소주입으로 발생한다.
- THM 방지대책 : 이산화염소(ClO_2), 자외선, 오존, I_2, Br 등을 이용한 소독
- 미국과 일본 등의 THM 기준치는 0.1ppm이다.

43
- 소독약품의 양 = 수량(L) × 주입농도(ppm) × $\dfrac{100}{유효염소농도(\%)}$

- 소독약품의 양 = 2,000(L) × 0.2mg × $\dfrac{100}{40}$ = 1,000mg

44 과망간산칼륨($KMnO_4$)
- 산화제로서 수중의 유기물을 산화시킨다. 따라서 과망간산칼륨이 많이 소비되었다는 것은 유기물이 많다는 것을 의미한다.

45 탁도란
- 불순물에 의해 물이 탁해지는 정도를 나타낸 것으로서, 탁도는 빛의 통과에 대한 저항으로 나타내는 값이다.
- 우리나라 먹는물의 탁도 기준에는 NTU 단위를 사용한다.
- 1NTU(Nephelometric Turbidity Unit)란 황산히드라진과 헥사메틸테트라아민을 포함한 탁도 표준원액 2.5mL를 증류수 1L에 용해시켰을 때의 탁도를 1NTU라 한다.

46 경도의 종류
1. 일시경도(탄산경도)
- 일시경도 유발물질 : OH^-, CO_3^{2-}, HCO_3^- 등 예 $Ca(OH)_2$, $Ca(HCO_3)_2$, $CaCO_3$, $Mg(HCO_3)_2$, $Mg(OH)_2$
- 일시경도는 물을 끓이면 경도를 제거할 수 있다. 즉 연수화시킬 수 있다.

2. 영구경도(비탄산경도)
- 영구경도 유발물질 : Cl^-(염화물), SO_4^{2-}(황산염), NO_3^-(질산염) 등 예 $MgCl_2$, $MgSO_4$, $Mg(NO_3)_2$, $Ca(NO_3)_2$, $CaSO_4$
- 영구경도는 끓여도 제거되지 않는다.

47 유기성질소의 산화분해되는 과정
- 용존산소가 풍부한 수중에서 미생물(Autotrophic Bacteria)에 의한 질소의 질산화 과정 : 단백질 → amino acid → NH_3-N → NO_2-N → NO_3-N

48
- 오염된 상류로부터 자정작용이 끝날 때까지 나타나는 미생물의 순서
- 세균(bacteria) → 원생동물(protozoa) → 고등동물(rotifer)

49 부영양화(eutrophication)
- 정체수역(호수, 하천)에 질소, 인 등의 무기성 영양소가 다량 유입 시 플랑크톤이 폭발적으로 증가하여 결국 늪 모양으로 변화하는 것을 말한다.

50 적조현상
- 토양이나 하천·바다의 부영양화로 해수 플랑크톤의 수가 급격하게 증가하여 적색계통의 색을 띠는 현상을 말한다.
- 적조발생의 원인과 대책은 부영양화 발생요인과 같다.
- 적조현상은 주로 근거리 바다(근해)에서 발생한다.
- 정체수역, 수온상승, 영양염류의 증가 시 발생한다.
- 황산동, 활성탄, 황토 등을 뿌려 방지한다.

51 LD_{50}(반수치사량)
- 실험동물 50%를 사망시키는 독성물질의 양을 말한다.

52 먹이연쇄 현상과 질병
- 수은 : 미나마타병, 언어장애, 난청
- 크롬 : 비중격천공증, 피부부식, 폐암
- 카드뮴 : 이타이이타이병, 골연화증, 폐기종, 신장애, 단백뇨 등
- 구리 : 빈혈, 신장염
- 납 : 빈혈, 적혈구 감소

53 카드뮴의 3대 증상
- 폐기종, 신장애, 단백뇨

54 폐·하수처리
1. 폐·하수처리 계통도
- 스크린→침사지→1차 침전지→폭기조→2차 침전지→소독→방류
  폐슬러지(오니)   반송슬러지   폐슬러지(오니)

2. 폐·하수처리 과정(3단계)
- 예비처리 → 본처리 → 최종처리
※ 1차 처리(예비처리, 물리적 처리) : 스크린 ~ 1차 침전지
※ 2차 처리(본처리) : 폭기조 ~ 2차 침전지

55 산업폐수의 처리법
1. 물리적 처리
- 체분리, 여과, 투석(membrane filter), 침강법, 부상법, 증류법 등

2. 화학적 처리
- 중화법, 산화환원법, 분해법, 응집법(응집, 침전, 응집 부상분리), 흡착법(활성탄 흡착), 추출법(용매추출), 포말부선 분리법, 이온교환법, Striping(탈기탑), 연소 소각법 등

3. 생물학적 처리
- 호기성미생물 처리 : 활성슬러지법, 살수여상법, 산화지법, 회전원판법, 접촉산화법 등
- 혐기성미생물 처리 : 소화법, 부패조, 임호프조
※ 고형화처리법 : 폐기물처리법의 하나이다.

56 생물학적 처리법
- 호기성 처리 : 활성오니법(활성슬러지법), 살수여상법, 산화지법, 회전원판법 등
- 혐기성 처리 : 혐기성소화(메탄발효법), 임호프조, 부패조 등
※ 응집침전법은 화학적 처리방법이다.

57 SVI의 특성
- 침강 농축성을 나타내는 지표이다.
- SVI가 적을수록 슬러지가 농축되기 쉽다.
- SVI가 높게 되면 MLSS는 저하된다.
- SVI는 슬러지팽화의 지표가 된다.
- SVI는 50 ~ 150 범위가 좋으며, BOD나 수온에 큰 영향을 받는다.
- 200 이상이면 슬러지팽화(sludge bulking) 현상이 일어난다.

58 슬러지 팽화(sludge bulking) 원인
- 산소가 부족하고 pH가 낮기 때문이다.
- 탄수화물의 함유량이 높을수록 사상균(fungi)이 발생하기 쉽다.
- 탄수화물에 비해 질소, 인 성분이 부족하기 때문이다.
- SVI가 200 이상으로 운전될 때이다.

59 산화지(oxidation pond)법
- 수중의 유기물은 호기성 세균에 의해 산화 분해되어 CO_2, H_2O 등을 생성한다.
- 생성된 CO_2를 조류(algae)가 광합성에 이용하여 산소(O_2)를 생성한다.
- 따라서 호기성 박테리아와 조류는 수중에서 공생관계를 갖는다.
- 수심 1.5m 이하의 얕은 연못에서 주로 녹조류의 탄소동화작용이 일어나므로 처리효율을 높이려면 부지면적을 넓게 하여야 한다.

60 혐기성 소화처리 시
- 이산화탄소(CO_2) 함량이 30% 이상일 때 소화조의 운전상태가 파괴되었으므로 휘발성산(유기산)의 농도가 증가

[혐기성소화의 정상적인 운영의 파괴 시 변화]
- 메탄가스 생산량 감소
- 가스의 CO_2 함량 증가
- 휘발성산(유기산)의 농도 증가
- pH의 감소
- 슬러지의 알칼리도 감소

61 슬러지처리의 기본적인 목표
- 안정화(소화), 안전화(살균), 감량화(부피의 감소), 처분의 확실성

62 분료 처리 시 부식성 가스
- 분뇨를 혐기성으로 처리할 때 발생하는 H_2S(황화수소)는 부식의 원인이 되므로 분뇨처리장에는 반드시 탈황장치를 설치하여야 한다.

63 수거식 분뇨처리장 위치 선정 시의 고려사항
- 도로, 전기 등의 이용이 용이할 것
- 운반의 효율성
- 생물학적 처리시 희석수의 확보가 용이한 곳
- 장래의 도시계획
- 여유부지 확보가 용이한 곳

64 습식산화법(Zimpro방식)
- 고온(170 ~ 250℃), 고압(70 ~ 80 기압) 하에서 충분한 산소를 공급하여 소각하는 방법이다.

65 우리나라 생활 폐기물의 특성
- 생활 폐기물 발생량 : 주방폐기물(음식물, 채소 22.5%), 종이(11.08%) 등
- 생활 폐기물 처리방법 : 재활용(45%), 매립(40%), 소각(15%)
- 가정 쓰레기 중 주방 쓰레기가 주종을 이루고 있다.

66 「폐기물 관리법 시행령」 제4조 [별표 2] 의료폐기물의 종류

격리의료 폐기물	감염병으로부터 타인을 보호하기 위하여 격리된 사람에 대한 의료행 위에서 발생한 일체의 폐기물
위해의료 폐기물	• 조직물류폐기물 : 인체 또는 동물의 조직·장기·기관·신체의 일부, 동물의 사체, 혈액·고름 및 혈액생성물(혈청, 혈장, 혈액제제) • 병리계폐기물 : 시험·검사 등에 사용된 배양액, 배양용기, 보관균주, 폐시험관, 슬라이드, 커버글라스, 폐배지, 폐장갑 • 손상성폐기물 : 주사바늘, 봉합바늘, 수술용 칼날, 한방침, 치과용침, 파손된 유리재질의 시험기구 • 물·화학폐기물 : 폐백신, 폐항암제, 폐화학치료제 • 혈액오염폐기물 : 폐혈액백, 혈액투석 시 사용된 폐기물, 그 밖에 혈액이 유출될 정도로 포함되어 있어 특별한 관리가 필요한 폐기물

일반의료 폐기물	• 혈액이 함유되어 있는 탈지면, 붕대, 거즈, 일회용 기저귀, 생리대, 일회용 주사기 또는 수액세트
	• 혈액이 함유되지 않은 다음의 폐기물
	  - 체액
	  - 분비물
	  - 체액·분비물·배설물이 함유되어 있는 탈지면, 붕대, 거즈, 일회용 기저귀, 생리대, 일회용 주사기 또는 수액세트

67 도시폐기물과 분뇨의 혼합 퇴비화 조건
- 호기성미생물 : 공기(산소)공급
- C/N비 : 25 ~ 30
- 최적온도 : 65 ~ 75℃
- 수분 : 50 ~ 70%
- pH : 6 ~ 8
※ 퇴비화의 최적 C/N비는 25 ~ 30 정도이며, C/N비가 10 정도이면 발효가 멈춘다.

68 「폐기물소각법」

장점	• 남은 열의 회수가 가능하다. • 매립에 비해 넓은 토지를 필요로 하지 않는다. • 기후에 영향을 거의 받지 않는다. • 도시의 중심부에 설치가 가능하다. • 감염성 폐기물의 처리에 좋다 • 폐기물의 부피가 감소한다. • 폐열을 이용할 수 있다.
단점	• 건설비가 비싸고, 운전관리비가 비싸다. • 대기 오염물질이 발생한다.

69 「폐기물관리법 시행령」 제35조(토지 이용 제한 등)

① 토지 이용의 제한기간은 폐기물매립시설의 사용이 종료되거나 그 시설이 폐쇄된 날부터 30년 이내로 한다.

70 행정기관의 담당 업무

- 환경부 : 자연환경, 생활환경의 보전, 환경오염방지, 수자원의 보전·이용·개발 및 하천에 관한 사무를 관장
- 국토교통부 : 국토종합계획의 수립·조정, 국토의 보전·이용 및 개발, 도시·도로 및 주택의 건설, 해안 및 간척, 육운·철도 및 항공에 관한 사무를 관장
- 보건복지부 : 생활보호·자활지원·사회보장·아동·노인·장애인·보건위생·의정 및 약정에 관한 사무를 관장
- 산업통상자원부 : 상업·무역·공업·통상, 통상교섭 및 통상교섭에 관한 총괄·조정, 외국인 투자, 중견기업, 산업기술 연구개발정책 및 에너지 지하자원에 관한 사무를 관장
※ 산업위생과 산업보건행정을 담당하는 부서는 고용노동부이다.

71 산업피로의 인자

- 불량한 작업환경 : 고온, 저온, 조명, 소음, 진동, 이상기압 등
- 작업편성과 작업시간 : 작업편성에서의 분담책임, 규제제도, 엄격한 작업관리 등. 작업시간 구성면에서는 연속 작업시간, 휴식제, 1일 노동시간, 근무간격의 기간, 휴일배분 등
- 신체적 인자 : 약한 체력, 수면부족, 영양상태의 악화, 과음, 신체적 결함, 생리적 현상 등에 의한 체력 손실 등
- 심리적 인자 : 과중한 책임량, 흥미상실, 작업에 대한 불안감과 구속감 등

72 열중증의 원인 – 고온, 고습

급성열중증	• 열경련 원인 : 탈수, NaCl 감소, 수분 부족 • 열허탈증(열피로, 열탈진, 열실사) 원인 : 순환기 이상, 혈관 신경부조화 • 열사병(일사병, 울열증) 원인 : 체온의 부조화, 뇌의 온도상승, 중추신경장애
만성열중증	• 열쇠약 원인 : 고온작업, 비타민 B_1 결핍

73 잠함병(감압증)

- 질소가스의 용해 정도 : 지방 〉 물 〉 혈액
- 질소가스는 지방에 제일 잘 용해되어 체외로 배출되지 않기 때문에 잠함병의 원인이 된다.

74 방사선 작업장애

- 방사선장애자중 백혈구 4,000개/mm^3 이하인 경우 : 요양조치
- 장애요소 : 임파선 및 골수작용, 조혈장해 및 면역기능저하
- 피해 정도 : 골수, 임파계, 생식기 〉 피부 〉 근육 〉 뼈 〉 신경
- Radium 취급자 직업병 : 백혈병
- 전리방사선의 종류 : α, β, γ, x, 중성자선
- 사람의 LD_{50} 400 ± 100rem/ 주 허용

75 소음에 의한 증상

- 난청, 이통, 두통, 현기증, 초조감, 불면 등
※ 진동에 의한 장애 : 레이노드병, 골·관절장애, 건초염 등

제1교시　위생곤충학

76 파리목(쌍시목)

- 환봉아목 : 집파리과, 검정파리과, 쉬파리과, 체체파리과 등
- 장각아목 : 모기과, 등에모기과, 나방파리과, 곱추파리과, 깔따구과
- 단각아목 : 등에과, 노랑등에과

77 독먹이법

- 살충제를 곤충이 좋아하는 먹이와 함께 혼합한 독먹이(poison bait)로 곤충을 유인하여 식독시키는 방법이다.
- 방제 시 독먹이법을 사용하는 곤충 : 개미, 바퀴, 파리, 벌 등

78 미스트

- 분사되는 살충제 입자가 50 ~ 100μm이다.
- 연무와 분무 중간에 위치하여 공간살포용으로 사용되면서 공간살포 효과를 낼 수 있다.

79 성장억제제(발육억제제)

- 곤충의 발육과정에 관여하는 호르몬의 작용을 방해하여 발육을 억제시키는 약제를 말한다.
- 접촉 및 섭취 시 정상적인 발육이 저해되어 탈피과정에서 치사하는 것이다.

80 마이크로 캡슐

- 살충제 입자에 피막을 씌우는 것이다.
- 입자의 크기는 목적에 따라 다르지만 대체로 20 ~ 30μ인

것이 좋다.
- 마이크로 캡슐의 장점
  - 인체에 안정성이 높다.
  - 잔류기간을 연장시킬 수 있다.
  - 살포 후 냄새가 없다.
  - 독먹이로 사용 시 약제의 기피성을 감소시킨다.

81 빈대의 생활사 및 습성
- 불완전변태를 한다.
- 자충은 5회 탈피(6 ~ 7주)를 하는데 각 영기마다 흡혈이 필요하다.
- 자충은 5령기를 거쳐 성충이 된다.
- 발육기간은 6 ~ 8주이다.
- 주로 어둡고 틈이 난 곳에 군서생활을 한다.
- 주로 야간에 활동한다.
- 발육최저기온은 13℃(이하일 경우 발육 정지)이다.
- 약충과 성충의 형태와 습성은 비슷하다.

82 뉴슨스(Nuisance)
- 사람에게 불쾌감과 혐오감을 주는 위생곤충
- 귀뚜라미, 깔따구, 노린재, 노래기, 나방파리 등이다.
- 질병을 매개하지는 않으나 뉴슨스 또는 알레르기 질환의 원인이 되고 있다.

83 등에(Horse fly)가 매개하는 질병
- 튜라레미아, 로아사상충병(loiasis), 수면병을 매개한다.

84 독먹이법
- 살충제를 곤충이 좋아하는 먹이와 함께 혼합한 독먹이(poison bait)로 곤충을 유인하여 식독시키는 방법이다.
- 방제 시 독먹이법을 사용하는 곤충 : 개미, 바퀴, 파리, 벌 등

85 가열연무시 속도와 살포면적

구분	휴대용	차량용
속도	1km/hr	8km/hr
살포폭	5 ~ 10m	50m
살포면적	1ha/hr	40ha/hr

86 수화제(W.D.P Water Dispersible Powder)
- 살충제 원체에 증량제(규조토, 고령토, 벤토나이트, 점토성 물질)와 친수제 및 계면활성제를 가미한 분말이다.
- 원체 + 증량제 + 친수제 + 계면활성제
- 잔류분무용, 유충구제
- 흡수력이 강한 벽면(시멘트, 흙벽, 석회벽)에 효과가 좋다.

87 warfarin(와파린)
- 모든 항응혈성 살서제의 대표적이고, 매스껍고 쓴맛(사용농도 0.025%)이다.
- 인축에 거의 피해가 없고 쥐의 경우 수일 계속해서 섭취하면 혈중의 응혈소가 감소하여 사망한다.
- 만성살서제이므로 기피성이 있을 수 없다.
- 시궁쥐 방제에 사용된다.

88 유제(EC ; Emulsifiable Concentrate)
- 물에 불용성인 살충제 원체를 용매(solvent)에 용해시킨 후 유화제(emulsifier)를 첨가한 것이다(원체+용매+유화제)
- 용매 : methylnaphthalene, xylene, toluene
- 유화제 : triton
- 공간살포 및 잔류분무용으로 사용되며, 쓰레기 처리장, 모기유충 서식, 흡수력이 약한 벽면(타일벽, 금속표면, 벽지 바른벽)에 적합하다.

89 Bti입제
- *Bacillus thuringiensis var. israelensis*
- 포자를 형성하는 토양박테리아이다.
- 습지나 연못에도 모기 유충에 대해 감수성이 높고 빠른 치사효과를 보인다.
- 비교적 안전한 생물학적 구제법이다.

90 파리의 방제

물리적 방법	발생원을 제거(청소, 화장실, 개선 등), 방충망, 파리덫, 파리채 등 사용
화학적 방법	살충제 분무
생물학적 방법	포식동물을 이용, 불임웅충 이용

※ 살균제는 세균을 죽이는데 효과가 있으나 파리 방제에는 효과가 없다.

91 잔류분무(residual spray)
- 잔류분무란 효과가 오래 지속되는 약제를 표면(벽의 표면)에 뿌려 대상해충이 접촉할 때마다 치사시키는 방법이다.
- 잔류분무 시 가장 중요한 것은 희석농도에 관계없이 희석액이 벽면에 $40cc/m^2$이 되도록 살포되어야 한다.
- 벽면에 $40cc/m^2$로 분무하는 요령
  - 탱크 내 공기압력 : $40lb/in^2$
  - 노즐과 벽면과의 살포거리 : 46cm
  - 속도 : 2.6m/6초
  - 살포거리를 46cm로 하면 살포폭(swath)은 75cm가 된다.
  - 6초에 $1.95m^2(0.75 \times 2.6m)$벽면을 살포한다.
- 잔류기간은 동일한 약제라도 분무장소의 재질, 온도, 일사(日射) 등에 따라 다르다.

- 재질 : 유리·타일 〉 페인트칠한 벽 〉 시멘트벽 〉 흙벽
- 온도 : 저온 〉 고온
- 일사 : 그늘 〉 햇볕
- 잔류량 결정요인 : 농도, 분사량, 분사속도, 분사거리
- 분사구(노즐)는 잔류분무의 장소에 따라 다른 것을 선택한다.

92 만성살서제의 사용

- 항응혈성 살서제라고도 한다.
- 만성살서제의 독작용
  - 1차적으로 혈액의 응고요인을 방해하여 혈액응고 능력을 상실하게 한다.
  - 2차적으로 모세혈관을 파괴시켜 내부출혈이 계속되어 빈혈로 서서히 죽게 한다.
- 1회 다량 투여보다 4 ~ 5회 소량 중복투여가 더 효과적이다.
- 한번 먹어서는 죽지 않는다.
- 독먹이에 대한 기피성이 없다.
- 사전미끼를 사용할 필요가 없다.
- 장시간(수일간) 내버려두는 것이 좋다.
- 2차 독성이 거의 없다.
- 사람이나 가축이 중독 시에는 비타민 K_1을 다량 투여하면 회복률이 높아서 위험도가 적다.

93 물렁진드기(공주진드기)

- 수명은 10 ~ 20년이고, 암수 모두 흡혈한다.
- 아프리카돼지열병(ASF)과 진드기매개재귀열을 매개한다.

94 털진드기

- 유충시기에만 포유동물을 흡혈을 한다.

95 작은소피참진드기

- 한국, 일본, 러시아, 중국, 뉴질랜드, 오스트레일리아 등에 분포한다.
- 성충은 크기는 3mm 정도이며, 흡혈할 경우 10mm까지 커진다.
- 물릴 경우 중증열성혈소판감소증후군(SFTS)을 감염시킨다.

96 모기성충의 형태

- 장각아목 중에서 모기과는 시맥(wing venation)의 특징으로 분류한다.
- 잘 발달된 주둥이가 전방으로 뚜렷하게 돌출되어 있다.
- 긴 촉각이 있다.
- 촉각과 주둥이 사이에는 촉수(촉빈)가 있다.
- 다리와 한 쌍의 좁은 날개를 포함한 모든 몸의 표면에 비늘이 덮여 있다.

97 중국얼룩날개모기(학질모기)의 유충의 특징

- 호흡관이 퇴화되어 있다.
- 복절배판에 장상모를 갖고 있어 유충이 수면에 평행으로 떠있게 해준다.
- 제8마디의 기문부를 수면에 접한다.
- 서식장소 : 깨끗한 곳(논, 관개수로, 늪, 빗물 고인 웅덩이 등)에서 서식한다. 하수구 등에서는 서식하지 않는다.
- 얼룩날개모기의 알 : 방추형으로 공기주머니인 부낭을 갖고 있다.

98 땅벌

- 땅속에 여러 층의 집을 짓는 습성이 있는데 사람들이 잘못 건드리면 벌에 쏘이는 피해를 입을 수 있다.

99 구더기증(승저증)

- 파리 유충이 동물의 조직에 기생하는 것을 말한다.
- 기생하는 부위에 따라 피부조직에 기생하는 외부구더기증과 소화기관이나 비뇨기관에 기생하는 내부구더기증이 있다.

100

- 탈피: 곤충의 외피는 단단해서 자라지 않으므로 발육은 낡은 외피를 벗고 새로운 외피를 만들어야 하는데 이러한 과정을 탈피라 한다.
- 부화 : 알에서 유충으로 깨고 나오는 것을 부화라 한다.
- 영기 : 한번 탈피를 한 후 다음 탈피 때까지의 기간을 영기라 한다.
- 우화 : 번데기가 성충으로 탈피하는 것을 우화라고 한다.
- 변태 : 부화한 곤충은 발육하는 동안 일정한 형태적 변화를 거쳐 성충이 되는데 이와같이 형태의 변화를 변태라 한다.

101 사면발이(Pthirus pubis, 게이)

- 사면발이과에 속하며 음부이 또는 게이라고도 한다.
- 체형은 원형으로 게모양을 하고 있다.
- 생활사 및 습성 : 기생부위가 음부털이나 눈썹과 가슴털과 같이 몸털에서 발견된다. 성교행위로 전파된다.

102 흡혈노린재(트리아토민노린재)와 질병

- 흡혈노린재에는 Triatoma속, Rhodanius속 등이 있다.
- 흡혈노린재는 샤가스병 일명 아메리카수면병(American trypanosomiasis)을 옮긴다.
- 샤가스병 병원체의 인체 감염경로는 노린재의 흡혈에 의한 것이 아니고, 배설물에 섞여 나온 병원체가 손상된 피부를 통하여 침입하여 감염되는 것이다.

103 벼룩의 분류(협즐치와 전흉즐치의 유무에 따라)

무즐치 벼룩	• 사람벼룩 : 중흉측선이 없다. 흑사병전파에 부분적으로 관여한다. • 모래벼룩 : 일생동안 숙주피부에 묻혀(암놈) 지낸다(2차적 감염). • 닭벼룩 • 열대벼룩 : 흑사병, 발진열 매개의 가장 중요한 종이다.
즐치 벼룩	• 개벼룩과 고양이 벼룩 : 협즐치와 전흉즐치가 발달되어 있다. • 유럽쥐벼룩 : 전흉즐치는 있으나 협즐치는 없다. 흑사병과 발진열 전파한다. • 생쥐벼룩 : 전흉즐치와 협즐치 모두 있으나 협즐치는 후방으로 향하여 있다.

104 독나방의 생활사 및 습성
- 독모는 년 1회 유충기에 발생한다.
- 독나방의 우화시기는 7월 중순 ~ 8월 상순이다.
- 우화한 성충은 먹이를 먹지 않으며, 2 ~ 3일 후 교미를 하고 암컷은 산란 후 곧 죽는다.
- 성충의 수명은 7 ~ 9일이다.
- 알 부화기간은 2주간이고, 유충은 13 ~ 15회 탈피한다.
- 부화한 유충은 군서 생활을 한다.
- 독모는 복부 털에 부착되어 있으며 접촉하면 피부염을 유발한다.
- 강한 추광성이 있어 전등 빛에 유인되어 실내로 온다.
- 성충은 낮에는 잡초나 풀 속에서 휴식하다가 밤이면 활동한다(야간활동).

105 학질모기의 특징
- 알은 방추형으로 부낭이 있다.
- 복절배판에 장상모가 있어 유충이 수면에 평행으로 떠있게 해준다.
- 촉수의 길이는 주둥이와 거의 같다.
- 낱개로 산란한다.
- 성충은 날개에 대부분 반점이 있다.

제2교시 공중보건학

01 공중보건학의 대상
- 공중보건학은 지역사회 및 지역사회 전체주민을 대상으로 한다.

02 건강증진을 위한 국제회의

연도	장소	내용
제1차 1986년	캐나다 오타와	• 오타와헌장 채택 • 건강증진의 개념을 명확히 하고, 건강증진의 3대 원칙과 5대 활동영역을 수립
제4차 1997년	인도네시아 자카르타	• 건강증진은 가치있는 투자 • 건강증진을 보건사업의 중심으로 봄
제6차 2005년	태국 방콕	• 새롭게 직면하게 되는 건강결정요인과 건강과제를 파악하고, 새로운 건강증진전략과 서약을 제시
제7차 2009년	케냐 나이로비	• 수행역량 격차해소를 통한 건강증진과 개발
제8차 2013년	핀란드 헬싱키	• 모든 정책에의 건강(HiAP ; Health in All Policies)

03 에드윈 채드윅(Edwin Chadwick, 영국, 1800 ~ 1890)
- 에드윈 채드윅은 열병의 참상을 조사한 「열병보고서(1837 ~ 1838)」를 바탕으로 「노동자 계층의 위생 상태에 관한 보고서(1842)」를 작성하였다.
- 「열병보고서」와 「노동자 계층의 위생 상태에 관한 보고서」의 결과 1848년 세계 최초의 「공중보건법」(Public Health Act)이 제정되었으며, 이는 여명기(1500 ~ 1850년)에 해당한다.

04 토착성(지방성, 풍토성, endemic)
- 일부 지역에 특수하게 발생하는 경우로 오랜기간 동안 발생수준이 일정한 질병
  예 낙동강 유역의 간디스토마, 아프리카의 풍토병 등이 있다.

05 작전역학
- 보건서비스를 포함하는 지역사회 서비스의 운영에 관한 연구로 투입된 예산, 경비, 노력에 대한 결과 또는 효과를 관련시켜 연구함
- 주 목적 : 보건사업의 효과 평가를 통한 서비스 향상
- 필요정보 : 일정 기간 후 사업의 효과를 나타낼 수 있는 계량치, 사업수행의 문제점, 성공과 실패 요인
- 활용분야 : 예방 효력을 측정, 실용성 확인, 경비의 효율성 평가 예) 적절한 이유식 제공과 위생교육 후 영아사망률의 변화

06

- ② 단면연구는 "같은 시점·짧은 기간" 내에 다수의 사람들에서 원인(위험요인)과 결과(질병)에 대한 정보를 얻는 연구 방법으로 유병률 산출이 가능하여 "유병률 연구"라고도 함, 예시를 보면 '현재'의 허리둘레를 측정하고, "현재"의 당뇨병 유병상태를 검사한 것으로, 이는 서로의 관련성을 알 수는 있으나, 완벽한 인과관계를 설명하기는 어려움
- 환자 – 대조군 연구는 "현재"의 질병자에게 "과거"의 원인이 될 만한 자료를 조사하는 것이고, 코호트 연구는 "현재"의 위험요인에 노출된 자에게 "미래"의 결과를 보는 것으로 해당 문제의 답이 될 수 없음

07 실험역학의 장·단점

장점	• 명확한 인과관계 • 시간의 속발성에 대한 판단이 가능 • 연구자가 연구하고자 하는 요인에 대한 조작이 가능
단점	• 윤리적 문제의 발생 가능　• 많은 비용 • 실험결과를 실제에 적용하기에 한계가 있음

08 간접전파

활성 매개체	기계적 전파	• 매개곤충(파리, 바퀴벌레)이 단순히 기계적으로 병원체를 운반 • 세균성이질, 살모넬라 등
	생물학적 전파	• 병원체가 매개곤충 내에서 성장이나 증식을 한 후 전파 • 일본뇌염, 황열, 뎅기열, 말라리아, 쯔쯔가무시 등
비활성 매개체	개달물 (매개물)	• 의복, 장난감, 의료기구, 식기, 침구 등
	공동 전파체에 의한 전파	• 물, 공기, 식품, 우유, 토양

09 후천면역 중 인공능동면역

- 후천면역 중 인공능동면역은 항체 생성을 유발하는 항원을 인위적으로 체내에 투입해 얻어지는 면역(예방접종)이다.

10 법정감염병 1급

- 생물테러감염병 또는 치명률이 높거나 집단발생의 우려가 커서 발생 또는 유행 즉시 신고하여야 한다.
- 음압격리와 같은 높은 수준의 격리가 필요한 감염병이다.

```
가. 에볼라바이러스병    나. 마버그열
다. 라싸열              마. 남아메리카출혈열
바. 리프트밸리열        사. 두창
아. 페스트              자. 탄저
차. 보툴리눔독소증      카. 야토병
타. 신종감염병증후군
파. 중증급성호흡기증후군(SARS)
하. 중동호흡기증후군(MERS)
거. 동물인플루엔자 인체감염증
너. 신종인플루엔자      더. 디프테리아
```

11 국가예방접종

- 출생 24시간 이내 B형간염 접종
- 출생 4주 이내 결핵(BCG) 접종
- ② 홍역 ③ 풍진 ④ A형간염 ⑤ 유행성이하선염 → 모두 12개월 이후 접종

12 장출혈성대장균감염증 – 2급, 세균

- 병원체 : 장출혈성대장균(*Enterohemorrhagic Escherichia coli*)[시가(Shiga) 독소에 의해 질병 유발]
- 병원소 : 소(소에게는 병원성이 없으나 사람에게 병원성 있음)
- 잠복기 : 2 ~ 10일(평균 3 ~ 4일)
- 전파경로 : 덜 익힌 소고기 섭취, 소독되지 않은 우유 섭취, 소 분변과 접촉, 적은 균체수로도 감염될 수 있어 사람–사람간 전파도 쉽게 일어남
- 특성 : 급성신부전 등을 특징으로 하는 용혈성 요독 증후군이 발생하기도 함
- 예방 : 백신 없음, 접촉자에 대한 예방적 항생제 추천되지 않음(용혈성 요독 증후군 유발 위험)

13

- 공기를 통해 전파되는 호흡기계 감염병은 홍역, 수두, 활동결핵이며 음압 1인 격리가 필요하다.

14 만성질환

- 질병 발생 과정의 시간경과 특성에 따라 구분되는 급성 질환과 상반된 개념이다.
- 장기간 질병이 지속되는 상태나 질환을 의미하며 심혈관질환, 당뇨, 암, 만성호흡기질환, 고혈압, 고콜레스테롤증, 비만 등이 있다.

15 「암 관리법 시행령」[별표 1] 6대 검진 권고 암

검진	검진대상 / 1차적으로 권고하는 검진 방법	검진주기
위암	• 40세 이상 남·녀 • 위내시경	2년

검진	검진대상 / 1차적으로 권고하는 검진 방법	검진주기
유방암	• 40세 이상 여성 • 유방촬영술	2년
자궁경부암	• 20세 이상 여성 • 자궁경부세포검사	2년
간암	• 40세 이상 남·녀 중 간암 발생 고위험군 • 간초음파, 혈청알파태아단백검사	6개월
대장암	• 50세 이상 남·녀 • 분변잠혈검사	1년
폐암	• 54세 이상 74세 이하의 남·녀 중 폐암 발생 고위험군 • 저선량 흉부 CT	2년

16 1차성 고혈압(본태성 고혈압)
- 다른 병과 관계없이 발생(85 ~ 90% 차지)
- 발병 원인이 밝혀지지 않음 : 유전, 스트레스, 비만, 식염, 환경, 혈관근육의 운동 등

17
- 보건행정조직의 원리 중 분업의 원리에 대한 설명이다.

18 비공식조직

	비공식조직
대인관계	• 상호욕구나 필요성에 의해 자연발생적으로 맺어진 자생집단
리더십	• 리더가 자연적으로 부상하거나 선출됨
형태	• 비제도적, 비가시적, 내면적, 자연적
장점	• 사회문화적 가치를 영속화 • 조직구성원에게 소속감, 만족감 제공 • 의사소통 촉진 • 문제해결에 도움
단점	• 부당한 정보와 소문의 유포로 사기 저하

19 「지역보건법」 보건소의 설치
- 지역주민의 건강을 증진하고 질병을 예방·관리하기 위하여 시·군·구에 1개소의 보건소(보건의료원을 포함한다.)를 설치한다. 다만, 시·군·구의 인구가 30만 명을 초과하는 등 지역주민의 보건의료를 위하여 특별히 필요하다고 인정되는 경우에는 대통령령으로 정하는 기준에 따라 해당 지방자치단체의 조례로 보건소를 추가로 설치할 수 있다.

20 「지역보건법」 제14조 건강생활지원센터의 설치
- 지방자치단체는 보건소의 업무 중에서 특별히 지역주민의 만성질환 예방 및 건강한 생활습관 형성을 지원하는 건강생활지원센터를 대통령령으로 정하는 기준에 따라 해당 지방자치단체의 조례로 설치할 수 있다.
- 건강생활지원센터는 읍·면·동(보건소가 설치된 읍·면·동은 제외한다)마다 1개씩 설치할 수 있다

21 세계보건기구(WHO)
- 국제 공중보건을 책임지는 유엔 전문 기구로 그 목적은 세계 인류가 가능한 한 최고의 건강 수준에 도달하는 것으로 1948년에 발족하였다.

22

1963년	「의료보험법」 제정
1979년	공무원 및 사립학교 교직원 의료보험 실시
1989년	도시지역 자영업자에게 의료보험 적용 확대(전 국민 의료보험 시작)
1999년	「국민건강보험법」 제정

23
- 제3자 지불제형은 피보험자가 의료서비스를 이용할 때, 의료공급자가 제3자인 보험자에게 진료비를 청구하고 보험자가 심사(건강보험심사평가원에서 함)하여 의료공급자에게 직접 지불하는 제도로 우리나라의 국민건강보험은 제3자 지불제형을 채택하고 있다.

24 노령화지수
- 노령화지수 $= \dfrac{65세\ 이상\ 인구(노년인구)}{0 \sim 14세\ 인구(유년인구)} \times 100$

25

종형 – 인구정지형	• 출생률·사망률이 모두 낮음 → 인구 정지, 0~14세 인구가 65세(50세) 이상 인구의 2배 • 선진국형, 노령화 현상으로 노인복지 문제가 대두되기 시작
별형 – 도시유입형	• 도시형, 유입형 • 15~49세 인구가 전체 인구의 50%를 넘음 • 추산연령에 해당하는 청장년층의 높은 비율
호로형 – 농촌유출형	• 기타형, 농촌형, 인구 유출형 • 15 ~ 49세 인구(생산연령 인구)가 전체 인구의 50% 미만 • 청장년층의 유출에 의한 출산력 저하로 유년층의 비율이 낮음

항아리형 – 인구감퇴형	출생률이 사망률보다 매우 낮음 → 인구 감소, 0 ~ 14세 인구가 65세(50세) 이상 인구의 2배에 미치지 못함
피라미드형 – 인구증가형	다산다사, 고출생, 고사망 → 인구 지속적 증가, 0 ~ 14세 인구가 65세(50세) 이상 인구의 2배를 초과, 저개발국가형으로 유년부양비의 증가 및 아동복지와 교육에 대한 정책이 필요함

26 칼슘(Ca)

1. **기능** : 뼈와 치아의 주성분, 근육 수축과 정상적인 심장박동, 신경흥분에 필수적, 혈액 응고에 관여
2. **결핍** : 저칼슘혈증, 구루병, 골다공증, 골연화증, 성장 억제 등

27 영유아 건강진단 실시기준

영유아	• 신생아 : 수시 • 출생 후 1년 이내 : 매달 1회 • 출생 후 1년 초과 5년 이내 : 매 6월 1회
미숙아	• 분만 의료기관 퇴원 후 7일 이내 : 1회 • 1차 건강진단 시 건강에 이상이 있는 경우 : 최소 1주 2회 • 건강에 이상 없는 경우 : 영·유아 기준에 따름

28 노인의 변화

1. 신체적 변화

신경계	운동, 감각, 반응시간 지연으로 인한 사고발생의 위험성 증가
근골격계 변화	골밀도 감소(골연화증, 골다공증)로 인한 병리적 골절의 증가, 연골마모, 신장감소
심맥관계	혈관의 탄력성 감소와 콜레스테롤 축적으로 동맥경화와 혈압 상승
호흡기계	폐활량 감소(최대 환기량 감소), 섬모운동 저하, 폐포의 대식세포 기능 감소, 기관 내 분비물 제거능력 감소, 호흡근 약화, 가스교환 표면적 감소, 폐동맥압 증가 등 폐기능 감소
소화기계	식욕감퇴와 미각의 변화(신맛과 쓴맛 증가, 단맛과 짠맛 감소), 소화액 분비 감소, 식도 연동운동 능력 저하, 식도하부괄약근의 부적절한 이완으로 인한 위산 역류, 장기능약화로 변비 발생
비뇨생식기계	요관과 방광근 허약으로 요실금, 빈뇨, 요정체, 잔뇨량 증가, 신기능 저하
피부계	피부탄력성 감소, 피부의 피하지방층 소실로 기온에 민감해짐(인체구성 성분 중 지방조직의 비율은 증가), 근육량 감소로 인한 기초대사량의 감소, 손발톱이 쉽게 부서지고 두꺼워짐
감각계	안검 하수, 안구건조, 시야 감소, 백내장 및 녹내장 발생 증가, 청신경 변화로 노인성난청 발생

2. **인지적 측면** : 지능의 지속적 저하, 학습능력, 기억력, 문제해결능력 저하
3. **사회·정서적 측면** : 내향성의 증가와 수동성, 경직성, 의존성, 우울증 증가

29 대중접촉방법

- 무제한의 인원(불특성 다수)을 위한 교육방법으로 단시간에 효과적으로 전달, 급성감염병이 유행할 때 적용
- 라디오, TV방송, 신문기사, 포스터, 전시, 개시, 벽포, 팸플릿, 리플릿, 슬라이드, 녹음기 등

30 평가 성과에 따른 분류

과정평가 (Process)	사업의 진행 단계에서 투입 자원이 계획대로 실행되어지고 있는지 평가(계획과 집행이 일치하는지 판단)
영향평가 (Impact)	보건교육 프로그램을 투입한 결과 나타난 대상자의 지식, 태도, 신념, 가치관, 기술, 행동의 변화를 평가하는 것으로 즉각적이고 단기적인 평가
성과평가 (Outcome)	보건교육 프로그램의 시행을 통해 나타난 장기적인 효과를 평가하는 것으로 건강이나 사회적 요인들이 얼마나 개선되었는지를 평가

31 교육환경보호구역의 설정

- 교육환경보호구역의 설정은 학생의 보건, 위생, 안전, 학습과 교육환경 보호를 위해 교육감이 설정·고시함
- 절대보호구역은 학교출입문으로부터 직선거리로 50미터까지인 지역으로 하고, 상대보호구역은 학교경계등으로부터 직선거리로 200미터까지인 지역 중 절대보호구역을 제외한 지역을 말함

32

- 개인습관의 교정, 스트레스관리 교육 → 1차 예방
- 일상생활 복귀훈련, 자조모임을 통한 재활 → 3차 예방
- 조기발견 및 신속한 치료 → 2차 예방

33 발생률(incidence rate)
- 일정기간, 일정집단 내에서 질병이 새롭게 발생한 수(동태통계)
- 주의 : 분모에 면역을 가진 자(감수성이 없는 자), 이미 질병에 걸려 있는 자, 예방접종 등으로 면역을 가진 자 제외
- 발생률 $= \dfrac{\text{일정기간 해당지역에서 발생한 환자수}}{\text{전체인구수}} \times 10^n$

34 중위수
- 자료를 크기 순으로 늘어놓을 때 중앙에 위치하는 값으로 존재하지 않을 수 없으며, 단 하나만 존재함
- 전체 자료의 수(n)가 홀수인 경우 : 가운데 있는 값이 대푯값이 됨
- n이 홀수인 경우에 $\dfrac{N+1}{2}$ 번째의 값
- 전체 자료의 수(n)가 짝수인 경우 : 가운데 있는 두 개의 값의 평균이 대푯값이 됨
- n이 짝수인 경우에 $\dfrac{N}{2}$ 번째와 $\dfrac{N}{2}+1$ 번째의 값의 산술평균
- 크기순으로 나열했을 때 1, 2, 3, 4, 7, 8, 10 중 4번째 값인 4가 중위수가 됨

35 생물테러감염병
- 두창 발열, 수포, 농포성의 병적인 피부 변화를 특징으로 하는 급성 질환으로, 두창 바이러스에 의해 발생, 1979년에 전 세계적으로 두창은 사라진 질병으로 선언되었고, 현재까지 자연적인 질병의 발생은 보고된 바가 없다.

제2교시 식품위생학

36

냉장법	냉장법은 자가소화 지연, 미생물 증식 억제, 변질 지연, 식품 신선도 단기간 유지를 목적으로 한다.
염장법	10% 정도의 소금에 절이는 방법이다.
산저장법	미생물에 생육에 필요한 pH 범위를 벗어나게 하는 것으로 초산, 젖산, 구연산 등이 이용한다.
고온살균법	고온살균법은 100℃ 이상으로 가열살균하는 방법이다(통조림).
보존료	보존료(방부제)에는 데히드로초산(DHA), 안식향산나트륨, 프로피온산나트륨, 프로피온산칼슘 등이 있다.

※ 부틸히드록시아니솔(BHA), 디부틸히드록시톨루엔(BHT)은 산화방지제이다.

37 식품의 위해요소 – 외인성
- 식품 자체에 함유되어 있지 않으나 외부로부터 오염·혼합된 것
- 생물학적 : 식중독균, 경구감염병, 곰팡이독, 기생충
- 화학적 : 잔류농약, 방사성 물질, 유해첨가물, 포장재·용기 용출물

38 트리메틸아민(TMA)
- 어패류의 비린내 원인물질로 어패류의 Trimethylamine Oxide가 환원되어 생성된다.

39
- 반수치사량(LD_{50})의 수치가 낮을수록 독성이 강하다.
- 실험대상 동물 50%가 사망할 때의 투여량을 의미하며 이 값이 낮을수록 독성이 높음을 의미한다.

40 생육을 위한 최저 수분활성도는
- 생육을 위한 최저 수분활성도는 세균 〉 효모 〉 곰팡이 순으로 ① *Bacillus*속, ③ *Escherichia* 속 ④ *Enterococcus*속, ⑤ *Pseudomonas*속은 세균에 속하고 ② *Aspergillus*속은 곰팡이에 속함
- 세균보다 곰팡이가 더 낮은 수분활성도에서 생육이 가능

41 *Aspergillus flavus*
- 곡류 등에 번식하며 Aflatoxin을 생성하여 발암(간암)물질을 생성한다.

42

산패	지방 중의 불포화지방산이 산소, 햇빛, 금속 등에 의하여 산화하여 알데하이드, 케톤, 알코올 등이 생성되는 현상
변패	탄수화물(당질), 지방질이 미생물의 작용으로 변화되어 맛을 해치고 식용으로 부적절한 상태가 되는 현상
발효	탄수화물이 산소가 없는 상태에서 미생물의 작용으로 인해 유기산이나 알코올 등을 생성하여 유용한 물질로 변화되는 현상임
유지의 자동산화	상온에서 산소가 존재하여 자연스럽게 나타나는 현상으로 hydroperoxide가 생성되어 식품에 악영향

43 발효
발효는 탄수화물 같은 유기물이 산소가 없는 상태에서 미생물에 의해 분해되어 사람에게 유용한 성분이 생성되는 현상이다.

44 우유살균
- 저온장시간살균법 : 63 ~ 65℃, 30분
- 고온단시간살균법 : 72 ~ 75℃, 15 ~ 20초
- 초고온순간처리법 : 130 ~ 150℃, 0.5 ~ 5초

45
- 70 ~ 75% 에탄올(에틸알코올) : 건강한 피부에서 가장 살균력이 좋은 농도이다.

46
- 살모넬라균은 독소형이다. → 감염형 식중독이다.
- 겨울철에 많이 발생한다. → 6 ~ 8월 주로 여름철에 많이 발생한다.
- 3 ~ 5% 식염에서 잘 발육한다. → 장염비브리오 식중독의 특징이다.
- 신경독소(neurotoxin)을 생성한다. → 보툴리누스 식중독의 특징이다.

47 여시니아 식중독
- 원인균 : *Yersinia enterocolitica*
- 돼지장염균으로 알려진 인수공통병원균
- 장내세균과로 무포자, 그람음성 단간균, 통성혐기성, 주모성 편모
- 저온세균(발육최적온도 : 25 ~ 30℃, 4℃에서도 잘 발육)으로 저온조건 및 진공포장 상태에서도 증식 가능
- 원인식품 : 돼지고기, 양고기, 보균동물의 분변에 오염된 식품 등

48 세균성감염형식중독 종류
- 세균성감염형식중독 종류 : 살모넬라, 장염비브리오, 병원성대장균, 캠필로박터, 여시니아, 리스테리아

49 황색포도상구균 식중독
- 원인균 : *Staphylococcus aureus*(화농균으로 화농성질환의 대표적인 원인균)
- 그람양성 구균, 무포자, 통성혐기성, 비운동성, 내염성(15%의 염분에서 생육가능)
- 식중독의 원인이 되는 장독소(enterotoxin) 생성 - 내열성이 강해 120℃에서 30분 동안 처리해도 파괴가 되지 않고, 220 ~ 250℃로 30분 이상 가열해야 파괴, 일반적인 조리가열로는 예방할 수 없음

50 보툴리누스 식중독
- 원인균 : *Clostridium botulinum*
- 원인식품 : 불충분하게 가열 후 밀봉 저장한 식품(병조림, 통조림, 소시지, 햄 등의 식육제품, 어패류의 훈제품)

51 웰치균(가스괴저균) 식중독 - 감염독소형, 중간형 식중독
- 원인균 : *Clostridium perfringens*
- 그람양성, 간균, 내열성 포자 형성, 편성혐기성, 편모 없음, 비운동성, 동물의 장관에 상주
- A, B, C, D, E, F형 중 A, F형이 대표적인 식중독의 원인균
- 가열조리 후에도 식품에 증식하기 쉬움, 가열 후 실온에서 5시간 이상 방치된 식품에서 호발
- 원인식품 : 단백질성 식품

52
- ① 둘신, ③ 페릴라르틴, ④ 시클라메이트 : 유해성 감미료
- ⑤ 포름알데히드 : 유해성 보존료

53
- ① 퓨졸(fussol), ③ 프라톨(fratol) : 유기불소제
- ② 디디티(DDT) : 유기염소제
- ④ 카바릴(carbaryl) : 카바메이트제

54 유기불소제
- 구연산회로 중에서 아코니타아제(aconitase)를 저해하여 체내에 구연산 축적 → 심장장애와 중추신경증상을 일으킴
- 종류 : 프라톨(fratol), 퓨솔(fussol), 니솔(nissol) 등

55 내분비교란물질
- PCB(polychlorinated biphenyl) : 일본에서 발생한 미강유 오염사고의 원인물질로, 인체의 지방조직에 축적되어 배설속도가 느림, 피부발진, 손톱의 착색, 여드름성 발진, 체중감소 등 과다노출 시 간기능 장애 발생

56 주석
- 주석 : 식품제조기구, 주석으로 도금한 과일·주스 통조림에서 용출, 구토와 설사 등의 증상 발생

57
- 테트라민(tetramine) : 육식성 고둥
- 무스카린(muscarine) : 독버섯
- 베네루핀(venerupin) : 모시조개, 바지락, 굴
- 시구아톡신(ciguatoxin) : 열대나 아열대 해역에 사는 어패류
- 테트로도톡신(tetrodotoxin) : 복어독

58
- 리신(ricin) : 피마자의 유독 단백질
- 콜린(choline) : 독버섯
- 듀린(dhurrin) : 수수
- 고시폴(gossypol) : 목화씨, 정제가 불충분한 면실류
- 아미그달린(amygdalin) : 청매

59 황변미독
- 수분이 14 ~ 15% 이상 함유된 쌀에 Penicillium 속 곰팡이가 번식하여 황색으로 변질
- 시트리닌(citrinin) – 신장독, 시트레오비리딘(citreoviridin) – 신경독, 루테오스카이린(luteoskyrin) – 간장독, 이슬란디톡신(islanditoxin) – 간장독

60 붉은곰팡이(Fusarium) 독소

푸모니신(fumonisin)에 의한 중독	말의 뇌백질연화증, 돼지의 폐수종, 사람의 식도암유발, 발암물질로 분류
제랄레논(zearalenone)에 의한 중독	가축의 발정증후군, 암컷에서 불임 및 유선종대, 수컷에서 고환위축 및 유선확대 등 생식기계통의 독성 유발, 오염된 옥수수 및 보리 등에서 검출
식중독성 무백혈구증 (alimentary toxic aleukia)	sporofusariogenin, Fagicladosporic acid
트리코데신 (Trichothecene)	T-2 toxin, 데옥시니발레놀(deoxyivalenol), 소화기관의 문제를 유발

61 장티푸스
- 병원체(원인균) : *Salmonella typhi*
- 그람음성, 통성혐기성, 무아포, 간균, 주모성 편도(운동성이 있음)
- 감염경로
  - 환자나 보균자의 배설물, 타액, 유즙(영구보균자의 균 생성장소는 담낭, 장, 신장 등) 등
  - 오염된 물이나 음식물, 파리 등의 매개로 한 간접접촉감염과 환자나 보균자의 직접접촉에 의해서 감염
- 잠복기 : 1 ~ 3주(7 ~ 14일)
- 증상 : 지속적인 고열(계류열, 40℃ 전후), 장미진(피부발진), 두통, 오한, 식욕부진 등

62 세균성이질
- 원인균 : 이질균(*Shigella dysenteriae*)
- 그람음성의 간균으로 호기성, 편모가 없어 운동성이 없고 포자와 협막 없음

63 성홍열
- 병원체 : 발적독소를 생성할 수 있는 A군 용혈성연쇄상구균(Group A β-hemolytic Streptococci)
- 그람양성, 구균
- 감염경로 : 비말감염과 인후두 분비물에 오염된 우유 등의 음식물을 통해 전파
- 증상 : 급성열성질환, 인후통, 편도선 부종, 붉은 발진, 두통 등
- 예방접종은 없음
- 제2급감염병으로 발생 또는 유행 시 24시간이내에 신고

64 제3급감염병
- 발생을 계속 감시할 필요가 있어 발생 또는 유행 시 24시간 이내 에 신고하여야 하는 감염병으로 파상풍, C형간염, 일본뇌염, 브루셀라증, 렙토스피라증, 쯔쯔가무시증, 큐열 등
- 탄저 : 제1급감염병
- 결핵, A형간염, 세균성이질 : 제2급감염병

65 브루셀라증(Brucella, 파상열) – 3급
- 동물에게는 유산이나 태막염
- 사람에겐 열성질환, 파상열(불규칙한 발열), 오한 구토, 근육통, 피로감 등
- 사람에게는 불현성감염이 많다.

66 돈단독(Swine erysipeloid)
- 병원체 : Erysipelothrix rhusiopathiae, 그람양성, 간균, 통성혐기성, 운동성 없음
- 감염경로 : 병든 돼지 취급시 경피감염(피부 상처를 통해 침입) 및 경구감염
- 증상 : 피부발열, 발적, 자홍색의 홍반(유단독), 패혈증 등

67 톡소플라즈마(*Toxoplasma gondii*)
- 개나 고양이, 쥐, 토끼, 닭 등의 인수공통감염증
- 감염경로 : 낭충을 내포하고 있는 돼지고기의 섭취나 고양이의 분변(포낭체가 섞인)에 오염된 음식물에 의해 경구감염
- 증상 : 불현성감염이 많으나 임산부가 감염되면 유산, 조산, 사산, 기형아 출산의 원인이 됨, 어린이는 뇌염증상, 어른은 폐렴 증상 유발

68 유극악구충
- 제1중간숙주가 물벼룩, 제2중간숙주가 민물어류(가물치, 메기 등), 최종숙주 : 개, 고양이
- 사람은 제2중간숙주에 의해 감염(사람에게 유충이 기생하더라도 종말숙주(개, 고양이)가 아니므로 성충이 되지 못함
- 예방 : 가물치나 메기 등의 생식 금지

69 유화제
- 물과 기름 등 섞이지 않는 두 가지 또는 그 이상의 상을 균질하게 섞어주거나 유지시키기 위해 사용(글리세린지방산에스테르, 소르비탄지방산에스테르, 레시틴, 폴리소르베이트20 등)

70
- 육류의 발색제 : 아질산나트륨, 질산나트륨, 질산칼륨
- 과일, 채소의 발색제 : 황산제일철, 소명반(황산알루미늄칼륨)

71 보존료(방부제)
- 식품 저장 중 미생물의 증식에 의해 일어나는 부패나 변질을 방지하기 위해 사용되는 물질로 살균작용보다는 부패 미생물에 대하여 정균작용 및 효소의 발효 억제 작용(소브산, 안식향산, 데히드로초산나트륨, 프로피온산, 파라옥시안식향산에틸 등)

72 영양강화제
- 식품의 영양을 강화하는 데 사용(종류 : 비타민류와 필수아미노산, 칼슘제, 철분제 등의 무기염류 등)

73 유전자변형식품(GMO) 작물을 만드는 방법

아그로박테리움법	플라스미드를 구성하고 있는 유전자 중 식물에 종양을 일으키는 유전자는 제거하고 이용하고자 하는 유용한 유전자를 연결시켜 아그로박테리움에 넣은 후 아그로박테리움을 식물세포에 접촉, 감염시키면 유용한 유전자가 식물세포 내로 들어가는 방법
유전자총 이용법	금 또는 텅스텐 등 금속미립자에 유용한 유전자가 물리적으로 식물세포의 염색체에 접촉하도록 함으로써 직접 식물세포 내로 도입하는 방법
원형질체 융합법	원형질체는 일반적으로 세포벽이 제거된 상태의 세포를 말하며, 조직 배양 시 단세포 유래식물체를 만들거나 유용한 유전자를 세포 내로 도입시킬 때 사용하는 방법

74 1회 74번 해설 참조

75 식품안전관리인증기준(HACCP) 화학적 위해요소
- 다이옥신, 잔류농약, 살균소독제, 중금속(수은, 납, 카드뮴), 천연독소(패독, 버섯독 등), 잔류수의약품, 미승인 첨가물, 알레르기 유발물질, 기타 공정에서 생성되는 화학물질

06 위생사 필기 실전모의고사 ● 정답 및 해설

1교시

위생관계법령

01	③	02	①	03	②	04	④	05	②
06	⑤	07	④	08	②	09	③	10	⑤
11	⑤	12	④	13	④	14	①	15	①
16	⑤	17	⑤	18	②	19	③	20	②
21	②	22	⑤	23	①	24	①	25	②

환경위생학

26	③	27	①	28	④	29	④	30	①
31	⑤	32	③	33	③	34	③	35	②
36	⑤	37	①	38	④	39	⑤	40	①
41	①	42	①	43	③	44	②	45	④
46	⑤	47	①	48	②	49	①	50	①
51	④	52	①	53	⑤	54	④	55	①
56	③	57	②	58	③	59	③	60	③
61	④	62	⑤	63	③	64	②	65	④
66	①	67	⑤	68	②	69	④	70	④
71	④	72	②	73	④	74	①	75	④

위생곤충학

76	②	77	①	78	②	79	④	80	①
81	②	82	①	83	⑤	84	①	85	③
86	①	87	①	88	②	89	①	90	④
91	②	92	③	93	④	94	①	95	⑤
96	②	97	①	98	④	99	③	100	⑤
101	①	102	②	103	④	104	④	105	③

2교시

공중보건학

01	②	02	⑤	03	①	04	④	05	①
06	④	07	⑤	08	②	09	③	10	③
11	③	12	①	13	⑤	14	④	15	①
16	③	17	①	18	⑤	19	①	20	②
21	④	22	①	23	④	24	①	25	④
26	①	27	③	28	③	29	①	30	⑤
31	②	32	①	33	③	34	④	35	①

식품위생학

36	③	37	②	38	⑤	39	②	40	④
41	⑤	42	④	43	④	44	④	45	④
46	③	47	⑤	48	②	49	①	50	⑤
51	④	52	①	53	②	54	③	55	④
56	①	57	③	58	④	59	③	60	②
61	②	62	④	63	③	64	⑤	65	①
66	⑤	67	③	68	①	69	①	70	②
71	③	72	④	73	①	74	④	75	②

제1교시 위생관계법령

01 「공중위생관리법」 제6조의3(위생사의 업무)
"대통령령으로 정하는 업무"란 다음 각 호의 업무를 말한다.
1. 소독업무
2. 보건관리업무

02 「공중위생관리법」 제14조(위생관리등급 공표등)
① 시장·군수·구청장은 보건복지부령이 정하는 바에 의하여 위생서비스평가의 결과에 따른 위생관리등급을 해당공중위생영업자에게 통보하고 이를 공표하여야 한다.

03 「공중위생관리법 시행령」 제6조의2(위생사 국가시험의 시험방법 등)
① 보건복지부장관은 법 제6조의2제1항에 따른 위생사 국가시험을 실시하려는 경우에는 시험일시, 시험장소 및 시험과목 등 위생사 국가시험 시행계획을 시험실시 90일 전까지 공고하여야 한다. 다만, 시험장소의 경우에는 시험실시 30일 전까지 공고할 수 있다.
② 위생사 국가시험은 다음 각 호의 구분에 따라 필기시험과 실기시험으로 실시한다.

필기시험	다음 각 목의 시험과목에 대한 검정(檢定) 가. 공중보건학 나. 환경위생학 다. 식품위생학 라. 위생곤충학 마. 위생 관계 법령(「공중위생관리법」,「식품위생법」,「감염병의 예방 및 관리에 관한 법률」,「먹는물관리법」,「폐기물관리법」 및 「하수도법」과 그 하위법령)
실기시험	위생사 업무 수행에 필요한 지식 및 기술 등의 실기 방법에 따른 검정

04 「공중위생관리법」 제15조의2(명예공중위생감시원)
① 시·도지사는 공중위생의 관리를 위한 지도·계몽 등을 행하게 하기 위하여 명예공중위생감시원을 둘 수 있다.
② 제1항의 규정에 의한 명예공중위생감시원의 자격 및 위촉방법, 업무범위 등에 관하여 필요한 사항은 대통령령으로 정한다.

05 「공중위생관리법 시행규칙」 제11조의3(위생사 면허증 재발급)
① 위생사는 면허증을 잃어버리거나 못쓰게 된 경우에는 위생사 면허증 재발급 신청서에 다음 각 호의 서류를 첨부하여 보건복지부장관에게 제출하여야 한다.
1. 면허증 원본(면허증을 못쓰게 된 경우만 해당한다)
2. 분실사유서(면허증을 잃어버린 경우만 해당한다)
3. 사진 2장

06 「식품위생법 시행령」 제16조(식품위생감시원의 자격 및 임명)
② 식품위생감시원(이하 "식품위생감시원"이라 한다)은 식품의약품안전처장(지방식품의약품안전청장을 포함한다), 시·도지사 또는 시장·군수·구청장이 다음 각 호의 어느 하나에 해당하는 소속 공무원 중에서 임명한다.
1. 위생사, 식품제조기사(식품기술사·식품기사·식품산업기사·수산제조기술사·수산제조기사 및 수산제조산업기사를 말한다. 이하 같다) 또는 영양사
2. 대학 또는 전문대학에서 의학·한의학·약학·한약학·수의학·축산학·축산가공학·수산제조학·농산제조학·농화학·화학·화학공학·식품가공학·식품화학·식품제조학·식품공학·식품과학·식품영양학·위생학·발효공학·미생물학·조리학·생물학 분야의 학과 또는 학부를 졸업한 사람 또는 이와 같은 수준 이상의 자격이 있는 사람
3. 외국에서 위생사 또는 식품제조기사의 면허를 받거나 제2호와 같은 과정을 졸업한 것으로 식품의약품안전처장이 인정하는 사람
4. 1년 이상 식품위생행정에 관한 사무에 종사한 경험이 있는 사람

07 「식품위생법」 제19조의4(검사명령 등)
① 식품의약품안전처장은 다음 각 호의 어느 하나에 해당하는 식품 등을 채취·제조·가공·사용·조리·저장·소분·운반 또는 진열하는 영업자에 대하여 「식품·의약품분야 시험·검사 등에 관한 법률」 제6조제3항제1호에 따른 식품전문 시험·검사기관 또는 같은 법 제8조에 따른 국외시험·검사기관에서 검사를 받을 것을 명할 수 있다.
1. 국내외에서 유해물질이 검출된 식품 등
3. 그 밖에 국내외에서 위해발생의 우려가 제기되었거나 제기된 식품등

08 「식품위생법 시행령」 제26조의2(등록하여야 하는 영업)
① 특별자치시장·특별자치도지사 또는 시장·군수·구청장에게 등록하여야 하는 영업은 다음 각 호와 같다. 다만, 제1호에 따른 식품제조·가공업 중 「주세법」 제2조 제1호의 주류를 제조하는 경우에는 식품의약품안전처장에게 등록하여야 한다.
1. 식품제조·가공업
2. 식품첨가물제조업
3. 공유주방 운영업

09 「식품위생법」 제44조(영업자 등의 준수사항)

② 식품접객영업자는 「청소년 보호법」에 따른 청소년에게 다음 각 호의 어느 하나에 해당하는 행위를 하여서는 아니 된다.
1. 청소년을 유흥접객원으로 고용하여 유흥행위를 하게 하는 행위
2. 「청소년보호법」에 따른 청소년출입·고용 금지업소에 청소년을 출입시키거나 고용하는 행위
3. 「청소년보호법」에 따른 청소년고용금지업소에 청소년을 고용하는 행위
4. 청소년에게 주류(酒類)를 제공하는 행위

10 「식품위생법」 제51조(조리사)

① 집단급식소 운영자와 대통령령으로 정하는 식품접객업자는 조리사를 두어야 한다. 다만, 다음 각 호의 어느 하나에 해당하는 경우에는 조리사를 두지 아니하여도 된다.
1. 집단급식소 운영자 또는 식품접객영업자 자신이 조리사로서 직접 음식물을 조리하는 경우
2. 1회 급식인원 100명 미만의 산업체인 경우
3. 영양사가 조리사의 면허를 받은 경우. 다만, 총리령으로 정하는 규모 이하의 집단급식소에 한정한다.

> [식품위생법 시행령] 제36조(조리사를 두어야 하는 식품접객업자)
> "대통령령으로 정하는 식품접객업자"란 식품접객업 중 복어독 제거가 필요한 복어를 조리·판매하는 영업을 하는 자를 말한다. 이 경우 해당 식품접객업자는 복어 조리 자격을 취득한 조리사를 두어야 한다.
>
> [식품위생법] 제2조(정의)
> 집단급식소란 영리를 목적으로 하지 아니하면서 특정 다수인에게 계속하여 음식물을 공급하는 다음 각 목의 어느 하나에 해당하는 곳의 급식시설로서 대통령령으로 정하는 시설을 말한다(기숙사, 학교, 유치원, 어린이집, 병원, 사회복지시설, 산업체, 공공기관, 그 밖의 후생기관 등).

11 「식품위생법」 제53조(조리사의 면허)

① 조리사가 되려는 자는 「국가기술자격법」에 따라 해당 기능분야의 자격을 얻은 후 특별자치시장·특별자치도지사·시장·군수·구청장의 면허를 받아야 한다.
② 제1항에 따른 조리사의 면허 등에 관하여 필요한 사항은 총리령으로 정한다.

12 「식품위생법」 제81조(청문)

식품의약품안전처장, 시·도지사 또는 시장·군수·구청장은 다음 각 호의 어느 하나에 해당하는 처분을 하려면 청문을 하여야 한다.
1. (식품 또는 식품첨가물에 관한 기준 및 규격)제5항·(기구 및 용기·포장에 관한 기준 및 규격)제5항·(기구 및 용기·포장에 사용하는 재생원료에 관한 인정)제6항에 따른 인정의 취소 또는 (유전자변형식품등의 안전성 심사 등)제7항에 따른 안전성 승인의 취소
2. 식품안전관리인증기준적용업소의 인증취소
2의2. 교육훈련기관의 지정취소
3. 영업허가 또는 등록의 취소나 영업소의 폐쇄명령
4. 조리사 면허의 취소

13 「감염병의 예방 및 관리에 관한 법률」 제2조(정의)

2. "제1급감염병"이란 생물테러감염병 또는 치명률이 높거나 집단 발생의 우려가 커서 발생 또는 유행 즉시 신고하여야 하고, 음압격리와 같은 높은 수준의 격리가 필요한 감염병으로서 다음 각 목의 감염병을 말한다. 다만, 갑작스러운 국내 유입 또는 유행이 예견되어 긴급한 예방·관리가 필요하여 질병관리청장이 보건복지부장관과 협의하여 지정하는 감염병을 포함한다.

가. 에볼라바이러스병	나. 마버그열
다. 라싸열	라. 크리미안콩고출혈열
마. 남아메리카출혈열	바. 리프트밸리열
사. 두창	아. 페스트
자. 탄저	차. 보툴리눔독소증
카. 야토병	타. 신종감염병증후군
파. 중증급성호흡기증후군(SARS)	
하. 중동호흡기증후군(MERS)	
거. 동물인플루엔자 인체감염증	
너. 신종인플루엔자	더. 디프테리아

※ 홍역은 2급감염병이다.

14 「감염병의 예방 및 관리에 관한 법률」 제11조(의사 등의 신고)

③ 제1항 및 제2항에 따라 보고를 받은 의료기관의 장 및 제16조의2에 따른 감염병병원체 확인기관의 장은 제1급감염병의 경우에는 즉시, 제2급감염병 및 제3급감염병의 경우에는 24시간 이내에, 제4급감염병의 경우에는 7일 이내에 질병관리청장 또는 관할 보건소장에게 신고하여야 한다.

15 「감염병의 예방 및 관리에 관한 법률」 제12조(그 밖의 신고의무자)

① 다음 각 호의 어느 하나에 해당하는 사람은 제1급감염병부터 제3급감염병까지에 해당하는 감염병 중 보건복지부령으로 정하는 감염병이 발생한 경우에는 의사, 치과의사 또는 한의사의 진단이나 검안을 요구하거나 해당 주소지를 관할하는 보건소장에게 신고하여야 한다.
1. 일반가정에서는 세대를 같이하는 세대주. 다만, 세대주가

부재 중인 경우에는 그 세대원
2. 학교, 사회복지시설, 병원, 관공서, 회사, 공연장, 예배장소, 선박·항공기·열차 등 운송수단, 각종 사무소·사업소, 음식점, 숙박업소 또는 그 밖에 여러 사람이 모이는 장소로서 보건복지부령으로 정하는 장소의 관리인, 경영자 또는 대표자
3. 약사·한약사 및 약국개설자

② 제1항에 따른 신고의무자가 아니더라도 감염병환자등 또는 감염병으로 인한 사망자로 의심되는 사람을 발견하면 보건소장에게 알려야 한다.

16 「감염병의 예방 및 관리에 관한 법률」제24조(필수예방접종)

① 특별자치시장·특별자치도지사 또는 시장·군수·구청장은 다음 각 호의 질병에 대하여 관할 보건소를 통하여 필수예방접종을 실시하여야 한다.

1. 디프테리아	2. 폴리오	3. 백일해
4. 홍역	5. 파상풍	6. 결핵
7. B형간염	8. 유행성이하선염	9. 풍진
10. 수두	11. 일본뇌염	
12. b형헤모필루스인플루엔자		
13. 폐렴구균	14. 인플루엔자	15. A형간염
16. 사람유두종바이러스 감염증		
17. 그룹 A형 로타바이러스 감염증		
18. 그 밖에 질병관리청장이 감염병의 예방을 위하여 필요하다고 인정하여 지정하는 감염병		

17 「감염병의 예방 및 관리에 관한 법률」제40조(생물테러감염병 등에 대비한 의료·방역 물품의 비축)

① 질병관리청장은 생물테러감염병 및 그 밖의 감염병의 대유행이 우려되면 위원회의 심의를 거쳐 예방·치료 의료·방역 물품의 품목을 정하여 미리 비축하거나 장기 구매를 위한 계약을 미리 할 수 있다.

18 「감염병의 예방 및 관리에 관한 법률 시행규칙」제5조 [별표 1] 고위험병원체의 종류

1. 세균 및 진균
가. 페스트균
나. 탄저균 다만, 탄저균 중 탄저균 스턴은 제외한다.
다. 브루셀라균
라. 비저균
마. 멜리오이도시스균
바. 보툴리눔균
사. 이질균
아. 클라미디아 시타시
자. 큐열균
차. 야토균
카. 발진티푸스균
타. 홍반열 리케치아균
파. 콕시디오이데스균
하. 콜레라균

19 「먹는물 수질기준 및 검사 등에 관한 규칙」제2조 [별표 1] 먹는물의 수질기준

1. 미생물에 관한 기준
가. 일반세균은 1mL 중 100CFU를 넘지 아니할 것. 다만, 샘물 및 염지하수의 경우에는 저온일반세균은 20CFU/mL, 중온일반세균은 5CFU/mL를 넘지 아니하여야 하며, 먹는샘물, 먹는염지하수 및 먹는해양심층수의 경우에는 병에 넣은 후 4℃를 유지한 상태에서 12시간 이내에 검사하여 저온일반세균은 100CFU/mL, 중온일반세균은 20CFU/mL를 넘지 아니할 것
나. 총 대장균군은 100mL(샘물·먹는샘물, 염지하수·먹는염지하수 및 먹는해양심층수의 경우에는 250mL)에서 검출되지 아니할 것. 다만, 제4조제1항제1호나목 및 다목에 따라 매월 또는 매 분기 실시하는 총 대장균군의 수질검사 시료 수가 20개 이상인 정수시설의 경우에는 검출된 시료 수가 5퍼센트를 초과하지 아니하여야 한다.
다. 대장균·분원성 대장균군은 100mL에서 검출되지 아니할 것. 다만, 샘물·먹는샘물, 염지하수·먹는염지하수 및 먹는해양심층수의 경우에는 적용하지 아니한다.
라. 분원성 연쇄상구균·녹농균·살모넬라 및 쉬겔라는 250mL에서 검출되지 아니할 것(샘물·먹는샘물, 염지하수·먹는염지하수 및 먹는해양심층수의 경우에만 적용한다)
마. 아황산환원혐기성포자형성균은 50mL에서 검출되지 아니할 것(샘물·먹는샘물, 염지하수·먹는염지하수 및 먹는해양심층수의 경우에만 적용한다)
바. 여시니아균은 2L에서 검출되지 아니할 것(먹는물공동시설의 물의 경우에만 적용한다)

20 「먹는물관리법 시행령」제17조(광고의 제한 등)

① 환경부장관은 다음 각 호의 어느 하나에 해당하면 먹는샘물 등의 광고를 제한할 수 있다.
1. 먹는샘물 등의 광고가 국민건강의식을 잘못 이끌 우려가 있는 경우
2. 먹는샘물 등의 광고가 수돗물공급사업에 지장을 줄 우려가 있는 경우

21 「먹는물관리법」제13조(환경영향조사)

① 샘물 등의 개발허가를 받으려는 자 중 먹는샘물등의 제조업을 하려는 자와 그 밖에 1일 취수능력이 대통령령으로 정하

는 기준에 해당하는 규모의 샘물등을 개발하려는 자는 샘물등의 개발로 주변 환경에 미치는 영향과 주변 환경으로부터 발생하는 해로운 영향을 예측·분석하여 이를 줄일 수 있는 방안에 관한 환경영향조사를 실시하여야 하며, 조사서를 작성하여 허가를 신청할 때에 시·도지사에게 제출하여야 한다.

22 「먹는물관리법 시행규칙」 제33조 [별표 6] 먹는샘물 등 제조업자의 자가품질 검사기준

[별표 6] 먹는샘물 등 제조업자의 자가 품질 검사 기준		
구분	검사항목	검사주기
1. 먹는샘물·먹는염지하수	냄새, 맛, 색도, 탁도, 수소이온농도(5개 항목)	매일 1회 이상
	일반세균(저온균·중온균), 총대장균군, 녹농균(4개 항목)	매주 2회 이상 3~4일 간격으로 실시
	분원성연쇄상구균, 아황산환원혐기성포자형성균, 살모넬라, 쉬겔라(4개 항목)	매월 1회 이상
	「먹는물 수질기준 및 검사 등에 관한 규칙」 별표 1에서 정하는 모든 항목	매반기 1회 이상
2. 샘물·염지하수	일반세균(저온균·중온균), 총대장균군, 분원성연쇄상구균, 녹농균, 아황산환원혐기성포자형성균(6개 항목)	매주 1회 이상
	「먹는물 수질기준 및 검사 등에 관한 규칙」 별표 1에서 정하는 모든 항목	매반기 1회 이상

23 「먹는물관리법」 제45조(지도와 개선명령)

① 환경부장관, 시·도지사 또는 시장·군수·구청장은 환경보전이나 국민보건에 중대한 위해를 끼치거나 끼칠 우려가 있다고 인정하면 먹는물관련영업자, 냉·온수기 설치·관리자 또는 정수기 설치·관리자에게 필요한 지도와 명령을 할 수 있다.

24 「폐기물관리법 시행령」 제3조 [별표 1] 지정폐기물의 종류

2. 부식성 폐기물
가. 폐산(액체상태의 폐기물로서 수소이온 농도지수가 2.0 이하인 것으로 한정한다)
나. 폐알칼리(액체상태의 폐기물로서 수소이온 농도지수가 12.5 이상인 것으로 한정하며, 수산화칼륨 및 수산화나트륨을 포함한다)

25 「하수도법 시행령」 제20조(공공하수도시설의 개선명령 등)

① 환경부장관 또는 시·도지사는 법 제25조제2항에 따라 공공하수도시설에 대한 개선명령 등을 하는 경우 그 개선에 필요한 조치 및 기계·시설의 종류 등을 고려하여 1년의 범위에서 개선기간을 정하여야 한다. 이 경우 공공하수도를 설치하거나 유지·관리하는 자의 의견을 미리 들어야 한다.

제1교시 환경위생학

26 CO_2 호출량(성인 1인당)
- 20 ~ 22L/hr

27 일반적으로 실외의 기온이란
- 지상 1.5 m에서의 건구온도를 말한다. 정확한 측정을 위해서는 복사열을 배제하기 위하여 백엽상에서 측정한다. 기온은 섭씨(℃) 또는 화씨(℉)로 표시한다.

28 카타(Kata)온도계
- 일반적으로 미세한 실내기류 측정 시 카타온도계를 사용한다.

29 감각온도(체감온도=실효온도)
- 온도, 습도(100%), 기류(무풍)의 3가지 인자에 의해 이루어지는 체감을 감각온도라 한다.
- 온도 18℃, 습도 100%, 무풍에서의 감각온도는 18℃이다.
- 온도 66℉, 습도 100%, 무풍에서의 감각온도는 66℉이다.
- 겨울철의 최호적 감각온도는 66℉이고, 여름철의 최호적 감각온도는 71℉이다.

30 환경정책기본법 시행령 제2조 [별표 1] 환경기준
- 오존(O_3) 8시간 평균치 : 0.06ppm 이하
- 오존(O_3) 1시간 평균치 : 0.1ppm 이하

31 대기 중에 먼지의 입자 크기
- 0.001 ~ 500μ 정도이나 0.1 ~ 10μ 크기가 대부분이다.
- 0.5 ~ 5.0μ 범위의 분진은 호흡성 분진으로 폐포의 침착률이 가장 크다.
- 발생원은 채광, 채석장, 공장작업, 건설현장, 쓰레기소각장, 자동차 등이다.

32 유기용제 중독
- 벤젠중독 : 조혈기능장애
- 트리클로에칠렌 중독 : 시신경장애, 중추신경장애, 조혈기능 장애 등
- 톨루엔(Toluene) : 신경장애, 신장장애 등

33 오존층을 파괴하는 원인물질과 진행고도

- 대기 중에 포함되어 있는 오존의 90%가 성층권에 있으며 10%가 대류권에 포함되어 있고, 특히 성층권내에서도 25km부근에 밀집되어 있어서 이층을 오존층이라고 한다.
- 오존층에 존재하는 오존은 태양광선 중 생명체에 해로운 자외선(UV-B 등)을 95 ~ 99% 정도 흡수하여 지구상의 인간과 동식물의 생명을 보호하는 방호막 역할을 하고 있다.
- 원인은 냉장고나 에어컨의 냉매제, 헤어스프레이용 분무제 등으로 쓰이는 프레온가스류(CFCs)에 의해 파괴되고 있다.

34 실내 자연환기

- 천정 가까이 있을 때 실내 자연환기가 잘 된다.

35 완속여과와 급속여과

완속여과	• 물이 모래판 내를 천천히 흘러가면서 틈 사이 불순물을 제거한다. • 화학적 전처리가 요구되지 않는 저탁도 원수에서 사용된다. • 여과속도는 3m(6 ~ 7m)/day 정도이다. • 여과, 흡착, 생물학적 응결 작용 등으로 이루어진다. • 박테리아, 탁도, 색깔 등이 효과적으로 제거된다. • 시공비가 높고 토지소요가 많다.
급속여과	• 완속여과에 비해 빠른 속도로 여과되기 때문에 약품침전을 한다. • 여재에는 모래, 자갈, 인트라사이트, 무연탄, 규조토, 세밀한 섬유 등이 사용된다. • 여과속도는 120m/day 정도이다. • 도시급수를 위해 사용되는 여과시설이다. • 여과, 응결, 침전에 의해 이루어진다. • 수질이 탁도와 색도가 높을 때 효과적이다. • 유지관리비가 많이 든다.

※ 완속여과는 철, 망간 등은 일부 제거되지만 경도 유발물질의 제거는 어렵다.
※ 경도를 유발하는 물질은 Ca^{++}, mg^{++}, Mn^{++}, Fe^{++}, Sr^{++} 등이 있으나 주로 Ca^{++}, mg^{++}이 경도를 일으킨다.

36 염소 소독 시 수중의 반응

- 낮은 pH(pH 5 ~ 6) : $Cl_2 + H_2O \rightarrow HOCl + H^+ + Cl^-$
- 높은 pH(pH 9 ~ 10) : $HOCl \rightarrow OCl^- + H^+$

37 트리할로메탄(THM)

- 정수과정에서 물이 함유하고 있는 유기물질과 살균제로 사용되는 염소가 서로 반응하여 생성되는 발암물질이다.
- 클로로포름($CHCl_3$), 디브로모클로로메탄($CHBr_2Cl$), 브로모디클로로메탄($CHBrCl_2$), 브로모포름($CHBr_3$) 등이 있다.

38 상수도의 급수전 잔류염소량

- 수도꼭지에 있어서 먹는물의 유리 잔류염소가 항상 0.1mg/L(결합 잔류염소의 경우에는 0.4mg/L) 이상이 되도록 할 것. 다만, 병원성 미생물에 의하여 오염되었거나 오염될 우려가 있는 경우에는 유리잔류염소가 0.4mg/L(결합 유리 잔류염소의 경우에는 1.8mg/L) 이상이 되도록 할 것
- 정수장의 기준 : 4.0mg/L를 넘지 아니할 것

39 「먹는물 수질기준 및 검사 등에 관한 규칙」 제2조 [별표 1] 먹는물의 수질기준

1. 미생물에 관한 기준
가. 일반세균은 1mL 중 100CFU를 넘지 아니할 것
나. 총 대장균군은 100mL(샘물·먹는샘물, 염지하수·먹는염지하수 및 먹는해양심층수의 경우에는 250mL)에서 검출되지 아니할 것

40 폭기의 목적

- 이산화탄소를 제거하여 물의 pH를 높인다.
- 맛과 냄새를 제거한다.
- 이산화탄소, 메탄, 황화수소와 같은 가스류를 제거한다.
- 산소를 첨가한다.
  - 철·망간의 제거를 위한 산소
  - 물의 연화에 사용하는 이산화탄소의 제거를 위한 산소
- 고온의 깊은 우물물을 냉각시킨다.

41 물의 경도

- 물속에 용해되어 있는 Ca^{2+}, mg^2 등의 2가 양이온 금속에 의하여 발생하며 이에 대응하는 $CaCO_3$ppm으로 환산 표시한 값으로 물의 세기를 나타낸다.
- 물의 경도는 주로 토양과 암석층을 통과한 물에서 얻어지므로 지하수는 일반적으로 지표수보다 경도가 높다.

42 물의 특성

- 밀도 : 4℃에서 $1g/cm^3$으로 가장 크다.
- 비열 : 분자량이 유사한 다른 화합물에 비해 비열이 크다.
- 점성 : 수온이 낮아지면 점성이 증가한다.
- 부피 : 액체에서 고체로 변하면 부피가 증가 한다.
- 표면장력 : 수소결합에 의해 분자간의 인력이 크기 때문에 표면장력이 크다.

43 용존산소(DO) 과포화를 일으키는 미생물

- 용존산소(DO)는 조류의 광합성 작용으로 과포화 되는 경우가 많다.

44 질산성 질소(NO_3-N)

- 질소화합물의 최종 산화물로 기준치가 초과된 수질을 이용 시에는 청백아(메트헤모글로빈혈증)증을 유발한다.

45 반수생존한계농도(TLM, Tolerance Limit Median)
- 어류에 대한 급성독성물질의 유해도를 나타내는 수치이다.
- 어류를 폐수 중에 일정시간(24, 48, 96시간 등)사육하여 50% 이상 살아남을 수 있는 폐수 중의 특성물질 농도로 보통 TLM_{48}을 사용한다.

46 먹이연쇄 현상과 질병
- 수은 : 미나마타병, 언어장애, 난청
- 크롬 : 비중격천공증, 피부부식, 폐암
- 카드뮴 : 이타이이타이병, 골연화증, 폐기종, 신장장애, 단백뇨 등
- 구리 : 빈혈, 신장염
- 납 : 빈혈, 적혈구 감소
※ Cd 중독의 3대 증상 : 폐기종, 신장장애, 단백뇨

47 세제의 특징

ABS세제 (Alkyl Benzene Sulfonate, 경성세제)	수중에서 분해가 안 됨, 수중 부패물 사멸, 기포형성, 용존산소 감소 등을 유발한다.
LAS세제 (Linear Alkylate Sulfonate, 연성세제)	미생물에 의해 쉽게 분해 P(인) 발생, 부양화를 부영양화를 유발한다.
NTA세제 (Nitriotriacetic acid)	수은, 카드뮴 등의 중금속과 결합하여 유독한 물질을 형성한다.

48 침사지의 설치 목적
- 하수 중 모래, 자갈, 금속과 같은 입자들이 펌프나 유량계와 같은 장치를 손상시키고 관을 막는 경우가 있어 이를 제거할 목적으로 설치한다.

49 가성소다(NaOH)를 중화시키면
- $NaOH + HCl \rightarrow NaCl + H_2O$
- 산중화제 : 가성소다(NaOH), 석회(CaO), $CaCO_3$, $Ca(OH)_2$, 소석회($Ca(OH)_2$) 등
- 알칼리중화제 : H_2SO_4, HCl, CO_2 등

50 응집보조제
- 응집효율을 증가시키기 위하여 소량으로 사용한다.
- 응집보조제의 종류 : 점토(clay), 산(acid), 염기(base), polyelectrolytes, 활성규사 등이 있다.
※ 점토(clay)는 천연 응집보조제 이다.

51 슬러지 팽화현상(Bulking)의 대책
- 초기에는 반송슬러지에 염소(HOCl : 10 ~ 20mg/L), 오존(O_3), 과산화수소(H_2O_2)등의 살균제를 주입한다.
- MLSS농도를 증가시켜 F/M비를 낮춘다.
- 소화슬러지 또는 침전슬러지를 폭기조에 주입 SVI를 감소시킨다.
- 철염, 알루미늄염 등의 응집제를 첨가하거나, 규조토, $CaCO_3$ 등을 포기조에 주입하여 침전성을 증가시킨다.
- 반송오니를 재포기 시켜 산소공급을 증가시킨다.
- 기타 N이나 P 등의 증가와 더불어 운전조건을 향상시킨다.
- 심할 경우 최종적으로 기존 슬러지를 버리고 새로 시작한다.

52 유기물 부패 시 발생하는 가스

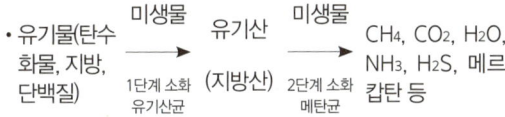

- 정상적으로 운영 시 소화가스의 구성은 CH_4 65 ~ 70%, CO_2 30% 정도이다.

53 분료처리 시 사용하는 응집제
- 슬러지를 진공여과기로 탈수시키기 전에 주입되는 화학약품은 주로 염화제2철과 석회를 사용한다.

54 하수도 맨홀(man hole)을 설치하는 이유
- 하수도의 보수·청소의 편리, 유해가스 환기, 통풍의 효과, 하수관 검사의 편리, 관거의 접합관리 등이다.
※ 통풍·환기를 하는 이유 : CH_4, H_2S, NH_3 등의 유독가스의 환기이다.

55 「폐기물관리법시행령」 제5조 [별표 3] 폐기물처리시설의 종류
1. 중간처분시설

소각시설	• 일반 소각시설 • 고온 소각시설 • 열분해 소각시설 • 고온 용융시설 • 열처리 조합시설
기계적 처분시설	• 압축시설 • 파쇄·분쇄 시설 • 절단시설 • 용융시설 • 증발·농축 시설 • 정제시설(분리·증류·추출·여과 등의 단위시설 포함) • 유수 분리시설 • 탈수·건조 시설 • 멸균분쇄 시설
화학적 처분시설	• 고형화·고화·안정화 시설 • 반응시설(중화·산화·환원·중합·축합·치환 등 단위시설을 포함) • 응집·침전 시설
생물학적 처분시설	• 소멸화 시설(1일 처분능력 100킬로그램 이상인 시설) • 호기성·혐기성 분해시설

그 밖에 환경부장관이 폐기물을 안전하게 중간 처분할 수 있다고 인정하여 고시하는 시설

2. 최종 처분시설

매립시설	• 차단형 매립시설 • 관리형 매립시설(침출수 처리시설, 가스 소각·발전·연료화 시설 등 부대시설을 포함)

그 밖에 환경부장관이 폐기물을 안전하게 최종처분할 수 있다고 인정하여 고시하는 시설

56 SO₂

- SO_2는 산화 시, 석탄 연소 시 많이 배출된다.

57 Heinrich가 주장한 산업재해 대책

- 현성재해(1) : 불현성재해(29) : 잠재성재해(300)

58 잠함병(caisson disease, 감압병)

1. 원리 : 고기압 상태에서 정상기압 상태로 갑자기 복귀할 때 체액 및 지방조직의 공기전색(질소기포)을 형성하여 발생되는 병이다.
2. 증상 : 관절통, 근육통, 흉통, 호흡곤란, 반신불수, 피부소양증, 마비 등
3. 예방대책
- 적성검사 실시 : 부적합자(비만자, 순환기 장애자, 고령자 등) 제외
- 작업시간 제한
- 서서히 단계적 감압(1기압 감압에 20분 이상)
- 감압이 끝날 무렵 산소공급
- 고지방성, 알코올 음용을 금할 것

59 카드뮴(Cd) 3대 중독 증상

- 폐기종, 신장장애, 단백뇨 등

60 라듐(Radium)

- 우라늄계에 속하며, 우라늄 자신과 우라늄에서의 계열 붕괴로 생성된다.
- 라듐을 이용하여 진단·치료하는 작업은 백혈병 및 악성 종양을 일으킨다.

61 직업병 예방대책

1. 작업환경 개선의 기본원칙
- 유해물질 발생 공정의 대치 : 물질변경, 공정변경, 시설변경
- 격리 : 유해·위험 요소와의 접촉 금지, 물리적 장벽, 보호구
- 환기 : 호흡용 공기 공급 유해 물질 제거, 가연 물질의 화재·폭발 방지

2. 위생 보호구
- 개인 보호구 착용 : 방진·방독·공기 공급식 마스크
- 차음 보호구
- 피부 보호구
- 눈 보호구

3. 정기적인 건강진단 실시

62 산업재해 예방대책

행정적인 측면	유해물질별 중독 예방법, 첨단산업에 대한 예방규칙, 직업병에 따른 보상보험법등
작업환경관리 측면	효율적인 생산기술 개선, 원료의 대체, 작업환경 자체의 무재해 및 유해물질 발생 억제 등
안전적인 측면	산업피로관리, 노동자의 영양관리, 산업보건관리 등

63 음역의 범위

- 건강한 사람이 들을 수 있는 음역 : 20 ~ 20,000Hz
- 소음성 난청의 초기증상 음역 : 4,000Hz(C_5–dip)
- 소음성 난청 음역 : 3,000 ~ 6,000Hz(C_5–dip)
- 청력장애(난청)를 일으키기 시작할 수 있는 음압의 최저치 : 90 ~ 95dB

64 레이노드병(Raynaud's phenomenom)

- 국소진동 증상이다.
- 사지, 특히 손가락의 혈관이 수축하고 피가 잘 흐르지 않아 피부가 청색으로 변하면서 통증을 느낀다.

65 「공중위생관리법 시행규칙」 제4조[별표 2] 목욕장 목욕물의 수질기준과 수질검사방법 등

Ⅰ. 목욕물의 수질기준
1. 원수
가. 색도는 5도 이하로 하여야 한다.
나. 탁도는 1NTU(Nephelometric Turbidity Unit) 이하로 하여야 한다.
다. 수소이온농도는 5.8 이상 8.6 이하로 하여야 한다.
라. 과망간산칼륨 소비량은 10mg/L 이하가 되어야 한다.
마. 총대장균군은 100mL 중에서 검출되지 아니하여야 한다.

2. 욕조수
가. 탁도는 1.6NTU 이하로 하여야 한다. 이 경우 다른 법령에 의하여 목욕장에서 사용할 수 있도록 허가받은 제품을 첨가한 때에는 당해 제품에서 발생한 탁도는 계산하지 아니한다.
나. 과망간산칼륨 소비량은 25mg/l 이하가 되어야 한다.

다. 대장균군은 1mL 중에서 1개를 초과하여 검출되지 아니하여야 한다. 이 경우 평판마다 30개 이하의 균체의 군락이 형성되었을 때는 원액을 접종한 평판의 균체의 군락을 평균하며, 기재는 반드시 1mL 중 몇 개라고 표시한다.

라. 욕조수를 순환하여 여과시키는 경우에는 다음의 구분에 따른 기준에 따라야 한다.
1) 염소소독을 실시하지 않는 경우: 레지오넬라균은 1,000CFU(/L를 초과해 검출되지 않아야 한다.
2) 염소소독을 실시하는 경우: 레지오넬라균은 1,000CFU/L를 초과해 검출되지 않아야 하고, 유리잔류염소 농도는 0.2mg/L 이상 1mg/L 이하가 되어야 한다.

66 「체육시설의 설치·이용에 관한 법률 시행규칙」 제23조 [별표 6] 안전·위생 기준
- 유리잔류염소는 0.4mg/L부터 1.0mg/L까지의 범위 내이어야 한다.
- 수소이온농도는 5.8부터 8.6까지 되도록 해야 한다.
- 탁도는 1.5 NTU 이하이어야 한다.
- 과망간산칼륨의 소비량은 12mg/L 이하로 해야 한다.
- 총대장균군은 10밀리리터들이 시험대상 욕수 5개 중 양성이 2개 이하이어야 한다.
- 비소는 0.05mg/L 이하이고, 수은은 0.007mg/L 이하이며, 알루미늄은 0.5mg/L 이하이어야 한다.
- 결합산류염소는 최대 0.5mg/L 이하이어야 한다.

67 중력환기법
- 주로 실내외 온도 차에 의한 방법이다.
- 실내외의 온도 차는 공기의 밀도 차를 만들고, 공기밀도의 차로 인해 압력의 차가 생기고, 이 압력의 차이로 환기가 형성된다.

68 간접조명
- 빛의 전부를 천장이나 벽면에 투사하여 그 반사광으로 조명하는 방법이다.
- 눈에 피로가 가장 적으며, 온화한 조명을 얻을 수 있고 음영이나 현휘도 생기지 않는다.
- 조도가 낮다.

69 실내·외 온도차
- 5 ~ 7℃ 이내가 좋다.
- 실내 온도 10℃ 이하: 난방을 한다.
- 실내·외 온도차 10℃ 이상: 냉각병을 유발한다.

70 의복기후
- 의복에 의해 기온을 조절할 수 있는 외기의 온도의 범위는 10 ~ 26℃(18 ± 8℃)
- 쾌감을 줄 수 있는 의복기후
  - 안정 시: 기온 32 ± 1℃, 습도 50 ± 10%, 기류 10cm/sec일 때
  - 보행 시: 기온 30 ± 1℃, 습도 45 ± 10%, 기류 40cm/sec일 때

71 알코올의 소독력
- 알코올은 70%일 때 소독력이 강하다.

72 자비멸균법(자비소독법)
- 100℃ 끓은 물에서 15 ~ 20분간 처리하는 방법이다.
- 식기 및 도마, 주사기 등을 살균하는데 이용한다.
- 100℃를 넘지 않기 때문에 완전멸균을 기대하기는 어렵다.

73 석탄산 계수의 특징
- 소독제의 살균력 지표로서 다른 소독약의 소독력을 평가하는데 사용한다.
- 20℃에서 살균력을 나타낸다.
- 시험균은 장티푸스균 또는 포도상구균을 이용한다.
- 시험균을 5분 내에 죽이지 않고 10분 내에 죽이는 희석배수를 말한다.
- 석탄산 계수의 값이 클수록 소독력이 강하다.
- 석탄산의 희석배수에 대한 소독약의 희석배수의 비를 말한다.

74 역성비누(양성비누)
- 제4급 암모늄염의 유도체이다.
- 살균력이 강하나 세척력은 약하다.
- 계면활성제의 일종이다.
- 공장 등 종업원의 손, 용기 및 기구를 소독할 때 사용한다.
- 0.01 ~ 0.1% 농도로 사용하며, 중성비누와 혼합해서 사용하면 효과가 없다.

75 폐수(하수)에 염소 주입 목적
- 병균을 죽일 수 있지만 병균을 죽이기 위해 염소를 투입하는 것은 아니고, BOD 제거, 부식방지, 냄새 제거 등을 위한 것이다.

제1교시   위생곤충학

76 곤충의 병인 작용(직접적인 피해)

기계적 외상	• 구부에 의거 피부조직의 파괴 예 모기, 등에, 벼룩, 진드기 등
2차 감염	• 물린 상처에 잡균이 들어가 염증을 일으키는 것 예 세균감염, 피부병

인체기생	• 인체조직, 피부기생 예 옴진드기, 모낭진드기, 체체파리 등
독성물질 주입	• 독성물질 주입 예 지네, 벌, 독거미, 전갈 등

77 생물학적 전파

증식형	• 곤충 체내에서 수적으로 증식한 후 전파 예 뇌염, 황열, 뎅기열 – 모기, 유행성재귀열 – 이, 흑사병(페스트) – 벼룩
발육형	• 곤충 체내에서 수적 증식은 없고 단지 발육한 후 전파(숙주에 의하여 감염) 예 사상충병 – 모기, 로아사상충 – 등에
발육증식형	• 곤충 체내에서 생활환의 일부를 거치며 수적 증식을 한 후 전파 예 말라리아 – 모기, 수면병 – 체체파리, 텍사 스우열 – 진드기
경란형	• 진드기의 난소를 통해 다음 세대까지 전달되 어 전파 예 로키산 홍반열 – 진드기, 양충병(쯔쯔가무 시병) – 털진드기
배설형	• 곤충 체내에서 증식한 후 장관을 거쳐 배설물 과 함께 배출되어 전파 예 발진티푸스 – 이, 발진열 – 벼룩

78 병원체가 증식 또는 발육하는 곳

- 흑사병 : 전위
- 말라리아 : 위 외벽
- 뇌염, 황열 : 위
- 사상충 : 흉부의 근육

79 곤충이 매개하는 주요 질병의 구제방법

물리적 방법	환경관리(곤충의 서식, 휴식장소 제거), 트랩 이용(trap), 끈끈이줄(접착물질), 유문등(빛, 광선이용), 살문등(빛에 유인되는 날벌레에 고압전류 감전), 방사선
화학적 방법	살충제, 발육억제제, 불임제, 유인제, 기피제
생물학적 방법	불임웅충의 방산, 포식동물(천적), 병원성 기 생생물(모기유충에 기생하는 선충, 원생동물)
통합적 방법	물리, 화학적, 생물학적 방법 중 두 가지 이상 의 방제 방법을 동시에 적용한 것

80 발육억제제

- 곤충의 발육과정에 관여하는 정상 호르몬 작용을 방해하여 발육을 억제시키는 약제를 말한다.
- 즉 접촉 시 정상적 발육이 저해되어 탈피과정에서 치사시킨다.

- 포유동물이나 인체에 독성이 없다.

81 살충제의 종류

유기염소계 살충제	DDT(디디티), HCH(에치씨에치, BHC), diel- drin(디엘드린), aldrin(알드린), chlordane(크 로덴), endrin(엔드린) 등
유기인계 살충제	dichlorvos(디크로보스, DDVP), azamethip- hos(아자메티포스), chlorpyrifos(크로피리포 스), fenthion(휀티온), malathion(말라티온), parathion(파라치온), diazinon(다이아지논), dimethoate(디메소에트), temephos(템포스, Abate) 등

82 피레스린(Pyrethrins)

- 식물에서 추출한 것으로 속효성이며 포유류에 저독성으로 널리 사용되고 있다.
- 태양광선에서 신속히 분해되어 잔효성이 없다.
- 속효성이고, 녹다운 효과가 큰 반면 회복률도 높다.
- 살충력을 높이기 위해 효력증강제와 혼용한다.

83 피레스로이드계 살충제의 특징

- 식물에서 추출한 식물성 살충제이다.
- 인축에 저독성인 반면, 강력한 살충력을 가지고 있는 살충제이다.
- 속효성이 있고, 잔류성이 없어, 실내·항공기 내의 공간살포용으로 적합하다.
- 살충력을 높이기 위하여 효력증강제와 혼용한다.
- 독작용은 중추신경절을 공격한다.

84 fenthion(펜티온)

- 유기인계 살충제로 주로 모기와 파리 구제에 쓰인다.

85 원제의 필요량

- $60 \times x = 6 \times 200$ ∴ $x = 20$갤론

86 쥐의 급성독성에 의한 살충제 분류

독성등급	경구 LD$_{50}$(mg/kg)	경피 LD$_{50}$(mg/kg)
6 : 맹독성	〈 5	〈 20
5 : 고독성	5~50	20~200
4 : 중독성	50~500	200~1,000
3 : 저독성	500~5,000	1,000~2,000
2 : 경미독성	5,000~15,000	2,000~20,000
1 : 실질적인 무독성	〉15,000	〉20,000

87 가열연무(가열연막, thermal fogging)
- 살충제 용제를 석유 또는 경유로 희석한 용액이 가열 연막기의 연소실(400 ~ 600℃)을 통과하면서 분사되는 순간 경유는 기화하고 경유에 용해되어 있던 살충제는 0.1 ~ 40µ로 미립화 되어 배출된다.
- 연무방법 : 해진 후 7 ~ 10시나 새벽 해뜨기 전 5 ~ 7시까지가 좋다.
- 풍속 : 무풍 또는 10km/hr 이상일 때는 살포할 수 없다.
- 분사구(노즐) : 풍향쪽(풍향을 가로지르되) 30 ~ 40°로 하향한다.
- 속도 : 보행용 1km/hr, 차량용 8km/hr

88 벽면에 잔류량
- 잔류분무 시 벽면에 40cc/m²로 분무한다.
- 40cc/m² × 5/100 = 2cc/m² = 2g/m²
※ cc = cm² = mL, cc = g(비중이 "1"일 때)

89 분무기의 노즐형태(nozzle)
잔류분무의 장소에 따라 선택한다.

부채형	표면에 일정하게 약제를 분무할 때 가장 좋다.
직선형	해충(바퀴 등)이 숨어 있는 좁은 공간 깊숙이 분사할 때 사용한다.
원추형	다목적으로 사용되며, 모기유충 등 수서해충 방제 시 적합하다.
원추 – 직선 조절형	직선형과 원추형으로 필요에 따라 조정할 수 있는 노즐이다.

90 곤충의 말피기관
- 곤충의 체내에서 생기는 탄산염, 염소, 인, 염 등 노폐물을 말피기관에서 여과하여 분과 함께 배설한다.
- 말피기관의 수는 곤충의 종류에 따라 1~150개로 큰 차이가 있다. 수가 많을 때는 길이가 짧고, 적을 때는 길이가 길다.
- 말피기관은 체강 내에 떠 있으며 중장과 후장 사이에 연결되어 있다.

91 곤충의 분류 단계
- 분류학상 기준 : 종(species)과 아종(subspecies)
- 동물의 분류체계는 계 – 문 – 강 – 목 – 과 – 속 – 종으로 분류한다.
- 분류에 기본이 되는 분류 계급 : 계(Kingdom), 문(Phylum), 강(Class), 목(Order), 과(Family), 속(Genus), 종(Species)의 순이다.

92 바퀴의 구기
- 바퀴는 저작형 구기를 가진 전형적인 곤충이다.

93 모기의 생활사
- 완전변태(알 → 유충 → 번데기 → 성충)를 한다.
- 모기의 유충은 수중생활을 하고, 모기의 유충을 장구벌레라 한다.
- 모기의 번데기는 수서생활을 하는데 다른 곤충의 번데기와 다르게 활발하게 움직인다.
- 성충은 지상생활을 한다.

94 모기의 교미 습성
- 군무는 수컷이 떼를 지어 상하로 비상운동을 하는 현상으로 20 ~ 30마리에서 수백 마리를 이룬다.
- 군무장소 : 지상 1 ~ 3m 높이에서 무리를 지어 군무한다.
- 암모기가 찾아올 수 있는 요인 : 움직임에서 오는 음파장이다.
- 정자는 수정낭에 저장되어 있다가 매 산란 시 수정된다.

95 중국얼룩날개모기(Anopheles sinensis)
- 학질(말라리아)을 매개하는 모기이다.

96 모기의 흡혈습성
- 암모기는 매 산란 시 마다 흡혈을 한다.
- 모기의 암컷은 흡혈 후 2 ~ 3일 휴식을 필요로 한다.
- 암모기의 침에는 항혈응고 성분이 있어 흡혈하는 동안 숙주의 혈액을 응고하지 못하게 한다.
- 숙주를 찾아가는 요인 : 1차적으로 탄산가스, 2차적으로 시각(1 ~ 2m), 체온, 습기(1m 이내), 이미노산, 유산(15 ~ 20m) 등
- 흡혈활동 시간 : 야간활동(집모기, 학질모기, 늪모기), 주간활동성(숲모기)

97 집파리가 병원체를 음식물이나 식기에 옮기는 방법
- 병원체를 몸의 표면 특히 주둥이의 순판과 발톱 사이에 있는 점액질로 덮여있는 욕반에 부착시켜서 옮긴다.
- 병원체를 먹이와 함께 섭취하고 소화기관을 통과 분과 함께 배출해서 옮긴다.
- 고체먹이를 섭취하려고 소낭 내 물질을 토해낼 때 병원체를 배출해서 옮긴다.

98 빈대의 생활사 및 습성
- 불완전변태를 한다.
- 자충은 5회 탈피(6 ~ 7주)를 하는데 각 영기마다 흡혈이 필요하다.
- 자충은 5령기를 거쳐 성충이 된다.
- 발육기간은 6 ~ 8주이다.
- 주로 어둡고 틈이 난 곳에 군서생활을 한다.
- 주로 야간에 활동한다.
- 발육최저기온은 13℃(이하일 경우 발육 정지)이다.
- 약충과 성충의 형태와 습성은 비슷하다.

※ 빈대는 사람을 흡혈하기 때문에 여러 가지 질병을 전파하는 것으로 의심되어 왔다. 그러나 어떤 질병도 매개한다는 증거를 찾지 못했다. 피부반응, 피부감염, 수면부족, 등을 유발한다.

99 벼룩의 생활사 및 습성
- 완전변태를 한다.
- 성충의 수명은 약 6개월이다.
- 암수 모두 흡혈한다.
- 체장에 약 100배 정도 점프를 한다.
- 숙주 선택이 엄격하지 않다(쥐벼룩은 사람도 흡혈한다).
- 흑사병균에 감염된 벼룩은 정상적인 벼룩보다 자주 흡혈한다.
- 흑사병균에 감염된 벼룩은 수명이 짧다.
- 숙주가 죽으면 재빨리 떨어져 다른 동물로 옮긴다.
- 마루의 갈라진 틈, 먼지 속, 부스러기, 숙주동물의 둥지에 산란한다.

100 진드기목의 특징
- 절지동물 중 가장 방대한 강, 거미강, 진드기목(4만 여종)
- 탈피회수는 1 ~ 7령이다.
- 불완전 변태를 하며 알, 유충은 다리 3쌍, 자충과 성충은 다리 4쌍을 갖고 있다.

101 중기문아목
- 생쥐진드기는 생쥐에 기생하며 리케치아폭스를 매개하며, 인간 공격형이다.

102 쥐의 새끼 출산수
- 시궁쥐 : 평균 8 ~ 10마리
- 곰쥐 : 평균 4 ~ 8(보통 6.2)마리
- 생쥐 : 평균 4 ~ 7(보통 5.8)마리
- 지붕쥐 : 평균 6 ~ 8마리
※ 1년에 6 ~ 8회 분만한다.

103 쥐가 옮기는 질병
- 페스트(흑사병), 발진열, 쯔쯔가무시병, 리케치아폭스, 살모넬라증, 서교증, 렙토스피라증, 신증후군출혈열(유행성출혈열), 선모충증, 리슈만편모증, 샤가스병, 이질 등
※ B형간염은 혈액, 타액, 정액, 질액에 의해 전파되는 질병이다.

104 구서활동
- 구서활동은 쥐의 먹이 확보 및 생활환경이 열악한 겨울에 하는 것이 효율적이다.

105 만성살서제의 사용
- 항응혈성 살서제라고도 한다.

- 만성살서제의 독작용
  - 1차적으로 혈액의 응고요인을 방해하여 혈액응고 능력을 상실하게 한다.
  - 2차적으로 모세혈관을 파괴시켜 내부출혈이 계속되어 빈혈로 서서히 죽게 한다.
- 1회 다량 투여보다 4 ~ 5회 소량 중복투여가 더 효과적이다.
- 한번 먹어서는 죽지 않는다.
- 독먹이에 대한 기피성이 없다.
- 사전미끼를 사용할 필요가 없다.
- 장시간(수일간) 내버려두는 것이 좋다.
- 2차 독성이 거의 없다.
- 사람이나 가축이 중독시에는 비타민 K_1을 다량 투여하면 회복률이 높아서 위험도가 적다.

제2교시 공중보건학

01 건강 개념의 변화

신체개념(19세기 이전) → 심신개념(19세기 중엽 이후) → 생활개념(20세기) → 생활수단의 개념

02 라론드(Canada, Lalonde) 보고서, 1974년
- "치료 중심"의 의학적 모형 → "예방중심"의 총체적 모형으로 전환
- 보건정책을 의료 중심에서 건강증진 중심으로 바꾸는 계기 제공
- 건강 결정요인 : 개인의 생활양식(50%) 〉 유전적 요인(20%), 물리적 환경 요인(20%) 〉 보건의료서비스(8%)
- 보건문제 해결을 위해서는 건강기여 비중이 낮은 의료서비스 강화보다는 건강한 생활습관 형성이 보다 중요한 요인임을 강조

03

람사르협약	1971년 습지의 보전에 관한 협약
리우선언	1992년 브라질 환경과 개발에 관한 리우 선언 채택 : 지구온난화 방지를 위한 "기후변화방지협약"
바젤협약	1989년 스위스 바젤에서 유엔환경계획 주관으로 열린 회의에서 유해 폐기물의 국가 간 교역을 금지하는 바젤협약 채택
교토의정서	1997년 리우회의에서 채택된 선언인 지구온난화 방지를 위한 "기후변화방지협약"의 구체적인 이행 방안에 대한 국제 협약으로 온실가스 배출량 강제적 감축 의무 규정

유엔환경계획	세계최초의 정부 차원 국제 환경회의인 스톡홀름 회의에서 유엔 산하 환경 기구인 유엔 환경계획(UNEP)이 1973년에 설립

04 토착성(지방성, 풍토성, endemic):

- 일부 지역에 특수하게 발생하는 경우로 오랜기간 동안 발생수준이 일정한 질병 예) 낙동강 유역의 간디스토마, 아프리카의 풍토병 등

05 단면연구

- 특정 인구집단을 특정 시점에서 질병과 노출 요인에 대한 정보를 동시에 조사하는 연구 방법으로 인구집단이 가진 질병의 상태를 파악하는 것이므로 유병률 연구(prevalence study)라고도 함

06 코호트 연구

- 코호트 연구는 질병의 원인과 관련되어 있다고 생각되는 요소를 가진 집단과 갖지 않은 집단을 "장기간 관찰"하여 발생하는 질병과 의심되는 요소와의 관련성을 파악하고자 하는 연구 방법으로, 연구자의 노력과 연구 기간 및 비용이 많이 소요되는 단점이 있음.
- "단기간의 조사로 시간, 노력, 비용이 적게 듦"과 관련된 연구는 "단면연구"에 해당함

07 실험연구의 종류

- 임상시험 : 주로 새로운 치료법(신약, 신기술)에 대한 효과와 안전성을 평가하는 것을 목적으로 환자를 대상으로 하는 실험 방법이다.
- 지역사회시험 : 특정질병의 예방과 관리를 위해 건강한 지역주민을 대상으로 각종 보건 및 1차 예방사업의 효과를 규명하기 위한 실험 방법 예 A지역 정수장에 불소를 투입하여 타 지역과의 충치 발생을 비교한다.

08 후천면역

- 질병에 이환된 후나 예방접종 등에 의해 후천적으로 형성되는 면역

능동면역	• 자연능동면역 : 질환에 이환된 후 획득한 면역 • 인공능동면역 : 항체 생성을 유발하는 항원을 인위적으로 체내에 투입해 얻어지는 면역 (예방접종)
수동면역	• 자연수동면역 : 모체의 태반 또는 모유수유를 통한 면역 • 인공수동면역 : 회복기 혈청, 면역 혈청, 감마글로불린, 항독소 등을 투여

09 원생동물

- 원생동물(protozoa, 원충류) : 단세포 동물, 자연환경에서 영양분을 섭취하며 살아감, 적합하지 않은 환경에서도 장기 생존 가능, 중간숙주에 의한 전파

법정감염병 3급	말라리아
기타	아메바성이질, 아프리카수면병, 톡소플라즈마증, 트리코모나스증

10 바이러스 및 법정감염병 종류

1. 바이러스(virus) : 병원체 중 가장 작은 크기, 전자현미경으로만 관찰 가능, 세균여과막 통과(여과성 병원체), 살아있는 조직세포 내에서만 증식(세포내 병원체)하며 배양이 안됨, 항생제에 감수성이 없어 항생제 치료 불가, 이분열 증식이 아닌 복제에 의한 증식

2. 법정감염병 종류

법정감염병	종류
1급	에볼라바이러스병, 두창, 중증급성호흡기증후군(SARS), 중동호흡기증후군(MERS), 신종인플루엔자, 마버그열, 라싸열, 크리미안콩고출혈열
2급	수두, 홍역, A형간염, 유행성이하선염, 풍진, 폴리오, E형간염
3급	B형간염, C형간염, 일본뇌염, 공수병, 신증후군출혈열, 후천성면역 결핍증(AIDS), 황열, 뎅기열, 중증열성혈소판감소증후군(SFTS), 지카바이러스 감염증
4급	인플루엔자, 수족구병, 성기단순포진, 첨규콘딜롬, 사람유두종바이러스감염증, 엔테로바이러스감염증, 코로나바이러스감염증(COVID-19)

11 쯔쯔가무시증(양충병) - 3급, 리케차

- 병원체 : 리케차 오리엔티아 쯔쯔가무시(Orientia tsutsugamushi)
- 병원소 : 들쥐(매개체 - 털진드기)
- 잠복기 : 1 ~ 3주
- 전파경로 : 감염된 털진드기 유충이 사람을 물어 감염, 사람 간 전파 없음
- 특성
  - 진드기 유충에 물린 부위에 나타나는 가피(eschar) 형성이 특징적임
  - 증상 : 갑작스런 심한 두통, 발열, 오한 등
- 예방 : 격리 필요 없음, 야외 활동 시에 진드기에 물리지 않도록 풀숲에 앉는 것을 피함, 예방백신 없음

12 DTaP(디프테리아, 파상풍, 백일해) 예방접종
- 기초접종 : 생후 2, 4, 6개월(3회 접종)
- 추가접종 : 15 ~ 18개월, 만 4 ~ 6세

13
- 병원체 : 인플루엔자 바이러스(Influenza virus A·B·C·D)
- 병원소 : 사람
- 잠복기 : 1 ~ 4일(평균 2일)
- 전파경로 : 비말 전파
- 특성 : 감염 후 영구 면역 형성, 2 ~ 3년을 간격으로 주기적으로 유행, 감염성이 강하여 접촉자의 90% 이상이 발병
- 증상 : 고열(38 ~ 40℃), 마른기침, 인후통 등 호흡기 증상과 두통, 근육통, 피로감, 쇠약감, 식욕부진 등의 전신증상
- 예방 : 예방접종, 올바른 손씻기 및 기침예절 준수, 씻지 않은 손으로 눈, 코, 입 만지지 않기

14 뇌혈관질환(뇌졸중)
뇌에 혈액을 공급하는 혈관이 막히거나 터짐으로 인해 국소적 부분의 뇌 영역이 손상되어 신경학적 이상이 나타나는 질환으로 뇌졸중(cerebrovascular accident, stoke)이라 하기도 함

뇌출혈(출혈성 뇌졸중, Cerebral hemorrhage)	대부분 고혈압을 원인으로 갑자기 뇌내 혈관이 터지면서 뇌 안에 피가 고이는 뇌내출혈과 뇌 동맥의 한 부분이 꽈리처럼 부풀어 올라 생긴 동맥류가 터질 경우 뇌를 싸고 있는 거미막(지주막) 밑에 혈액이 고이는 거미막밑출혈이 있음
뇌경색(허혈성 뇌졸중, Ischemic cerebral infarction)	동맥경화(atherosclerosis) 또는 색전(Cardio-embolism)에 의해 뇌 혈관이 막혀 뇌조직이 산소를 공급 받지 못해 그 부위의 뇌 기능을 상실하는 것

15 심근경색증(MI, myocardiac infarction)
- 관상동맥 완전차단 → 심근조직의 비가역적인 손상 → 심근의 괴사 상태
- 30분 이상 계속되는 가슴 중앙부위의 압박감, 조이는 듯한 또는 쥐어 짜는 듯한 통증

16 고혈압 예방대책
- 생활습관 교정 : 적정체중유지(비만감소), 염분제한, 음주제한, 금연, 운동, 스트레스 관리, 콜레스테롤과 포화지방음식의 제한, 칼슘·마그네슘의 적절한 섭취
- DASH(dietary approaches to stop hypertension) 식이요법 : 채소, 과일, 통밀, 저지방식품, 가금류, 생선, 콩, 견과류를 섭취하고 단것과 설탕함유 음료, 붉은 육류, 염분 섭취량은 제한

17 보건행정조직의 원리 중 조정의 원리(통합의 원리)
- 중복성과 낭비 배제, 혼선 방지, 조직간 갈등 해소를 위해 업무를 조정해야 한다는 원칙(행동 통일의 수단이자 과정)

18 보건행정 과정

기획(P, planning)	목적 달성을 위한 행동을 하기 전 무엇을 어떻게 할지 결정하는 미래 예측 행위
조직(O, organization)	공동의 목표를 달성하기 위해 구성한 사회적 단위로 구체적인 직무와 권한을 배분하여 구조를 설정하는 과정
인사(S, staffing)	직원의 채용과 훈련 및 근무조건의 개선 등과 관련된 활동
지휘(D, directing)	관리자의 의사결정에 따라 명령하고 지시하는 행위
조정(Co, coordination)	공동의 목표 달성을 위해 조직원 또는 부서 상호 간 원만한 관계를 유지하고 행동을 통일하려는 집단적 노력
보고(R, reporting)	업무와 관련하여 보고하고 보고 받는 과정
예산(B, budgeting)	예산 편성, 관리 및 집행의 통제 활동

19 보건소
- 우리나라 보건행정의 말단기관인 보건소는「지역보건법」에 의해 시·군·구 별로 1개소 씩 설치하며 추가 설치 시 행정안전부장관은 보건복지부장관과 미리 협의하여야 한다.

20 「농어촌 등 보건의료를 위한 특별조치법」보건진료소
- 시장[도농복합형태의 시의 시장을 말하며, 읍·면 지역에서 보건진료소를 설치·운영하는 경우만 해당한다] 또는 군수는 보건의료 취약지역의 주민에게 보건의료를 제공하기 위하여 보건진료소를 설치·운영한다.
- 다만, 시·구의 관할구역의 도서지역에는 해당 시장·구청장이 보건진료소를 설치·운영할 수 있으며, 군 지역에 있는 보건진료소의 행정구역이 행정구역의 변경 등으로 시 또는 구 지역으로 편입된 경우에는 보건복지부장관이 정하는 바에 따라 해당 시장 또는 구청장이 보건진료소를 계속 운영할 수 있다.

21 UNEP(United Nations Environment Programme)
- 국제 연합(UN) 조직 내의 환경 활동을 활성화하기 위해 설립된 "환경 전담 국제 정부 간 기구"로 "유엔 환경 계획" 또는 "국제연합환경계획"으로 부른다.
- 환경 문제에 관한 국제 협력을 도모하는 것을 목적으로 주

로 환경문제 조정기능, 환경상태 평가 및 환경 관리, 환경보호를 위한 지원 조치 시행한다.

22 우리나라 사회보장제도

사회보험	• 소득의 감소나 활동능력의 상실 시 소요자금 일부 또는 전부를 보험에 의존하는 것 • 산업보험, 건강보험, 국민연금, 고용보험
공공부조	• 조세를 중심으로 일반재정에 의존하는 것 • 의료급여, 기초생활보장, 재해구호, 보훈사업 등
사회서비스	• 소득에 관계없이 국가나 지방자치단체에서 직접적인 서비스를 제공하는 것 • 노인돌봄종합서비스, 장애인활동 지원사업, 산모 신생아 건강관리 사업 등

23 사회보장의 역사
- 사회보장제도의 창시자 : 독일의 비스마르크
- 1883년, 독일 : 근로자를 위한 「질병보험법」
- 1884년, 독일 : 노동재해보험법
- 1889년, 독일 : 노령 폐질 유족연금보험법
- 1935년, 미국 : 루스벨트대통령이 사회보장이라는 용어를 최초로 사용하며 사회보장법이 최초로 제정
- 1942년, 영국 : 영국의 베버리지 보고서, 현재 사회보장이 가장 발달한 나라

24 성비의 구분
- 1차 성비 : 태아의 성비(남 〉 녀)
- 2차 성비 : 출생 시의 성비, 장래 인구를 추정하는 자료가 됨(남 〉 녀)
- 3차 성비 : 현재 인구의 성비(고령에서는 남 < 녀)

25
항아리형 : 출생률이 사망률보다 매우 낮음 → 인구 감소, 0 ~ 14세 인구가 65세(50세) 이상 인구의 2배에 미치지 못한다.

26
- 지용성비타민 : 결핍증
- 비타민 A(레티놀) : 야맹, 각막건조
- 비타민 D(칼시페롤) : 구루병, 골연화증
- 비타민 E(토코페롤) : 불임, 노화, 유산
- 비타민 K : 혈액응고 지연
- 비타민 F(리놀레산) : 발육지연, 피부건조

27 결핵예방접종(BCG)
- 생후 4 주이내 결핵예방접종(BCG)시행한다.

28 「노인복지법」에 따른 노인의료복지시설
- 노인요양시설, 노인요양공동생활가정

29 학교보건교육
- 학생은 학습의 효과가 높은 시기로 수용성이 높고 보건교육의 대상으로서 가장 능률적이다.
- 학령기부터 학교건강증진 사업을 통해 좋은 건강습관이 형성할 수 있고 가족과 지역사회까지 파급효과를 기대할 수 있다.
- 또한 학령기에 형성된 바람직한 건강습관은 평생의 건강행위에 미치는 영향력이 크다.

30 대중접촉방법
- 불특정 다수, 무제한의 인원을 위한 교육방법으로 대중을 위한 교육
- 집단접촉 방법의 보충적 효과
- 단시간에 효과적인 교육방법
- 급성감염병 유행 시 적용: 라디오, TV방송, 신문기사, 포스터, 전시, 개시, 벽포, 팸플릿, 리플릿, 슬라이드, 녹음기 등

31 학교보건인력
- 학교의 장(총책임자), 보건교사(실무책임자 - 보건교육과 학생들의 건강관리 담당), 담임교사(실천자 - 학교보건교육에서 가장 중요한 역할), 영양사, 의사(치과의사), 약사

32
- ① 사회생활 복귀훈련 → 3차 예방
- ② 우울증 예방에 대한 교육 ③ 조기발견 및 신속한 치료 ④ 스트레스관리 프로그램 운영, ⑤ 가족 및 지역사회 지원 체계 구축 → 1차 예방

33 산포도의 개념
- 관찰된 자료들이 평균을 중심으로 얼마나 퍼져있는가?
- 범위, 분산, 표준편차, 평균편차, 사분위수 범위, 변이계수

34
- 영아 사망률 $= \dfrac{\text{출생 후 1년 미만의 영아 사망수}}{\text{연간 총 출생아수}} \times 1{,}000$

- 모성사망률(rate)
$= \dfrac{\text{같은연도임신분만 산욕으로 인한 사망자수}}{\text{연간 총 출생아수}} \times 100{,}000$

35 페스트
- 페스트균(Yersinia pestis) 감염에 의한 급성 발열성 질환
- 감염경로 : 감염된 쥐벼룩에 물려 감염되거나, 감염된 동물 혹은 이들의 사체를 취급하면서 감염될 수 있음, 페스트 환자가 배출하는 화농성 분비물(림프절 고름 등)에 직접 접촉, 폐 페스트 환자의 감염성 호흡기 비말을 통해 전파
- 예방 및 치료 : 현재 가용한 유효 백신은 없음, 국내 상용화된 항생제 중 페스트 적정 항생제 선택 치료, 의심단계부터

환자 격리와 함께 의료진 판단에 따라 적극 사용
- 검역 : 검역법은 우리나라로 들어오거나 외국으로 나가는 운송수단, 사람 및 화물을 검역하는 절차와 감염병을 예방하기 위한 조치에 관한 사항을 규정하여 국내외로 감염병이 번지는 것을 방지함으로써 국민의 건강을 유지·보호하는 것을 목적으로 한다. 콜레라, 페스트, 황열 등을 규정

제2교시　식품위생학

36
- 유지식품(올리브유, 들기름)은 직사광선을 피해 어둡고 서늘한 곳에 보관한다.
- 유지가공품은 5℃ 이하로 보관한다.
- 채소 → 육류 → 어류 순으로 세척하며 채소는 흐르는 물에 5회 이상 씻는다.
- 제조·가공·조리에 사용되는 기계·기구·음식기는 사용 후 살균·세척하여 항상 청결하게 유지한다.
- 소화기계감염병환자나 화농성질환자는 조리 행위를 금지한다.

37 유독물질
- 다이옥신(dioxine) : 염소를 함유한 플라스틱, 쓰레기 소각 시 생성되는 내분비교란물질

38
- ① 무스카린, ③ 시안배당체 ④ 아미그달린 : 내인성 위해요인
- ② 벤조피렌 : 유기성(유인성) 위해요인

39 만성독성시험
- 시험물질을 장기간 투여했을 때 실험대상 동물에게 어떠한 영향도 주지 않는 최대의 투여량인 최대무작용량(MNEL) 및 1일 섭취용량(ADI)을 결정하는 시험

40
- ① *Fusarium*속, ② *Aspergillus*속, ③ *Penicillium*속 : 곰팡이
- ⑤ *Saccharomyces*속 : 효모

41
- *Aspergillus* : 누룩과 메주 등 발효식품의 제조에 이용, 건조식품을 변패시키고 독소를 만드는 것도 있음
- *Aspergillus flavus* : 곡류 등에 번식하며 Aflatoxin을 생성하여 발암(간암)물질을 생성
- *Aspergillus oryzae* : 누룩을 만드는 황록색의 균종─청주, 감주, 간장, 된장 등의 누룩제조에 사용
- *Aspergillus niger* : 과일이나 채소의 흑변 현상을 일으킴

42
- *Candida* : 형태는 곰팡이와 비슷하지면 효모이며, 단세포 단백질 생산에 이용
- *Saccharomyces* : 당을 발효해 이산화탄소와 에탄올 생산. *Saccharomyces cerevisiae*는 빵, 청주, 맥주, 알코올 제조 등에 자주 이용하며 *Saccharomyces sake*는 청주의 발효균으로 이용
- *Zygosaccharomyces* : 꿀, 시럽, 포도주, 간장의 변질에 관여

43
- ①, ②, ③, ⑤ : 유지의 화학적 특성
- 식용유지의 산패 측정 지표 : 산가, 과산화물가, TBA가, 카르보닐가

44 고압증기멸균법 및 간헐멸균법
- 세균의 아포(포자)까지 사멸시킬 수 있는 멸균법은 고압증기멸균법과 간헐멸균법이 있다.

45
- 70 ~ 75% 에탄올(에틸알코올) : 건강한 피부에 가장 효과적인 농도

46 살모넬라 식중독
- 원인균 : *Salmonella typhimurium*, *Salmonella enteritidis*
- 그람음성, 무포자, 간균, 주모성 편모, 통성혐기성

47 장염비브리오
- 원인균 : *Vibrio parahaemolyticus*
- 그람음성 무포자 간균, 통성혐기성, 단모성 편모
- 3% 호염균으로 주원인식품은 해산 어패류이며 날것으로 섭취 시 식중독 발생
- 60℃에서 5분 이상 가열시 사멸

48
- *Yersinia enterocolitica* : 돼지장염균으로 알려진 인수공통병원균
- 장내세균과로 무포자, 그람음성 단간균, 통성혐기성, 주모성 편모
- 저온세균(발육최적온도 : 25 ~ 30℃, 4℃에서도 잘 발육)으로 저온조건 및 진공포장 상태에서도 증식 가능

49 황색포도상구균 식중독
- 원인균 : *Staphylococcus aureus*(화농균으로 화농성질환의 대표적인 원인균)

- 그람양성 구균, 무포자, 통성혐기성, 비운동성, 내염성(15%의 염분에서 생육가능)
- 식중독의 원인이 되는 장독소(enterotoxin) 생성

50 보툴리누스 식중독
- 원인균 : *Clostridium botulinum*
- 그람양성 간균, 내열성의 포자 형성, 주모성 편모(운동성이 있음), 편성혐기성
- 세균성 식중독 중 치명률이 가장 높다.
- 식중독의 원인이 되는 신경독소(neurotoxin)을 생성 : 열에 약해 100℃ 1~2분, 80℃에서 20분 가열에 파괴
- 원인식품 : 불충분하게 가열 후 밀봉 저장한 식품(병조림, 통조림, 소시지, 햄 등의 식육제품, 어패류의 훈제품)

51 웰치균(가스괴저균) 식중독 – 감염독소형, 중간형 식중독
- 원인균 : *Clostridium perfringens*
- 그람양성, 간균, 내열성 포자 형성, 편성혐기성, 편모 없음, 비운동성, 동물의 장관에 상주
- 생체 내 독소형(중간형, 감염독소형)으로 분류되며 식품 중에서 독소를 생성하지 않고 장내에서 독소를 생성하여 식중독을 유발

52
- ① 둘신(dulcin), ③ 페릴라르틴(perillartine), ④ 시클라메이트(cyclamate) : 유해성 감미료
- ② 아우라민(auramine) : 유해 착색료

53
- 퓨졸(fussol) ③ 프라톨(fratol) : 유기불소제
- 카바릴(carbaryl) : 카바메이트제
- 파라티온(parathion) : 유기인제

54 *Clostridium botulinum*
- *Clostridium botulinum* : 식중독의 원인이 되는 신경독소(neurotoxin)을 생성

55 아크릴아마이드
- 탄수화물 함량이 높은 식품(감자나 식빵)을 굽거나 튀길 때, 커피등에서 발생, 일반적으로 120℃ 이상에서 조리시 발생하는 유해물질

56 열경화성수지
- 한번 가열하면 경화하는 성질로 다시 열을 가해도 녹지 않는 플라스틱으로 재활용 불가능한 수지
- 포름알데히드가 용출
- 종류 : 페놀수지, 요소수지, 불포화 폴리에스테르 수지, 멜라민 수지, 폴리우레탄수지, 규소수지, 에폭시 수지 등

57
- 솔라닌 : 감자
- 베네루핀 : 모시조개, 바지락, 굴
- 무스카린 : 독버섯
- 아미그달린 : 청매
- 에르고톡신 : 맥각

58
- 청매 : 아미그달린(amygdalin)
- 수수 : 듀린(dhurrin)
- 고사리 : 프타퀼로시드(Ptaquiloside)
- 독미나리 : 시큐톡신(cicutoxin)

59 황변미독
- 수분이 14~15% 이상 함유된 쌀에 *Penicillium*속 곰팡이가 번식하여 황색으로 변질
- 시트리닌(citrinin) – 신장독, 시트레오비리딘(citreoviridin) – 신경독, 루테오스카이린(luteoskyrin) – 간장독, 이슬란디톡신(islanditoxin) – 간장독

60 아플라톡신 중독
- 아스퍼질러스 플라버스(aspergillus flavus) 곰팡이가 쌀, 보리 등의 탄수화물이 풍부한 곡류와 땅콩 등의 콩류에 침입하여 생성, 인체에 간장독(간암) 발병, 아플라톡신의 독성은 $B_1 > M_1 > G_1 > M_2 > B_2 > G_2$ 순, 아세톤이나 클로로포름에 녹고, 강산과 강알칼리에 의해 분해됨

61 콜레라균
- 병원체(원인균) : *Vibrio cholerae*
- 그람음성, 간균, 무포자, 단모성 편모, 통성혐기성, 콤마 또는 바나나 모양
- 감염경로
  - 환자 및 보균자의 대변과 구토물로 오염된 물과 음식물(특히 어패류)에 의해 경구적으로 감염
  - 환자나 보균자의 손, 파리 등에 의한 간접감염
- 증상: 쌀뜨물 같은 수양성 설사(심한설사), 구토, 탈수, 피부건조, 맥박 저하, 청색증 등

62 급성회백수염, 소아마비, 급성척수전각염, 폴리오
- 병원체 : 폴리오 바이러스(*Poliomyelitis virus*)
- 전파경로 : 환자나 불현성감염자의 입이나 코를 통한 비말감염, 구강을 통한 경구감염(우유, 음식물, 분변에 오염된 물)
- 제2급감염병으로 발생 또는 유행 시 24시간 이내에 신고

63 성홍열
- 병원체 : 발적독소를 생성할 수 있는 A군 용혈성연쇄상구균(Group A β-hemolytic Streptococci)
- 그람양성, 구균
- 감염경로 : 비말감염과 인후두 분비물에 오염된 우유 등의 음식물을 통해 전파
- 증상 : 급성열성질환, 인후통, 편도선 부종, 붉은 발진, 두통 등
- 제2급감염병으로 발생 또는 유행 시 24시간 이내에 신고

64 제1급감염병
- 생물테러감염병 또는 치명률이 높거나 집단 발생의 우려가 커서 발생 또는 유행 즉시 신고하여야 하고, 음압격리와 같은 높은 수준의 격리가 필요한 감염병으로 두창, 페스트, 탄저, 야토병, 디프테리아 등이 있다.
- ① 홍역, ② 결핵, ③ 콜레라, ④ 장티푸스 : 제2급감염병

65 우형결핵균
- 우형결핵균은 살균이 되지 않은 우유를 통해 사람에게 쉽게 감염된다.
- 우유를 통해 감염될 수 있는 감염병은 결핵, 브루셀라증(파상열), Q열 등이 있다.

66 렙토스피라증(Weil병)
- 제3급감염병이다.
- 병원체 : 렙토스피라균(Leptospira species)
- 그람음성 무포자 나선형균, 건조에 대한 저항력이 약함
- 감염경로 : 감염된 쥐의 소변에 직접 접촉하거나 오염된 물이나 환경에 간접적으로 노출되어 감염, 감염된 들쥐의 배설물에 오염된 물이나 음식물 섭취 시 감염, 사람 간 전파는 거의 없음
- 증상 : 가벼운 감기증상에서부터 치명적인 웨일씨 병(중증 황달, 신부전, 출혈 증상)까지 다양한 증상을 보임

67 유구조충(갈고리촌충)
- 돼지고기를 생식하거나 불충분하게 가열하여 섭취 시 감염

68 폐흡충(폐디스토마)
- 대변이나 객담에서 배출된 충란 → 제1중간숙주(다슬기) → 제2중간숙주(게, 가재) → 인체 경구 감염 → 장관을 통해 폐에 기생
- 예방 : 제2중간숙주(게, 가재)의 생식 금지, 가재즙(민간요법) 등 섭취 금지, 조리기구 청결

69 보존료
- 식품 저장 중 미생물의 증식에 의해 일어나는 부패나 변질을 방지하기 위해 사용되는 물질로 살균작용보다는 부패 미생물에 대하여 정균작용 및 효소의 발효 억제 작용

70 과산화수소
- 산화표백제로 산화작용에 의해 색소를 파괴, 식품의 최종 완성 전에 분해하거나 제거

71 이형제
- 식품의 제조과정에서 원료가 용기에서 분리되기 쉽게 하고 용기에 붙는 것을 방지하여 식품의 형태를 유지하기 위해 사용(종류 : 유동파라핀)

72 껌기초제
- 껌에 적당한 점성과 탄력성을 유지하는 데 사용
- 종류 : 폴리이소부틸렌, 초산비닐수지, 에스테르검, 폴리부텐 등

73 유전자변형식품(GMO ; Genetically Modified Organism)
- GMO란 생산량 증대나 유통 또는 가공을 위해 생물의 유전자 중 유용한 유전자를 조작 또는 재조합한 농산물을 말함
- 다른 생물체의 유용한 유전자를 그것이 없는 생물체에 인위적으로 삽입함으로 교배를 통한 개량과는 육종이 다름
- 최초로 개발되어 상업화된 GMO 농작물은 토마토, 현재는 콩, 옥수수, 면화, 유채 등이 있음
- 국내규정상 3% 이하는 비의도적 혼입치로 인정

74 HACCP 원칙 12절차 중 실행단계 7원칙

원칙 1 위해요소분석	식품안전에 영향을 줄 수 있는 위해요소와 이를 유발할 수 있는 조건이 존재하는지 여부를 판별하기 위해 필요한 정보를 평가하는 일련의 과정
원칙 2 중요관리점 설정	식품의 위해요소를 예방·제어하거나 허용수준 이하로 감소시켜 당해 식품의 안전성을 확보할 수 있는 중요한 단계·과정 또는 공정을 중요관리점으로 설정
원칙 3 한계기준 설정	한계기준은 중요관리점에서의 위해요소 관리가 허용범위 이내로 충분히 이루어지고 있는지 여부를 판단할 수 있는 기준이나 기준치를 말하며, 안전성을 보장할 수 있는 과학적 근거에 기초하여 설정
원칙 4 모니터링체계 확립	중요관리점에 설정된 한계기준을 적절히 관리하고 있는지 여부를 확인하기 위해 수행하는 일련의 계획된 관찰이나 측정하는 행위 등을 확립하는 단계
원칙 5 개선조치방법 설정	모니터링 결과 중요관리점의 한계기준을 이탈할 경우에 취하는 일련의 조치를 확립하는 단계

원칙 6 검증절차 및 방법 설정	• HACCP 관리계획이 설정한 안전성 목표를 달성하는 데 효과적인지(유효성), HACCP 관리계획에 따라 제대로 실행되는지 여부를 정기적으로 평가하기 위한 검증절차를 설정
원칙 7 문서화 및 기록 유지방법 확립	• HACCP의 제반 원칙 및 적용에 관계되는 모든 방법 및 결과에 관한 문서보관 제도 확립 • HACCP 적용업소에서 모든 기록은 특별히 규정한 것을 제외하고는 최소한 2년 보관

75 물리적 위해요소

- 물리적 위해요소 : 이물(유리, 금속, 돌, 녹, 모발, 곤충, 설치류 분변 등)

07 위생사 필기 실전모의고사 • 정답 및 해설

1교시

위생관계법령

01	①	02	⑤	03	①	04	③	05	④
06	⑤	07	②	08	⑤	09	⑤	10	③
11	③	12	②	13	⑤	14	①	15	②
16	②	17	⑤	18	⑤	19	②	20	⑤
21	③	22	③	23	②	24	⑤	25	①

환경위생학

26	①	27	①	28	⑤	29	③	30	②
31	③	32	②	33	②	34	③	35	②
36	②	37	②	38	②	39	②	40	④
41	②	42	①	43	②	44	③	45	①
46	②	47	③	48	②	49	②	50	②
51	②	52	④	53	④	54	④	55	③
56	②	57	④	58	④	59	①	60	②
61	①	62	③	63	②	64	③	65	②
66	②	67	④	68	④	69	③	70	③
71	③	72	⑤	73	①	74	③	75	③

위생곤충학

76	②	77	④	78	⑤	79	③	80	⑤
81	②	82	⑤	83	④	84	①	85	④
86	③	87	⑤	88	③	89	③	90	③
91	③	92	③	93	④	94	③	95	①
96	④	97	⑤	98	①	99	②	100	④
101	③	102	③	103	④	104	③	105	③

2교시

공중보건학

01	③	02	⑤	03	②	04	⑤	05	①
06	④	07	③	08	①	09	⑤	10	③
11	④	12	④	13	②	14	②	15	①
16	①	17	②	18	⑤	19	③	20	①
21	①	22	②	23	②	24	④	25	②
26	⑤	27	②	28	①	29	③	30	④
31	③	32	②	33	③	34	③	35	①

식품위생학

36	③	37	⑤	38	②	39	⑤	40	②
41	④	42	⑤	43	③	44	⑤	45	②
46	②	47	③	48	④	49	⑤	50	⑤
51	③	52	①	53	③	54	③	55	②
56	⑤	57	②	58	④	59	②	60	⑤
61	①	62	⑤	63	②	64	②	65	①
66	③	67	④	68	④	69	③	70	①
71	④	72	①	73	④	74	③	75	⑤

제1교시 위생관계법령

01 「공중위생관리법」 제3조(공중위생영업의 신고 및 폐업신고)

① 공중위생영업을 하고자 하는 자는 공중위생영업의 종류별로 보건복지부령이 정하는 시설 및 설비를 갖추고 시장·군수·구청장에게 신고하여야 한다. 보건복지부령이 정하는 중요사항을 변경하고자 하는 때에도 또한 같다.

02 「공중위생관리법」 제13조(위생서비스수준의 평가)

① 시·도지사는 공중위생영업소(관광숙박업의 경우를 제외)의 위생관리수준을 향상시키기 위하여 위생서비스평가계획을 수립하여 시장·군수·구청장에게 통보하여야 한다.
② 시장·군수·구청장은 평가계획에 따라 관할지역별 세부 평가계획을 수립한 후 공중위생영업소의 위생서비스수준을 평가하여야 한다.
③ 시장·군수·구청장은 위생서비스평가의 전문성을 높이기 위하여 필요하다고 인정하는 경우에는 관련 전문기관 및 단체로 하여금 위생서비스평가를 실시하게 할 수 있다.
④ 위생서비스평가의 주기·방법, 위생관리등급의 기준 기타 평가에 관하여 필요한 사항은 보건복지부령으로 정한다.

> [공중위생관리법 시행규칙 제20조(위생서비스수준의 평가)]
> 법 제13조 제4항에 따른 공중위생영업소의 위생서비스수준 평가는 2년마다 실시하되, 공중위생영업소의 보건·위생관리를 위하여 특히 필요한 경우에는 보건복지부장관이 정하여 고시하는 바에 따라 공중위생영업의 종류 또는 제21조에 따른 위생관리등급별로 평가주기를 달리할 수 있다.

03 「공중위생관리법 시행규칙」 제2조 [별표 1] 공중위생영업의 종류별 시설 및 설비기준

공중위생영업의 종류별 시설 및 설비기준은 별표 1과 같다.

6. 건물위생관리업
가. 건축물 바닥을 닦고 광택을 내는 지름 25cm 이상의 마루광택기를 2대 이상 비치하여야 한다.
나. 진공청소기를 2대 이상 비치하여야 한다.
다. 업무수행에 필요한 안전벨트·안전모 및 로프를 갖추어야 한다.
라. 먼지, 일산화탄소, 이산화탄소를 측정하는 측정장비를 갖추어야 한다.
※ 소독기·자외선살균기 등은 이용업·미용업을 하는 자가 갖추어야 하는 장비이다.

04 「공중위생관리법」 제3조의2(공중위생영업의 승계)

① 공중위생영업자가 그 공중위생영업을 양도하거나 사망한 때 또는 법인의 합병이 있는 때에는 그 양수인·상속인 또는 합병후 존속하는 법인이나 합병에 의하여 설립되는 법인은 그 공중위생영업자의 지위를 승계한다.
② 민사집행법에 의한 경매, 「채무자 회생 및 파산에 관한 법률」에 의한 환가나 국세징수법·관세법 또는 「지방세징수법」에 의한 압류재산의 매각 그 밖에 이에 준하는 절차에 따라 공중위생영업 관련시설 및 설비의 전부를 인수한 자는 이 법에 의한 그 공중위생영업자의 지위를 승계한다.
③ 제1항 또는 제2항의 규정에 불구하고 이용업 또는 미용업의 경우에는 제6조의 규정에 의한 면허를 소지한 자에 한하여 공중위생영업자의 지위를 승계할 수 있다.

05 「공중위생관리법」 제2조(정의)

2. "숙박업"이라 함은 손님이 잠을 자고 머물 수 있도록 시설 및 설비등의 서비스를 제공하는 영업을 말한다.
3. "목욕장업"이라 함은 다음 각목의 어느 하나에 해당하는 서비스를 손님에게 제공하는 영업을 말한다.
 가. 물로 목욕을 할 수 있는 시설 및 설비 등의 서비스
 나. 맥반석·황토·옥 등을 직접 또는 간접 가열하여 발생되는 열기 또는 원적외선 등을 이용하여 땀을 낼 수 있는 시설 및 설비 등의 서비스
4. "이용업"이라 함은 손님의 머리카락 또는 수염을 깎거나 다듬는 등의 방법으로 손님의 용모를 단정하게 하는 영업을 말한다.
6. "세탁업"이라 함은 의류 기타 섬유제품이나 피혁제품등을 세탁하는 영업을 말한다.
7. "건물위생관리업"이라 함은 공중이 이용하는 건축물·시설물등의 청결유지와 실내 공기정화를 위한 청소 등을 대행하는 영업을 말한다.

06 「식품위생법 시행령」 제17조(식품위생감시원의 직무)

식품위생감시원의 직무는 다음 각 호와 같다.
1. 식품 등의 위생적인 취급에 관한 기준의 이행 지도
2. 수입·판매 또는 사용 등이 금지된 식품등의 취급 여부에 관한 단속
3. 표시 또는 광고기준의 위반 여부에 관한 단속
4. 출입·검사 및 검사에 필요한 식품등의 수거
5. 시설기준의 적합 여부의 확인·검사
6. 영업자 및 종업원의 건강진단 및 위생교육의 이행 여부의 확인·지도
7. 조리사 및 영양사의 법령 준수사항 이행 여부의 확인·지도
8. 행정처분의 이행 여부 확인
9. 식품등의 압류·폐기 등

10. 영업소의 폐쇄를 위한 간판 제거 등의 조치
11. 그 밖에 영업자의 법령 이행 여부에 관한 확인·지도

07 「식품위생법 시행규칙」 제31조 [별표 12] (자가품질검사기준)

① 자가품질검사는 [별표 12]의 자가품질검사기준에 따라 하여야 한다.
④ 자가품질검사에 관한 기록서는 2년간 보관하여야 한다.

> 6. 식품 등의 자가품질검사는 다음의 구분에 따라 실시하여야 한다.
> 가. 식품제조가공업   나. 즉석판매제조·가공업
> 다. 식품첨가물   라. 기구 또는 용기·포장

08 「식품위생법 시행규칙」 제49조(건강진단 대상자)

① 「식품위생법」 제40조 제1항 본문에 따라 건강진단을 받아야 하는 사람은 식품 또는 식품첨가물(화학적 합성품 또는 기구등의 살균·소독제는 제외한다)을 채취·제조·가공·조리·저장·운반 또는 판매하는 일에 직접 종사하는 영업자 및 종업원으로 한다. 다만, 완전 포장된 식품 또는 식품첨가물을 운반하거나 판매하는 일에 종사하는 사람은 제외한다.

09 「식품위생법 시행령」 제25조(영업신고를 하여야 하는 업종)

① 특별자치시장·특별자치도지사 또는 시장·군수·구청장에게 신고를 하여야 하는 영업은 다음 각 호와 같다.
2. 즉석판매제조·가공업
4. 식품운반업
5. 식품소분·판매업
6. 식품보존업 중 식품냉동·냉장업
7. 용기·포장류제조업
8. 식품접객업 중 휴게음식점영업, 일반음식점영업, 위탁급식영업 및 제과점영업

10 「식품위생법」 제12조의2(유전자변형식품 등의 표시)

① 다음 각 호의 어느 하나에 해당하는 생명공학기술을 활용하여 재배·육성된 농산물·축산물·수산물 등을 원재료로 하여 제조·가공한 식품 또는 식품첨가물은 유전자변형식품임을 표시하여야 한다.
1. 인위적으로 유전자를 재조합하거나 유전자를 구성하는 핵산을 세포 또는 세포 내 소기관으로 직접 주입하는 기술
2. 분류학에 따른 과(科)의 범위를 넘는 세포융합기술
② 제1항에 따라 표시하여야 하는 유전자변형식품 등은 표시가 없으면 판매하거나 판매할 목적으로 수입·진열·운반하거나 영업에 사용하여서는 아니 된다.
③ 제1항에 따른 표시의무자, 표시대상 및 표시방법 등에 필요한 사항은 식품의약품안전처장이 정한다.

11 「식품위생법」 제86조(식중독에 관한 조사 보고)

① 다음 각 호의 어느 하나에 해당하는 자는 지체 없이 관할 특별자치시장·시장·군수·구청장에게 보고하여야 한다. 이 경우 의사나 한의사는 대통령령으로 정하는 바에 따라 식중독 환자나 식중독이 의심되는 자의 혈액 또는 배설물을 보관하는 데에 필요한 조치를 하여야 한다.
1. 식중독 환자나 식중독이 의심되는 자를 진단하였거나 그 사체를 검안(檢案)한 의사 또는 한의사
2. 집단급식소에서 제공한 식품등으로 인하여 식중독 환자나 식중독으로 의심되는 증세를 보이는 자를 발견한 집단급식소의 설치·운영자
② 특별자치시장·시장·군수·구청장은 제1항에 따른 보고를 받은 때에는 지체 없이 그 사실을 식품의약품안전처장 및 시·도지사(특별자치시장은 제외한다)에게 보고하고, 대통령령으로 정하는 바에 따라 원인을 조사하여 그 결과를 보고하여야 한다.

12 「식품위생법 시행규칙」 제52조(교육시간)

① 영업자와 종업원이 받아야 하는 식품위생교육 시간은 다음 각 호와 같다.
1. 영 제21조 제1호부터 제9호까지의 영업자[식용얼음판매업자와 식품자동판매기영업자는 제외]: 3시간
2. 유흥주점영업의 유흥종사자: 2시간
3. 집단급식소를 설치·운영하는 자: 3시간
※ 식품위생법 시행령 제21조 제1호부터 제9호까지의 영업
1. 식품제조·가공업
2. 즉석판매제조·가공업
3. 식품첨가물제조업
4. 식품운반업
5. 식품소분·판매업

> 가. 식품소분업
> 나. 식품판매업
>   3) 유통전문판매업
>   4) 집단급식소 식품판매업
>   6) 기타 식품판매업

6. 식품보존업
가. 식품조사처리업
나. 식품냉동·냉장업
7. 용기·포장류제조업
가. 용기·포장지제조업
나. 옹기류제조업
8. 식품접객업
가. 휴게음식점영업
나. 일반음식점영업
다. 단란주점영업

마. 위탁급식영업
바. 제과점영업
9. 공유주방 운영업

13 「감염병의 예방 및 관리에 관한 법률」 제7조(감염병 예방 및 관리 계획의 수립 등)

① 질병관리청장은 보건복지부장관과 협의하여 감염병의 예방 및 관리에 관한 기본계획을 5년마다 수립·시행하여야 한다.

14 「감염병의 예방 및 관리에 관한 법률」 제11조(의사 등의 신고)

③ 제1항 및 제2항에 따라 보고를 받은 의료기관의 장 및 제16조의2에 따른 감염병병원체 확인기관의 장은 제1급감염병의 경우에는 즉시, 제2급감염병 및 제3급감염병의 경우에는 24시간 이내에, 제4급감염병의 경우에는 7일 이내에 질병관리청장 또는 관할 보건소장에게 신고하여야 한다.

※ 탄저는 제1급감염병이다.

15 「감염병의 예방 및 관리에 관한 법률」 제52조(소독업의 신고)

① 소독을 업으로 하려는 자(주택관리업자는 제외한다)는 보건복지부령으로 정하는 시설·장비 및 인력을 갖추어 특별자치시장·특별자치도지사 또는 시장·군수·구청장에게 신고하여야 한다. 신고한 사항을 변경하려는 경우에도 또한 같다.

16 「감염병의 예방 및 관리에 관한 법률 시행규칙」 제33조(업무 종사의 일시 제한)

① 일시적으로 업무 종사의 제한을 받는 감염병환자 등은 다음 각 호의 감염병에 해당하는 감염병환자 등으로 하고, 그 제한 기간은 감염력이 소멸되는 날까지로 한다.
1. 콜레라   2. 장티푸스
3. 파라티푸스   4. 세균성이질
5. 장출혈성대장균감염증   6. A형간염

② 업무 종사의 제한을 받는 업종은 다음 각 호와 같다.
1. 집단급식소 2. 식품접객업

17 「감염병의 예방 및 관리에 관한 법률 시행규칙」 제43조(검역위원의 임명 및 직무)

① 시·도지사는 보건·위생 분야에 종사하는 소속 공무원 중에서 검역위원을 임명할
수 있다.

② 검역위원의 직무는 다음 각 호와 같다.
1. 역학조사에 관한 사항
2. 감염병병원체에 오염된 장소의 소독에 관한 사항
3. 감염병환자 등의 추적, 입원치료 및 감시에 관한 사항
4. 감염병병원체에 오염되거나 오염이 의심되는 물건 및 장소에 대한 수거, 파기, 매몰 또는 폐쇄에 관한 사항
5. 검역의 공고에 관한 사항

18 「감염병의 예방 및 관리에 관한 법률」 제77조(벌칙)

다음 각 호의 어느 하나에 해당하는 자는 5년 이하의 징역 또는 5천만원 이하의 벌금에 처한다.
1. 고위험병원체의 반입 허가를 받지 아니하고 반입한 자
2. 보유허가를 받지 아니하고 생물테러감염병병원체를 보유한 자
3. 의료·방역 물품을 수출하거나 국외로 반출한 자

19 「먹는물관리법」 제1조(목적)

이 법은 먹는물의 수질과 위생을 합리적으로 관리하여 국민 건강을 증진하는 데 이바지하는 것을 목적으로 한다.

20 「먹는물관리법 시행규칙」 제38조(개선기간)

① 환경부장관, 시·도지사 또는 시장·군수·구청장은 법 제45조제2항에 따라 시설을 고치도록 명하거나 그 밖에 필요한 조치를 명하려면 개선에 필요한 조치, 기계·시설의 종류 등을 고려하여 1년의 범위에서 그 기간을 정하여야 한다.

② 환경부장관, 시·도지사 또는 시장·군수·구청장은 천재지변이나 그 밖에 부득이하다고 인정되는 사유로 제1항의 기간에 조치를 끝내지 못한 자에 대하여는 신청할 경우 1차에 한하여 1년의 범위에서 그 기간을 연장할 수 있다.

21 「먹는물 수질기준 및 검사 등에 관한 규칙」 제2조 [별표 1] 먹는물의 수질기준

1. 미생물에 관한 기준

가. 일반세균은 1mL 중 100CFU를 넘지 아니할 것. 다만, 샘물 및 염지하수의 경우에는 저온일반세균은 20CFU/mL, 중온일반세균은 5CFU/mL를 넘지 아니하여야 하며, 먹는샘물, 먹는염지하수 및 먹는해양심층수의 경우에는 병에 넣은 후 4℃를 유지한 상태에서 12시간 이내에 검사하여 저온일반세균은 100CFU/mL, 중온일반세균은 20CFU/mL를 넘지 아니할 것

나. 총 대장균군은 100mL(샘물·먹는샘물, 염지하수·먹는염지하수 및 먹는해양심층수의 경우에는 250mL)에서 검출되지 아니할 것. 다만, 제4조제1항제1호나목 및 다목에 따라 매월 또는 매 분기 실시하는 총 대장균군의 수질검사 시료 수가 20개 이상인 정수시설의 경우에는 검출된 시료 수가 5퍼센트를 초과하지 아니하여야 한다.

다. 대장균·분원성 대장균군은 100mL에서 검출되지 아니할 것. 다만, 샘물·먹는샘물, 염지하수·먹는염지하수 및 먹는해양심층수의 경우에는 적용하지 아니한다.

라. 분원성 연쇄상구균·녹농균·살모넬라 및 쉬겔라는 250mL에서 검출되지 아니할 것(샘물·먹는샘물, 염지하수·먹는염지하수 및 먹는해양심층수의 경우에만 적용한다)

마. 아황산환원혐기성포자형성균은 50mL에서 검출되지 아

니할 것(샘물·먹는샘물, 염지하수·먹는염지하수 및 먹는해양심층수의 경우에만 적용한다)
바. 여시니아균은 2L에서 검출되지 아니할 것(먹는물공동시설의 물의 경우에만 적용한다)

22 「먹는물관리법」 제24조(영업허가 등의 제한)
4. 영업의 허가나 등록이 취소된 후 1년이 지나지 아니한 자(법인인 경우에는 그 대표자를 포함한다)가 다시 같은 업종의 영업을 하려 할 때

23 「먹는물관리법」 제21조(영업의 허가 등)
① 먹는샘물 등의 제조업을 하려는 자는 환경부령으로 정하는 바에 따라 시·도지사의 허가를 받아야 한다. 환경부령으로 정하는 중요한 사항을 변경하려는 때에도 또한 같다.

24 「폐기물관리법 시행령」 제35조(토지 이용 제한 등)
① 법 제54조에 따른 토지 이용의 제한기간은 폐기물매립시설의 사용이 종료되거나 그 시설이 폐쇄된 날부터 30년 이내로 한다.

25 「하수도법」 제7조(방류수수질기준)
② 특별시·광역시·특별자치시·도·특별자치도는 「환경정책기본법」 제12조 제3항에 따른 환경기준의 유지가 곤란하다고 인정하는 경우에는 해당 시·도의 조례로 제1항에 따른 기준보다 엄격한 방류수수질기준을 정할 수 있다.

제1교시 환경위생학

26 잠함병(잠수병)
- 고압상태(이상고압)에서 질소(N_2)가 혈액이나 지방조직에 용해되었다가 급격히 감압되면서 질소가 기포를 형성하여 발생되는 병이다.

27 일교차
- 일출 30분 전의 온도와 14시경의 온도와의 차이이며, 산악의 분지에서는 크고 산림 속에서는 작으며, 내륙이 해양보다 크다.

28 흑구 온도계의 특징
- 열 복사량을 측정하는 온도계로서 열복사를 잘 흡수하는 흑구공을 사용 복사흡수에 의한 온도 상승을 온도계로 측정한다.
- 구부는 검게 칠한 동박판으로 되어 있다.
- 목적하는 위치에 15~20분 동안 방치한 후 눈금을 읽는다.

29 불쾌지수(DI ; Discomfortable Index)
- 불쾌지수 = (건구온도 + 습구온도)℃ × 0.72 + 40.6
- 온도가 높아지면 건구 온도계의 온도와 습구 온도계의 온도가 모두 높아져 불쾌지수가 올라가게 된다. 하지만 습도가 높아도 바람이 불면 습구 온도계 주위의 물이 기화하면서 기화열을 빼앗아 가기 때문에 습구온도는 다소 내려가고 따라서 불쾌지수는 내려가게 된다.

30 체열방산
- 피부 87.5%, 호흡 10.7%, 대소변 1.8% 순이며, 체열생산은 골격근(59.5%)과 간장(21.9%), 신장(4.49%), 호흡기관(2.8%), 기타(7.8%) 순이다.

31 공기의 자정작용
- 바람에 의한 희석작용
- 강우, 강설, 우박 등에 의한 세정작용
- O_2(산소), O_3(오존), H_2O_2(과산화산소) 등에 의한 산화작용
- 식물의 탄소동화작용
- 자외선에 의한 살균작용
- 중력에 의한 침강작용

32 오존경보발령 기준(1시간 기준)
- 주의보 0.12ppm, 경보 0.3ppm, 중대경보 0.5ppm

33 대기의 NO_2의 광분해
- 자외선(ultra violet)에 의하여 산소와 질소의 산화물에 의한 2차 오염물질이다.

34 자동차 운전상태에 따라 배출되는 오염물질
- CO(공전, Idling), HC(감속), NOx(가속) 등

35 다이옥신(Dioxin)
- 염소를 함유하고 있는 유기화합물을 소각할 때 생성된다.
- 850℃ 이하 온도 소각 시 불완전 연소에 의해 생성된다.

36 대기오염의 피해
- 비소(As) : 위궤양, 빈혈, 비중격천공 등 유발
- 납(Pb) : 빈혈, 즉 조혈기능, 중추신경 장애 등 유발
- 벤젠(Benzene) : 빈혈, 백혈병 즉 조혈기능 장애 유발
- 톨루엔(Toluene) : 신경장애, 신장장애 등 유발
- 구리(Cu) : 위장 카타르성 혈변, 혈뇨 유발
- 크롬(Cr) : 만성 카타르성 비염, 폐기종, 폐암 등 유발

37 악취 판정도
- 0도, 1도, 2도, 3도, 4도, 5도로 구분하며 2도 이하이면 적합, 3도 이상이면 부적합으로 판정한다.

38 열섬효과(Heat Island Effect)
- 도시에서 발생되는 인공열, 대기오염, 건축물 등의 영향으로 도시 상공에 그 주위보다 높은 온도(2~5℃)의 공기가 섬모양으로 덮여 있는 현상을 말한다.

39 수인성감염병
- 장티푸스, 파라티푸스, 콜레라, 세균성 이질, A형 간염, 노로바이러스, 살모넬라 등
※ 발진티푸스는 이가 매개하는 감염병이다.

40 천수(rain water, 우수)
- 지표나 해양 등에서 증발한 수증기가 응집하여 떨어지는 것으로서 눈, 비, 우박 등을 말한다.
- 열대지방이나 섬에서 많이 사용한다.
- 실제로는 증류수이지만 지상에 낙하하는 동안 공기 중의 가스, 먼지, 세균 같은 불순물을 혼입하여 오염된다.
- 석탄이나 중유의 연소에 의해 생기는 아황산가스, 탄산가스 등의 영향으로 pH가 저하된다.

41 수소이온농도(pH)
- 용액 1L 속에 존재하는 수소이온의 몰수를 의미한다.
- pH 1의 차이는 실제 수소이온의 수가 10배 차이를 보이는 것이다.

42 밀스라인케(Mills-Reincke) 현상
- 상수를 처리함으로써 수인성 감염병이 감소되고 일반사망률이 현저히 저하되는 현상

43 염소소독
염소소독은 불연속점(break point, 잔류염소 최하강점) 이상으로 염소를 주입함으로써 잔류염소를 유지할 수 있다.

44 「먹는물 수질기준 및 검사 등에 관한 규칙」 제2조 [별표 1] 먹는물의 수질기준
- 수은 : 0.001mg/L 이하
- 일반세균 : 100CFU/ml 이하
- 잔류염소 : 4.0mg/L 이하
- 납 : 0.001mg/L 이하
- 색도 : 5 이하

45 수돗물 비린내
- 조류의 과대번식으로 인하여 비린내 등의 악취를 발생한다.

46 「체육시설의 설치·이용에 관한 법률 시행규칙」 제23조 [별표 6] 안전·위생 기준

(7) 수영조의 욕수는 다음의 수질기준을 유지해야 한다.
- 유리잔류염소는 0.4mg/L부터 1.0mg/L까지의 범위 내이어야 한다.
- 수소이온농도는 5.8부터 8.6까지 되도록 해야 한다.
- 탁도는 1.5 NTU 이하이어야 한다.
- 과망간산칼륨의 소비량은 12mg/L 이하로 해야 한다.
- 총대장균군은 10밀리리터들이 시험대상 욕수 5개 중 양성이 2개 이하이어야 한다.
- 비소는 0.05mg/L 이하이고, 수은은 0.007mg/L 이하이며, 알루미늄은 0.5mg/L 이하이어야 한다.
- 결합잔류염소는 최대 0.5mg/L 이하이어야 한다.

47 스토크스 법칙(Stokes' method)
1. 공식
- $Vs = \dfrac{g(Ps - Pw)d^2}{18\mu}$
  - Vs : 입자의 침강속도(cm/sec)
  - g : 중력가속도(980cm/sec^2)
  - Ps : 입자의 밀도(g/cm^3)
  - Pw : 물의 밀도(g/cm^3)
  - d : 입자의 직경(cm)
  - μ : 점성계수(동점성계수, g/cm·sec)

2. 침강속도를 증가시키는 요인
- 물의 점성계수(점도)가 작은 경우, 입자의 밀도가 큰 경우, 입자의 직경이 큰 경우, 입자의 물의 밀도가 큰 경우, 중력가속도가 큰 경우

48 경도의 종류
1. 일시경도(탄산경도)
- 일시경도 유발물질 : OH^-, CO_3^{2-}, HCO_3^- 등
  예 $Ca(OH)_2$, $Ca(HCO_3)_2$, $CaCO_3$, $Mg(HCO_3)_2$, $Mg(OH)_2$
- 일시경도는 물을 끓이면 경도를 제거할 수 있다. 즉 연수화 시킬 수 있다.

2. 영구경도(비탄산경도)
- 영구경도 유발물질 : Cl^-(염화물), SO_4^{2-}(황산염), NO_3^-(질산염) 등 예 $MgCl_2$, $MgSO_4$, $Mg(NO_3)_2$, $Ca(NO_3)_2$, $CaSO_4$
- 영구경도는 끓여도 제거되지 않는다.

49 용존산소(DO)
- 용존산소(DO)는 공기 중의 산소와 조류의 광합성 작용으로 과포화 되는 경우가 많다.

50 최확수(MPN ; Most Probable Number)
- 검수 1mL 중 또는 1g 중 존재하는 대장균군 수이다.

51 Wipple의 하천의 4개 지대

1. 분해지대
- 여름철 온도에서 용존산소 포화치의 45%에 해당하는 용존산소를 가지는 하천 지점의 지대를 분해지대라 한다.
- 세균과 균류의 성장이 활발하다.
- DO가 급격히 감소, 세균수 증가, CO_2 증가, 탁도 증가, 부유물질 증가

2. 활발한 분해지대
- DO가 거의 없어 혐기성 세균이 번식한다.
- CO_2, NH_4^+ 또는 NH_3-N, H_2S 농도가 증가한다.
- DO가 가장 낮은 단계이다.

3. 회복지대
- DO가 증가함에 따라 물이 차츰 깨끗해진다.
- 아질산염, 질산염의 농도가 증가한다.
- 원생동물, 윤충류(rotifer), 갑각류가 번식하기 시작한다.
- 생무지, 황어, 은빛담수어 등의 물고기가 살기 시작한다.

4. 정수지대 : 깨끗한 상태이다.

52 부영양화(eutrophication)
- 정체수역(호수, 하천)에 질소, 인 등의 무기성 영양소가 다량 유입 시 플랑크톤이 폭발적으로 증가하여 결국 늪 모양으로 변화하는 것을 말한다.

53 생물학적 오염지표(BIP) ; Biologica Index of Pollution)
- 수중에 생존하는 전체 생물수 중 무엽록소 생물수의 백분율로 오염의 정도를 구하는 방법이다.
- 일반적으로 엽록체 생물은 청정 수역에 많고, 무엽록체 생물은 오탁수역에 많이 살고 있다는 사실로부터 전체 생물수에 대한 무엽록체 생물수의 백분율을 나타낸 것이다.
- 이 값이 클수록 오염이 심하다.

54 하·폐수의 비점오염원
- 배출지점이 불특정하고 불명확하며, 희석·확산되면서 넓은 지역으로 배출된다.
- 발생원으로 대지, 도로, 논밭, 임야 등이다.

55 DO감소 원인
- 침전된 슬러지를 자주 제거하지 않으면 유기성 침전물이 분해되어 DO를 감소시킨다.

56 생물학적 처리법
- 호기성 처리 : 활성오니법, 살수여상법, 산화지법, 회전원판법 등
- 혐기성 처리 : 혐기성소화(메탄소화법), 임호프조, 부패조 등

57 슬러지 일령(sludge age)
- 고형물체류시간(SRT), 즉 슬러지가 폭기조에 머무는 시간을 말한다.

58 SVI
- $SVI = \dfrac{SVmL/L \times 10^3}{MLSS(mg/L)} = \dfrac{300 \times 10^3}{2,500} = 120$

59 개량(조정)
- 슬러지의 탈수성을 개선하기 위해 실시하는 과정으로, 세척, 약품처리, 열처리의 방법이 있다.

60 분뇨

1. 분뇨의 특징
- 분과 뇨의 구성비는 양적으로 약 1 : 10 정도이고, 고형물의 비는 7 : 1 정도이다.
- 분뇨는 기생충 질환, 소화기 계통 감염병을 유발할 수 있다.

2. 분뇨의 성질
- pH : 7 ~ 8.5
- COD : 3,500 ~ 6,000mg/L
- BOD : 8,000 ~ 15,000mg/L
※ 분뇨의 발생가스 중 부식성 가스 : H_2S

61 「폐기물 관리법 시행령」 제3조 [별표 1] 지정폐기물의 종류
- 오니류는 수분함량이 95퍼센트 미만이거나 고형물함량이 5퍼센트 이상인 것으로 한정한다.
- 폐산은 액체상태의 폐기물로서 수소이온 농도지수가 2.0 이하인 것으로 한정한다.
- 폐알칼리는 액체상태의 폐기물로서 수소이온 농도지수가 12.5 이상인 것으로 한정하며, 수산화칼륨 및 수산화나트륨을 포함한다.
- 폐유는 기름성분을 5퍼센트 이상 함유한 것을 포함한다.
- 페인트 및 래커와 유기용제가 혼합된 것으로서 페인트 및 래커 제조업, 용적 5세제곱미터 이상 또는 동력 3마력 이상의 도장(塗裝)시설, 폐기물을 재활용하는 시설에서 발생되는 것을 포함한다.

62 「폐기물 관리법 시행령」 제4조[별표 2] 의료폐기물의 종류

격리의료폐기물	감염병으로부터 타인을 보호하기 위하여 격리된 사람에 대한 의료행 위에서 발생한 일체의 폐기물

위해의료 폐기물	• 조직물류폐기물 : 인체 또는 동물의 조직·장기·기관·신체의 일부, 동물의 사체, 혈액·고름 및 혈액생성물(혈청, 혈장, 혈액제제) • 병리계폐기물 : 시험·검사 등에 사용된 배양액, 배양용기, 보관균주, 폐시험관, 슬라이드, 커버글라스, 폐배지, 폐장갑 • 손상성폐기물 : 주사바늘, 봉합바늘, 수술용 칼날, 한방침, 치과용침, 파손된 유리재질의 시험기구 • 생물·화학폐기물 : 폐백신, 폐항암제, 폐화학치료제 • 혈액오염폐기물 : 폐혈액백, 혈액투석 시 사용된 폐기물, 그 밖에 혈 액이 유출될 정도로 포함되어 있어 특별한 관리가 필요한 폐기물
일반의료 폐기물	• 혈액이 함유되어 있는 탈지면, 붕대, 거즈, 일회용 기저귀, 생리대, 일회용 주사기 또는 수액세트 • 혈액이 함유되지 않은 다음의 폐기물 　- 체액　- 분비물 　- 체액·분비물·배설물이 함유되어 있는 탈지면, 붕대, 거즈, 일회용 기저귀, 생리대, 일회용 주사기 또는 수액세트

63 도시폐기물과 분뇨의 혼합 퇴비화 조건

- 호기성미생물 : 공기(산소)공급
- C/N비 : 25 ~ 30
- 최적온도 : 65 ~ 75℃
- 수분 : 50 ~ 70%
- pH : 6 ~ 8

※ 분뇨의 pH는 7 정도이므로 퇴비화 할 때 pH를 고려하지 않아도 된다.

64 위생적 매립방법

1. 경사식
- 경사면에 폐기물을 쌓은 후에 그 위에 흙을 덮는 방법이다.
- 경사식 매립 시 표면은 30° 경사가 좋다.

2. 도랑식
- 도랑을 2.5 ~ 7m 정도 파고 폐기물을 묻은 후 다시 흙을 덮는 방식이다.
- 복토할 흙을 다른 장소로부터 가지고 오지 않아도 된다.

3. 지역식(저지대 매립법) : 다른 장소로부터 복토할 흙을 가지고 와야 한다.

65 강도율

- 발생한 재해의 강도를 나타낸 것이다.
- 근로시간 1,000시간당 재해에 의해서 상실된 근로손실 일수를 말한다.

66 산업보건의 목적

- 유해한 작업환경으로 발생하는 질병을 예방하는 것이 목적이다.
- 근로자의 건강을 보호, 증진하여 생산성을 향상시키기 위함이다.
- 인간기능의 한계와 노동조건의 적응을 과학적으로 연구하기 위함이다.
- 직업병 예방을 위하여 실시하는 것이 산업보건의 목적이다.

67 에너지대사율(RMR)

- 근로자의 육체적 작업강도 지표로 에너지 대사율(RMR)이 사용된다.

68 열중증의 원인 : 고온, 고습

1. 급성열중증
- 열경련 원인 : 탈수, NaCl 감소, 수분 부족
- 열허탈증(열피로, 열탈진, 열실사) 원인 : 순환기 이상, 혈관신경부조화
- 열사병(일사병, 울열증) : 원인 : 체온의 부조화, 뇌의 온도 상승, 중추신경장애

2. 만성 열중증
- 열쇠약 원인 : 고온작업, 비타민 B_1 결핍

69 라돈(Rn)

- 화강암, 시멘트, 석고보드, 석면 등에서 발생하고 화강암에서 가장 많이 발생한다.
- 1급 발암물질로 폐암, 위암, 소아 백혈병을 유발한다.

70 인쇄공의 직업병

- 인쇄공은 납중독과 관련이 있다.

71 직업병 예방대책

1. 작업환경 개선의 기본원칙
- 유해물질 발생 공정의 대치 : 물질변경, 공정변경, 시설변경
- 격리 : 유해·위험 요소와의 접촉 금지, 물리적 장벽, 보호구
- 환기 : 호흡용 공기 공급 유해 물질 제거, 가연 물질의 화재·폭발 방지

2. 위생 보호구
- 개인 보호구 착용 : 방진·방독·공기 공급식 마스크
- 차음 보호구
- 피부 보호구
- 눈 보호구

3. 정기적인 건강진단 실시

72 소음으로 인한 직업성 질환의 대책

- 근본적인 대책으로 소음발생원에 대한 위생공학적인 관리가 필요하다.
- 방음벽의 설치, 작업자에게 귀마개를 사용하게 하는 소음 전파 억제대책이 필요하다.

- 120dB 이상인 경우에 귀마개와 귀덮개를 동시에 착용해야 한다.

73 레이노드병(Raynaud's phenomenom)
- 국소진동 증상이다.
- 사지, 특히 손가락의 혈관이 수축하고 피가 잘 흐르지 않아 피부가 청색으로 변하면서 통증을 느낀다.

74 자연채광을 위한 창문의 개각 및 입사각
- 개각(가시율)은 4~5°, 입사각(앙각)은 27~28°정도가 좋다.
- 입사각이 클수록 실내는 밝다.

75 살균작용의 기전
- 산화작용 : $KMnO_4$, Cl_2, I_2, H_2O_2, O_3 등
- 가수분해 작용 : 강산, 강알칼리, 끓이는 것 등
- 균체 효소계의 침투작용 : 석탄산, 알코올, 역성비누 등
- 균체의 단백질 응고 : 알코올, 크레졸, 석탄산 등
- 염의 형성 : 중금속염에 의한 소독

제1교시 **위생곤충학**

76 생물학적 전파
- 뎅기열은 모기, 발진열은 이, 황열은 모기, 수면병은 체체파리가 전파한다.

77 열대쥐벼룩(*Xenopsylla cheopis*)
- 성충의 수명은 1년 정도이다.
- 주로 북반구 전역에 많이 분포하지만 세계각지에서 발견된다.
- 사람벼룩과 비슷한 형태이나 중흉측판에 중흉측선이 있어서 사람벼룩과 구별 할 수 있다.
- 페스트(흑사병), 발진열을 매개한다.
- 주요 숙주는 시궁쥐, 지붕쥐(곰쥐) 등 가주성 쥐이고, 사람도 빈번히 흡혈한다.

78 파리의 생물학적 방제
- 포식동물을 이용한다.
- 기생벌, HISTER종, 풍뎅이 등을 이용한다.
※ 기생벌은 파리 번데기 안에 알을 낳아 파리가 성충으로 자라지 못하게 한다.

79 설피레스로이드계 살충제
- pyrethrin(피레스린), tetramethrin(테트라메스린), allethrin(아레스린), cyfluthrin(싸이흐르스린), barthrin(바스린), dimethrin(디메스린), permethrin(퍼머스린) 등
- endrin은 유기염소계 살충제이다.

80 수화제(W.D.P ; Water Dispersible Powder)
- 살충제 원제에 증량제(규조토, 고령토, 벤토나이트, 점토성 물질)와 친수제 및 계면활성제를 가미한 분말이다.
- 원체 + 증량제 + 친수제 + 계면활성제
- 잔류분무용, 유충구제
- 흡수력이 강한 벽면(시멘트, 흙벽, 석회벽)에 효과가 좋다.

81 물의 희석배수
- 물의 희석배수 = $\dfrac{65\%}{5\%} - 1 = 12$

82 살충제 용매
- 메칠나프탈린(Methylnaphthalene), Xylene, Toluene 등이 사용된다.

83 살충제 살포 작업 시 주의할 점
- 보호용 장비를 착용 및 휴대
- 바람을 등에 업고 바람 쪽으로 후진하면서 살포
- 살포기구를 점검
- 살포 후 기구세척
- 사용한 용기의 폐기 등

84 가열연무 시 속도와 살포면적

구분	휴대용	차량용
속도	1km/hr	8km/hr
살포폭	5~10m	50m
살포면적	1ha/hr	40ha/hr

85 잔류분무
- 입자의 크기 : 100~400μ
- 효과가 오래 지속되는 약제를 표면에 뿌려 대상 해충이 접촉할 때마다 치사시키는 방법이다.
- 잔류분무 시 가장 중요한 것은 희석농도에 관계없이 희석액이 벽면에 40cc/m^2이 되도록 살포되어야 한다.
※ 집파리의 다리는 날개와 기타 온몸을 자주 비비는 습성이 있어서 다리에 묻은 살충제 입자를 온몸에 접촉시키므로 잔류분무의 효과를 높인다.

86 분무기의 노즐형태(nozzle)
- 잔류분무의 장소에 따라 선택한다.
  - 부채형 : 표면에 일정하게 약제를 분무할 때 가장 좋다.
  - 직선형 : 해충(바퀴 등)이 숨어 있는 좁은 공간 깊숙이 분사할 때 사용한다.
  - 원추형 : 다목적으로 사용되며, 모기유충 등 수서해충 방제 시 적합하다.

- 원추-직선 조절형 : 직선형과 원추형으로 필요에 따라 조정할 수 있는 노즐이다.

87 곤충의 말피기관
- 곤충의 체내에서 생기는 탄산염, 염소, 인, 염 등 노폐물을 말피기관에서 여과하여 분과 함께 배설한다.
- 말피기관의 수는 곤충의 종류에 따라 1 ~ 150개로 큰 차이가 있다. 수가 많을 때는 길이가 짧고, 적을 때는 길이가 길다.
- 말피기관은 체강 내에 떠 있으며 중장과 후장 사이에 연결되어 있다.

88 생식계
- 곤충의 파악기 : 복부 말단에 있으며 교미시 붙잡는 기관이다.
- 저장낭 : 수정관의 일부가 팽대되어 정자를 사정할 때까지 보관하는 수컷의 생식기이다.
- 수정낭 : 암컷이 정자를 보관하는 암컷의 생식기이다.
- 베레제기관(빈대만 가지고 있음) : 암컷(빈대)이 정자를 일시 보관하는 장소이다.

89 노래기강(배각강)
- 머리와 몸통으로 나뉘어 있고 몸통은 여러 개의 체절로 이루어져 있다.
- 체절은 원통형, 체절에는 2쌍 혹은 그 이상의 다리가 있다.
- 사람을 쏘거나 물지는 않지만 불쾌한 냄새를 풍긴다.
- 종류 : 띠노래기, 질삼노래기, 각시노래기, 땅노래기

90 바퀴 또는 독일바퀴의 특성
1. 분포 : 가장 흔한 바퀴로 전국적으로 분포한다.
2. 형태
- 몸길이는 1.1 ~ 1.4cm이며, 가주성 바퀴 중 가장 소형이다.
- 암수 모두 밝은 황갈색이고 암컷은 약간 검다.
- 앞가슴 중앙에 2줄의 흑색 줄무늬가 있다.
3. 생활사 및 습성
- 암수 모두 거의 동시에 성충이 되고 7 ~ 10일 내에 짝지기한다.
- 암컷은 일생동안 4 ~ 8회의 알집을 산출하는데 후기의 것 일수록 알수가 적어진다.
- 난협은 알이 부화할 때까지 어미 품에 붙어 있다.
- 알집 안에 들어 있는 수는 37 ~ 44개이고 그 중 약 90%가 부화된다.
- 30℃ 정도가 최적온도이고 20℃ 이하의 낮은 온도에서는 활동을 중지한다.
- 날개는 잘 발달되어 있으나 날지는 못하고, 민활한 동작으로 질주한다.
- 잡식성, 저작형 구기이다.
- 군거성이며, 야행성이다.

91 모기 유충의 흉부
- 견모군은 모기 유충의 흉부에 위치한다.
- 전흉 1·2·3번을 각각 내견모, 중견모, 외견모라 부른다.
- 견모군은 종 감별에 중요한 특징이 된다.

92 암모기의 침에 들어있는 성분
- 암모기의 침에는 항혈응고성분이 있어 흡혈하는 동안 숙주의 혈액을 응고하지 못하게 한다.

93 숲모기의 알
- 타원형 또는 포탄형으로 한 개씩 흩어져서(물 위에 뜨게 기포를 지니고 있다) 물가나 진흙 위에 산란한다.
- 산란장소의 물이 말라도 건조에 강하여 수개월이상 생존한다.
- 비가 내려 물이 생기면 부화하여 유충이 된다.

94 깔따구
파리목 중 장각아목, 깔따구과에 속하는 날벌레로서 형태가 모기와 유사하므로 모기붙이라고 한다. 완전변태를 한다.

1. 유충
- 수서생활을 한다.
- 호흡 : 아가미로 수중에 녹아있는 산소를 이용한다.
- 먹이 : 진흙속의 유기물을 섭취한다.
- 유충은 피속에 적혈구를 가지고 있어 몸 전체가 붉은 색을 띠고 있다.
- 수질이 오염되어 산소가 적은(BOD 10 ~ 20ppm 정도) 곳에서도 생존할 수 있다(수질오염도 측정 지표생물로 이용).

2. 성충
- 모기와 유사한 형태를 가지고 있다.
- 구기가 퇴화하였다(모기는 전방으로 돌출).
- 날개를 포함한 몸에는 비늘이 전혀 없다.
- 흉부에 날개가 1쌍, 평균곤(halter) 1쌍과 긴 다리 3쌍이 있다.
- 평균수명 : 2 ~ 7일
- 암수 모두 야간 활동성이고, 강한 추광성이 있어서 옥내외의 전등 빛에 모여들어 그 곳에서 많은 개체가 죽는다.
- 개울, 강, 호수, 저수지, 논, 바위틈, 일부 오염이 심한 곳에 산란한다.
- 매개질병 : Nuisance, allergy, 천식을 유발한다.

95 모래파리가 옮기는 질병
- 모래파리열(Pappatasi fever, 파파티시열), 칼라아잘(내장 리슈만 편모충증) 등이 있다.

96 빈대의 생활사 및 습성
- 불완전변태를 한다.
- 자충은 5회 탈피(6 ~ 7주)를 하는데 각 영기마다 흡혈이 필요하다.

- 자충은 5령기를 거쳐 성충이 된다.
- 발육기간은 6 ~ 8주이다.
- 주로 어둡고 틈이 난 곳에 군서생활을 한다.
- 주로 야간에 활동한다.
- 발육최저기온은 13℃(이하일 경우 발육 정지)이다.
- 약충과 성충의 형태와 습성은 비슷하다.

97 벼룩의 생활사 및 습성

- 완전변태를 한다.
- 성충의 수명은 약 6개월이다.
- 암수 모두 흡혈한다.
- 체장에 약 100배 정도 점프를 한다.
- 숙주 선택이 엄격하지 않다(쥐벼룩은 사람도 흡혈한다).
- 흑사병균에 감염된 벼룩은 정상적인 벼룩보다 자주 흡혈한다.
- 흑사병균에 감염된 벼룩은 수명이 짧다.
- 숙주가 죽으면 재빨리 떨어져 다른 동물로 옮긴다.
- 마루의 갈라진 틈, 먼지 속, 부스러기, 숙주동물의 둥지에 산란한다.

98 독나방의 생활사 및 습성

- 독모는 년 1회 유충기에 발생한다.
- 독나방의 우화시기는 7월 중순 ~ 8월 상순이다.
- 우화한 성충은 먹이를 먹지 않으며, 2 ~ 3일 후 교미를 하고 암컷은 산란 후 곧 죽는다.
- 성충의 수명은 7 ~ 9일이다.
- 알 부화기간은 2주간이고, 유충은 13 ~ 15회 탈피한다.
- 부화한 유충은 군서 생활을 한다.
- 독모는 복부 털에 부착되어 있으며 접촉하면 피부염을 유발한다.
- 강한 추광성이 있어 전등 빛에 유인되어 실내로 온다.
- 성충은 낮에는 잡초나 풀 속에서 휴식하다가 밤이면 활동한다(야간활동).

99 쥐의 갉는 습성

- 2쌍의 문치(incisor)가 있으며, 빠른 속도로 성장한다.
- 쥐의 문치는 연간 평균 11 ~ 14cm 자란다.

100 가주성 쥐의 방제방법 중 효과적이고 영구적인 방법

- 발생원 및 서식처를 제거하는 환경개선이다.

[환경개선 방법]
- 쥐의 먹이와 서식처를 없앤다(청결).
- 주택, 식당, 창고 등 모든 장소를 철저히 청소한다.
- 창고 기타 건물에 쥐의 침입구를 막는다.

101 인화아연(Aluminum phosphide, phostoxin)

- 건물에서 20피트 이상 떨어진 곳에 위치한 쥐 굴속에 phosphine gas가 발생하여 쥐를 치사시킨다.
- 미끼먹이와 상관이 없고 저장곡물 해충방제 훈증제로 병행 사용한다.

102 이질바퀴(*Periplaneta americana*, 미국바퀴)

1. **분포** : 세계적 분포, 우리나라에서는 목포, 광주, 여수, 부산 등 남부지방에 분포되어 있다.
2. **형태**
   - 전흉배판 가장자리에 현저한 황색 윤상(띠)무늬가 있고, 가운데는 흑색이며, 약충은 동일한 크기의 전흉, 중흉 및 후흉이 뚜렷하다.
   - 우리나라 옥내서식 종 가운데 가장 대형바퀴(35 ~ 40mm)이다.
   - 자충탈피회수는 7 ~ 13회(평균 11회)이다.
3. **생활사 및 습성** : 온도와 습도가 높은 곳에서 잘 서식하고, 최적온도는 23 ~ 33℃이고, 20℃ 이하에서 활동을 정지한다.

103 집바퀴(*Periplaneta*, 일본바퀴)

1. **분포** : 일본 토착종, 저온 적응 바퀴(북부지역 서식), 우리나라에서는 중부지방에 널리 분포되어 있다.
2. **형태**
   - 전흉배판은 요철면이다.
   - 암컷의 날개는 복부반만 덮는다.
   - 중형바퀴(20 ~ 25mm)이고, 체색은 흑갈색이다.
3. **생활사 및 습성** : 자충탈피는 9회

104 쉬파리과

- 자충이 모두 유생생식(난태성)을 한다.
- 변소, 쓰레기장, 동물 시체 등에서 잘 발생한다.
- 기호성 : 생선

105 흡혈노린재의 생활사 및 습성

- 자충 시기에 충분히 흡혈해야 탈피한다.
- 불완전변태를 한다.
- 암·수 모두 흡혈성이다.
- 배설물에 의하여 샤가스병을 옮긴다.
- 알은 벽이나 가구 틈 사이에 점착물질로 부착시킨다.

제2교시 공중보건학

01 세계보건기구(WHO)

- 세계보건기구(WHO) 제25차 회의와 원슬로우 교수의 공중보건 정의: 질병예방, 수명연장, 신체적·정신적 효율증진

을 위한 기술과 과학으로 건강증진 하는 것이다.

02 건강증진사업 국제회의
- 제1차 오타와 국제회의 : 건강 증진의 3대 원칙과 5대 활동영역을 수립
- 제3차 선즈볼 국제회의 : "지원적 환경조성"에 대한 집중 논의
- 제6차 방콕 국제회의 : 새롭게 직면하게 되는 건강결정요인과 건강과제를 파악하고, 새로운 건강증진전략과 서약을 제시, "건강 결정요소"가 회의 주요 주제
- 제7차 나이로비 국제회의 : 수행역량 격차해소를 통한 건강증진과 개발
- 제8차 헬싱키 국제회의 : 모든 정책에서 건강접근 방법의 시행을 강조(HiAP: health in all policies)

03

세계보건기구	국제연합(UN)전문기구로 1948년 정식 발족, 본부 : 스위스 제네바, 6개 지구로 나누어 우리나라는 서태평양 지역에 속함, 설립 목적 : 세계 온 인류의 건강을 가능한 한 최고수준에 도달하게 하기 위함
라론드 보고서	건강결정요인을 생물학적요인, 환경적 요인, 생활양식, 보건의료체계로 나누고 생활양식의 변화와 환경의 개선이 건강문제 해결을 위한 보다 중요한 요인임을 강조
알아마타 선언	1978년 "2000년까지 세계 모든 인류에게 건강을(Health for All by the year 2000)" 목표 선정하며 1차보건의료(PHC ; primary health care)의 중요성 제안(일차보건의료란 치료, 예방, 건강증진, 재활서비스 모두를 포괄적으로 제공하는 것)
몬트리올 의정서	염화불화탄소, 할론등 오존층 파괴물질을 규제대상 물질로 규정하여 해당 물질의 생산과 소비를 줄이도록 설계

04 범유행성(범발적, 범세계적, pandemic)
- 범유행성(범발적, 범세계적, pandemic) : 두 개 대륙 이상 또는 전 세계 등과 같이 광범위하게 유행하는 질병 예 사스, covid-19, 신종인플루엔자, 지카바이러스, AIDS 등

05 실험연구
- 역학적 연구가설을 규명하기 위한 연구로 연구자에 의해 인위적으로 어떤 실험적 자극이나 조건을 준 상태 하에서 실험군과 대조군 간의 차이를 비교, 평가, 분석하는 연구방법
- 따라서 원인과 결과의 연관성, 인과관계가 가장 높은 연구가 됨
- 환자를 대상으로 할 때 인위적인 개입으로 윤리적인 문제가 발생할 수 있음 예 신약 개발 시 두 개의 군으로 나누어 신약의 효과를 알아볼 때 사용

06 주기변동(순환 변화)
- 주기변동(순환 변화) : 수년을 주기로 집단유행이 재현되는 현상(집단면역과 관련) 예)유행성이하선염(3 ~ 4년 주기), 홍역(2 ~ 3년 주기), 백일해(2 ~ 4년 주기) 등

07 이론역학
- 감염병의 발생 모델과 유행현상을 수리적으로 분석하여 이론적으로 유행법칙이나 현상을 수식화하는 3단계 역학이다.
- 실제로 나타난 결과와 수식화된 이론을 비교 검토함으로써 그 타당성을 검증하거나 요인들의 상호관계를 수리적으로 규명하는 역학
- 주 목적 : 역학적 현상을 일반화하고 장치의 양상을 예견
- 필요 정보 : 자연현상에서 측정된 관찰치, 이론에 맞는 수학 모형
- 활용 분야 : 전염병의 발생양상 파악과 유행의 예측, 유행 기전의 설명에 활용

08
- 자연능동면역 : 질환에 이환된 후 획득한 면역

09 리케차(rickettsia)
- 리케차(rickettsia) : 세균과 바이러스의 중간 크기, 세균처럼 일반 현미경으로 볼 수 있음, 바이러스와 같이 살아 있는 조직세포 안에서 증식, 항생제에 반응, 대부분 '이'나 '벼룩' 등의 곤충류가 매개

법정감염병 3급	발진티푸스, 발진열, 쯔쯔가무시증(양충병), 큐열
기타	로키산 홍반열

10 감염병 관리 원칙
- 병원체와 병원소 관리 : 병원소의 제거, 적절한 치료를 통한 감염력 감소
- 전파과정 관리 : 건강격리(검역, quarantine), 환자격리(isolation), 위생관리(환경위생, 식품위생, 개인위생, 전파체 관리)
- 숙주의 면역력 증강: 예방접종, 면역글로불린 투여, 적절한 영양과 운동 등

11 세균성 이질-2급, 세균
- 병원체 : 이질균(*Shigella dysenteriae*)
- 병원소 : 사람(환자 및 보균자)
- 잠복기 : 12시간 ~ 7일(평균 1 ~ 4일)

- 전파경로
  - a. 주로 오염된 식수와 식품 매개로 전파됨
  - b. 감염력이 강하며, 매개물 안에서의 증식의 과정 없이 적은 양(10 ~ 100개)의 균으로 감염될 가능성이 있어 환자나 병원체 보유자와 직·간접적인 접촉(손에 있는 세균)에 의한 감염이 가능
  - c. 사람 간 전파가 쉽게 일어남, 가족 내 2차발병률도 10 ~ 40%로 높은 편 : HACCP 도입 후 급식위생 개선으로 최근 감소 추세
- 증상 : 고열, 구역질, 구토, 경련성 복통, 설사(혈변, 점액변), 잔변감 등
- 예방 : 일반적 예방, 예방백신 없음

12 홍역 - 2급, 바이러스
- 병원체 : 홍역 바이러스(measles virus)
- 병원소 : 사람(환자 및 보균자)
- 잠복기 : 10~12일
- 전파경로 : 호흡기 분비물을 통한 비말감염, 비말핵 감염, 환자의 비인두 분비물과 직접 접촉을 통해 전파 가능, 태반을 통한 선천적 홍역 가능
- 특성 : 감염 후 영구 면역 형성, 2~3년을 간격으로 주기적으로 유행, 감염성이 강하여 접촉자의 90% 이상이 발병
- 증상 : 발열, 기침, koplik 반점, 홍반성 구진성 발진을 동반
- 예방 : MMR접종(홍역, 볼거리, 풍진)

13 구충(십이지장충)
- 구충(십이지장충) : 경피감염이 이루어져 농촌에서 맨발 작업 시 감염, 피부를 통해 들어온 유충은 표재성 세정맥이나 림프관을 통해 우심, 폐, 기관, 후두를 거쳐 소장에 정착

14 만성질환예방대책
- 적정체중유지, 규칙적인 운동, 저탄수화물, 저지방(동물성지방, 포화지방산, 고콜레스테롤 섭취 제한), 저염식이, 금주와 금연, 정기적인 건강검진, 스트레스 관리 등

15 부정맥
- 심장에서 전기신호의 생성이나 전달에 이상이 생기거나, 혹은 비정상적인 전기 신호가 발생할 경우, 정상적이고 규칙적인 수축이 계속되지 못하여 심장 박동이 비정상적으로 빨라지거나 늦어지거나 혹은 불규칙해지는 질환

16 고혈압합동위원회(JNC)
- 우리나라 대한고혈압학회의 정상혈압 기준 : 수축기혈압과 이완기혈압 모두 120mmHg 미만 그리고 80mmHg 미만일 때로 정의

17 보건행정의 특성
- 공공성과 사회성, 봉사성, 조장성과 교육성, 과학성과 기술성

18 공식 조직의 유형 중 막료 조직(참모조직)
- 계선을 지원·조언하는 보조적 서비스 조직, 명령이나 지휘권, 결정권 없음
- 조언과 조력 기능(라인 조직이 조직체의 전체적 목적을 원활히 수행할 수 있도록 지원)
- 정책 및 통제 기능(전문가로서의 관련정책 입안과 통제하는 기능)
- 측면적·수평적 조직, 자문적 서비스적 기능(권고·조언·보조)
- 장점 : 최고관리자의 통솔범위 확대, 합리적 의사결정이 가능, 효과적인 조직관리, 조직을 신축적이고 융통성 있게 조정 용이

19 중앙 보건행정 조직 - 보건복지부
- 지방보건행정조직에 대한 인사권, 예산집행권이 없는 정책 결정 기관으로서 지방보건의료조직에 대한 기술지도 및 협조의 업무를 담당
- 보건복지부의 직무 : 보건복지부는 생활보호·자활지원·사회보장·아동(영·유아 보육을 포함한다)·노인·장애인·보건위생·의정 및 약정에 관한 사무를 관장

20 보건지소 설치(「지역보건법」)
- a. 지방자치단체는 보건소의 업무수행을 위하여 필요하다고 인정하는 경우에는 대통령령으로 정하는 기준에 따라 해당 지방자치단체의 조례로 보건소의 지소를 설치할 수 있다.
- b. 읍·면(보건소가 설치된 읍·면은 제외한다)마다 1개씩 설치할 수 있다. 다만, 지역주민의 보건의료를 위하여 특별히 필요하다고 인정되는 경우에는 필요한 지역에 보건지소를 설치·운영하거나 여러 개의 보건지소를 통합하여 설치·운영할 수 있다

21 국제아동기금(UNICEF)
- 전쟁피해 아동의 구호와 개발도상국을 대상으로 한 보건사업 등 사회사업의 원조로 아동의 보건과 복지향상에 대한 사업 전개

22
- 임의 가입(×) → 본인 의사와 관계없이 누구에게나 적용하는 강제 가입
- 균등한 급여수준(○) → 소득수준이나 자산 등 보험료 부담능력에 따라 차등적으로 보험료를 부담하지만, 개인이 부담하는 보험료와 관계없이 필요에 따른 균등 급여를 받음

- 보험료의 정액제(×) → 직장가입자의 경우 보수월액에 따라 정률제(건강보험료율)를 적용하여 보험료를 산정하며, 지역가입자의 경우 소득월액에 대한 정률제와 자산에 대한 보험료 부과점수에 부과점수 당 금액을 곱하여 보험료를 산정
- 사전치료의 원칙 적용(×) → 사후 치료의 원칙이 적용
- 자유경쟁의 원리 적용(×) → 우리나라 국민건강보험의 보험자는 국민건강보험공단이며, 보건복지부장관이 주관함

23 보건의료의 사회·경제적 특성 중 공급의 독점

- 법으로 의료기관 개설권자와 면허를 가진 의료인에게만 의료행위를 하게 함으로써 공급의 독점력이 발생한다.

24 정태통계(State of Population) 전수조사에 의한 자료

- 인구의 크기, 구성 및 성격을 서술하는 것으로 인구의 변동성에 대한 통계
- 시점조사 : 자연적(성별, 연령별) / 사회적(국적별, 배우 관계별)/ 경제적(직업별, 사업별)
- 종류 : 국제조사(인구 census, 5년마다 우리나라 총 인구를 파악하는 인구주택총조사), 사후표본조사, 연말인구조사, 호적부, 주민등록부조사 등

25 블래커(C. P. Blacker)의 인구변천 5단계

- 인구의 성장단계를 농경사회에서부터 기계문명이 고도로 발달된 현대사회로의 변천과정에 따라 세분화한 것을 블래커(C. P. Blacker)의 인구변천 5단계라 한다.

1단계 (고위정지기)	• 고출생, 고사망으로(다산다사) 인구의 증감이 없는 시기로 인구증가 잠재력을 가진 인구 형태 • 후진국에서 관찰
2단계 (초기확장기)	• 고출생, 저사망으로(다산감사) 인구가 급격히 증가하는 초기의 시기 • 경제개발국가에서 관찰
3단계 (후기확장기)	• 저출생, 저사망으로(감산소사) 2단계에 비해 인구성장이 둔화되는 시기에 • 산업의 발달과 핵가족화 경향이 있는 국가에서 관찰
4단계 (저위정지기)	• 출생률과 사망률이 최저(소산소사)로 인구성장이 아주 낮거나 정지된 인구 형태
5단계(감퇴기)	• 사망률보다 출생률이 낮아 인구가 감소된 인구 형태

26

- 아스코르브산(비타민 C)에 대한 설명이다.

27 피임효과의 지속성에 따른 분류

- 영구적 피임법 : 정관결찰술, 난관결찰술
- 일시적 피임법 : 콘돔, 자궁내장치, 경구용 피임약 등

28 일상생활능력 조사도구 : 일상생활 수행 능력(ADL ; Activities of Daily Living)

- 건강 수준을 질병의 유·무가 아닌 기능수준에 기초하여 노인의 건강 상태를 나타내는 지표, 평소 일상생활을 하는데 꼭 필요한 기본동작들을 대상자가 혼자 힘으로 수행할 수 있는 능력을 의미(3점 척도로 구성)
- 7개 문항으로 구성 : 옷 입기, 세수하기, 목욕하기, 식사하기, 이동(걷기), 화장실 사용, 대소변 조절

29 보건교육 방법 중 개인접촉방법

- 개발도상국, 노인층, 저소득층에 적합한 교육방법으로 의사와 환자 등의 사이에서 이루어짐
- 가정방문, 건강상담, 진찰, 전화, 편지, 면접 등
- 가장 효과적이고 필요하나 인력과 경비, 시간이 많이 소모됨

30

- ④ 강의나 강연에 활용할 수 있다.(×) → 강의 또는 강연은 짧은 시간 내에 다수의 사람에게 많은 양의 지식전달이 가능한 일방적, 집단적 교육 방법에 해당한다.

31 보건교사

- 학교보건 실무책임자로 모든 초등학교에 보건교사를 배치하여야 하며, 18학급 이상 초등학교에는 학교의사, 학교약사, 보건교사를 배치하여야 한다.

32 정신건강증진시설 중 정신의료기관

- 대상 : 급성 정신질환자
- 종류 : 의원, 정신병원, 병원급 의료기관에 설치된 정신건강의학과

33 합계생산율

- 국가별 출산력 수준을 나타내는 대표지표로 한 여성이 가임기간(15~49세) 동안 평균 몇 명의 자녀를 낳는가를 나타내는 지표이다.

34 변이계수(Coefficient of Variance)

- 여러 다른 종류의 통제집단이나 동종의 집단일지라도 평균이 크게 다른 경우의 산포도를 비교하고자 할 때 사용(서로 다른 집단이나 측정 단위가 다른 변수의 편차를 비교하기 위해 사용), 표준편차가 산술평균에 대하여 그 크기가 얼마인지를 알아보는 것으로 표준편차를 산술평균으로 나눈 백분율(표준편차를 절대적 산포도, 변이계수를 상대적 산포도라 할 수 있음)

35 생물테러 의심환자 발생 시 조치

가정 우선적인 조치	경찰서 및 소방서에 신고
역학조사	환자의 특성조사(발병일, 증상, 발병장소, 감염원조사), 접촉자, 공동폭로자 조사, 검체수거조사(접촉자, 환자, 가검물 검체)
방역조치	격리 및 치료를 통한 환자관리, 접촉자와 공동폭로자 관리(제독처리, 항생제투여), 환경관리(환경제독처리, 접근통제), 교육·홍보(생물테러 증상별 조치 및 예방법)

제2교시　식품위생학

36 식품보존방법 – 물리적보존법
- 건조법 : 수분 15% 이하로 보관하는 방법으로 과실, 어류, 곡류, 육류 등의 보존에 이용
- 냉동냉장법
  - 냉장 : 자기소화 지연, 미생물 증식 저지, 변질 지연, 식품 신선도 단기간 유지
  - 냉동 : 육류, 건조한 김 등을 보관

37 내분비교란물질
- PCB(polychlorinated biphenyl) : 일본에서 발생한 미강유 오염사고의 원인물질로, 인체의 지방조직에 축적되어 배설속도가 느림

38 미생물 생육에 영향을 주는 요소
- 화학적 요인 : 수분, 산소, 이산화탄소, 영양소, 수소이온농도(pH)

39 아급성독성시험
- 실험대상 동물 수명의 10분의 1 정도의 기간에 거쳐 치사량 이하의 여러 용량으로 연속 경구투여하여 사망률 및 중독증상을 관찰하는 시험

40 Bacillus속
- 편모를 가진 그람양성, 호기성 또는 통성혐기성, 간균으로 내열성 포자(아포)를 형성하며 자연에 가장 많이 분포되어 있어 주로 토양의 표층에서 서식한다.
- 탄수화물과 단백질의 분해력이 강하며 가열식품의 주요 부패균이다. Bacillus natto는 청국장 제조에 이용된다.

41 Pseudomonas
- 편모를 가진 그람음성, 호기성, 간균으로 형광색소를 생성, 단백질과 유지의 분해력이 강하며 방부제에 대한 저항성이 강하다. 저온에서도 잘 자라며 어패류의 대표적인 부패균이다.
- 우유를 녹색으로 변화시키는 부패균은 *Pseudomonas fluorescens*, 우유를 청색으로 변화시키는 것은 *Pseudomonas aeruginosa*이다.

42
- *Serratia marcescens* : 우유의 분홍색 변패
- *Pseudomonas syncyanea* : 우유의 청회색 변패
- *Pseudomonas synxantha* : 우유의 황색 변패
- *Pseudomonas fluorescens* : 우유의 녹색 변패
- *Pseudomonas aeruginosa* : 우유의 청색 변패

43
- 부패 : 단백질이 세균에 의해 분해
- 변패 : 당질, 지질이 미생물에 의해 분해
- 산패 : 지질이 미생물, 산소, 광선, 금속 등에 의해 산화·분해
- 발효 : 탄수화물이 산소가 없는 상태에서 분해

44 우유의 가열도 검사
- 목적 : 우유의 효소는 가열에 의해 활성을 잃게 되므로 효소활성을 측정함으로써 살균처리가 제대로 되었는지 혹은 생유가 혼입되었는지 여부를 판정
- Phosphatase 시험 : 우유 중 포스타파아제(Phosphatase)는 61.7℃, 30분 가열로 대부분 활성을 잃으며, 62.8℃, 30부 가열로는 완전히 활성을 잃는다. 이 조건이 우유 살균효과와 대략 일치하므로 Phosphatase시험으로 음성이면 저온살균이 완전하게 되었다는 것을 판정

45
- 3 ~ 5% 석탄산 : 실내벽, 실험대, 기차, 선박, 축사, 배설물 등의 소독 등

46 여시니아 식중독
- 원인균 : *Yersinia enterocolitica*, 인수공통병원균
- 장내세균과로 무포자, 그람음성 단간균, 통성혐기성, 주모성 편모
- 저온세균(발육최적온도 : 25 ~ 30℃, 4℃에서도 잘 발육)으로 저온조건 및 진공포장 상태에서도 증식 가능
- 잠복기는 2 ~ 3일로 충수염과 유사한 증상을 유발
- 원인식품 : 돼지고기, 양고기, 보균동물의 분변에 오염된 식품 등

47
- 병원성 대장균 중 장관출혈성 대장균의 대표적인 균에 *Escherichia coli* O157 : H7이 해당되며 Verotoxin 생성,

용혈성요독증후군, 혈변과 심한복통 유발

48 웰치균(가스괴저균) 식중독 – 감염독소형, 중간형 식중독
- 원인균 : *Clostridium perfringens*
- 그람양성, 간균, 내열성 포자 형성, 편성혐기성, 편모 없음, 비운동성, 동물의 장관에 상주

49 황색포도상구균
- 황색포도상구균 : 우유, 크림 등의 유제품, 도시락, 김밥, 떡, 빵 등

50 바실러스 세레우스 식중독
- 원인균 : *Bacillus cereus*
- 그람양성, 간균, 내열성 아포형성, 호기성·통성혐기성, 주모성 편모
- 장독소(Enterotoxin)을 생성하여 설사형 유발, 구토형은 식품중에 구토독을 생성하여 유발
- 자연계에 널리 분포되어 있으며 전분이나 단백질 분해력이 강하다.
- 원인식품 : 동·식물성 단백질 식품, 수프, 소스(설사형), 전분질 식품(구토형)

51 히스타민(Histamine)
- 히스타민(Histamine) : 알레르기성 식중독, *Morganella morganii*

52
- ② 승홍(HgCl$_2$), ④ 포름알데히드(HCHO) : 유해 보존료
- ③ 아우라민(auramine), ⑤ 실크스칼렛(silk scalet) : 유해 착색료

53
- BHC, DDT : 유기염소제
- Carbaryl : 카바메이트제
- Parathion : 유기인제

54 벤조피렌
- 훈연제품, 숯불구이의 탄 부분, 커피 등과 같은 볶은 식품에서 가장 강력한 다환방향족탄화수소인 벤조피렌 생성, 탄수화물, 지방, 단백질의 탄화에 의해 생성되며 특지 지방에서 많이 생성

55 수은
- 공장폐수에 오염된 농작물, 어패류 섭취시 발생, 콩나물 배양 시 소독제로 유기수은제 농약 사용 등
- 미나마타병 유발

- 중독증상 : 사지신경마비, 연하곤란, 시력감퇴, 난청, 언어장애, 호흡마비, 지각이상, 시야협착 등 신경증상

56
- 테트라민(tetramine) : 육식성 고둥
- 무스카린(muscarine) : 독버섯
- 베네루핀(venerupin) : 모시조개, 바지락, 굴
- 삭시톡신(saxitoxin) : 대합조개, 섭조개, 홍합

57 솔라닌
- 솔라닌(solanine) : 감자의 발아부위와 녹색으로 변한 부위

58
- 맥각 : 에르고톡신(ergotoxin)
- 벌꿀 : 안드로메도톡신(andromedotoxin)
- 오디 : 아코니틴(aconitine)
- 꽃무릇 : 리코린(lycorine)

59
- *Claviceps purpurea* : 에르고톡신, 에르고타민 간장독 생성

60 곰팡이독(Mycotoxin)
- 곰팡이류의 2차 대사산물로 인간과 동물에게 유해한 작용을 나타내는 유독물질의 총칭
- 고온다습한 환경에서 곡류(쌀, 보리, 옥수수, 귀리, 밀), 견과류(땅콩 등) 및 그 가공품이 주요한 원인식품
- 농산물의 생육, 저장 및 유통 과정 중에 생성 가능하며 대부분 열에 안정하여 조리, 가공후에도 분해되지 않는 경우가 많다.
- 비감염성(중독성)이며 사람에서 사람으로 전염되지 않는다.
- 약물이나 항생물질에 의한 치료효과가 미미하다.

61 콜레라균
- 병원체(원인균) : *Vibrio cholerae*, 그람음성, 간균, 무포자, 단모성 편모, 통성혐기성, 콤마 또는 바나나 모양
- 증상 : 쌀뜨물 같은 수양성 설사(심한설사), 구토, 탈수, 피부건조, 맥박 저하, 청색증 등

62 급성회백수염(소아마비 = 급성척수전각염 = 폴리오) 2급
- 병원체 : 폴리오 바이러스(*Poliomyelitis virus*)
- 전파경로 : 환자나 불현성감염자의 입이나 코를 통한 비말감염, 구강을 통한 경구감염(우유, 음식물, 분변에 오염된 물)

63 성홍열 – 2급
- 병원체 : 발적독소를 생성할 수 있는 A군 용혈성연쇄상구균(*Group A β-hemolytic Streptococci*), 그람양성, 구균

- 감염경로 : 비말감염과 인후두 분비물에 오염된 우유 등의 음식물을 통해 전파
- 증상 : 급성열성질환, 인후통, 편도선 부종, 붉은 발진, 두통 등

64 제2급감염병
- 전파가능성을 고려하여 발생 또는 유행 시 24시간 이내에 신고하여야 하고, 격리가 필요한 감염병으로 결핵, 수두, 홍역, 콜레라, 장티푸스, 파라티푸스, 세균성이질, 장출혈성대장균감염증, A형간염, 백일해, 유행성이하선염, 풍진, 폴리오, 성홍열, E형간염 등이 있다.
- ① 두창, ③ 디프테리아 – 제1급
- ④ 쯔쯔가무시 ⑤ 발진티푸스 – 제3급

65 결핵(Tuberculosis) – 2급
- 병원체 3종류 – 편성호기성, 무포자, 간균, 편모 없음
  - 인형결핵균(*Mycobacterium tuberculosis*)
  - 우형결핵균(*Mycobacterium bovis*)
  - 조형결핵균(*Mycobacterium avium*)

66 Q열(Q fever) – 3급
- 원인균은 리케차인 *Coxiella burnetii*이다.
- 감염경로 : 감염된 동물(소, 염소, 양)의 생유 섭식, 감염된 동물의 조직이나 배설물 접촉, 오염된 먼지 등에 대한 공기 감염

67 선모충
- 사람을 비롯해 돼지, 개, 고양이 등 여러 포유동물에 감염, 다숙주성 기생충
- 피낭유충을 갖는 돼지고기를 생식하거나 덜 익혀 섭취할 때 감염
- 증상: 부종, 고열, 복통, 설사, 근육통, 호흡장애, 횡경막이나 심근을 침범하는 경우 사망

68 아니사키스충
- 아니사키스충 : 제1중간숙주(해산갑각류 – 크릴새우) → 제2중간숙주(바다생선 – 오징어, 고등어, 대구, 청어 등) → 종말숙주(고래 – 바다포유류)

69 증점제
- 식품의 점도를 높이고 유화 안정성을 향상시키기 위해 사용, 입안에 미끄러운 감각을 부여함으로써 교질상 미각을 증진시킴(알긴산, 카복시메틸셀룰로스나트륨, 카제인, 잔탄검 등)

70 헥산
- 헥산 : 추출용제[유용한 성분 등을 추출하거나 용해시키기 위해 사용(헥산, 이소프로필알코올 등)]

71 착색료
- 식품의 제조, 가공, 보존 중 식품의 색이 산화되거나 변색된 것을 복원시키기 위해 인공적으로 색을 부여하기 위해 사용
- 종류 : 식용 tar 색소(녹색, 적색, 청색, 황색), 비tar계 착색료(β–카로틴 : 영양강화제로도 사용하며 차광밀봉용기에 질소가스를 충전 후 보관), 천연색소(카라멜색소, 카카오색소 등)

72 충전제
- 산화나 부패로부터 식품을 보호하기 위해 식품의 포장용기에 의도적으로 주입하는 가스첨가물(종류 : 아산화질소, 수소 등)

73 유전자변형식품(GMO ; Genetically Modified Organism)
- 최초로 개발되어 상업화된 GMO 농작물은 토마토, 현재는 콩, 옥수수, 면화, 유채 등이 있음
- 국내규정상 3% 이하는 비의도적 혼입치로 인정

74 6회차 74번 해설 참조

75 식품안전관리인증기준(HACCP)의 생물학적 위해요소
- 식중독균(살모넬라, 황색포도상구균, 장염비브리오, *E.coli* O157 : H7, 여시니아, 캠필로박터, 리스테리아, 클로스트리디움 보툴리늄 등의 세균), 바이러스, 기생충, 진균류(곰팡이, 효모)

위생사 실기
실전모의고사 7회
정답 및 해설

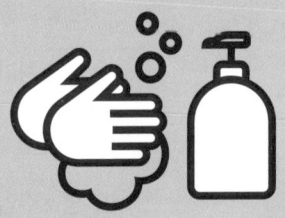

01 | 위생사 실기 실전모의고사 정답 및 해설
02 | 위생사 실기 실전모의고사 정답 및 해설
03 | 위생사 실기 실전모의고사 정답 및 해설
04 | 위생사 실기 실전모의고사 정답 및 해설
05 | 위생사 실기 실전모의고사 정답 및 해설
06 | 위생사 실기 실전모의고사 정답 및 해설
07 | 위생사 실기 실전모의고사 정답 및 해설

01 위생사 실기 실전모의고사 • 정답 및 해설

3교시

실기시험

01	②	02	③	03	②	04	①	05	③
06	②	07	③	08	③	09	④	10	③
11	①	12	③	13	②	14	③	15	②
16	①	17	②	18	④	19	①	20	⑤
21	④	22	③	23	③	24	①	25	③
26	③	27	③	28	③	29	①	30	①
31	③	32	③	33	③	34	①	35	④
36	③	37	④	38	②	39	②	40	②

01 대기의 수직구조
- A : 대류권(0 ~ 11km)
- B : 성층권(11 ~ 50km), 오존층(25 ~ 32km)
- C : 중간권(50 ~ 80km)
- D : 열권(80 ~ 500km)

02 아우구스트 건습온도계
- 온도, 습도 측정
- 동일온도계(T, T')를 놓고, 그중 한 개의 구를 헝겊으로 싸고 실을 물컵에 연결하여 측정
- 실의 길이는 약 10cm(4cm는 물컵에 잠기게 함)로 하고 건구온도계(T)를 먼저 읽음
- ※ 흑구온도계 : 복사열 측정
- ※ 모발습도계 : 습도 측정
- ※ 자기 온도계 : 온도 측정
- ※ 아스만 통풍습도계 : 기습 측정

03 감각온도 도표
- 상의를 입었을 때의 감각온도 도표 : 가벼운 운동 시

04 자연 조명
- 실내의 적정 개각은 4~5°, 입사각은 27~28° 정도이다.

05 풍배도(wind rose)
- 바람의 발생빈도와 풍속을 16방향인 막대기형으로 표시한 기상도형을 말한다.
- 관측기간 동안 바람이 각 방향에서 부는 시간의 비율을 알 수 있게 해주고, 때로는 바람의 강도와 바람이 없거나 약한 바람이 관측될 때의 비율도 표시해준다.

06 열섬효과가 발생하게 되는 원인
- 도시는 시골(전원도시)보다 인공열 발생이 많다.
- 도시는 시골(전원도시)보다 CO_2 배출이 많다.
- 도시는 시골(전원도시)보다 수분증발로 인한 열방출 발생이 적다.
- 도시는 시골(전원도시)보다 바람에 의한 열방출 발생이 적다.

07 성층현상
- 호수에서 수심에 따른 온도의 변화로 물의 밀도차가 발생하여 표층, 변천대, 정체층 등으로 층이 발생하는 현상이다.
- 겨울이나 여름에 주로 발생한다.

08 소음계
- 소음의 크기를 재는 기구로 소리의 주파수에 대한 감도의 차이를 사람의 청각과 비슷하게 맞춘 값으로 나타낸다.

09 상수처리 계통도
- 취수 → 스크린 → 염소전처리 → 침사지 → 침전지 → 여과 → 염소후처리(염소소독) → 송수 → 배수 → 급수

10 염소주입곡선
- 염소주입곡선에서 살균을 목적으로 할 때는 불연속점 ⓒ 이상 염소를 주입한다.

11 먹는물 수질기준 및 검사 등에 관한 규칙 제2조 [별표1] 먹는물의 수질기준

> 5. 심미적(審美的) 영향물질에 관한 기준
> 파. 탁도는 1 NTU를 넘지 아니할 것(수돗물은 0.5NTU를 넘지 아니할 것)

12 $KMnO_4$(과망간산칼륨) 측정
- 증류수에 황산을 넣고 여기에 $KMnO_4$액을 미홍색이 없어지지 않고 남아 있을 때까지 적정한다.

13 일반세균
- 검수 1mL에 함유되어 있는 균 중에서 보통한천배지에 집락을 형성할 수 있는 생균의 총수를 일반세균이라 한다.
- 평판배양 : 35 ± 0.5℃, 48 ± 3시간

- 집락수 측정기구 : colony counter

14 듀람(Durham)관
- 대장균 정성시험에 사용된다.

15
- 아우라민 : 유해성 착색료
- 비스페놀 A : 종이영수증, 통조림 캔, 수도관 내장 코팅제, 생수용기등에 포함된 내분비교란물질
- 시클라메이트 : 유해성감미료, 설탕의 40~50배 감미도로 발암성이 있음
- N-니트로사민 : 소시지, 햄의 발색제인 아질산염과 식품 중의 2급아민이 반응하여 생성하는 유해물질로 발암성이 있음
- 프탈레이트화합물 : 염화비닐수지(폴리염화비닐)를 주성분으로 하는 합성수지제의 기구 및 용기에 사용

16 육류의 변질과정 및 pH의 변화

육류의 변질과정	사후강직 → 강직해제 → 자기소화 → 부패
육류의 pH의 변화	pH 7.3의 중성 → 사후강직 되면 산성으로 변함(pH 5.5 ~ 5.6) → 부패되면 알칼리성으로 변함(pH 11)

17 유지의 산패측정
- 산가(AV), 카르보닐가(COV), 과산화물가(POV), TBA가

18

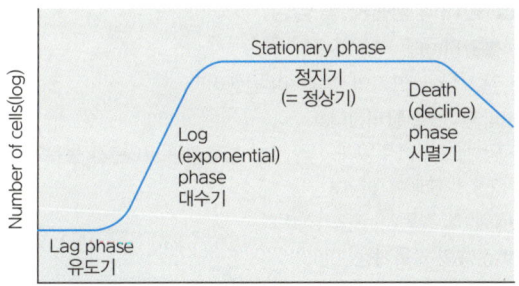

유도기	세포 내에서 세포증식을 위해 준비하는 시기
대수기 (대수증식기)	세포수가 기하급수적으로 증가하는 시기
정지기	생균수가 최대치를 보이는 시기, 생균수와 사균수가 평형을 이룸
사멸기	생균수가 감소, 사균수 증가

19

소독	병원균의 감염이나 전염을 예방하기 위한 것으로, 미생물을 파괴하거나 성장을 억제하는 것, 아포를 제외한 저항성 없는 균을 제거
살균	멸균보다는 낮은 수준으로 아포 상태의 미생물을 제외한 모든 형태의 미생물을 사멸
멸균	포자를 포함한 모든 세균, 바이러스, 곰팡이 등 모든 미생물을 사멸하여 무균상태로 만드는 것, 특정 상태에서 다시 자라날 수 있는 잠재성을 가진 미생물의 포자까지 완전히 파괴

20 고압증기멸균기
- 사진은 고압증기멸균기로 고압멸균기에서 증기에 압력을 가해 121℃에서 15 ~ 20분간 멸균하는 기기로 아포형성 균을 멸균한다. 주로 미생물배지나 통조림 식품, 초자기구, 의류, 자기류 등을 멸균한다.

21 에탄올
- 에탄올은 70% 용액이 살균력이 가장 강하며 손이나 주사 부위의 피부소독에 사용

22 살모넬라 식중독
- 원인균 : *Salmonella typhimurium, Salmonella enteritidis*
- 그람음성, 무포자, 간균, 주모성 편모, 통성혐기성
- 원인식품 : 육류 및 가공품, 우유 및 유제품, 채소, 샐러드, 달걀 등
- 10^6 이상의 균 섭취 시 발병
- 내열성이 비교적 약해 60℃ 20분 가열로 사멸
- 최적의 발육 환경 : 37℃, pH 7 ~ 8

23 보툴리누스균
- 보툴리누스균 : *Clostridium botulinum*, 그람양성 간균, 편성혐기성균, 내열성 포자를 형성하고 신경독소를 생성, 통조림 등의 밀봉식품이 식중독의 원인식품

24 황색포도상구균 식중독
- 원인균 : *Staphylococcus aureus*(화농균으로 화농성질환의 대표적인 원인균)
- 그람양성 구균, 무포자, 통성혐기성, 비운동성, 내염성(15%의 염분에서 생육가능)
- 식중독의 원인이 되는 장독소(enterotoxin) 생성 - 내열성이 강해 120℃에서 30분간 처리해도 파괴가 되지 않고, 220 ~ 250℃로 30분 이상 가열해야 파괴, 일반적인 조리 가열로는 예방할 수 없음

25 편충
- 사람의 맹장에 기생하는 채찍 모양의 선충, 몸길이는 수컷이 3~4.5cm, 암컷이 3.5~5cm, 몸은 가늘고 긴 실 모양이며, 몸의 앞부분을 숙주의 창자에 깊이 박고 흡혈한다.
- 충란은 갈색으로 앞뒤에 뚜껑이 있으며 배설물과 함께 몸 밖으로 나와 토양 매개로 음식물을 통해 사람의 몸 속에 침투, 일반적으로 큰 증상은 없으나 때로 빈혈, 설사, 복통, 식욕부진을 일으킨다.

26 광절열두조충(긴촌충)
- 폭은 대개 1cm를 넘지 않으나 길이는 2~9m이며 3,000~4,000개의 편절로 되어 있다. 조충은 예외 없이 최소 두 가지의 숙주가 필요하며, 성충은 척추동물의 소화관에 기생한다.
- 중간숙주는 척추 동물 또는 종종 무척추동물에 기생한다.
- 제1중간 숙주(대개 물벼룩), 제2중간 숙주는 민물고기(주로 송어나 연어 등)이다. 대개 사람의 소장에서 성충으로 자라는데, 대부분 무증상이지만 기계적 자극에 의한 소화 불량, 복통, 설사 등이 나타날 수 있다.

27
- 장티푸스균(*Salmonella typhi*) : 그람음성, 간균, 무포자, 주모성 편모를 가진다.
- 이질 : 그람음성, 간균, 무포자, 무협막, 무편모
- 콜레라 : 그람음성의 바나나 또는 콤마형의 간균, 단모성 편모
- 디프테리아 : 곤봉형간균
- 장염비브리오 : 그람음성, 간균, 무포자, 단모균

28 브루셀라증(파상열)
- 병원체 : *Brucella*속균
- 그람음성 간균, 무포자로 운동성은 없음
- 동물에게는 유산을 일으키고 사람에게는 파상적인 파열증상을 보이는 인수공통감염병

29 바퀴의 두부
- 두부는 역삼각형이고 작다.
- Y자형의 두개선이 있다.
- 촉각은 길고 편상이며, 100절 이상이다.
- 구기는 저작형이다.

30 곤충의 소화 및 배설기관
- ㉠ 소낭, ㉡ 전위, ㉢ 위, ㉣ 말피기관, ㉤ 직장

소낭	소낭이나 맹낭은 먹이를 일시 저장하는 구실을 한다.
전위	전위는 섭취한 먹이의 역행을 막는 밸브역할을 하며, 고체먹이를 분쇄하기도 한다.
말피기관	곤충의 체내에서 생기는 탄산염, 염소, 인, 염 등 노폐물은 말피기관에서 여과되어 후장을 통해 분과 함께 배설된다.

31 이(암컷)의 복부 말단
- ㉠ 생식공, ㉡ 생식각, ㉢ 항문

32 중국얼룩날개모기(학질모기, 말라리아모기)의 유충
- 수면에 평형으로 복면을 대고 휴식한다.

33 깔따구 성충의 특징
- 구기 : 구기가 퇴화하였다.
- 날개를 포함한 몸에는 비늘이 전혀 없다.
- 흉부에 날개가 1쌍, 평균곤 1쌍과 긴 다리 3쌍이 있다.
- 다리는 기절, 전절, 퇴절, 경절과 5절의 부절로 되어 있다.
- 복부에는 9절이 뚜렷하게 구별된다.
- 제9절에 수컷은 파악기를 위시한 외부 생식기가 있다.

34 집파리
- 중형(6~9mm)이고, 전체적으로 진한 회색 빛을 띠는 파리이다.
- 촉각의 제3절에 촉각극모가 발달해 있다.
- 흉부 : 중흉배판에 4개의 검은 종선이 있다.
- 시맥 : 제4종맥이 굴곡되어 제3종맥과 근접된 위치에서 끝난다.

35 빈대의 생활사 및 습성
- 불완전변태
- 알 : 1mm 크기의 백색이며 난형이다.
- 약충 : 5회 탈피한다.
- 암수 모두 1주일에 1~2회 흡혈하며, 10분간 몸무게의 2.5~6배 흡혈한다.
- 야간에 활동하는 군거성이다.

※ 곤충의 발육과정

불완전변태	발육단계 : 알-유충-성충 종류 : 이, 바퀴, 빈대, 진드기 등
완전변태	발육단계 : 알-유충-번데기-성충 종류 : 모기, 파리, 벼룩, 나방, 등에 등

36 벼룩의 암컷 – 수정낭
- 외부생식기가 없고 복부 말단부가 원형이다.
- 내부생식기인 수정낭(spermtheca)이 현저하게 각질화되어 있다.

37 독나방의 형태
- ㉠ 촉각, ㉡ 두부, ㉢ 흉부, ㉣ 복부
- 앞날개는 중앙에 자갈색의 넓은 띠가 하나 있다. 이 띠의 양 가장자리는 약간 담색을 띤다.
- 앞날개 끝 부분에 2개의 암갈색반점이 있다.
- 암컷 미단에는 미방모가 밀생하고 있다.

38 참진드기과(작은소참진드기)
- 야산이나 들판에 서식하며, 소, 염소 등 포유동물에 기생한다.
- 중증열성혈소판감소증후군(SFTS)을 매개한다.
- ※ 숙주동물에 부착하면 3~7일 계속하여 구하체를 피부에 꽂은 채로 흡혈한 후 땅에 떨어져서 수일간 소화되기를 기다린다.

39 곰쥐(지붕쥐, 애급쥐)
- 성체 체중이 300 ~ 400g 정도이다.
- 두동장(145 ~ 200mm)보다 꼬리 길이가 항상 길다.

40 가열연무(가열연막)
- 연무작업 : 저녁 해가 떨어진 후부터 새벽 해가 뜨기 전까지가 좋다.
- 풍속 : 3 ~ 4km/hr가 가장 이상적이며, 무풍 또는 10km/hr 이상일 때는 살포를 중단한다.
- 차량의 기본속도 : 8km/hr이다.
- 분사구(nozzle, 노즐) : 바람이 부는 쪽으로 약간 하향(30 ~ 40°)로 조정하여 살포한다.
- 살포차량을 가능한 한 바람을 가로지르며 진행해야 한다.

02 위생사 실기 실전모의고사 • 정답 및 해설

3교시

실기시험

01	③	02	⑤	03	③	04	②	05	④
06	②	07	①	08	②	09	①	10	③
11	②	12	①	13	②	14	②	15	⑤
16	②	17	③	18	③	19	④	20	②
21	④	22	②	23	④	24	②	25	①
26	④	27	②	28	⑤	29	④	30	②
31	②	32	⑤	33	④	34	①	35	②
36	③	37	①	38	①	39	②	40	①

01 아스만 통풍건습계
- 기온과 기습을 동시에 측정 가능
- 건구온도계와 습구온도계가 동시에 부속되어 있음
- 건구 : 보통온도계, 습구 : 온도계의 둥근 부분을 젖은 헝겊으로 싼 온도계

02 풍차풍속계(vane anemometer)
- 실외기류 측정
- 기류에 따른 풍차의 회전수를 측정하여 풍속을 구하는 계기
- 1 ~ 15m/sec의 작은 풍속측정에 적합

03 광전지 조도계
- 광전지의 광량에 비례해서 전류가 흐르는 성질을 이용한 조도계
- 아황산이나 셀렌(Se)이 광전지에 의해 빛(광에너지)을 전류로 바꾸어 조도를 측정
- ㉠ 유리판, ㉡ 금속의 얇은 막, ㉢ 셀렌(Selenium), ㉣ 철판

04 대기의 안정도와 플륨(plume)의 모양

원추형 (Conning)	대기의 상태는 중립조건, 플륨의 단면도가 전형적인 가우시안분포를 이룬다.
부채형 (Fanning)	대기의 상태는 안정, 역전층 내에서 잘 발생한다. 오염농도 추정이 곤란하다.
훈증형 (Fumigation, 끌림형)	대기의 상태는 하층이 불안정하여 오염물질이 지면에 까지 영향을 미치면서 지표부근을 심하게 오염시킨다.
함정형 (Trapping, 구속형)	침강역전과 복사역전이 있는 경우 양 역전층 사이에 오염물질이 배출될 때 발생한다.

05 질산화반응(호기성)
- 용존산소가 풍부한 수중에서 미생물에 의해 단백질이 분해될 때의 과정
- 단백질 → Amino acid → NH_3-N → NO_2-N → NO_3-N

06 하수도 구조(합류식)
- 우수와 하수를 합쳐서 처리하는 방식이다.
- 장점 및 단점

장점	• 건설비가 적게 든다. • 관이 크므로 보수, 점검, 청소를 하기가 용이하다. • 하수관이 우수에 의해 자연적으로 청소가 된다.
단점	• 강우 시 하수량이 많아져 수처리가 어렵다. • 강우 시 큰 유량에 대비하여 단면적을 크게 하므로 가뭄이 계속되는 여름철에는 침전물이 생겨 부패하기 쉽다.

07 청감보정회로의 사용방법
- ㉠ A곡선은 소리의 세기보다 감각에 대한 특성을 나타낸 것이다.
- ㉡ C곡선은 녹음을 하는 경우에 사용한다.
- ㉢ B곡선은 별로 사용하지 않는다.

08 피토관
- 피토관은 기체의 유속을 측정하는 기기이다.

09 완속여과
- 물이 모래판 내를 천천히 흘러감에 따라서 불순물을 모래알 사이의 작은 틈 사이에 침전되어 제거되게 하는 원리를 이용한다.
- 완속여과지 단면의 주요 구성요소

원수유입	원수가 여과지로 유입되어 모래층을 통과한다.
모래층	여과과정에서 수중의 불순물, 세균 등을 제거하는 역할을 한다.
자갈층	모래층 아래에 위치하여 모래의 유출을 방지하고 배수를 돕는다.

10 상수도 염소소독 시 유리잔류염소량 기준

- 0.1ppm 이상(수도꼭지기준), 4.0ppm을 넘지 아니할 것 (정수장기준)
- 병원성미생물에 의하여 오염되었거나 오염될 우려가 있는 경우에는 0.4ppm 이상(수도꼭지기준)

11 비색관

- 물의 색도(색깔의 정도)를 측정하는 기구이다.

12 잔류염소 정색반응

- 물에 o-톨루딘 용액(오르도톨루딘 용액)을 가하여 검수가 황색이 되었을 때 잔류염소량을 측정한다.

13 대장균군의 정성시험에서 사용되는 배지

- 추정시험 : Lactose broth(젖당배지)
- 확정시험 : BGLB 배지, EMB 배지, Endo배지
- 완전시험 : EMB 배지

14 뷰렛

- 표준용액을 넣고 적정할 때 또는 액체를 정확하게 취할 때 사용한다.

15 식품위생업 시설기준

- 식품접객이나 집단급식소의 조리장에는 주방용 식기류를 소독하기 위한 자외선 또는 전기살균소독기를 설치하거나 열탕세척소독시설(식중독을 일으키는 병원성 미생물 등이 살균될 수 있는 시설이어야 한다. 이하 같다)을 갖추어야 한다.

16

부패	단백질 식품이 혐기성균에 의해 분해되어 악취와 유해물질을 생성하는 현상으로 혐기성 균에 의해 암모니아, 아민, H_2S, CO_2, mercaptane, 저급화합물(methane indole, skatol), 페놀 등 생성
산패	지질이 미생물, 산소, 광선, 금속 등에 의하여 산화 및 분해되는 현상으로 알데하이드, 케톤, 알코올 등이 생성, 광선, 금속 등에 의해 가속화됨
변질	식품 품질이 어떤 요인에 의하여 변화되어 섭취할 수 없는 상태에 이른 것

발효	탄수화물이 산소가 없는 상태에서 미생물에 의해 분해되는 현상으로 유기산, 알코올 등을 생성
자기소화	조직효소인 cathepsin류가 단백질에 작용하여 펩티드, 아미노산으로 분해되는 현상

17 휘발성염기질소(VBN)

- 암모니아질소와 트리메틸아민 등의 휘발성 아민을 합쳐서 휘발성 염기질소(약칭 VBN)라 하고, 고기의 신선도 지표가 된다.
- 동물성 식품에서는 주로 증식한 미생물(부패세균)의 효소 작용에 의해 단백질이 분해되어 생성. 일반적으로 신선육에서는 100g 중 10 ~ 20mg%, 초기의 부패 시에는 30 ~ 40mg%, 부패육에서는 50mg% 이상이 된다.

18 식품공전 상 우유류의 기준 및 규격

산도(%)	• 0.18 이하(젖산으로서)
유지방(%)	• 3.0 이상(다만, 저지방제품은 0.6 ~ 2.6, 무지방제품은 0.5 이하)
세균수	• n=5, c=2, m=10,000, M=50,000(멸균제품의 경우 55℃에서 1주 또는 30℃에서 2주 보관 후 일반세균수 시험법에 의할 때 n= 5, c=0, m=0이어야 한다. • 다만, 유산균 첨가제품은 제외한다)
대장균군	• n=5, c=2, m=0, M=10(멸균제품은 제외한다.)
포스파타제	• 음성이어야 한다(저온장시간 살균제품, 고온단시간 살균제품에 한한다.)
살모넬라	• n=5, c=0, m=0/25g
리스테리아 모노사이토제네스	• n=5, c=0, m=0/25g
황색포도상구균	• n=5, c=0, m=0/25g

19 가열멸균법 및 비가열멸균법

가열멸균법	• 화염멸균법, 건열멸균법, 자비소독법, 고압증기멸균법, 간헐멸균법, 저온소독법, 초고온순간멸균법
비가열멸균법	• 방사선조사멸균법, 자외선살균법

20 간헐멸균법

- 1일 1회 100℃ 30분의 가열을 3일간 되풀이하는 멸균법이다. 100℃ 30분의 멸균으로 사멸하지 않는 아포를 2회째의 멸균으로 사멸시키고 아직 남은 아포를 3회째 멸균으로 사멸시켜 완전 무균하기 위한 멸균법이다.

21 역성비누
- 4급암모늄염이 주성분으로 적합한 농도는 0.01 ~ 0.1%이며 손, 식기 등의 소독에 이용, 세정력은 약하나 침투력과 살균력이 큼, 일반비누와 같이 사용하면 살균력이 감소함.

22 TSI 배지
- 살포넬라는 포도당을 발효하여 배지하부를 노란색으로 만들고, 황화수소를 생성해 배지 사면은 붉은색을 형성

23 보툴리누스 식중독
- *Clostridium botulinum*, 그람양성 간균, 편성혐기성균, 내열성 포자를 형성하고 신경독소를 생성, 통조림 등의 밀봉식품이 식중독의 원인식품

24 황색포도상구균 식중독
- 원인균: *Staphylococcus aureus*(화농균으로 화농성질환의 대표적인 원인균)
- 그람양성 구균, 무포자, 통성혐기성, 비운동성, 내염성(15%의 염분에서 생육가능)
- 식중독의 원인이 되는 장독소(enterotoxin) 생성-내열성이 강해 120℃에서 30분가 처리해도 파괴가 되지 않고, 220 ~ 250℃로 30분 이상 가열해야 파괴, 일반적인 조리가열로는 예방할 수없음

25 편충
- 사람의 맹장에 기생하는 채찍 모양의 선충, 몸길이는 수컷이 3 ~ 4.5cm, 암컷이 3.5 ~ 5cm, 몸은 가늘고 긴 실 모양이며, 몸의 앞부분을 숙주의 창자에 깊이 박고 흡혈한다.
- 충란은 갈색으로 앞뒤에 뚜껑이 있으며 배설물과 함께 몸 밖으로 나와 토양 매개로 음식물을 통해 사람의 몸 속에 침투, 일반적으로 큰 증상은 없으나 때로 빈혈, 설사, 복통, 식욕부진을 일으킨다.

26 유극악구충
- 성충의 크기는 숫컷이 11 ~ 25mm, 암컷이 25 ~ 54mm이며 머리에 여러 개의 갈고리가 줄지어 있고, 몸의 겉면에 작은 가시가 있다.
- 제1중간숙주(물벼룩류), 제2중간숙주는 가물치나 그 외에 어류, 파충류, 조류, 포유류도 알려져 있다. 이것을 종숙주인 개나 고양이가 포식하면 위벽 등을 천공해서 간으로 침입하고, 발육후 근이나 복강내를 이동해서 위벽의 외부에서 침입해서 산란한다.
- 사람에 대한 감염은 주로 가물치의 생식에 의한다. 종말숙주가 개나 고양이 등이어서 사람에게 유충이 기생하더라도 종말숙주가 아니므로 성충이 되지 못한다.

27 장티푸스균(*Salmonella typhi*)
- 그람음성, 간균, 무포자, 주모성 편모를 가진다.

28 브루셀라증(파상열)
- 병원체: *Brucella*속균
- 그람음성 간균, 무포자로 운동성은 없음
- 동물에게는 유산을 일으키고 사람에게는 파상적인 파열증상을 보이는 인수공통감염병

29 곤충의 두부
- ㉠ 하순, ㉡ 소악(작은턱), ㉢ 촉수, ㉣ 대악(큰턱), ㉤ 상순, ㉥ 두순
- 대악 : 단단한 구조로서 수평으로 움직이면서 식품을 물어뜯거나 씹도록 되어 있다.

30 곤충의 변태과정

불완전변태	• 알에서 나온 유충은 번데기 과정을 거치지 않고 성충이 되는 곤충 • 발육단계 : 알 → 유충 → 성충 • 종류 : 이, 바퀴, 빈대, 진드기, 메뚜기 등
완전변태	• 4단계(알, 유충, 번데기, 성충) 형태적 변화를 거쳐 성충이 되는 곤충 • 발육단계 : 알 → 유충 → 번데기 → 성충 • 종류 : 모기, 파리, 벼룩, 나방, 등에, 초파리

31 빨간집모기 번데기의 형태
- ㉠ 호흡각, ㉡ 촉각, ㉢ 날개, ㉣ 유영편
- 두흉부에는 배면에 1쌍의 호흡각(trumpet)이 있는데 끝에 기문이 열려있어 유층처럼 대기의 산소를 호흡한다.
- 호흡각은 가늘고 길다. 모기속 분류의 특징으로 사용된다.
- 유영편은 계란형이고 테두리에 연모가 있는 경우도 있고 또 수 개의 유영편모를 갖고 있는데 이것은 종 분류에 사용된다.

32 늪모기의 발육시기 형태
- ㉠ 난괴, ㉡ 한 개의 알, ㉢ 수서식물에 붙어 있는 알과 유충 및 번데기, ㉣ 유충

33 파리 성충의 촉각
- ㉠ 딸집파리, ㉡ 집파리, ㉢ 체체파리
- 딸집파리 : 촉각극모가 단모이다.
- 집파리 : 촉각의 제3절에 나 있는 촉각극모(arista)가 잘 발달되어 있고 상하로 분지되어 있다.
- 체체파리 : 촉각극모는 위쪽에만 분지된 털을 갖고 있다.

34 체체파리의 형태
- ㉠ 번데기

- ⓒ 번데기에서 성충이 우화하는 모습

35 열대쥐벼룩의 암컷
- 중흉복판의 가운데를 종으로 그어진 중흉측선이 있다.
- 흑사병, 발진열 등 질병을 매개하는 역할을 한다.

36 독나방
- 독모가 복부 털에 부착되어 있으며, 접촉하면 독성물질이 주입되어 피부염을 유발한다.
- 붉은 반점이 생기고 가려움과 통증을 수반한다.

37 털진드기 유충

1. 형태
- 비흡혈 시 크기가 0.15 ~ 0.3mm이다.
- 다리가 3쌍이며, 몸과 다리에 잔털이 분지하여 있는 극모를 다수 갖고 있다.

2. 생활사 및 습성
- 1개 혹은 2 ~ 3개씩 매일 산란하여 1개월에 30 ~ 40개의 알을 낳는다.
- 유충은 2 ~ 3일 숙주의 피부에 붙어 충분한 조직액(흡혈)을 섭취한 후 떨어져 흙속에 숨는다.

38 시궁쥐(집쥐)
- 성체 체중이 400 ~ 500g 정도이다.
- 꼬리 길이가 두동장보다 짧거나 같다.
- 귀와 눈이 몸집에 비해 작고, 코는 비교적 뭉툭하다.
- 가옥 내 창고, 부엌, 천정, 야외 쓰레기 소각장, 하수구 주변에서 서식한다.

39 환경개선에 의한 L자형의 지하 방서벽
- 식량창고 등 쥐의 침입이 우려되는 건물을 신축할 때 쥐가 구멍을 뚫지 못하도록 기초 공사 시 건물 둘레에 40 ~ 50cm 깊이로 L자형 콘크리트 방서벽을 설치한다.

40 유문등 설치장소
- 옥외에 설치한 노자와형 유문등 : 깔따구, 나방류 등 많은 종류의 추광성 곤충이 잡힌다.
- 돈사에 설치한 배터리용 소형 CDC 유문등 : 모기와 등에 모기 암컷만 잡힌다.

03 위생사 실기 실전모의고사 • 정답 및 해설

3교시
실기시험

01	④	02	③	03	③	04	④	05	②
06	②	07	②	08	②	09	③	10	①
11	③	12	③	13	④	14	①	15	④
16	⑤	17	⑤	18	③	19	②	20	②
21	②	22	①	23	⑤	24	①	25	①
26	①	27	①	28	①	29	①	30	①
31	③	32	③	33	③	34	③	35	①
36	②	37	④	38	①	39	②	40	②

01 모발 습도계(Hair Hygrometer)
- 탈지한 모발이 습기가 차면 늘어나고 건조하면 수축된다는 점을 이용하여 만든 습도계이다.
- 모발은 습도가 0%에서 100%로 증가하면 그 길이가 약 2.5% 늘어나므로 이 늘어나는 정도에 따라 습도를 알 수 있다.

02 흑구온도계
- 복사열을 측정하는 기구
- 목적하는 위치에 15~20분간 방치 후 측정
- 기류가 심한 곳에서는 사용불가

03 수은기압계
- 수은조, 부착온도계, 기압눈금 및 부척으로 구성되어 있다.
- 기압눈금은 mmHg 또는 mb(밀리바)단위로 나타낸다.
- 하부의 수은면 조정 나사로 수은조 안의 수은면 높이를 상아침 끝부분에 일치시킨 다음 유리관 안의 수은주의 높이를 주척 및 부척 눈금을 사용하여 기압을 측정한다.

04 고도에 따른 기온의 상태변화
- ㉠번 : 대기가 불안전한 상태로 대기오염물질의 확산이 잘 된다.
- ㉡번 : 건조단열변화(−1℃/100m)
- ㉢번 : 표준감률(−0.65/100m)
- ㉣번 : 등온변화(고도로 올라가도 온도가 변화하지 않는 상태)
- ㉤번 : 역전(+1℃/100m)현상발생

05 충전탑
- 가압수식 집진장치
- 물을 가압하여 함진가스를 처리하는 방법

06 정화조의 일반적인 처리순서
- 유입 → 부패조 → 예비여과조 → 산화조 → 소독조 순이다.

07 가스상 물질의 시료 채취법(용기 포집법)
- 채취관 → 유량계 → 흡인펌프 → 용기(진공병, 공기주머니)

08 링겔만 매연농도계
1. 크기 : 가로 14, 세로 20
2. 매연의 농도 : 0~5도
3. 측정방법
   - 측정자는 굴뚝에서 약 40m 떨어져 연기의 흐름에 직각인 방향에 위치
   - 태양광선을 측면으로 받는 방향에 위치
   - 굴뚝의 출구로부터 30~45cm 떨어진 부분을 관측
   - 농도계는 측정자의 15~16m 앞에 놓고, 10초 간격으로 여러 번 반복 측정
4. 링겔만 차트

차트					
번호	0도	1도	2도	3도	4도	5도
흰색비율	100%	80%	60%	40%	20%	0%
매연농도	0%	20%	40%	60%	80%	100%

09 상수도 염소소독 시 유리잔류염소량 기준
- 0.1ppm 이상(수도꼭지기준), 4.0ppm을 넘지 아니할 것 (정수장기준)
- 병원성미생물에 의하여 오염되었거나 오염될 우려가 있는 경우에는 0.4ppm 이상(수도꼭지기준)

10 먹는물 수질기준 및 검사 등에 관한 규칙 제2조 [별표 1] 먹는물의 수질기준
1. 미생물에 관한 기준
- 대장균 : 100mL에서 검출되지 아니할 것
- 일반세균 : 1mL중 100CFU를 넘지 아니 할 것

11 암모니아성 질소 증류장치
- 유기물질의 오염정도, 분변오염의 의심 파악을 위한 장치이다.
- 검수에 Nessler 시약을 가했을 때 암모니아성 질소가 함유되어 있을 때에는 황색~적갈색이 나타난다.

12 Ba(OH)$_2$ 에 의한 CO$_2$측정
- 수산으로 중화적정함으로써 CO$_2$의 양을 알 수 있다.
- 지시약은 페놀프탈린이다.

13 세균의 집락을 계산할 때
- 집락 계산기(Colony counter)를 사용한다.

14 시험을 바로 실시하지 못할 경우 시료
- 냉암소(4℃)에 보관해야 하고 6시간 내에 측정해야 한다.

15 식품가공업체 등의 채광 및 조명
- 선별 및 검사구역(육안확인이 필요한 경우에 한함) : 540룩스 이상
- 일반작업구역 : 220 룩스 이상

16
- ① 케톤 ② 알코올 ④ 알데하이드 → 지방의 산패로 인해 생성
- ③ 유기산 → 탄수화물이 산소가 없는 상태에서 미생물에 의해 분해되어 생성

17 식품 내 이물의 분석법

체분별법	분말을 체로 쳐서 큰 이물을 체 위에 모아 육안으로 확인하고, 필요시 현미경 등으로 확대하여 관찰
여과법	액체 또는 용액 상태의 식품을 신속여과지로 여과하여 여과지상의 이물을 검사
침강법	쥐똥, 토사 등의 비교적 무거운 이물의 검사에 적용
와일드만 플라스크법	곤충 및 동물의 털과 같이 물에 잘 젖지 않는 가벼운 이물검출에 적용

18 우유의 품질검사
- 식품공전에 따르면 신선한 우유의 비중은 1.032~1.036, 산도는 0.16 정도이다. 또한 알코올 테스트에서 응고물이 보이면 불합격 처리한다.
- 신선도 판정검사 : 70% 에탄올 응고생성시험, methylene blue(세균오염도측정), 산도검사
- 저온살균여부검사 : 포스포타제검사, North도표
- 비중검사 : 물의 첨가여부 확인
- 지방함량검사 : Babcock test

19 백금이
- 사진은 백금이로 화염멸균을 실시한다. 화염멸균은 알코올 램프나 버너 등을 이용하여 물체 표면의 미생물을 화염으로 20초 이상 직접 태워서 멸균한다. 주로 백금이, 핀셋, 유리(초자) 기구 등의 멸균에 이용된다.

20 「식품공전」에 따른 살균법

저온 장시간 살균법(LTLT)	63 ~ 65℃에서 30분간 가열한 후 냉각하는 열처리 방법
고온 단시간 살균법(HTST)	72 ~ 75℃(160°F)에서 15초 내지 25초간 가열
초고온 단시간 멸균(UHT)	130 ~ 150℃에서 0.5초 내지 5초간 가열

21 역성비누
- 4급암모늄염이 주성분으로 적합한 농도는 0.01~0.1%이며 손, 식기 등의 소독에 이용, 원액을 직접 피부에 닿지 않도록 주의한다.
- 세정력은 약하나 침투력과 살균력이 크고, 일반비누와 같이 사용하면 살균력이 감소함. 포도상구균이나 이질균에 효과적이나 결핵균에 효과가 약하며 바이러스에는 살균효과가 없다.

22 살모넬라균
- 그람음성 간균, 주모성 편모, 무포자, 통성혐기성/ 유가공품, 달걀가공품, 어패류가공품 등의 식품을 통해 발생

23 장염비브리오균
- 그람음성 간균, 단모균, 무포자, 통성혐기성/ 3~5% 식염수에서 잘 증식

24 바실러스 세레우스 식중독
- 원인균 : *Bacillus cereus*, 그람양성, 간균, 내열성 아포형성, 호기성·통성혐기성, 주모성 편모
- 장독소(Enterotoxin)을 생성하여 설사형 유발, 구토형은 식품중에 구토독을 생성하여 유발
- 자연계에 널리 분포되어 있으며 전분이나 단백질 분해력이 강하다.
- 원인식품 : 동·식물성 단백질 식품, 수프, 소스(설사형), 전분성 식품(구토형)

25 회충
- 사람의 소장에 기생하는 회충은 암컷이 몸길이 20 ~ 35cm, 너비 4 ~ 6mm, 수컷이 몸길이 14 ~ 30cm, 너비 3

~ 4mm 정도의 대형 선충이며 담홍색 또는 황백색을 띈다.
- 충란은 흙 속에서 1 ~ 2주일 정도 지난 후 감염력이 생기며, 채소나 손, 파리등을 통해 경구 침입한다.

26 아니사키스(고래회충)
- 성충의 몸길이는 암컷 12cm, 수컷 8cm이다. 유충은 대구·고등어·가다랭이·청어 등의 해산어나 오징어의 근육 또는 복강 내 여러 장기의 피막 내부에서 볼 수 있으며, 크기는 20 ~ 30mm이다.
- 제1중간숙주인 해산 새우류(크릴새우), 제2중간숙주는 바다생선(고등어, 오징어등), 최종숙주는 고래, 물개, 돌고래와 같은 해양 포유류이고 사람이 덜 익혀진 물고기를 먹을 경우 고래회충에 감염이 될 수 있다.
- 사람에게 유충이 기생하더라도 종말숙주가 아니므로 성충이 되지 못한다.

27 콜레라균(*Vibrio cholera*)
- 콜레라균(*Vibrio cholera*)은 그람음성의 바나나 또는 콤마형의 간균이며 단모성 편모를 가진 균이다.

28 탄저
- 병원체 : *Bacillus anthracis*
- 그람양성 간균, 내열성 아포형성
- ② 황열 :   바이러스 ③ 돈단독 : 그람양성, 간균, 무아포, 무편모 ④ 야토병 : 그람음성, 구간균, 무편모 ⑤ 발진티푸스 : 리케차

29 곤충의 구기
- ㉠ 기절, ㉡ 바퀴 : 저작형 구기, ㉢ 파리 : 스펀지형 구기, ㉣ 벼룩 : 흡수형 구기, ㉤ 모기 : 길게 돌출한 주둥이

30 곤충의 다리
- ㉠ 기절, ㉡ 전절, ㉢ 퇴절, ㉣ 경절, ㉤ 부절

31 바퀴의 외부형태 중 두부
- ㉠ 상순, ㉡ 하순, ㉢ 대악, ㉣ 소악, ㉤ 촉수

32 학질모기아과와 보통모기아과의 알의 특징

학질모기아과 (얼룩날개모기속)의 알	하나씩 낱개로 산란하는데 방추형이고 좌우에 공기주머니인 부낭(float)을 갖고 있으며 수면에 뜬다.
보통모기아과의 알	각 속에 따라 다소 다르나 대체로 포탄형이고 모두 부낭(float)이 없으므로 쉽게 구별된다. – 집모기속의 알 : 서로 맞붙어서 난괴(egg raft)를 형성하므로 물에 뜬다. – 숲모기속의 알 : 낱개로 흩어지므로 물밑으로 가라앉는다. – 늪모기속의 알 : 한쪽에 가시모양의 돌기가 있다.

33 토고숲모기의 형태적 특징
- 흉부의 순판(scutum)에는 흑갈색 바탕에 금색 비늘로 된 종대가 중앙선에 2줄, 봉합선을 따라 아크(arc)형으로 2줄이 있다.
- 소순판에는 황백색 비늘이 있다.
- 다리의 부절 기부와 말단에 흰띠가 있다.

34 파리 유충의 후기문
- ㉠ 검정파리속, ㉡ 쉬파리속

35 벼룩의 두부
- ㉠ 협즐치, ㉡ 소악촉수, ㉢ 상순, ㉣ 소악
- 촉각구 속의 1쌍의 촉각이 있다.
- 3절로 구성 된 촉각은 숙주의 존재 및 방향을 따뜻한 공기의 흐름으로 감지한다.
- 머리의 전방 하단에 위치한 주둥이는 흡혈에 적합하다.
- 숙주의 털을 가르며 빠져나가는데 쓰이는 날카로운 소악이 있다.

36 독나방의 특징
- 암컷이 산란할 때 난괴에도 독모가 있어서 접촉하게 되면 피부염을 일으킨다.
- 유충의 유방돌기에 밀생하고 있는 독모는 평균 100μm 미세한 털로 하단부가 가늘며 뾰족하고 다른 한쪽은 굵다.
- 독모는 유충시기에만 생성되나 독나방의 특이한 습성으로 실제는 알 → 유충 → 번데기 → 성충 어느 시기에나 독모를 가지고 있어 접촉하면 피부염을 일으킨다.
- 독모가 피부에 접촉되면 모낭이나 한선을 통해 피부에 들어가 독모 속에 있는 독성물질이 용해되어 독작용을 한다.
- 독모가 접촉된 자리는 수분 내지 수시간 후에 붉은 반점이 생기며 융기되고 가려움증과 통증이 수반되며, 24시간 후면 좁쌀만한 구진이 생긴다.

37 옴진드기의 생활사
- 암컷은 피부 터널 속에서 매일 4 ~ 5개씩 총 35 ~ 50개의 알을 낳은 후 죽는다.

- 4 ~ 5일 후에 알에서 부화한 유충은 형태가 성충과 유사하나 다리가 3쌍이다.
- 유충은 피부각질층 속으로 들어가 탈피주머니를 만들고 그 속에서 먹이를 섭취하며 자란다.
- 2 ~ 3일 후 4쌍의 다리를 가진 제1령기 약충이 되며 탈피주머니를 만들어 그 속에서 탈피하여 제2령기 약충이 된다.
- 제2령기 약충은 탈피하여 성충이 된다.

38 쥐 분변의 특징

- ㉠ 시궁쥐, ㉡ 곰쥐, ㉢ 생쥐
- 시궁쥐 : 길이 2cm 정도로 대형이며, 끝이 약간 뾰족하게 끊어져 있다.
- 곰쥐 : 1.3 ~ 1.5cm로 약간 작고, 끝이 원형이다.
- 생쥐 : 길이 3 ~ 4mm로 소형이며, 쉽게 구별된다.

*새로운 쥐똥 : 색이 검고 윤이 나며 습기가 약간 있다.
*오래된 쥐똥 : 퇴색하고 윤기가 없으며 건조하다.

39 노자와형 유문등

- 깔따구, 나방류 등 많은 종류의 추광성 곤충이 잡힌다.

※ 배터리용 소형 CDC 유문등 : 모기와 등에모기 암컷만 잡힌다.

40 환경개선에 의한 방서처리

- 환경개선은 쥐를 구제하는데 가장 효과적이고 영구적이나 구조적 개선이 필요하고 장기간 시간이 소요되고 효과가 서서히 나타난다.
- 가장 중요한 환경요인은 쥐의 먹이로 사람이나 동물이 소비하는 식량관리와 주택, 식당, 창고 등 모든 장소에서 철저히 하여야 한다.
- 2cm 넓이의 구멍으로 생쥐나 시궁쥐 새끼가 침입할 수 있으므로 출입문의 하부, 외부로부터 들어오는 파이프와 벽과의 접촉부, 창문과 환기통, 처마와 벽 상단 사이 등에 틈이 발견되면 시멘트, 철망, 철판 등으로 막아야 한다.

04 위생사 실기 실전모의고사 • 정답 및 해설

3교시

실기시험

01	①	02	②	03	④	04	②	05	②
06	②	07	③	08	②	09	①	10	③
11	①	12	②	13	⑤	14	②	15	④
16	⑤	17	②	18	②	19	②	20	④
21	③	22	①	23	④	24	⑤	25	③
26	②	27	①	28	②	29	①	30	②
31	③	32	③	33	①	34	③	35	②
36	②	37	①	38	②	39	④	40	③

01 자기온도계
- 기온의 시각적 변화 측정
- 바이메탈(bimetal) 사용

02 감각온도 도표
- 상의를 입었을 때의 감각온도 도표 : 가벼운 운동 시

03 고도에 따른 기온의 상태 변화
- ㉠ : 건조단열변화(−1℃/100m)
- ㉡ : 등온변화(고도로 올라가도 온도가 변화하지 않는 상태)
- ㉣ : 역전(+1℃/100m)현상발생, 대기가 안전한 상태로 오염물질이 확산되지 않아 오염사고가 일어나는 기상상태

04 살수여상법
- 여재를 채운 여상에 하·폐수를 살수하여 호기성 미생물에 의해 유기물을 제거하는 방법이다.

05 링겔만 매연농도계
1. 크기 : 가로 14, 세로 20
2. 매연의 농도 : 0~5도
3. 측정방법
- 측정자는 굴뚝에서 약 40m 떨어져 연기의 흐름에 직각인 방향에 위치
- 태양광선을 측면으로 받는 방향에 위치
- 굴뚝의 출구로부터 30~45m 떨어진 부분을 관측
- 농도계는 측정자의 15~16m 앞에 놓고, 10초 간격으로 여러 번 반복 측정

4. 링겔만 차트

차트						
번호	0도	1도	2도	3도	4도	5도
흰색비율	100%	80%	60%	40%	20%	0%
매연농도	0%	20%	40%	60%	80%	100%

06 송입식 가스채취기
- A : 가스채취구, B : 검지관 연결구

07 벤투리미터(Venturi meter)
- 관 내에 유동하는 유량(流量)을 측정하는 기구이다.
- 관수로 중간에 수축관을 설치하여 수축부에서 압력이 저하될 때, 이 압력차에 의하여 용량(Q)을 구하는 장치이다.

08 용존산소(DO) 시험을 위한 시료채취 방법
- 시료를 채취할 때에는 공기와 접촉하도록 하거나 흔들어서는 안 된다.
- DO측정 시 물속에 기포가 생기지 않도록 물을 넉넉히 담는다.

09 잔류염소 그래프
- ㉠ 염소요구량이 0인 깨끗한 물
- ㉡ 염소를 주입하여 증가되는 지점
- ㉡ ~ ㉢ 결합잔류염소가 형성되는 지점
- ㉢ ~ ㉣ 결합잔류염소가 파괴되는 지점
- ㉣ ~ ㉤ 유리잔류염소가 형성되는 지점
- ※ ㉣은 불연속점(break point)이며, ㉣ 지점까지 주입한 염소량을 염소요구량이라 한다.
- ※ ㉣ 이상으로 염소를 가하는 처리법을 불연속점 염소처리라고 한다.

10 하이드로 채수기
- 일반 수질 검사용 채수 장치로 비교적 수심이 낮은 하천, 댐, 우물 등에 물을 간편하게 채취 할 수 있으며 채수병에 추를 부착하여 뚜껑이 닫힌 상태에서 채수할 깊이까지 넣은 후 채수병을 열고 시료를 채운뒤 뚜껑을 닫은 후 채수한다.

11 증발잔류물 시험
- 검수 100 ~ 500mL를 미리 105 ~ 110℃에서 건조하고

데시케이터에서 식힌 후 무게를 잰 증발접시에 넣고 수욕상에서 증발건조한다.
- 이것을 105 ~ 110℃에서 2시간 건조하고 데시케이터에서 식힌 후에 무게를 평량한다.

12 대장균 추정시험
- 듀람관을 넣은 젖당배지(LB배지)에 시료를 넣고 35 ~ 37℃, 24 ± 2시간 배양하여 가스발생이 있으면 추정시험은 양성이고, 가스발생이 없으면 음성이다.

13 확정시험
- 추정시험에서 가스발생이 있는 발효관으로부터 1백금이량을 BGLB배지에 이식한다.
- 35±1℃에서 48±3시간 배양한다.
- 가스발생이 없는 경우는 확정시험 음성으로 하고, 가스발생을 보인 BGLB배지로부터 1백금이 량을 Endo평판배지 또는 EMB 한천평판배지에 분리배양 한다.
- 35±1℃에서 24±2시간 배양한다.
- 대장균군 확정시험에서 EMB배지에서는 금속광택의 청동색깔의 집락(colony)이 나타나면 확정시험이 양성이다.

14 드라이오븐(dry oven)의 온도와 시간
- 160 ~ 180℃, 1 ~ 2시간 건조한다.

15
- HACCP의 선행요건 적용기준 : 단체급식업체(집단급식소, 식품접객업체, 도시락류 포함) 등의 냉장·냉동시설·설비 관리
  - 냉장·냉동·냉각시설은 작업 특성에 적합한 용량 및 충분한 기능 유지
  - 냉장시설은 내부의 온도를 10℃ 이하(완제품의 유통단계는 제외), 냉동시설은 -18℃ 이하로 유지
  - 외부에서 온도변화를 관찰할 수 있어야 하며, 온도 감응장치의 센서는 냉각원으로부터 가장 멀리 위치
  - 정기적으로 점검·정비·청소를 실시하며 그 결과를 기록·유지

16 식품의 초기부패의 판정 시
- 식품의 초기부패의 판정 시 미생물학적 검사는 일반세균수를 측정하며 세균수가 1g당 10^7 ~ 10^8이면 초기부패로 본다. 안전한계는 10^5이다.

17 「식품공전」 대장균군의 시험 방법 중 정성시험법
- 유당배지법, BGLB발효관법, 데스옥시콜레이트 유당 한 배지법이 있다.
- 유당배지법의 순서 : 추정시험(LB 배지 발효관에서 35 ~ 37℃, 24 ± 2시간 배양하여 가스가 발생하면 양성으로 확정검사 시행) → 확정시험(추정시험 양성 발효관에서 1백금이를 BGLB 배지에 접종하여 35 ~ 37℃, 24 ± 2시간 배양하여 가스 발생하면 양성→ 1백금이를 EMB 또는 Endo 배지에 획선도말하여 35 ~ 37℃, 24±2시간 배양하여 Endo 배지가 적색이거나 EMB배지 금속광택 집락이 관찰되면 확정 시험 양성)→ 완전시험(전형적인 집락을 보통한천배지에 접종하여 35 ~ 37℃, 48 ± 3시간 배양, 보통 한천배지의 집락에 대하여 그람음성 간균, 무아포성이 증명되면 완전시험 양성)

18 미생물의 생장(생육) 곡선

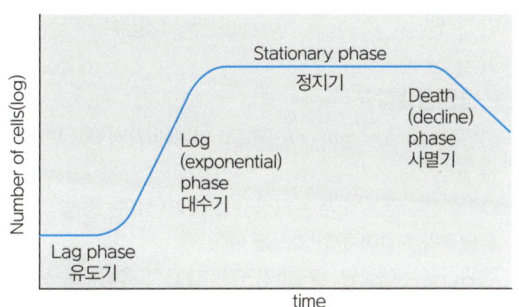

유도기	세포 내에서 세포증식을 위해 준비하는 시기
대수기 (대수증식기)	세포수가 기하급수적으로 증가하는 시기
정지기	생균수가 최대치를 보이는 시기, 생균수와 사균수가 평형을 이룸
사멸기	생균수가 감소, 사균수 증가

19 백금이
- 그림은 백금이로 화염멸균을 실시한다. 화염멸균은 알코올램프나 버너등을 이용하여 물체 표면의 미생물을 화염으로 20초 이상 직접 태워서 멸균한다. 주로 백금이, 핀셋, 유리(초자) 기구 등의 멸균에 이용된다.

20
- MOYL : MO(품종), Y(조리방법), L(크기)
- ABCD : 제조회사 고유번호
- 25N04 : 25(제조연도; 2025), N(제조월; 11월 November), 04(제조날짜)

21 염소계 소독제
- 표백분, 치아염소산나트륨, 염소, 이산화염소 등이 있다. 그 중 표백분은 자극적인 강한 냄새와 표백작용이 있으며 우물물이나 수영장 물 소독에 주로 이용된다.

22 편모
- 편모는 세균의 운동기관으로 편모의 형태에 따라 무모균, 단모균, 양모균, 속모균, 주모균으로 나뉘며 균체의 끝에 한 개의 편모가 있는 균은 단모균이라고 한다.

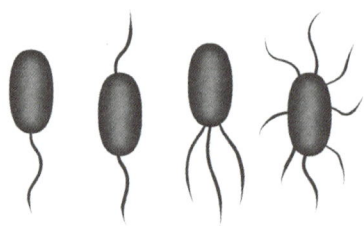

단모균 양모균 총모균(속모균) 주모균

23 병원성대장균
- 원인균: *Escherichia coli* 중에서 인체에 감염되어 나타나는 균주
- 그람음성 간균, 무포자, 주모성 편모, 호기성 또는 통성혐기성
- 유당을 분해하여 산과 가스를 생성
- 장관출혈성 대장균: O-157:H7이 대표적이며 베로독소를 생성

24 황색포도상구균 식중독
- 원인균: *Staphylococcus aureus*(화농균으로 화농성질환의 대표적인 원인균)
- 그람양성 구균, 무포자, 통성혐기성, 비운동성, 내염성(15%의 염분에서 생육가능)
- 식중독의 원인이 되는 장독소(enterotoxin) 생성 - 내열성이 강해 120℃에서 30분가 처리해도 파괴가 되지 않고, 220~250℃로 30분 이상 가열해야 파괴, 일반적인 조리 가열로는 예방할 수 없음

25 십이지장충
- 구충이라고도 불리며 소장의 상부인 공장(空腸)에 기생하며 몸길이는 수컷 10~13mm, 암컷 8~11mm이며 나비는 모두 0.5mm이다. 경구 및 경피 감염이 가능하다. 증상으로는 채독증, 빈혈, 이미증 등을 보인다.

26 유구조충(갈고리촌충)
- 갈고리가 있다는 뜻에서 유구조충이라고도 한다. 돼지와 인간에 기생하는 조충이다. 유구조충은 인간이 최종 숙주고 돼지가 중간 숙주로서 인간의 장에서 성충으로 성장하여 알을 낳으면 그게 변으로 방출되는데 돼지가 그걸 먹어서 다시 돼지에 유충이 기생하는 식이다.
- 보통 성충의 길이는 약 2~3m이고 폭은 약 5~6mm이며 8m 길이까지 자라기도 한다. 몸은 약 800~900개 편절로 이루어져 있으며, 머리부분에 해당하는 두절은 1~2mm정도 직경에 4개의 흡반과 앞부분 중앙에 반구형의 부리(rostellum)가 있다.
- 갈고리촌충의 종숙주는 사람이 유일하며 주로 덜 익힌 돼지고기를 섭취하여 감염된다.

27 세균성이질
세균성이질은 병원체가 *Shigella*속균이며 그람음성, 무모균(편모가 없는균)의 간균이며 무포자, 무협막 균이다.

28 결핵
- 병원체: *Mycobacterium tuberculosis*(인형), 우형, 조형
- 그람양성 간균, 피막과 아포를 형성하지 않음. 운동성 없음, 호기성, 항산균
- 병원소: 감염된 사람과 소

29 곤충다리의 말단부
- ㉠ 욕반, ㉡ 발톱, ㉢ 조간반
- 곤충 다리 부절에 붙어 있는 한쌍의 욕반은 넓은 주걱모양을 하고 있다. 매끄러운 표면을 걸 때 도움을 준다.

30 곤충의 순환계
- ㉠ 심장, ㉡ 펌프기관, ㉢ 대동맥, ㉣ 신경색
- 대동맥: 대동맥 끝은 두부에서 열려 있어 혈액이 흘러 나와 여러 조직과 기관으로 스며들면서 몸 후방으로 밀려간다.

31 왕모기아과
- 대형모기(12~19mm)이고, 주둥이의 전반부가 가늘며, 심하게 굴곡되어 있어 동물의 피부를 뚫을 수 없다.
- 왕모기 유충은 다른 모기의 유충을 잡아먹기 때문에 해로운 모기의 천적으로 이용된다.

32 학질모기아과와 보통모기아과 알의 형태
- ㉠ 학질모기아과, ㉡ 숲모기속, ㉢ 집모기속, ㉣ 늪모기속

33 등에모기의 형태
- ㉠ 알, ㉡ 유충, ㉢ 번데기

알	물에 잠긴 나무토막, 수초 및 진흙 위에 낳는다.
유충	두부는 원통형으로 황갈색 내지 암갈색이고, 대악 및 촉각이 있다. 수중생활을 한다.
번데기	수면에 떠서 유화할 때까지 움직이지 않는다.

34 파리 유충의 후기문
- ㉠ 금파리
- ㉡ 큰집파리: 후기문은 원형을 하고 있는데 기문륜(eritreme)은 각질화 하였고 중주(button)는 불분명하다.
- ㉢ 침파리: 후기문은 소형이고 대체로 원형이고 2개가 서

로 떨어져있다. 기문판은 흑색이고 기문륜은 불명하다. 3개의 기공은 S자형이고 빈약하게 발달된 중주는 기문판의 중앙에 위치한다.

35 빈대의 형태(알과 약충)
- ㉠ 빈대 알, ㉡ 빈대의 제1령기 약충
- 빈대 알 : 1mm의 크기로 백색이고 난형이나 전단부에서 약간 굴곡 되어있다.
- 빈대의 제1령기 약충 : 자충은 5령기를 성충이 된다. 약충과 성충의 형태와 습성이 비슷하다.

36 벼룩의 발육기간 중의 형태
- ㉠ 난, ㉡ 유충, ㉢ 번데기의 표면(모래알로 둘러싸여 있음), ㉣ 번데기 껍질 내부

37 참진드기 성충의 의두(두부)
- ㉠ 협각, ㉡ 구하체, ㉢ 의두의 밑, ㉣ 촉수
- 4절로 된 1쌍의 촉수, 1쌍의 협각과 이(teeth)로 무장한 구하체를 갖고 있다.

38 참진드기과(작은소참진드기)
- 야산이나 들판에 서식하며, 소, 염소 등 포유동물에 기생한다.
- 중증열성혈소판감소증후군(SFTS)을 매개한다.

39 들쥐(등줄쥐)의 천적
- 족제비, 개, 고양이, 부엉이, 매, 오소리, 뱀 등

40 분무기의 분사구(노즐) 형태

부채형	• 부채형은 표면에 일정하게 약제를 분무할 때 가장 좋다. 뇌염모기를 방제하기 위하여 축사벽에 잔류분무를 할 때 분무기의 노즐(분사구)은 부채형을 이용한다.
직선형	• 해충(바퀴 등)이 숨어 있는 좁은 공간 깊숙이 분사할 때 사용한다.
원추형	• 다목적으로 사용하며, 모기유충 등 수서해충 방제시 적합하다.

05 위생사 실기 실전모의고사 • 정답 및 해설

3교시

실기시험

01	①	02	①	03	①	04	③	05	③
06	①	07	④	08	①	09	②	10	①
11	③	12	④	13	①	14	①	15	⑤
16	⑤	17	①	18	①	19	③	20	④
21	④	22	④	23	③	24	①	25	②
26	①	27	⑤	28	③	29	③	30	①
31	③	32	③	33	①	34	③	35	③
36	②	37	②	38	②	39	①	40	①

01 카타온도계
- 공기의 냉각력과 실내기류 측정에 이용한다.
- 알코올이 최상눈금 100°F선에서 최하눈금 95°F선까지 강하한 시간을 4~5회 정도 측정한 후 평균을 낸다.

02 빛의 파장영역
- 자외선 파장범위 : 2,000~4,000Å(200~400nm)
- 살균력이 강한선 : 2,400~2,800Å(240~290nm)
- 도노라선(건강선, 생명선) : 2,800~3,100Å(280~310nm)

03 푄풍(높새바람)
- 습윤한 바람이 산맥을 넘으면 온도가 상승하고 건조해지는 현상을 말한다.
- 우리나라 영동지방을 넘은 습윤한 동풍이 태백산맥을 넘으면서 수분을 상실하고 영서지방으로 내려갈 때는 고온 건조한 바람이 되어 가뭄의 피해를 주게 된다.
- 반대로 서에서 동으로 서풍이 불 때도 마찬가지로 푄현상이 나타난다.

04 다운워시(Down Wash) 현상
- 굴뚝의 수직 배출속도에 비해 굴뚝 높이에서의 평균풍속이 크면 플룸이 굴뚝 아래로 흩날리는 현상이 일어나는데 이것을 다운워시 현상이라 한다.
- Vs < V(V : 굴뚝높이에서 평균속도, Vs : 연기 배출속도)
- 다운워시 현상의 방지 대책 : 수직 배출속도를 굴뚝 높이에서 부는 풍속의 2배 이상 되게 한다(Vs/V〉2).

05 전도현상
- 호수에서 물의 온도 변화로 밀도차가 발생하여 수직운동이 가속화되는 현상이다.
- 봄이나 가을에 주로 발생한다.

06 폐·하수처리(생물학적 처리)
- 활성슬러지법(활성오니법) 계통도
- 스크린→침사지→1차 침전지→폭기조→2차 침전지→소독→방류
  ↓ ↓ ↓
  폐슬러지(오니) 반송슬러지 폐슬러지(오니)
- 1차 처리(예비처리, 물리적 처리) : 스크린~1차 침전지
- 2차 처리(본처리) : 폭기조~2차 침전지

07 폐기물 매립 시 복토의 두께
- 일일복토 : 하루의 작업이 끝난 후 복토하는 것으로서 15cm로 한다.
- 중간복토 : 1주일 정도 작업을 중단한 후 복토하는 것으로서 30cm로 한다.
- 최종복토 : 매립이 끝난 후 복토하는 것을 말하며 복토의 두께는 가스배제층·배수층은 30cm, 차단층은 45cm, 식생대층은 60cm이다.

08 원자흡수분광광도계(AAS)
- 시료를 중성원자로 증기화하여 생긴 바닥 상태의 원자 증기층을 투과하는 특유 파장의 빛을 흡수하는 현상을 이용하여 광전측광과 같은 시료 중의 원소 농도를 정량하는 방법이다.
- 구리, 아연, 카드뮴, 니켈, 망간, 코발트, 철, 크롬 등에 이용되고 있다.
- 측정장치 : 광원부 → 시료원자화부 → 단색화부 → 측광부

09 상수의 정수과정(상수처리 계통도)
- 취수 → 스크린 → 염소 전처리 → 침사지 → 응집제 투입(약품투입) → 교반 → 침전지 → 모래여과 → 염소 후 처리 → 정수지 → 송수 → 배수 → 급수

10 급속여과 시설
- 급속여과지 단면도 : ① 원수, ② 모래층, ③ 작은돌층, ④ 하수, ⑤ 역류세척, ⑥ 모터

- 급속여과는 완속여과의 유속에 비해 빠른 속도로 여과되기 때문에 약품침전을 해야 한다.

11 잔류염소의 곡선변화
- ㉠ ~ ㉡ : 결합잔류염소가 형성되는 지점
- ㉡ ~ ㉢ : 결합잔류염소가 파괴되는 지점(부활현상)
- ㉢ : 불연속점(파괴점, Break point)
- ㉢ ~ ㉣ : 유리잔류염소가 형성되는 지점
- ※ ㉢ 지점까지 주입한 염소량을 염소 요구량이라 하며 ㉢ 이상으로 염소를 가하는 처리법을 불연속점(break point) 염소처리라고 한다.

12 탁도
- 탁도란 불순물에 의해 물이 탁해지는 정도를 나타낸 것이다.
- 우리나라 먹는물 탁도 기준은 NTU 단위를 사용한다.
- 탁도 표준용액 : 황산히드라진 용액 5mL와 헥사메틸렌테트라아민 5mL를 섞어 실온에서 24시간 방치 한 다음 물을 넣어 100mL로 한다(이 용액 1mL는 400NUT에 해당).

13 먹는물 수질기준 및 검사 등에 관한 규칙 제2조 [별표1] 먹는물의 수질기준
2. 건강상 유해영향 무기물질에 관한 기준
- 가. 납은 0.01mg/L를 넘지 아니할 것
- 나. 불소는 1.5mg/L(샘물·먹는샘물 및 염지하수·먹는염지하수의 경우에는 2.0mg/L)를 넘지 아니할 것
- 다. 비소는 0.01mg/L(샘물·염지하수의 경우에는 0.05mg/L)를 넘지 아니할 것
- 라. 셀레늄은 0.01mg/L(염지하수의 경우에는 0.05mg/L)를 넘지 아니할 것
- 마. 수은은 0.001mg/L를 넘지 아니할 것
- 바. 시안은 0.01mg/L를 넘지 아니할 것
- ※ 이하 생략

14 대장균 검사에 이용하는 최확수(MPN)법
- 검체 1mL 중의 대장균군수로 나타낸다.
- 1mL에 3이면 검체 1000mL 중에는 1배가 되므로 3,000이 된다.

15
- 팔린 : 독버섯의 독성분 중 하나
- 베네루핀 : 모시조개, 바지락, 굴 등의 독성물질
- 무스카린 : 독버섯의 독성분 중 가장 많은 독
- 시구아톡신 : 열대나 아열대 해역에 사는 어패류의 독성분으로 온도감각이상, 설사 등의 증상을 보임
- 아크릴아마이드 : 감자나 식빵 같은 탄수화물을 굽거나 튀길 때 발생하는 유해물질로 음식물에서 발견된 화학물질 중 발암성이 가장 높음

16 보존료
- 데히드로초산나트륨(DHA-S) : 치즈, 버터, 마가린에만 허용, 허용된 보존료 중에서 독성이 가장 높으며 모든 미생물의 발육을 억제, pH가 낮을수록 효과가 커짐
- ① : 착색료 ② ④ : 산화방지제 ③ : 감미료

17 유지의 산패측정
- 산가(AV), 카르보닐가(COV), 과산화물가(POV), TBA가
- ② 경도, ③ 탄성, ④ 탁도, ⑤ 전기저항 → 식품의 초기부패 판정에서 물리적 검사방법에 해당

18 달걀의 신선도를 측정하는 방법

비중법	달걀을 11% 식염수에 담갔을 때 가라앉으면 신선
외관법	표면이 거칠고 광택이 없는 것이 신선
진음법	달걀을 흔들었을 때 소리가 나지 않는 것이 신선
투시법	전구의 빛을 투시했을 때 노른자와 흰자의 구별이 명확하고 기실의 크기가 작은 것
난황계수	난황높이/난황지름 = 난황계수로 0.36 ~ 0.44 이상인 것이 신선

19 유리기구들
- 사진은 피펫, 플라스크, 페트리디쉬 등의 유리 기구로 건열멸균기를 이용하여 160 ~ 170℃에서 1 ~ 2시간 정도 열처리한다.

20 자외선살균법
- 2500 ~ 2800Å(250 ~ 280nm) 파장의 자외선 살균 등을 이용하는 방법.
- 모든 균 종류에 효과가 있고, 살균효과가 크다는 장점이 있으나, 광선에 닿지 않는 곳에는 효과가 없다는 단점도 있다.
- 자외선은 200 ~ 300nm의 파장에서 살균작용이 있는 것으로 알려져 있으며, 그중에서도 265nm 파장을 갖는 자외선이 가장 살균력이 강하다.
- 265nm의 파장은 세균의 핵산(DNA, RNA)에 직접 작용하여 균을 사멸. 일반적으로 253.7nm 파장의 자외선 램프를 살균에 사용하며, 살균 효과는 Gram 음성 세균이 제일 크며, Gram 양성 세균, 효모, 곰팡이 순으로 효과가 떨어지고 포자는 자외선에 대해 저항성이 매우 커 살균 효과가 낮다.
- 자외선은 투과력이 약하고 투명한 고체만 투과할 수 있어 액상과 공기 중 미생물의 살균에는 효과적이다.

21 염소계 소독제
- 표백분, 치아염소산나트륨, 염소, 이산화염소 등이 있다. 그 중 표백분은 자극적인 강한 냄새와 표백작용이 있으며 우물물이나 수영장 물 소독에 주로 이용된다.

22
- ① 쌍구균, ② 4연구균 ③ 포도상구균 ⑤ 나선균

23 장염비브리오
- 원인균 : *Vibrio parahaemolyticus*
- 그람음성 무포자 간균, 통성혐기성, 단모성 편모
- 3% 호염군으로 주원인식품은 해산 어패류이며 날것으로 섭취 시 식중독 발생
- 60℃에서 5분 이상 가열시 사멸

24
- 그람염색법에 의해 그람양성균은 보라색으로 염색되고, 그람음성균은 붉은색으로 염색된다.
- 포도상구균은 그람양성균으로 염색시 보라색을 띈다.

25 요충
- 몸길이는 암컷 10 ~ 13mm, 수컷 3 ~ 5mm이다.
- 쌍선충류에 속하며 사람의 맹장 부위에 기생한다.
- 알은 길이 약 0.058mm, 너비 약 0.028mm로 감씨 모양이다.
- 야간에 항문 주위에 산란하며 자가감염 및 집단감염을 일으킨다.
- 증상으로는 항문가려움증, 수면장애, 신경불안, 야뇨증, 식욕감소 등이 발생하며 주로 어린아이에게서 감염률이 높다.

26 선모충
- 성충의 몸길이는 수컷 1.4 ~ 1.6mm, 암컷 3 ~ 4mm이며, 유충의 몸길이는 약 0.1mm이다.
- 숙주는 돼지·쥐·고양이·사람 등 다숙주성 기생충이다.
- 사람이 선모충 유충이 기생하는 숙주의 날고기나 가열이 불충분한 수육요리, 건조수육, 염장수육 등을 먹거나 특히 돼지고기를 먹음으로써 감염되며, 유충이 가로무늬근으로 이행하는 시기에 고열이 나고 근육통을 일으키며 쇠약해진다.

27 콜레라
- 병원체는 *Vibrio cholerae*로 통성 혐기성이며 운동성이 매우 높다. 그람음성의 바나나 또는 콤마형의 간균이며 단모성 편모균이다.

28 야토병
- 병원체 : *Francisella tularensis*
- 그람음성 간균
- 병원소 : 산토끼, 설치류(사향쥐, 다람쥐) 등

29 곤충의 생식기관(수컷)
- ㉠ 정소, ㉡ 수정관, ㉢ 저정낭, ㉣ 사정관
- 저정낭(seminal vesicle) : 수정관의 일부가 팽대되어 정자를 사정할 때까지 보관하는 곳

30 바퀴의 외부형태
- ㉠ 독일바퀴의 복부말단부위(복면) : A – 난협
- ㉡ 복부말단부(♀) : B – 미모
- ㉢ 복부말단부(♂) : C – 미돌기

31 모기가 숙주동물을 발견하는 요인
- 바로 옆 : 시각(1 ~ 2m)
- 가까운 거리 : 체온과 체습
- 약간 먼거리 : 이산화탄소(CO_2)
- 먼거리 : 체취(10 ~ 15m)

32 모기의 휴식

말라리아모기 (중국얼룩날개모기)	• 성충 : 45 ~ 90도를 유지하면 휴식한다. • 유충 : 수평으로 뜬다, 정상모가 있다.
일본뇌염모기 (작은빨간집모기)	• 성충 : 수평으로 휴식한다. • 유충 : 수면에 각도를 갖고 매달린다.

33 모래파리 성충(암컷)
- 체장이 2 ~ 3mm로 매우 미소한 파리이다.
- 현저한 검은 눈을 가지고 있으며, 두부, 흉부 및 복부에는 긴 털로 덮여 있고 가늘고 긴 다리를 가진 곤충이다.

34 파리의 두부
- ㉠ 하순, ㉡ 상순, ㉢ 순판, ㉣ 소악수, ㉤ 하인두
- 하순, 순판 1쌍, 상순, 하인두, 소악수 1쌍으로 구성되어 있다.
- 순판 : 대형의 하순 끝에 있는 순판의 내부표면은 부드러운 막으로 되어 있고 여기에 의기관(pseudotrachea)이라 불리는 30개의 작은 관상의 홈이 있어 먹이를 식도로 운반하는 통로 구실을 한다.

35 빈대의 성충 암컷(복면)
- ㉠ 촉각, ㉡ 주둥이, ㉢ 베레제기관, ㉣ 항문, ㉤ 제6복배판
- 베레제기관 : 정자를 일시 보관하는 장소(암컷)

36 흡혈노린재(트리아토민노린재) 생활사 및 습성
- 불완전변태를 한다.
- 암·수 모두 주로 야간에 흡혈한다.
- 흡혈 후 10 ~ 14일 내에 산란한다.
- 알 : 약간 대형(1.5 ~ 2.5mm)
- 서식장소 : 알은 벽이나 가구 틈에 접착물질로 부착시킨다.
- 샤가스병 일명 아메리카수면병을 옮긴다.

37 진드기 성충의 의두(두부)
- ㉠ 협각, ㉡ 구하체

- 4절로 된 1쌍의 촉수, 1쌍의 협각과 이(teeth)로 무장한 구하체를 갖고 있다.

38 집먼지진드기

1. 형태
- 크기 : 암컷은 370 ~ 430μm이고, 수컷은 300 ~ 350μm이다.
- 체색 : 유백색
- 다리 : 제1, 2각은 악체부 바로 뒤에 제3, 4각은 동체부 후반에 인접하여 뻗어 있다.

2. 알레르기성 질환
- 기관지 천식, 비염, 아토피성 피부염, 결막염 등의 원인이 된다.
- 진드기 항원에 양성반응

※ 많은 물질 중 가장 중요한 알레르기원(allergen)은 집에서 서식하는 집먼지 진드기이며 알레르기 환자의 70 ~ 80%를 차지한다.

39 쥐의 형태적 특징

등줄쥐	검은줄이 머리 위로부터 꼬리의 기부까지 있다(등에 종으로 검은 줄이 나있다).
시궁쥐	체중이 400 ~ 500g이고, 꼬리길이가 16 ~ 20cm로 두동장(19 ~ 25cm)보다 짧거나 같은 것이 곰쥐와 구별되는 특징이다.
곰쥐(지붕쥐, 집쥐)	체중이 300 ~ 400g이고, 꼬리길이가 250mm로 두동장(145 ~ 200mm)보다 긴 것이 시궁쥐와 구별되는 특징이다.
생쥐	평균 체중은 20g 꼬리길이와 두동장(80~100mm)과 비슷하다.

40 베레스원추통

- 쥐나 새의 둥지 또는 쥐구멍 주변의 흙을 베레스원추통의 철망 위에 올려놓고, 전등을 켜 놓으면 진드기, 벼룩, 기타 곤충의 성충과 유충이 빛과 열을 피하여 밑으로 내려와 알코올 병에 떨어진다.

3교시

실기시험

01	①	02	⑤	03	⑤	04	③	05	②
06	①	07	②	08	②	09	②	10	①
11	④	12	①	13	④	14	②	15	③
16	④	17	③	18	②	19	②	20	⑤
21	②	22	③	23	④	24	③	25	③
26	②	27	⑤	28	②	29	①	30	②
31	②	32	③	33	②	34	②	35	③
36	②	37	①	38	③	39	①	40	①

01 아스만 통풍건습계
- 기온과 기습을 동시에 측정 가능
- 건구온도계와 습구온도계가 동시에 부속되어 있음
- 건구 : 보통온도계, 습구 : 온도계의 둥근 부분을 젖은 헝겊으로 싼 온도계

02 카타온도계
- 공기의 냉각력과 실내기류 측정에 이용한다.
- 알코올이 최상눈금 100°F 선에서 최하눈금 95°F 선까지 강하한 시간을 4~5회 정도 측정한 후 평균을 낸다.
- ※ 자기온도계 : 기온의 시각적 변화를 측정한다.

03 불쾌지수 산출공식
- D I = (건구온도°C + 습구온도°C) × 0.72 + 40.6
  = (건구온도°F + 습구온도°F) × 0.40 + 15.0

04 바람의 종류
- 육풍 : 육지에서 바다로 부는 바람
- 해풍 : 낮에 바다에서 육지로 부는 바람
- 곡풍 : 산 아래에서 산 위로 부는 바람
- 산풍 : 산 위에서 산 아래로 부는 바람
- 지균풍 : 지구의 자전으로 인한 전향력과 기압경도력이 균형이 잡혔을 때 부는 바람

05 다운드래프트(Down Draught) 현상
- 오염물질을 배출하는 굴뚝의 풍상 측에 굴뚝의 높이에 비교할 만한 건물이 있으면 건물 때문에 난류가 발생한다. 이 난류로 인해 플륨(plume)이 풍상측 건물 후면으로 흐르게 되는 것을 다운드래프트 현상이라 한다.
- 다운드래프트 현상의 방지대책 : 굴뚝의 높이를 주위 건물의 약 2.5배 이상 되게 한다.

06 원심력 집진장치(사이클론)
- 원심력에 의해 소용돌이를 일으켜 분진입자를 침전시켜 제거하는 장치이다.

07 1단계 BOD(탄소분해 BOD)
- 주로 탄소화합물이 산화될 때 소비되는 산소량
- 보통 20일 정도 시간이 걸린다.
- 상부난류 지점으로부터 아래로 향하여 연도 내경의 2배 이상 내려온 곳을 위치로 선정한다.
- ※ 2단계 BOD : 주로 질소화합물의 산화완료까지에 소비되는 산소량(100일 이상 소요

08 로우볼륨에어샘플러(Low Volume Air Sampler)
- 직경이 10μm 이하(비산먼지)의 입자상물질을 포집하는데 사용한다.

09 우물
- 우물의 방수벽은 최소한 3m 이상 떨어져 있어야 한다.
- 우물은 오염원보다 지반이 높고 20m 이상 떨어져 있어야 한다.

10 물의 경도측정에 필요한 시약
- EBT, EDTA, NH_4Cl, $MgCl_2$, KCN용액 등이 있다.
- ※ 오르도톨루딘 염산액(o-toluidine-HCl) : 잔류염소측정에 사용되는 시약이다.

11 수은 증류장치
- 수은을 정제하거나 분석하기 위해 수은을 분리하는 장치이다.
- 주로 고온에서 수은을 증류하여 불순물을 제거하고 증류된 수은을 채취하여 측정한다.
- 수은을 증류하면 불순물이 휘발되어 제거되고, 증류된 수은을 냉각하여 응축시킬 수 있다.

12 평판배지 접종순서

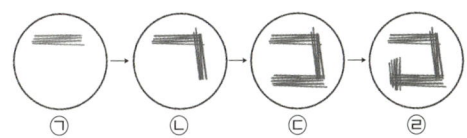

13 확정시험
- 추정시험에서 가스발생이 있는 발효관으로부터 1백금이량을 BGLB배지에 이식한다.
- 35 ± 1℃에서 48 ± 3시간 배양한다.
- 가스발생이 없는 경우는 확정시험 음성으로 하고, 가스발생을 보인 BGLB배지로부터 1백금이 량을 Endo평판배지 또는 EMB 한천평판배지에 분리배양 한다.
- 35 ± 1℃에서 24 ± 2시간 배양한다.
- 대장균군 확정시험에서 EMB배지에서는 금속광택의 청동 색깔의 집락(colony)이 나타나면 확정시험이 양성이다.

14 먹는물수질공정시험기준(저온일반세균 − 평판집락법)

[5.0 시료채취 및 관리]
5.1 멸균된 시료용기를 사용하여 무균적으로 시료를 채취하고 즉시 시험해야 한다. 즉시 시험할 수 없으면 빛이 차단된 1 ~ 5℃ 냉장보관 상태에서 24시간 이내에 시험해야 한다.

15
- 메탄올: 과실주 및 정제가 불충분한 증류주에 미량 함유
- 아우라민: 황색의 염기성 타르색소, 유해성 착색료
- 폼알데하이드: 열경화성수지(페놀수지, 멜라민수지, 요소수지)에 뜨거운 음식을 담았을 때 용출
- 아크릴아마이드: 감자나 식빵같은 탄수화물을 굽거나 튀길 때(120 ℃이상) 발생

16 화학적 검사
- 휘발성염기질소, K값, 트리메틸아민, 수소이온농도(pH), 히스타민 등

17 육질의 pH의 변화
- 중성(pH 7.3) → 사후 강직되면 산성(pH 5.5 ~ 5.6) → 부패되면 알칼리성(pH 11)

18 달걀의 신선도 측정법
- 달걀의 신선도 측정법 중 비중법으로 11% 소금물에 담갔을 때 가라앉는 것이 신선한 것이다.

19 건열멸균기
- 사진은 건열멸균기로 피펫, 플라스크, 페트리디쉬 등의 유리 기구를 160 ~ 170℃에서 1 ~ 2시간 정도 열처리하여 멸균한다.

20 우유의 신선도검사법
- 우유의 신선도검사법 중 알코올검사(70% 에탄올 응고생성시험) : 신선한 우유는 백색과립상의 응고물이 생기지 않음

21 석탄산계수
- 소독제의 평균시약으로 5%의 석탄산을 이용하여 일정한 온도 하에서 장티푸스균에 대한 살균력과 비교하여 각종 소독제의 효능을 표시하는 것
- 석탄산 계수의 특징: 소독제의 살균력 지표로 석탄산 계수가 높을수록 살균력이 좋다.

22
- ① Venerupin: 굴, 모시조개, 바지락 등
- ② Saxitoxin: 조개, 대합조개, 홍합 등
- ④ Tetramine: 소라고 등
- ⑤ Ergotoxin: 맥각의 유독물질

23 병원성대장균
- 원인균: *Escherichia coli* 중에서 인체에 감염되어 나타나는 균주
- 그람음성 간균, 무포자, 주모성 편모, 호기성 또는 통성혐기성
- 유당을 분해하여 산과 가스를 생성

24 *Staphylococcus aureus*
- 화농성 질환의 대표적인 원인균으로 무포자 그람양성 구균, 통성혐기성, 포자 없음, 내염성균(15% 염분에서 생육 가능), 건조 상태에서 저항성이 강해 장시간 생존, 내열성이 강함, 식중독의 원인이 되는 엔테로톡신(Enterotoxin, 장독소) 생성하는 세균성 식중독 중 독소형에 해당

25 간흡충(간디스토마)
- 간흡충의 성충의 모습은 긴 나뭇잎 모양이며 색은 담홍색을 띠고 있다. 길이는 10 ~ 25mm에서 너비는 약 3 ~ 5mm 정도이며 사람이나 고양이, 개 등 포유류의 간이나 쓸개에서 서식하며 제1중간숙주는 왜우렁이, 제2중간숙주는 민물고기(붕어, 잉어 등)이다.

26 무구조충(민촌충)
- 길이가 4 ~ 10m에 달하고, 다수의 세로의 편절로 되어 있다.
- 두부에는 4개의 흡반이 있다. 소가 중간숙주이며, 사람은 무구조충의 유충(무구낭충)이 포함된 쇠고기를 생식함으로써 감염된다. 성충은 사람의 장관 내에 기생하여 복통, 설

사 등의 증상을 일으킨다.

27 세균성이질
- 세균성이질은 병원체가 *Shigella*속균이며 그람음성, 무모균(편모가 없는균)의 간균이며 무포자, 무협막 균이다.

28 돈단독
- 병원체 : *Erysipelothrix rhusiopathiae*
- 그람양성 간균, 무아포, 운동성은 없다(편모없음)
- 병원소 : 돼지, 염소, 말, 닭 등이며 주로 돼지가 매개한다.

29 곤충의 두부
- ㉠ 단안 : 시각을 보조역할 하는데 비교적 빈약하여 영상(image)보다는 움직임에 더 예민한 것으로 알려져 있다.
- ㉡ 복안 : 시각(vision)을 주로 담당한다.
- ㉢ 두순 : 구기와 접하는 부분이다.
- ㉣ 대악 : 식품을 물어 뜯거나 씹도록 되어있다.
- ㉤ 상순 : 저작형 구기에서는 두순 바로 밑에서 구부의 전면을 덮고 있는 부분이다.

30 곤충의 변태
- 완전변태 : 알 → 애벌레 → 번데기 → 성충(파리, 모기, 벼룩, 나방, 등에)
- 불안전변태 : 알 → 애벌레 → 성충(이, 바퀴, 진드기, 메뚜기, 잠자리, 매미, 진딧물)

31 닭참새털이의 배면
- 닭참새털이는 엄격한 숙주선택성이 있으며 조류에 기생하는 형태이다.

32 모기의 두부와 구기
- ㉠ 촉각, ㉡ 상순, ㉢ 하순, ㉣ 하인두, ㉤ 촉수

33 모기 번데기의 호흡각(trumpet)
- 모두 유사하여 큰 차이는 없으나 두흉부에 위치하고 있는 1쌍의 호흡각이 차이가 있다.
- 호흡각은 모기속 분류의 특징으로 사용한다.

보통모기아과 번데기 호흡각	• 길고 가늘다. • 보통모기아과의 집모기속, 숲모기속, 기타 속은 구별할 수 없다. 단 늪모기속은 호흡각 끝이 특수하게 변형되어 있다.
학질모기아과 (얼룩날개모기속) 번데기 호흡각	• 짧고 굵다. • 역원추형으로 가장자리가 얇다.

34 중국얼룩날개모기
- 날개의 전연맥에 백색반점 2개, 전맥에 흑색반점 2개 있다.
- 촉수의 각 마디 말단부에 좁은 흰띠가 있다.
- 유충 서식장소는 흐르고 있는 개울이나 관개수로, 대형 정지수 등이다.
- 말라리아와 사상충병을 매개한다.

35 등에모기 성충의 형태
- 날개는 특이한 시맥상과 무늬가 있다.
- 촉각은 13 ~ 14절로 암컷은 짧은 털, 수컷은 많은 수의 긴 털이 있다.
- 5절로 된 촉수에는 감각공이 종에 따라 발달되어 있어 분류학상 중요한 특징이 된다.

36 등에(horse fly)
- 파리목, 흡혈성, 강한구기를 이용한다.
- 튜라레미아, 로아사상충병, 수면병을 매개한다.

37 먹파리의 성충
- ㉠ 측면, ㉡ 날개를 접고 쉬고 있는 모습
- 심하게 굽은 등(흉부), 뾰족한 모양의 촉각, 짧은 다리 때문에 측면에서 보면 미국산 들소처럼 보인다.
- 먹파리(곱추파리)가 옮기는 질병 : 회선사상충

38 파리의 형태
- ㉠ 제5부절, ㉡ 발톱, ㉢ 욕반, ㉣ 조간반
- 파리가 병원체를 음식물에 옮길 때에는 점액질로 덮여있는 욕반에 부착시켜서 옮긴다.

39 쥐가 옮기는 질병
- 흑사병(페스트), 발진열, 신증루군출혈열(유행성출혈열), 쯔쯔가무시병, 리케치아폭스, 샤가스병, 살모넬라증, 서교열, 렙토스피라증, 선모충, 리슈만편모증 등

40 유문등
- ㉠ 뉴저지형, ㉡ CDC형(배터리용), ㉢ 노자와형
- a : 백열등, b : 60V 전구, c : 흑색형광등, d : 철망, e : 모터, f : 독병, g : 채집망

07 위생사 실기 실전모의고사 • 정답 및 해설

3교시

실기시험

01	②	02	③	03	④	04	②	05	②
06	④	07	③	08	③	09	①	10	③
11	②	12	①	13	②	14	⑤	15	③
16	②	17	④	18	③	19	④	20	②
21	①	22	③	23	⑤	24	③	25	④
26	⑤	27	③	28	③	29	④	30	③
31	①	32	②	33	②	34	③	35	③
36	②	37	②	38	②	39	②	40	③

01 백엽상
- 기온이나 습도 등을 재기 위하여 기상 관측용 기구가 설비되어 있는, 작은 집 모양의 흰색 나무상자이다.
- 최고 온도계, 최저 온도계, 자기 온도계, 습도계 따위가 설치되어 있다.
- 내부에 있는 온도계가 지표에서 약 1.5m 높이에 오도록 세운다.

02 불쾌지수(DI)
- DI = (건구온도℃ + 습구온도℃) × 0.72 + 40.6
  = (23+17) × 0.72 + 40.6 = 69.4

03 자연조명
- 실내의 적정 개각은 4 ~ 5°, 입사각은 27 ~ 28° 정도이다.

04 중력집진장치
- 중력을 이용하여 처리가스 중의 입자를 중력에 의한 자연침강으로 기체와 분리 포집하는 장치이다.
- 원리와 구조가 간단하여 설치 가동비가 저렴하다.

05 로티퍼(rotifer)와 크루스타센스(crustaceans)
- 로티퍼(rotifer)와 크루스타센스(crustaceans)가 물에 나타나면 물의 상태가 양호함을 뜻한다.

06 소음계로 일반지역의 소음을 측정할 때
- 가능한 한 측정점 반경 3.5m 이내에 장애물(담, 건물, 기타 반사성 구조물 등)이 없는 지점의 지면 위 1.2 ~ 1.5m로 한다.

07 하이볼륨에어샘플러(High Volume Air Sampler)
- 부유하는 먼지 또는 비산의 농도를 구하거나 성분분석시료의 포집 시 사용
- 장치의 구성 : 공기흡입구, 여과지홀더, 유량측정부, 보호상자
- 포집 입경의 크기 : 0.1 ~ 100μm
- 흡입유량 : 2m³/min, 24시간 이상 포집할 수 있는 것을 사용

08 검지관법
- 대기 중의 가스성분 검출 및 정량분석에 사용한다.
- 검지제가 포함된 검지관에 시료를 통과시키면 농도에 따라 검지제의 착색도가 변화한다.
- 일산화탄소, 암모니아, 시안화수소, 유화수소, 염소 등의 검출에 사용한다.

09 완속여과
- 물이 모래판 내를 천천히 흘러감에 따라서 불순물을 모래알 사이의 작은 틈 사이에 침전되어 제거되게 하는 원리를 이용한다.
- 완속여과지 단면의 주요 구성요소
  - 원수유입 : 원수가 여과지로 유입되어 모래층을 통과한다.
  - 모래층 : 여과과정에서 수중의 불순물, 세균 등을 제거하는 역할을 한다.
  - 자갈층 : 모래층 아래에 위치하여 모래의 유출을 방지하고 배수를 돕는다.

10 먹는물 수질기준 중 소독제 및 소독부산물
- 유리잔류염소, 총트리할로메탄, 클로로포름, 브로모디클로로메탄, 디브로모클로로메탄, 클로랄하이드레이트, 디브로모아세토니트릴, 디클로로아세토니트릴, 트리클로로아세토니트릴, 할로아세틱에시드, 포름알데히드

11 시험을 바로 실시하지 못할 경우 시료
- 냉암소(4℃)에 보관해야 하고 6시간 내에 측정해야 한다.

12 최확수법(MPN ; Most probable number)
- 수단계의 연속한 동일희석도의 검체를 수개씩 유당부이온 발효관에 접종하여 대장균군의 존재 여부를 시험하고 그 결과로부터 확률론적인 대장균군의 수치를 산출하여 이것

을 최확수(MPN)로 표시하는 방법이다.
- 검체 10, 1 및 0.1 mL씩을 각각 5개씩 또는 3개씩의 발효관에 가하여 배양 후 얻은 결과에 의하여 검체 1mL 중 또는 1g 중에 존재하는 대장균군수를 표시하는 것이다.

13 12번 해설 참조

14 불소 증류장치
- A : 1L 수증기발생용 플라스크, B : 300 ~ 500mL 킬달 플라스크, C : 냉각기, D : 수기(250ml 마개 메스실린더), E : 온도계, F : 유리관

15 「식품위생법」상 작업장 설비기준
- 작업장은 독립된 건물이거나 식품제조·가공 외의 용도로 사용되는 시설과 분리(별도의 방을 분리함에 있어 벽이나 층 등으로 구분하는 경우를 말한다. 이하 같다)되어야 한다.
- 작업장은 원료처리실·제조가공실·포장실 및 그 밖에 식품의 제조·가공에 필요한 작업실을 말하며, 각각의 시설은 분리 또는 구획(칸막이·커튼 등으로 구분하는 경우를 말한다. 이하 같다)되어야 한다. 다만, 제조공정의 자동화 또는 시설·제품의 특수성으로 인하여 분리 또는 구획할 필요가 없다고 인정되는 경우로서 각각의 시설이 서로 구분(선·줄 등으로 구분하는 경우를 말한다. 이하 같다)될 수 있는 경우에는 그러하지 아니하다.
- 작업장의 바닥·내벽 및 천장 등은 다음과 같은 구조로 설비되어야 한다.
  - 바닥은 콘크리트 등으로 내수처리를 하여야 하며, 배수가 잘 되도록 하여야 한다.
  - 내벽은 바닥으로부터 1.5미터까지 밝은 색의 내수성으로 설비하거나 세균방지용 페인트로 도색하여야 한다.
  - 작업장의 내부 구조물, 벽, 바닥, 천장, 출입문, 창문 등은 내구성, 내부식성 등을 가지고, 세척·소독이 용이하여야 한다
- 작업장 안에서 발생하는 악취·유해가스·매연·증기 등을 환기시키기에 충분한 환기시설을 갖추어야 한다.
- 작업장은 외부의 오염물질이나 해충, 설치류, 빗물 등의 유입을 차단할 수 있는 구조이어야 한다.
- 작업장은 폐기물·폐수 처리시설과 격리된 장소에 설치하여야 한다.

16 초기부패판정법

관능검사	시각, 촉각, 미각, 후각 등을 이용해 냄새나 색깔, 상태 등의 변화 확인
화학적 검사	휘발성염기질소, K값, 트리메틸아민, 수소이온농도(pH), 히스타민 등
물리적 검사	온도, 비중, 경도, 점도, 탄성, 색도, 탁도, 전기저항 등을 측정
미생물학적 검사	일반세균수

17 킬달증류장치
- 주로 단백질의 질소 함량을 측정하는 데 사용되는 장비로 질소를 포함한 유기 화합물을 분해하여 질소를 분리한 후, 증류를 통해 질소 및 단백질 함량을 분석

18 집단급식소 식품판매업 작업장
- 식품을 선별·분류하는 작업은 항상 찬 곳(0 ~ 18℃)에서 할 수 있도록 하여야 한다.
- 작업장은 식품을 위생적으로 보관하거나 선별 등의 작업을 할 수 있도록 독립된 건물이거나 다른 용도로 사용되는 시설과 분리되어야 한다.
- 작업장 바닥은 콘크리트 등으로 내수처리를 하여야 하고, 물이 고이거나 습기가 차지 아니하게 하여야 한다.
- 작업장에는 쥐, 바퀴 등 해충이 들어오지 못하게 하여야 한다.
- 작업장에서 사용하는 칼, 도마 등 조리기구는 육류용과 채소용 등 용도별로 구분하여 그 용도로만 사용하여야 한다.
- 신고관청은 집단급식소 식품판매업의 영업자가 판매하는 식품 형태 및 판매 방식 등을 고려해 작업장의 필요성과 식품위생에의 위해성이 모두 없다고 인정하는 경우에는 작업장의 설치를 생략하게 할 수 있다.

19 고압증기멸균기
- 사진은 고압증기멸균기로 고압멸균기에서 증기에 압력을 가해 121℃에서 15 ~ 20분간 멸균하는 기기로 아포형성균을 멸균한다.
- 주로 미생물배지나 통조림 식품, 초자기구, 의류, 자기류 등을 멸균한다.

20 노스(North)도표
- 노스(North)도표는 우유의 저온살균 시 온도와 시간과의 관계를 나타낸 것이다.
- 우유에 혼입되는 병원성 미생물 중 내열성이 가장 강한 결핵균은 사멸하고 크림선에는 영향을 미치지 않는 중간대의 범위에서의 온도와 시간과의 관련성을 선택하는 것이 이상적인 살균온도이다.

21 크레졸
- 석탄산의 약 2배 효과, 선탄산계수 2, 물에 희석하여 사용, 식품에는 부적당하며 유기물 공존 시에도 살균력이 저하되지 않아 손, 발, 오물, 축사, 객담 등의 소독에 이용

22

① Ricin : 피마자기름, ② Solanine : 감자, ④ Amygdalin : 청매, ⑤ Cicutoxin : 독미나리

23 보툴리누스균

- 보툴리누스균(*Clostridium botulinum*), 그람양성 간균, 편성혐기성균, 내열성 포자를 형성하고 신경독소를 생성, 통조림 등의 밀봉식품이 식중독의 원인식품

24 *Staphylococcus aureus*

- 화농성 질환의 대표적인 원인균으로 무포자 그람양성 구균, 통성혐기성, 포자 없음, 내염성균(15% 염분에서 생육 가능), 건조 상태에서 저항성이 강해 장시간 생존, 내열성이 강함, 식중독의 원인이 되는 엔테로톡신(Enterotoxin, 장독소) 생성하는 세균성 식중독 중 독소형에 해당

25 폐흡충(폐디스토마)

- 전체적으로 타원형 구조를 하고 있으며, 크기는 보통 1~2cm 정도, 알의 길이는 대략 0.1mm 전후, 물 속에서 알로 존재하던 폐흡충의 1차 중간숙주는 다슬기, 2차 중간숙주는 참게나 가재와 같은 갑각류이다.
- 기침, 객담, 기관지염 등 폐결핵과 비슷한 증상을 보인다.

26 톡소플라즈마

- "톡소포자충" 또는 "톡소플라즈마 곤디"는 정단복합체충류로 고양이를 종숙주로 하는 기생충이다.
- 톡소포자충은 고양이, 개, 닭, 소, 돼지, 말 등 대부분의 온혈동물 가축을 감염시킬 수 있다.
- 인간은 주로 이런 가축의 생고기를 생식함으로서 감염된다. 고양이의 대변으로 알이 나와서 그것을 통해 감염될 수도 있다.
- 톡소포자충낭이 눈에 자리잡아 염증이나 통증, 시력 저하나 실명을 일으키기도 한다. 임산부 감염 시 수직감염으로 선천성 톡소포자충증을 발병(실명, 뇌염, 간질, 정신지체, 발육 저하 등)시킬 수 있다.

27 디프테리아

- 병원체 : *Corynebacterium diphtheria*
- 호기성 그람양성 곤봉모양의 간균으로 운동성과 포자가 없다.

28 돈단독

- 병원체 : *Erysipelothrix rhusiopathiae*
- 그람양성 간균, 무아포, 운동성은 없다(편모없음)
- 병원소 : 돼지, 염소, 말, 닭 등이며 주로 돼지가 매개한다.

29 곤충의 촉각

1. 파리목 곤충의 촉각 : ㉠ 장각아목 – 모기, ㉡ 단각아목 – 등에, ㉢ 환봉아목 – 집파리
2. 바퀴의 촉각 : ㉣ 편상-바퀴

30 곤충의 소화 및 배설기관

- ㉠ 소낭, ㉡ 전위, ㉢ 위, ㉣ 말피기관, ㉤ 직장
- 병원체가 증식 또는 발육하는 곳
  - 흑사병 : 전위
  - 뇌염·황열 : 위
  - 말라리아 : 위 외벽
  - 사상충 : 흉부 근육

31 독일바퀴

- ㉠ 약충, ㉡ 성충(암컷)

독일바퀴 (*Blattella germanica*)	가주성 바퀴 중 가장 작으며 갈색의 전흉배판에 두 개의 검은 줄(종대)이 있으며, 우리나라에서 전국적으로 분포하고 있다.
먹바퀴 (*Periplaneta fuliginosa*)	이질바퀴보다 약간 작으며 흉배판에는 무늬가 없고 암갈색이며, 남부지방에 분포되어 있다.
이질바퀴 (*Periplaneta americana*)	우리나라 옥내서식 종 가운데서 가장 대형이며, 바퀴의 전흉배판 가장자리에 현저한 황색무늬가 윤상으로 있고 가운데는 흑색이며, 남부지방에서 분포되어 있다.
집바퀴 (*Periplaneta japonia*, 일본바퀴)	중부지방에 널리 분포되어 있으며, 수컷의 날개는 복부 전체를 덮고 있으며 암컷의 날개는 반만 덮고 있다.

32 사발면이의 외부형태

- ㉠ 촉각, ㉡ 전각, ㉢ 기문, ㉣ 축융돌기

33 집모기 유충의 미절(측면)

- ㉠ 호흡관, ㉡ 즐치, ㉢ 측즐, ㉣ 호흡관모

34 지카바이러스 감염증(Zika virus disease)

- 주된 매개체는 이집트숲모기, 국내의 흰줄숲모기이다.

35 파리의 날개

- ㉠ 집파리, ㉡ 딸집파리, ㉢ 큰집파리
- 집파리 : 시맥은 제4종맥이 예리하게 굴곡되어 제3종맥과 근접된 위치에서 끝난다.
- 딸집파리 : 시맥 중 제4종맥이 굴곡되지 않고 제3종맥과 떨어진 위치에서 끝난다.
- 큰집파리 : 시맥 중 제4종맥이 심하게 굴곡되어 있지 않아 구별이 용이하다.

36 체체파리 성충(배면)

- 중형의 황갈색, 흑갈색 파리로 길이는 6 ~ 15mm 이다.
- 주둥이 : 흡혈성, 전방으로 길게 돌출, 상순, 하인두, 하순과 긴 1쌍의 촉수로 구성되어 있다.
- 흉부 : 순판에 흑색의 종선이 있다.
- 촉각극모 : 위쪽에만 분지된 털을 소유한다.
- 복부 : 6절까지 뚜렷하게 식별 가능하다.

37 집파리가 먹이를 섭취할 때 작용하는 순판과 전구치의 4가지형

- ㉠ 흡수형, ㉡ 컵형, ㉢ 긁는형, ㉣ 직접섭취형

흡수형	밀크, 시럽, 농(pus) 등 얇은 막의 액체를 흡수할 때는 순판의 의기관(pseudotrachea) 면만을 사용한다.
컵형	흡수형과 같은 방법이나, 액체의 막이 약간 두꺼워서 순판의 모양이 컵 모양이 되고 액체와 미세한 입자가 의기관의 관을 통해 입으로 흡입된다.
긁는형	치즈, 혈액응고 물, 치유되기 시작하는 상처 부위 등 단단하거나 건조한 물질을 섭취할 때 순판은 위로 올라가고 전구치가 노출되어 먹이의 표면을 긁는 다음 타액을 분비하여 액상으로 만들어 흡수형으로 섭취한다.
직접섭취형	사람이나 동물의 배설물, 침 등 반고체 상태의 물질을 섭취할 때 순판을 완전히 치켜 올려 의기관이나 전구치의 도움 없이 상순과 하인두로 구성된 관으로 직접 빨아들인다.

38 벼룩의 형태(수컷)

- ㉠ 협즐치, ㉡ 전흉즐치, ㉢ 파악기, ㉣ 제9복복판

39 털진드기

1. 생활사 및 습성
- 불완전변태(알 → 유충 → 약충 → 성충)
- 1개 혹은 2 ~ 3개씩 매일 산란하여 1개월에 30 ~ 40개의 알을 낳는다.
- 유충은 2 ~ 3일 숙주의 피부에 붙어 충분한 조직액(흡혈)을 섭취한 후 떨어져 흙속에 숨는다.
2. 매개질병 : 쯔쯔가무시증(양충병), 발진, 독감증상, 심한 가려움증

40 파리격자(fly grill)

- 시장, 주택가 기타 장소에 파리의 밀도를 조사할 때는 나무로 만든 파리격자를 놓고 일정시간 안에 격자에 앉은 파리의 수를 세면 된다.
- 밀도가 높은 곳에서는 1 ~ 2분, 낮을 때는 5 ~ 10분으로 연장하고 비교할 때는 분당 개체수로 환산한다.

합격필수!
동영상으로 복습하는 위생관계법령 핵심문제

01 | 위생관계법령 핵심문제
02 | 위생관계법령 핵심문제
03 | 위생관계법령 핵심문제
04 | 위생관계법령 핵심문제
05 | 위생관계법령 핵심문제
06 | 위생관계법령 핵심문제
07 | 위생관계법령 핵심문제

합격필수! 동영상으로 복습하는 위생관계법령 핵심문제

1회 위생관계법령

01 「공중위생관리법」상 ( )에 들어갈 용어로 바르게 묶인 것은?

> "공중위생영업"이라 함은 다수인을 대상으로 위생관리서비스를 제공하는 영업으로서 숙박업·( )·이용업·( )·세탁업·( )을 말한다.

① 목욕장업 - 미용업 - 건물위생관리업
② 식품운반업 - 목욕장업 - 미용업
③ 먹는물관련영업 - 건물위생관리업 - 목욕장업
④ 폐기물처리업 - 목욕장업 - 미용업
⑤ 소독업 - 건물위생관리업 - 목욕장업

03 공중위생감시원의 업무범위에 해당하지 않는 것은?
① 시설 및 설비의 확인
② 공중이용시설의 위생상태의 확인·검사
③ 위생지도 및 개선명령 이행 여부의 확인
④ 공중위생영업소 폐쇄명령 이행 여부의 확인
⑤ 위생교육 이행여부의 확인

06 질병에 걸렸거나 걸렸을 염려가 있는 동물이나 그 질병에 걸려 죽은 동물에 있어서 판매할 수 있는 부분은 어디인가?
① 고기   ② 장기
③ 뼈   ④ 혈액
⑤ 가죽

07 식품위생감시원을 두지 않아도 되는 곳은?
① 특별자치도
② 특별시
③ 보건복지부
④ 시·군·구
⑤ 식품의약품안전처

08 식품의약품안전처장은 식품이력추적관리기준에 따라 등록한 영유아 식품을 제조·가공 또는 판매하는 자에 대하여 식품이력추적관리기준의 준수 여부 등을 몇 년마다 조사·평가하여야 하는가?
① 1년   ② 2년
③ 3년   ④ 5년
⑤ 7년

13 「감염병의 예방 및 관리에 관한 법률」에 따른 제2급감염병이 아닌 것은?
① 결핵   ② 콜레라
③ A형간염   ④ 홍역
⑤ 말라리아

16 고위험병원체의 분리, 분양·이동 시 누구에게 어떻게 신고하여야 하는가?
① 시·도지사 - 허가
② 질병관리청장 - 신고
③ 시·도지사 - 신고
④ 보건소장 - 신고
⑤ 질병관리청장 - 허가

17 「감염병의 예방 및 관리에 관한 법률」상 괄호 안에 들어갈 감염병으로 바르게 묶인 것은?

> 그 밖의 신고대상 감염병 중 "보건복지부령으로 정하는 감염병"이란 다음 각 호의 감염병을 말한다.
> - (   ), 홍역, 콜레라, (   ), 파라티푸스, (   ), 혈성대장균감염증, A형간염

① 황열, 공수병, 뎅기열
② 결핵, 장티푸스, 세균성이질
③ 폴리오, 성홍열, 한센병
④ 회충증, 편충증, 요충증
⑤ 두창, 페스트, 장티푸스

19 암반대수층 안의 지하수 또는 용천수 등 수질의 안전성을 계속 유지할 수 있는 자연 상태의 깨끗한 물을 먹는 용도로 사용할 원수(原水)를 말하는 용어는?

① 상수　　　　② 샘물
③ 먹는해양심층수　④ 염지하수
⑤ 수돗물

20 먹는물 수질 감시원은 자격을 갖춘 공무원 중에서 임용한다. 이에 해당하는 자격이 아닌 것은?

① 수질환경기사
② 위생사
③ 위생시험사
④ 대기환경기사
⑤ 1년 이상 환경행정 또는 식품위생행정 분야의 사무에 종사한 자

21 시·도지사의 허가를 받아야 하는 업종은?

① 수처리제 제조업
② 먹는샘물 등의 제조업
③ 먹는샘물 등의 수입판매업
④ 먹는샘물 등의 유통전문판매업
⑤ 정수기의 제조업

22 먹는샘물 등, 수처리제, 정수기 또는 그 용기의 제조업자는 환경부령으로 정하는 바에 따라 그가 제조하는 제품이 기준과 규격에 적합한지를 자가 검사하고 그 기록을 얼마간 보존하여야 하는가?

① 1년　　　　② 2년
③ 3년　　　　④ 4년
⑤ 5년

24 위해의료폐기물 중 조직물류폐기물에 해당하는 것은?

① 혈액투석 시 사용된 폐기물
② 수술용 칼날
③ 동물의 사체
④ 폐항암제
⑤ 폐화학치료제

2회　위생관계법령

01 위생사 국가시험 자격 제한에 해당하지 않는 사람은?

① 정신질환자
② 마약중독자
③ 향정신성 의약품 중독자
④ 「보건범죄 단속에 관한 특별조치법」을 위반하여 금고 이상의 실형을 선고받고 그 집행이 끝나지 아니한 자
⑤ 지체장애인, 시각장애인

02 다음은 공중위생영업소의 폐쇄에 대한 내용이다. ( ) 안에 들어갈 내용으로 옳은 것은?

> 공중위생관리법 제11조 (공중위생영업소의 폐쇄 등)
> ① 시장·군수·구청장은 공중위생영업자가 다음 각 호의 어느 하나에 해당하면 ( )월 이내의 기간을 정하여 영업의 정지 또는 일부 시설의 사용중지를 명하거나 영업소폐쇄 등을 명할 수 있다. 다만, 관광숙박업의 경우에는 해당 관광숙박업의 관할행정기관의 장과 미리 협의하여야 한다.
> 1. 영업신고를 하지 아니하거나 시설과 설비기준을 위반한 경우
> 2. 변경신고를 하지 아니한 경우
> 3. 지위승계신고를 하지 아니한 경우
> 4, 5, 6, 7 8호 이하 생략

① 2 ② 4
③ 6 ④ 8
⑤ 10

03 「공중위생관리법」상 위생서비스수준의 평가에 따른 위생관리등급 구분으로 옳은 것은?
① 최우수업소는 황색등급이다.
② 우수업소는 녹색등급이다.
③ 우수업소는 백색등급이다.
④ 일반관리대상 업소는 백색등급이다.
⑤ 일반관리대상 업소는 녹색등급이다.

07 기구 및 용기·포장에 관한 기준 및 규격은 누가 정하여 고시하는가?
① 시·도 보건환경연구원장
② 보건복지부장관
③ 국립보건연구원장
④ 식품의약품안전처장
⑤ 보건소장

08 소비자식품위생감시원의 직무로 옳은 것은?
① 행정처분의 이행 여부 확인
② 출입·검사 및 검사에 필요한 식품 등의 수거
③ 식품접객업을 하는 자에 대한 위생관리 상태 점검
④ 식품 등의 위생적인 취급에 관한 기준의 이행 지도
⑤ 시설기준의 적합 여부의 확인·검사

09 예방접종을 받은 자에게 예방접종 증명서를 교부하는 자는?
① 보건소장
② 시·도지사
③ 질병관리청장, 특별자치도지사 또는 시장·군수·구청장
④ 보건복지부장관
⑤ 환경부장관

10 업무정지기간 중에 조리사의 업무를 하는 경우 조리사의 행정처분으로 옳은 것은?
① 면허취소
② 시정명령
③ 업무정지 2개월 연장
④ 업무정지 2개월 연장
⑤ 업무정지 6개월 연장

11 「식품위생법」상 식중독 환자를 진단한 의사가 1차적으로 보고하여야 할 기관은?
① 관할 읍·면·동장
② 관할 보건소장
③ 관할 경찰서장
④ 관할 시·군·구청장
⑤ 관할 특별자치시장·시장·군수·구청장

12 집단급식소를 설치, 운영하고자 하는 자는 누구에게 신고하여야 하는가?

① 특별자치도지사·시장·군수·구청장
② 행정안전부장관
③ 보건복지부장관
④ 교육부장관
⑤ 식품의약품안전처장

13 전파가능성을 고려하여 발생 또는 유행 시 24시간 이내에 신고하여야 하고, 격리가 필요한 감염병은?

① 제1급감염병　② 제2급감염병
③ 제3급감염병　④ 제4급감염병
⑤ 인수공통감염병

15 다음 중 필수예방접종을 실시하여야 하는 감염병이 아닌 것은?

① 파상풍　② 수두
③ 결핵　④ 발진티푸스
⑤ 디프테리아

17 보건소장은 예방접종 후 이상반응자의 명부를 작성하고 이를 몇 년간 보관하여야 하는가?

① 1년　② 3년
③ 5년　④ 7년
⑤ 10년

18 감염병환자 등이 있다고 인정되는 주거시설에 들어가 필요한 조사나 진찰을 하게 할 수 있는 감염병이 아닌 것은?

① 제1급감염병
② 제2급감염병 중 결핵, 홍역
③ 제3급감염병 중 질병관리청장이 정하는 감염병
④ 세계보건기구 감시대상 감염병
⑤ 생물테러감염병

21 먹는샘물 등 제조업자의 자가품질검사기준에 관한 내용이다. 먹는샘물에 대한 기준 중 매일 1회 이상 측정하여야 하는 항목은?

① 냄새, 맛, 탁도, 수소이온
② 대장균군, 일반세균
③ 냄새, 맛, 탁도, 일반세균
④ 수소이온, 대장균군
⑤ 수소이온농도, 일반세균, 대장균군

22 샘물 개발허가와 관련한 대통령령으로 정하는 규모 이상의 샘물이란 1일 취수 능력이 얼마 이상인 것을 말하는가?

① 1일 취수능력 200톤 이상의 샘물
② 1일 취수능력 300톤 이상의 샘물
③ 1일 취수능력 400톤 이상의 샘물
④ 1일 취수능력 500톤 이상의 샘물
⑤ 1일 취수능력 600톤 이상의 샘물

3회　위생관계법령

01 다음 ( )에 들어갈 내용으로 알맞은 것은?

> 해수를 목욕물로 하는 경우 대장균군수는 100mL당 ( )이어야 한다.

① 10 이하　② 50 이하
③ 100 이하　④ 500 이하
⑤ 1,000 이하

02 다음 보기의 ( )에 들어갈 내용으로 옳은 것은?

> 위생교육 실시단체의 장은 위생교육을 수료한 자에게 수료증을 교부하고, 수료증 교부대장 등 교육에 관한 기록을 ( ) 이상 보관·관리하여야 한다.

① 6개월　② 1년
③ 2년　④ 3년
⑤ 4년

04 위생사 면허증을 대여했을 때 보건복지부장관이 행하는 행정처분은?
① 영업 정지
② 과징금 처분
③ 벌금 부과
④ 면허를 취소한다.
⑤ 취업 금지

05 「공중위생관리법」에서 위생사의 업무범위에 포함되지 않는 것은?
① 식품의 위해요소중점관리
② 쓰레기·분뇨·하수 기타 폐기물의 처리
③ 식품·식품첨가물과 이에 관련된 기구·용기 및 포장의 제조와 가공에 관한 위생관리
④ 유해곤충·설치류 및 매개체 관리
⑤ 그 밖에 보건위생에 영향을 미치는 것으로서 대통령령이 정하는 업무

06 다음 중 판매금지 대상이 되는 식품이 아닌 것은?
① 표시 기준 및 규격이 정하여지지 않은 식품
② 유독, 유해물질이 들어있거나 묻어 있는 식품
③ 병원미생물에 오염된 식품
④ 영업허가를 받지 않은 자가 제조 가공한 식품
⑤ 제품 외관이 좋지 않은 식품

08 다음 보기에서 자가품질검사를 하여야 하는 영업자를 바르게 나열한 것은?

> 가. 식품제조가공업자
> 나. 식품보존업자
> 다. 즉석판매제조·가공업자
> 라. 식품판매업자

① 가, 나, 다
② 가, 다
③ 나, 라
④ 라
⑤ 가, 나, 다, 라

09 다음 보기에서 영업허가를 받아야 하는 업종을 바르게 나열한 것은?

> 가. 식품소분·판매업
> 나. 식품첨가물 제조업
> 다. 식품 운반업
> 라. 식품조사 처리업

① 가, 나, 다
② 가, 다
③ 나, 라
④ 라
⑤ 가, 나, 다, 라

10 다음 중 「식품위생법」에 의하여 조리사를 따로 두지 않아도 되는 경우는?
① 학교, 병원 등의 집단 급식소
② 중소기업자 등이 운영하는 집단 급식소
③ 식품접객업 중 복어를 조리, 판매하는 영업
④ 지방공단이 운영하는 급식소
⑤ 집단급식소의 영양사가 조리사 면허를 취득한 경우

12 영업정지, 품목 제조정지 또는 품목류 제조정지 처분을 갈음하여 10억 원 이하의 과징금을 부과할 수 있는 사람은?

> 가. 식품의약품안전처장
> 나. 시·도지사
> 다. 시장·군수·구청장
> 다. 보건복지부장관

① 가, 나, 다
② 가, 다
③ 나, 라
④ 라
⑤ 가, 나, 다, 라

13 「감염병의 예방 및 관리에 관한 법률」에 따른 제3급감염병이 아닌 것은?
① 파상풍
② 말라리아
③ 장티푸스
④ 쯔쯔가무시증
⑤ 후천성면역결핍증(AIDS)

15 의사, 치과의사 또는 한의사는 감염병환자 등을 진단하거나 그 사체를 검안하였을 때 누구에게 보고해야 하는가?
① 보건복지부장관
② 시장·군수·구청장
③ 시·도지사
④ 소속 의료기관의 장
⑤ 보건소장 또는 보건지소장

16 예방접종의 효과 및 예방접종 후 이상반응에 관하여 조사하고, 예방접종 후 이상반응 사례가 발생한 경우에는 역학조사를 실시하여야 한다. 역학조사를 실시하여야 하는 사람은?
① 보건소장
② 시·도지사
③ 시장·군수·구청장
④ 보건복지부장관
⑤ 질병관리청장

18 일시적으로 식품접객업 업무 종사의 제한을 받는 감염병은?
① 장티푸스   ② 편충증
③ 폐흡충증   ④ 요충증
⑤ 연성하감

19 먹는물의 수질검사를 실시하여야 하는 사람은?
① 시장·군수·구청장
② 환경부장관 또는 시·도지사
③ 국립환경과학원장
④ 보건복지부장관
⑤ 보건환경연구원장

21 대통령령으로 정하는 규모 이상의 샘물 또는 염지하수를 개발하려는 자는 누구의 허가를 받아야 하는가?
① 시·도지사
② 시장·군수·구청장
③ 환경부장관
④ 식품의약품안전처장
⑤ 국무총리

24 보관기간이 30일인 의료폐기물은?
① 조직물류폐기물
② 병리계폐기물
③ 생물·화학폐기물
④ 혈액오염폐기물
⑤ 손상성폐기물

4회 위생관계법령

01 다음 중 위생사 국가시험에 응시할 수 없는 사람은?
① 전문대학에서 보건 또는 위생에 관한 교육과정을 이수한 사람
② 학점인정으로 보건 또는 위생에 관한 학위를 취득한 사람
③ 대학교에서 보건 또는 위생에 관한 교육과정을 이수한 사람
④ 고등학교를 졸업하고 위생업무에 1년 이상 종사한 사람
⑤ 보건복지부장관이 정하여 고시하는 인정기준에 해당하는 외국의 위생사 면허를 가진 사람

02 공익상 또는 선량한 풍속을 유지하기 위하여 필요하다고 인정하는 때에는 공중위생영업자 및 종사원에 대하여 영업시간 및 영업행위에 관한 필요한 제한을 할 수 있는 사람은?
① 시장·군수·구청장   ② 시·도지사
③ 환경부장관   ④ 대통령
⑤ 행정안전부장관

04 보건복지부장관이 위생사 면허취소 처분을 하려면 거쳐야 하는 절차는?
① 재심
② 심문
③ 청문
④ 소청
⑤ 항소

05 다음 ( ) 안에 들어갈 내용으로 옳은 것은?

> [공중위생관리법 제17조(위생교육)]
> ① 공중위생영업자는 (　) 위생교육을 받아야 한다.
> ② 공중위생영업을 하고자 하는 자는 미리 위생교육을 받아야 한다. 다만, 보건복지부령으로 정하는 부득이한 사유로 미리 교육을 받을 수 없는 경우에는 영업개시 후 (　) 이내에 위생교육을 받을 수 있다.

① 매년 - 6개월
② 매년 - 1년
③ 2년에 1회 - 6개월
④ 2년에 1회 - 1년
⑤ 2년에 1회 - 3개월

06 식품 등의 위해평가에서 평가하여야 할 위해요소가 아닌 것은?
① 잔류농약
② 중금속
③ 식중독 유발 세균
④ 잔류 동물용 의약품
⑤ 트랜스지방

09 특별자치도지사 또는 시장·군수·구청장에게 신고를 하여야 하는 업종이 아닌 것은?
① 식품제조·가공업
② 식품첨가물제조업
③ 식품보존업
④ 용기·포장류제조업
⑤ 식품조사처리업

10 식품접객업소의 위생등급의 유효기간은 위생등급을 지정한 날로부터 몇 년인가?
① 1년
② 2년
③ 3년
④ 5년
⑤ 6년

11 식품안전관리인증기준 적용업소로 받은 인증의 유효기간은 인증을 받은 날부터 몇 년인가?
① 1년
② 2년
③ 3년
④ 4년
⑤ 5년

13 음압격리와 같은 높은 수준의 격리가 필요한 감염병은?
① 제1급감염병
② 제2급감염병
③ 제3급감염병
④ 제4급감염병
⑤ 생물테러감염병

14 갑작스러운 국내 유입 또는 유행이 예견되어 긴급한 예방·관리가 필요하여 보건복지부장관이 지정하는 감염병을 포함하는 감염병은?
① 제1급감염병
② 제2급감염병
③ 제3급감염병
④ 제4급감염병
⑤ 의료관련감염병

16 질병관리청장 및 시·도지사 및 시장·군수·구청장이 실시하는 실태조사 중 감염병 실태조사에 포함되어야 할 사항이 아닌 것은?
① 의료기관의 감염관리체계
② 감염병환자 등의 임상적 증상 및 경과
③ 감염병환자 등의 진단·검사·처방 등 진료정보
④ 감염병에 대한 각종 문헌 및 자료 등의 조사
⑤ 감염병의 진료 및 연구와 관련된 인력·시설 및 장비

20 먹는샘물 등의 제조업자의 경우 생산 및 작업일지를 작성하고 그 기록서류를 최종 기재한 날부터 몇 년간 보존하여야 하는가?
① 1년　　　③ 3년
⑤ 5년　　　② 2년
④ 4년

21 수처리제 제조업을 하고자 하는 자는 누구에게 어떻게 해야 하는가?
① 보건복지부장관 – 등록
② 시·도지사 – 등록
③ 국토교통부장관 – 신고
④ 대통령 – 허가
⑤ 환경부장관 – 신고

24 보기에서 의료폐기물의 수집·운반차량의 차체 색상과 글자의 색깔로 옳은 것은?

> 가. 차체는 흰색
> 나. 차체는 녹색
> 다. 글자의 색깔은 녹색
> 라. 글자의 색깔은 흰색

① 가, 나, 다　　② 가, 다
③ 나, 라　　　　④ 라
⑤ 가, 나, 다, 라

25 분뇨처리시설의 방류수수질기준으로 옳지 않은 것은?
① 생물화학적 산소요구량(BOD) : 30mg/L 이하
② 총유기탄소량(TOC) : 30mg/L 이하
③ 부유물질(SS) : 30mg/L 이하
④ 총대장균군수 : 1,000개수/mL 이하
⑤ 총질소(T-N) : 60mg/L 이하

5회 위생관계법령

01 위생사 국가시험에 응시한자가 부정행위를 한 경우 처벌은?
① 그 시험 후 3회 동안 응시할 수 없다.
② 그 수험을 정지시키거나 합격을 무효로 한다.
③ 해당 시험만 무효로 한다.
④ 영원히 위생사 시험에 응시할 수 없다.
⑤ 그 시험 후 5회 동안 모든 국가시험을 응시할 수 없다.

02 위생사 면허 취소사유에 해당하지 않는 사항은?
① 정신질환자(다만, 전문의사가 위생사로서 적합하다고 인정하는 사람은 그러하지 아니한다)
② 마약중독자, 대마 또는 향정신성 의약품 중독자
③ 위생사에 관한 법을 위반하여 금고이상의 실형의 선고를 받고 그 집행이 종료되지 아니하거나 면제되지 아니한 자
④ 면허증을 대여한자
⑤ 심장질환자

04 위생사 면허를 취소하고자 하는 경우 청문을 실시하여야 하는 자는?
① 보건소장　　② 시·도지사
③ 보건복지부장관　　④ 환경부장관
⑤ 행정안전부장관

05 공중위생영업자에 대한 위생교육의 설명으로 옳은 것은?
① 공중위생영업자는 영업신고 시 위생교육을 받아야 한다.
② 둘 이상의 장소에서 영업을 하는 소유자는 영업장별로 위생교육을 받게 하여야 한다.
③ 영업에 직접 종사하지 아니한 경우라도 소유자는 위생교육을 받아야 한다.
④ 부득이한 경우에는 영업개시 후 1년 이내에 위생교육을 받을 수 있다.
⑤ 보건복지부장관이 허가한 단체 또는 공중위생영업자 단체가 실시할 수 있다.

06 「식품위생법」에 따른 집단급식소가 아닌 것은?
① 병원급식소
② 호텔 레스토랑
③ 소년원급식소
④ 학교기숙사
⑤ 공장급식소

07 식품·식품첨가물 등의 공전은 누가 작성하여 보급하여야 하는가?
① 도지사
② 보건복지부장관
③ 국립보건연구원장
④ 식품의약품안전처장
⑤ 보건소장

08 식품위생감시원의 직무에 해당되지 않는 것은?
① 식품 등의 압류·폐기 등
② 시설기준의 적합 여부의 확인·검사
③ 원료검사 및 제품출입검사
④ 과대광고 금지의 위반 여부에 관한 단속
⑤ 식품 등의 위생적인 취급에 관한 기준의 이행 지도

09 영업 질서와 선량한 풍속을 유지하기 위하여 식품접객영업자와 그 종업원에 대하여 영업시간 및 영업행위를 제한할 수 있는 자가 아닌 것은?
① 특별자치시장
② 특별자치도지사
③ 시장·군수
④ 구청장
⑤ 보건복지부장관

10 식품 "식품안전관리인증기준"의 관리과정에 해당하는 것은?

가. 식품의 원료관리
나. 식품의 제조·가공과정
다. 식품의 조리과정
라. 식품 유통의 모든 과정

① 가, 나, 다
② 가, 다
③ 나, 라
④ 라
⑤ 가, 나, 다, 라

13 다음 중 제3급감염병으로 조합된 것은?

가. 파상풍   나. 일본뇌염
다. 발진열   라. 디프테리아

① 가, 나, 다
② 가, 다
③ 나, 라
④ 라
⑤ 가, 나, 다, 라

14 보건복지부장관은 내성균 관리대책을 몇 년마다 수립·추진하여야 하는가?
① 1년
② 2년
③ 3년
④ 4년
⑤ 5년

15 의료기관에 소속되지 아니한 의사, 치과의사 또는 한의사는 감염병환자 등을 진단하거나 그 사체를 검안한 경우 그 사실을 관할 누구에게 신고하여야 하는가?
① 보건복지부장관
② 시장·군수·구청장
③ 시·도지사
④ 식품의약품안전처장
⑤ 관할 보건소장

16 예방접종약품의 국내 공급이 부족하다고 판단되는 경우 감염병의 예방접종에 필요한 수량의 예방접종약품을 미리 계산하여 의약품 제조업자에게 생산하게 할 수 있는 사람은 누구인가?
① 시·도지사
② 보건복지부장관
③ 질병관리청장
④ 시장·군수·구청장
⑤ 보건소장

17 감염병 예방조치상 교통을 차단, 다수인의 집합을 제한 또는 금지, 건강진단 또는 시체검안을 실시 등의 예방조치를 시행하여야 하는 자는?
① 보건소장
② 국립보건연구원장
③ 시장·군수·구청장
④ 보건복지부장관
⑤ 검역소장

18 소독을 하여야 하는 시설이 아닌 것은?
① 객실 수 20실 이상인 숙박업소
② 연면적 300제곱미터 이상의 식품접객업소
③ 병원급 의료기관
④ 300세대 이상인 공동주택
⑤ 200석 이상인 공연장

24 의료폐기물 중 재활용하는 태반의 용기에 표시하는 도형의 색상은?
① 노란색
② 붉은색
③ 녹색
④ 검은색
⑤ 흰색

6회 위생관계법령

01 위생사의 업무 중 "대통령령으로 정하는 업무"란 무엇인가?
① 위생용품의 위생관리
② 음료수의 위생관리
③ 보건관리업무
④ 유해곤충 설치류 및 매개체 관리
⑤ 공중이용시설의 위생관리

02 위생관리등급을 공중위생업자에게 통보하고 이를 공표하는 사람은?
① 시장·군수·구청장
② 보건복지부장관
③ 식품의약품안전처장
④ 시·도지사
⑤ 농림축산식품부장관

03 다음 중 위생사 국가시험을 실시하는 자는?
① 환경부장관
② 보건복지부장관
③ 과학기술부장관
④ 식품의약품안전처장
⑤ 국립보건연구원장

05 위생사는 면허증을 잃어버리거나 못 쓰게 된 경우에 위생사 면허증 재교부 신청서를 누구에게 제출하여 재교부를 받아야 하는가?
① 국무총리　　② 보건복지부장관
③ 환경부장관　④ 노동부장관
⑤ 농림축산식품부장관

08 특별자치시장·특별자치도지사 또는 시장·군수·구청장에게 등록하여야 하는 업종을 바르게 나열한 것은?

> 가. 식품첨가물 제조업
> 나. 식품소분·판매업
> 다. 공유주방 운영업
> 라. 식품조사 처리업

① 가, 나, 다　② 가, 다
③ 나, 라　　　④ 라
⑤ 가, 나, 다, 라

10 조리사를 두어야 하는 식품접객업은?
① 휴게음식점영업
② 단란주점영업
③ 유흥주점영업
④ 공유주방영업
⑤ 복어독 제거가 필요한 복어를 조리·판매하는 영업

13 「감염병예방법」에서 규정한 제1급감염병이 아닌 것은?
① 디프테리아　② 신종인플루엔자
③ 페스트　　　④ 홍역
⑤ 탄저

14 의사, 치과의사 또는 한의사가 제1급감염병 환자를 진단하였을 때의 신고기간은?
① 즉시　　　② 5일 이내
③ 7일 이내　④ 8일 이내
⑤ 9일 이내

16 필수예방접종은 누가 실시하는가?
① 시·도지사
② 읍·면·동장
③ 식품의약품안전처장
④ 보건소장
⑤ 특별자치도지사 또는 시장·군수·구청장

18 고위험병원체의 종류에 해당하지 않은 세균은?
① 페스트균　　② 장티푸스균
③ 브루셀라균　④ 이질균
⑤ 콜레라균

19 먹는물 수질기준 중 일반세균 기준은?
① 1mL 중 10CFU를 넘지 아니할 것
② 1mL 중 50CFU를 넘지 아니할 것
③ 1mL 중 100CFU를 넘지 아니할 것
④ 1mL 중 200CFU를 넘지 아니할 것
⑤ 1mL 중 500CFU를 넘지 아니할 것

21 샘물 등의 개발허가를 받으려는 자 중 먹는샘물 제조업자와 그 밖에 1일 취수능력이 대통령령으로 정하는 기준에 해당하는 규모의 샘물을 개발하려는 자는 샘물의 개발로 주변 환경에 미치는 영향과 주변 환경으로부터 발생하는 해로운 영향을 예측·분석하여 이를 줄일 수 있는 방안에 대하여 조사하여야 한다. 이러한 조사를 무엇이라 하는가?
① 환경영향평가　② 환경영향조사
③ 환경영향심사　④ 환경조사
⑤ 수질검사

24 다음 중 지정폐기물이 아닌 것은?
① 수소이온농도가 11.5 이상인 폐알칼리
② 폐페인트 및 폐래커
③ 기름성분이 5% 이상인 폐유
④ 폐석면
⑤ 의료폐기물

7회 위생관계법령

01 공중위생영업을 하려는 자는 누구에게 영업신고를 해야 하는가?
① 시장·군수·구청장
② 시·도지사
③ 보건복지부장관
④ 환경부장관
⑤ 행정안전부장관

03 건물위생관리업을 하는 경우 갖추고 있어야 할 장비가 아닌 것은?
① 자외선살균기   ② 마루광택기
③ 안전벨트   ④ 안전모
⑤ 진공청소기

04 공중위생영업자가 그 영업을 승계할 경우 해당사유가 아닌 것은?
① 공중위생영업자가 영업을 양도한 때
② 법인의 합병이 있는 때
③ 면허증을 양도받았을 때
④ 공중위생영업 관련시설 및 설비의 전부를 인수할 경우
⑤ 공중위생영업자가 사망한 때

05 공중이 이용하는 건축물·시설물 등의 청결유지와 실내공기정화를 위한 청소 등을 대행하는 영업을 무엇이라 하는가?
① 숙박업   ② 목욕장업
③ 세탁업   ④ 건물위생관리업
⑤ 이용업

08 식품 또는 식품첨가물을 채취, 제조, 가공, 조리, 저장, 운반 또는 판매하는 일에 직접 종사하는 영업자 및 종업원은 건강진단을 받아야 한다. 건강진단을 받지 않아도 되는 사람은?
① 식품제조를 하는 사람
② 식품가공을 하는 사람
③ 식품저장을 하는 사람
④ 식품을 조리하는 사람
⑤ 완전 포장된 식품을 운반하는 사람

09 보기에서 신고만 하여도 영업을 할 수 있는 업종은?

| 가. 식품운반업 | 나. 식품제조업 |
| 다. 식품소분업 | 라. 식품판매업 |

① 가, 나, 다   ② 가, 다
③ 나, 라   ④ 라
⑤ 가, 나, 다, 라

11 식중독에 관한 보고를 받은 특별자치시장·시장·군수·구청장은 누구에게 보고하여야 하는가?

| 가. 시장·군수·구청장 |
| 나. 시·도지사 |
| 다. 보건복지부장관 |
| 라. 식품의약품안전처장 |

① 가, 나, 다   ② 가, 다
③ 나, 라   ④ 라
⑤ 가, 나, 다, 라

12 유흥주점영업의 유흥종사자와 집단급식소 운영자가 받아야 하는 식품위생교육 시간으로 옳은 것은?
① 2시간 – 2시간
② 2시간 – 3시간
③ 3시간 – 2시간
④ 3시간 – 3시간
⑤ 4시간 – 3시간

13 감염병의 예방 및 관리에 관한 기본계획을 몇 년마다 수립·시행해야 하는가?
① 1년
② 2년
③ 3년
④ 4년
⑤ 5년

14 의사 또는 한의사가 탄저병 환자를 진단하였을 때의 신고는?
① 즉시
② 5일 이내
③ 7일 이내
④ 8일 이내
⑤ 9일 이내

15 소독업을 하고자 하는 자는 보건복지부령으로 정하는 시설·장비 및 인력을 갖추어 누구에게 어떻게 하여야 하는가?
① 시장·군수·구청장 – 허가
② 시장·군수·구청장 – 신고
③ 보건소장 – 신고
④ 시·도지사 – 허가
⑤ 보건복지부장관 – 등록

17 시·도지사가 임명한 검역위원의 직무에 해당하지 않는 것은?
① 역학조사에 관한 사항
② 감염병병원체에 오염된 장소의 소독에 관한 사항
③ 감염병환자 등의 추적, 입원치료 및 감시에 관한 사항
④ 검역의 공고에 관한 사항
⑤ 감염병환자에 대한 위생교육 및 계몽

18 고위험병원체의 반입 허가를 받지 아니하고 반입한 자에게 적용되는 벌칙은?
① 500만 원 이하의 벌금
② 1년 이하의 징역 또는 2천만 원 이하의 벌금
③ 2년 이하의 징역 또는 2천만 원 이하의 벌금
④ 3년 이하의 징역 또는 5천만 원 이하의 벌금
⑤ 5년 이하의 징역 또는 5천만 원 이하의 벌금

23 먹는샘물 제조업을 하려는 자는 누구에게 허가를 받아야 하는가?
① 보건복지부장관
② 시·도지사
③ 국토교통부장관
④ 대통령
⑤ 식품의약품안전처장

24 사후 관리 대상인 폐기물을 매립하는 시설이 사용 종료되거나 폐쇄된 날로부터 몇 년간 토지이용을 제한하는가?
① 5년
② 10년
③ 15년
④ 20년
⑤ 30년

● 차범준
바이셀(기업부설 연구소) 이사
(주)동원데어리푸드 생산팀장
(재)임실치즈과학연구소 소장

● 한은경
연세대학교 간호학과
에듀피디 간호사국가고시 전임교수
CFP, FKLU, 보건교사 교원자격증 취득 및 직업능력개발훈련교사

원큐패스 위생사 필기 실기 실전모의고사 7회

지은이 차범준, 한은경
펴낸이 정규도
펴낸곳 (주)다락원

초판 1쇄 발행 2025년 9월 20일

기획 권혁주, 김태광
편집 이후춘, 윤성미, 박소영

디자인 최예원, 황미연

다락원 경기도 파주시 문발로 211
내용문의: (02)736-2031 내선 291~296
구입문의: (02)736-2031 내선 250~252
Fax: (02)732-2037
출판등록 1977년 9월 16일 제406-2008-000007호

Copyright© 2025, 차범준·한은경

저자 및 출판사의 허락 없이 이 책의 일부 또는 전부를 무단 복제·전재·발췌할 수 없습니다. 구입 후 철회는 회사 내규에 부합하는 경우에 가능하므로 구입문의처에 문의하시기 바랍니다. 분실·파손 등에 따른 소비자 피해에 대해서는 공정거래위원회에서 고시한 소비자 분쟁 해결 기준에 따라 보상 가능합니다. 잘못된 책은 바꿔 드립니다.

ISBN 978-89-277-7471-6 13510

● 원큐패스 카페(http://cafe.naver.com/1qpass)를 방문하시면 각종 시험에 관한 최신 정보와 자료를 얻으실 수 있습니다.